国家卫生和计划生育委员会"十二五"规划教材

全国高等医药教材建设研究会规划教材

中医、中西医结合住院医师规范化培训教材

中医内科学

主 审 王永炎

主 编 高颖 方祝元 吴伟

副主编 杨文明 苏励 杨思进 谢春光

编 委（按姓氏笔画排序）

王 健（长春中医药大学附属医院）

毛静远（天津中医药大学第一附属医院）

方祝元（南京中医药大学附属医院）

叶 松（湖北中医药大学附属医院）

田军彪（河北中医学院附属医院）

史 伟（广西中医药大学第一附属医院）

代 芳（贵阳中医学院第一附属医院）

苏 励（上海中医药大学附属龙华医院）

李 荣（广州中医药大学第一附属医院）

杨文明（安徽中医药大学第一附属医院）

杨思进（泸州医学院附属中医医院）

吴 伟（广州中医药大学第一附属医院）

吴秋玲（山西中医学院附属医院）

张 兰（辽宁中医药大学附属医院）

张声生（首都医科大学附属北京中医医院）

张效科（陕西中医学院中西医结合临床医学院）

陈会君（黑龙江中医药大学附属第二医院）

赵进喜（北京中医药大学东直门医院）

战丽彬（大连医科大学附属第二医院）

高 颖（北京中医药大学东直门医院）

韩 旭（南京中医药大学附属医院）

焦 扬（北京中医药大学东方医院）

谢春光（成都中医药大学附属医院）

滕 晶（山东中医药大学附属医院）

薛汉荣（江西中医药大学附属医院）

学术秘书 赵进喜（兼）

人民卫生出版社

图书在版编目（CIP）数据

中医内科学/高颖,方祝元,吴伟主编.—北京:人民卫生出版社,2015

ISBN 978-7-117-20642-6

Ⅰ.①中…　Ⅱ.①高…②方…③吴…　Ⅲ.①中医内科学-教材　Ⅳ.①R25

中国版本图书馆CIP数据核字（2015）第106043号

| 人卫社官网 | www.pmph.com | 出版物查询，在线购书 |
| 人卫医学网 | www.ipmph.com | 医学考试辅导，医学数据库服务，医学教育资源，大众健康资讯 |

中医内科学

主　　编：高　颖　方祝元　吴　伟
出版发行：人民卫生出版社（中继线 010-59780011）
地　　址：北京市朝阳区潘家园南里19号
邮　　编：100021
E - mail：pmph @ pmph.com
购书热线：010-59787592　010-59787584　010-65264830
印　　刷：天津安泰印刷有限公司
经　　销：新华书店
开　　本：787×1092　1/16　　印张：26
字　　数：649千字
版　　次：2015年7月第1版　2019年9月第1版第3次印刷
标准书号：ISBN 978-7-117-20642-6/R·20643
定　　价：56.00元

打击盗版举报电话：010-59787491　E-mail：WQ @ pmph.com
（凡属印装质量问题请与本社市场营销中心联系退换）

出版说明

为了贯彻落实国务院《关于建立住院医师规范化培训制度的指导意见》，国家卫生和计划生育委员会、国家中医药管理局《住院医师规范化培训管理办法（试行）》《中医住院医师规范化培训实施办法（试行）》《中医住院医师规范化培训标准（试行）》的要求，规范中医、中西医结合住院医师规范化培训工作，全国高等医药教材建设研究会、人民卫生出版社在教育部、国家卫生和计划生育委员会、国家中医药管理局的领导下，组织和规划了中医、中西医结合住院医师规范化培训国家卫生和计划生育委员会"十二五"规划教材的编写工作。

为做好本套教材的出版工作，全国高等医药教材建设研究会、人民卫生出版社在相关部委局的领导下，成立了国家卫生和计划生育委员会中医、中西医结合住院医师规范化培训教材评审委员会，以指导和组织教材的编写和评审工作，确保教材编写质量；在充分调研全国近80所医疗机构及规培基地的基础上，先后召开多次会议对目前中医、中西医结合住院医师规范化培训的课程设置、培训方案、考核与评估等进行了充分的调研和深入论证，并广泛听取了长期从事规培工作人员的建议，围绕中医、中西医结合住院医师规范化培训的目标，全国高等医药教材建设研究会和人民卫生出版社规划、确定了16种国家卫生和计划生育委员会"十二五"规划教材。教材主编、副主编和编委的遴选按照公开、公平、公正的原则，在全国65家医疗机构800余位专家和学者申报的基础上，近300位申报者经教材评审委员会审定和全国高等医药教材建设研究会批准，聘任为主审、主编、副主编、编委。

全套教材始终贯彻"早临床、多临床、反复临床"，处理好"与院校教育、专科医生培训、执业医师资格考试"的对接，实现了"基本理论转变为临床思维、基本知识转变为临床路径、基本技能转变为解决问题的能力"的转变；着重培养医学生解决问题、科研、传承和创新能力；造就医学生"职业素质、道德素质、人文素质"；帮助医学生树立"医病、医身、医心"的理念，以适应"医学生"向"临床医生"的顺利转变。根据该指导思想，教材的编写体现了以下五大特点：

1. 定位准确，科学规划 以实现"5＋3"住院医师规范化培训目标为宗旨，以体现中医医疗的基本特点为指导，明确教材的读者定位、内容定位、编

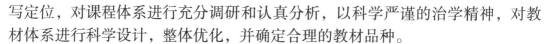

写定位，对课程体系进行充分调研和认真分析，以科学严谨的治学精神，对教材体系进行科学设计，整体优化，并确定合理的教材品种。

2. 遵循规律，注重衔接　注重住院医师规范化培训实际研究，以满足我国医药卫生事业的快速发展和中医师临床水平不断提升的需要，满足 21 世纪对中医药临床专业人才的基本要求作为教材建设的指导思想；严格遵循我国国情和高等教育的教学规律、人才成长规律和中医药知识的传承规律，立足于住院医师在特定培训阶段、特定临床时期的需求与要求，把握教材内容的广度与深度，既高于院校教育阶段，又体现了与专科医师培养阶段的差异。

3. 立足精品，树立标准　教材建设始终坚持中国特色的教材建设的机制和模式；坚持教材编写团队的权威性、代表性以及覆盖性；全程全员坚持质量控制体系，通过教材建设推动和完善中医住院医师规范化培训制度的建设；促进与国家中医药管理局中医师资格认证中心考试制度的对接；打造一流的、核心的、标准化的中医住院医师规范化培训教材。

4. 强化技能，突出思辨　以中医临床技能培训和思维训练为主，重在培养医学生中医、中西医结合的临床思维能力和独立的临证思辨能力，强调培训的整体性和实践性，旨为各级医疗机构培养具有良好的职业道德、扎实的医学理论、专业知识和专业技能，能独立承担本学科常见疾病诊治工作的临床中医、中西医结合医师。

5. 创新形式，彰显效用　①全套教材设立了"培训目标"，部分教材根据需要设置了"知识链接"、"知识拓展"、"病案分析（案例分析）"等模块，以增强学生学习的目的性、主动性及教材的可读性；②部分教材提供网络增值服务，增加了相应的病案（案例）讲授录像、手法演示等，以最为直观、形象的教学手段体现教材主体内容，提高学生学习效果。

全国高等医药教材建设研究会

人民卫生出版社

2015 年 2 月

国家卫生和计划生育委员会
中医、中西医结合住院医师规范化培训
教材书目

序号	教材名称	主编
1	卫生法规	周 嘉 信 彬
2	全科医学	杨惠民 余小萍
3	医患沟通技巧	张 捷 高祥福
4	中医临床经典概要	蒋 健 李赛美
5	中医临床思维	柳 文 王玉光
6	中医内科学	高 颖 方祝元 吴 伟
7	中医外科学	刘 胜 陈达灿
8	中医妇科学	罗颂平 谈 勇
9	中医儿科学	马 融 许 华
10	中医五官科学	彭清华 忻耀杰
11	中医骨伤科学	詹红生 冷向阳
12	针灸推拿学	王麟鹏 房 敏
13	中西医结合传染病防治	周 华 徐春军
14	中西医结合急救医学	方邦江 刘清泉
15	临床综合诊断技术	王肖龙 赵 萍
16	临床综合基本技能	李 雁 潘 涛

前　言

　　中医住院医师规范化培训是中医毕业后教育的重要内容，其目标是为各级各类医疗机构培养具有良好的职业道德、扎实的中医基础理论、专业知识和临床技能，掌握必要的西医学有关临床知识和技术，能独立承担全科或专科常见病、多发病及某些疑难危重病症中医诊疗工作的医师。目前，我国中医住院医师规范化培训工作已经逐步全面展开，教育部等六部门联合印发的教研〔2014〕2号《关于医教协同深化临床医学人才培养改革的意见》针对医教协同提出了主要举措：即深化院校教育改革，提高人才培养质量；建立健全毕业后教育制度，培养合格临床医师；完善继续教育体系，提升卫生计生人才队伍整体素质。

　　中医内科学是住院医师规范化培训临床学科的一门主要课程，《中医内科学》教材是根据住院医师学生特点及要求设计的，以培养中医住院医师内科临床能力为核心，以问题为导入，对中医常见内科疾病进行知识梳理，以病机为核心，注重临床知识的横向链接及临床思维和实践能力的培养。内容和形式上体现继承中求创新，既保持中医内科学理论体系的完整性、系统性，又尽可能结合当代我国中医、中西医结合类别执业医师的临床实践需求，赋予时代特征。因此，本教材是供中医、中西医类别住院医师规范化培训使用的一部具有较强实用性和知识性的教材。对本教材的学习，将有助于住院医师对以往所学中医内科疾病的辨治方法进行梳理，同时引导医师加强相关学科知识的了解与运用，达到提高内科临床实践能力的学习目的。

　　中医内科学是临床各学科的基础，是理论联系临床实践的桥梁。本教材的编写注重知识的横向链接及知识的拓展，以表格、图文结合方式，为住院医师提供更科学、更全面、更实用的临床学科教材。其特色体现在继承性的知识结构：充分利用当前已刊行的中医学类教材的知识结构，广泛参考，取其精华，力求准确；连贯性的知识体系：从临床诊断到知识拓展、病案分析等，保持知识阐述的一致性和知识体系的连贯性；创新性的知识框架：以临床问题为引导，明析辨证施治，推荐诊疗指南，追求"简洁、清晰、透彻"的风格，实现知识框架的创新性。

　　本教材分为总论和各论两部分。总论部分包括四个章节：中医内科临床辨治思路，中医内科跟师学习方法，中医内科常用适宜技术，中医内科病案书写规范。各论分七章编写，基本按系统编排。每个病证，包括培训目的、问题导入、临床诊断、病证鉴别、病机转化、辨证论治、名医经验、知识拓展、病案分析。

本教材的最后审定、校勘和统稿等工作，由北京中医药大学东直门医院中医内科临床学系组织完成，赵进喜、孙慧怡、焦扬、朱立、白霞、李志宏、周莉等教师付出了辛苦，在此一并致以诚挚的感谢。

此教材的编写，是为满足中医住院医师规范化培训的需求，同时结合医教协同创新医学临床人才培养模式的改革举措，将住院医师规范化培训与硕士临床专业学位研究生培养并轨，因此，教材适用范围较广。虽然在编写过程中注意紧密结合人才培养模式的改革需求，努力探寻有利于中医临床人才培养体系的不断完善，但由于学识有限，时间紧迫，书中疏漏错误之处难免，敬祈专家学者指正。

《中医内科学》编委会

2015 年 03 月

目 录

总 论

各 论

总 论

第一章
中医内科临床辨治思路

辨证论治是中医理论的核心，也是中医内科临床的精髓。辨证是论治的前提，论治是辨证的目的，辨证的结果直接决定着治则治法的确立，影响着临床疗效。由于中医学自身的特点，在临床中既存在着来自医生认识的个体化，同时也存在着同一种疾病在不同病人或疾病不同阶段所表现的证候的特殊性，尤其在中医内科病证的临床辨治过程中显得更为突出，因此，应注意运用中医学临证思维方法解决疾病的诊治问题。

一、唯"象"思维，提高临床诊察感悟能力

"象"思维是中医学者在中国古代生产、文化环境中形成的独特思维方式，它包括意象思维、应象思维、法象思维和表象思维。"象"，是事物在各种内外关系存在状态下运动变化的呈现。"司外揣内"、"取象比类"的"象"思维是中医认识疾病、防治疾病的基本思维方式，也是中医内科临床辨治的主要思维模式。传统的辨证依据来源于望闻问切获得的中医四诊信息，四诊的发展过程，实质上就是不断丰富"象"的内涵的过程。先由症状入手，再吸收脉象与舌象，进而形成望、闻、问、切为主体的诊察方法。"应"即应验、对应、适应，"应象"辨证是指对通过不同手段获得的"象"进行对应、归类和分析，用于临床辨证的依据。

象思维具有如下特点：

（1）重视主体。例如，甲型H1N1流感的一个重要表现是干咳无痰，缺少经验的临床医生容易误辨为阴虚肺燥，因为干咳无痰是阴虚肺燥的最常见症状。然而，如果联系患者布满舌面的灰白腻苔，就会发现这里的干咳无痰系湿浊阻碍津液的敷布，不能濡润肺系所致。

（2）关注关系。如《素问·阴阳应象大论》的篇名之所以强调阴阳与"象"的联系，而不是与"体"或"质"的联系，是因为一事物的形体或形质本身是无所谓阴阳的，只有当它与其他事物发生联系时，呈现出一定的性质、功能或作用，才表现出阴阳属性。所以从实体本体论和关系本体论的角度看，象思维更关注关系本体论。

（3）强调变化。任何事物都处于永恒的运动变化之中。象思维总是将事物置于其本来的发展进程中，将"象"看做是这一进程中某一阶段的认知结果，当事物发展到下一阶段

时，"象"就要做相应的改变，即通过象思维获得的"象"不可能永恒存在，这在《周易·系辞下》又称"唯变所适"。

"象"包括表现于外的"显象"和隐藏在内的"隐象"，对"象"的认识程度和认识水平，与观察技术和检测手段密切相关。中医辨证论治体系创立时，由于受当时科技水平的限制，仅能依靠人体感官获取"显象"（四诊信息）进行辨证，使临床辨证的精准度和可重复性受到一定制约。随着社会经济与科学技术的发展，影像技术、分子生物学等先进技术已在医学领域广泛应用，极大地拓展了医学检测手段，丰富了医学信息量，为"隐象"的获取提供了便利条件。以"象"思维为指导，探索证候宏观表征与微观指标之间的关系，将可视化的信息与深层次的生物学指标等纳入证候的辨识依据中，丰富"象"的内涵，建立以"象"为核心的"应象"辨证方法，完善辨证体系，是充分利用现代科技成果，保持中医药生命力的关键，也将会不断提升中医药在维护人类健康中的地位和作用。

二、证候要素，应证组合，完善辨证方法体系

内科病证中所涉及的证候较多，存在着分类与名称不统一的现状，证候诊断则无从统一。我们面对困惑，如何寻求解决问题的方法？王永炎提出首先需要引进系统复杂性科学理念，针对证候诊断与评价系统的多阶多维多变量与动态时空的特征，需要降阶降维、降阶升维或降维升阶，由非线性向线性过渡，寻求简约清晰的表达，否则难以进行证候的规范。例如国家"七五"、"八五'攻关中，运用降维升阶的方法，通过证候调研提取出中风病的风、火、痰、瘀、气虚、阴虚阳亢6个基本证候要素。纳入计量医学的量表之中，根据患者个体的症状信息进行应证组合，从而发现这种证候组合十分复杂，常见的就有54种组合形式，但落实到病患个体上，则可能是风＋痰2种证候要素组合，或风＋痰＋气虚3种证候要素组合，随着病程的推演还可对证候要素组合做动态的观察，及时调整治疗方药。证候要素，应证组合是运用了降维升阶的方法。这里所谓"维"，是指对常见证候进行简化分解之后的最基本的共性证候要素，在适当的范围内，维度越小，越容易掌握，使用者的可操作性越大。所谓"阶"，是指最基本的证候要素相互间的组合及与其他各种辨证方法的交叉，阶度越大灵活性与适应性越大。如此，使证候标准规范不再是一种由各种具体证候单纯的线性联系组合的平面，而呈现出一种复杂的立体交叉的组合关系。在这种组合之中，使用者有着极大的自由掌握的空间，这正符合患者个体差异及医生圆机活法的需求。

辨证方法体系应包括证候的名称、分类、诊断、辨证的程序与辨证行为等内容。古往今来诸多的辨证方法当以八纲辨证为基础。伤寒学派推崇六经辨证，温病学派创立发展了卫气营血与三焦辨证，针灸学提倡经络辨证，中医内科则汇合脏腑辨证、外感六淫、气血津液等多种辨证方法。为了完善辨证方法体系，适应证候量化诊断与评价的研究，需要从辨证行为的理念与证候要素的提炼两个方面进一步深化。首先要继承中医"以象为素，以素为候，以候为证"的理念与传统方法。象者现象、象征与法式，天地人、精气神都成"象"，象可以表达混沌边缘的自组织临界状态，是医师们通过悟性感受到的渗透于证候的整体反应状态之中的。具体说是舌象、脉象、脏象信息表达的证候和证候病机。素者因素、元素与素材，是构成事物的基本成分，是寓有象之意的人体神色形态的表现，是组合整体生理病理反应的各种因素，当然包括了症、舌、脉及一切来源于机体的信息。候指时

空，按五日为一候，三候谓之气，全年七十二候，候指随时变化的情状，变化着的舌象、脉象与症状，则当以候为证。证是证明、证据，是据以认定事物的证据，也是表达整体生理病理状态的证据。象、素、候、证的联系体现了天人合一，整体观念与形神一体，如此我们寻求的是纳入到非线性复杂适应系统的证候量化方法，显然不能以淡化辨证论治为代价去追求"量化"。

关于提炼证候要素的方法，在文献调研的基础上，由专家设定包括外感六淫（风、寒、暑、湿、燥、火）、内生五邪（内风、内寒、内火、内湿、内燥）、气血相关（气虚、气滞、气郁、气逆、气脱、血虚、血瘀、血脱、血燥、出血等）、阴阳相关（阴虚、阳虚、阴盛、阳盛）等 30 个基本证候要素，各证候要素与各种辨证方法均可以相互交叉组合。

关于证候诊断标准的研究，目前大体上存在两种模式。一是以常见证候要素为基础，建立相应的证候诊断标准，如脾虚证、血瘀证等；二是以相对独立的疾病为对象，研究制定病证结合的证候诊断标准，如冠心病、中风病等。这两种模式的研究具有相同之处同时又各具特点，其研究制定的证候诊断标准具有不同的临床适用范围。病证结合基础上的证候诊断标准的研究具有以下特点：证候诊断是建立在疾病的背景之下，体现了证候是人体在疾病某一阶段的机体反应状态；证候诊断的依据既要符合常见基本证候的特征又要兼顾疾病特有的临床表现；在疾病的病程进展中证候的演变具有时空性特征。因此，在病证结合基础上制定证候诊断标准应注意针对以上特点进行研究，既要符合某一种疾病的临床特点，又要能够准确地判断出中医证候，以提高在临床研究中医生辨证的一致性。

三、注重时空性特征，提升证候诊断准确性

疾病的不同阶段会表现出不同的证候，这一点是被广泛认可的临床现象，但不同的时点同一种证候要素的辨证依据可以不同，却往往被临床医师和研究者所忽视。例如：中风急性期的重症患者，以气短乏力作为气虚证的诊断依据就难以表达出来，而需要结合其他信息进行辨证，如额头汗出、肢体松懈瘫软等。因此，在制定证候诊断标准时，应注意根据不同的时点全面动态地采集临床信息，在此基础上将各时点常见的可以作为诊断依据的四诊信息纳入标准的条目中，这样才能保证证候诊断标准的客观准确，并体现与疾病诊断标准内涵的区别以及证候的时空性特征。作为典型的发作性疾病，也可以考虑建立不同病期的证候诊断标准，可根据发作期、缓解期的临床特点分别制定相关证候要素的诊断标准，以提高证候判断的准确性。如：痫病的证候诊断标准可以分期制定，与痰证相关的四诊信息在发作期和缓解期可有所不同，根据各期证候要素相关四诊信息编制证候诊断量表，将提高证候诊断的准确性。目前多存在忽略对疾病整个病程中四诊信息的多时点采集的问题，从而导致证候诊断标准的覆盖性较差，影响了临床应用。因此，证候诊断标准应建立在全面采集临床信息的基础之上，尤其是病证结合诊断标准的研究更应重视疾病和证候演变的时空性特征，避免以横断面采集的临床信息代表疾病或证候的整体，研究者掌握信息的局限性往往导致所研究制定的标准偏离临床实际，这是影响标准推广应用的不容忽视的关键环节。因此，证候诊断标准的研究应先从临床信息采集的规范化做起，首先是保证病人信息获得的客观性、准确性，尤其是中医四诊信息采集的准确性对于建立证候诊断标准十分重要。

四、病证结合，方证相应，提高临床辨治水平

我国现行的医事制度，中医、中西医结合类别的医院，临床诊断规范要求中医、西医双重诊断，既有中医病证名与证候诊断，也包括西医的疾病诊断。所谓病证结合，联系到运用方剂治病，重点还在分析证候，对于"异病同证"，虽病不同而具有相同或相似的病理生理基础，"证"相同则治法方药必有相同之处，若一种疾病不同的发展阶段中出现不同的证候，即属"同病异证"，"证不同"则治法方药当有相异之处。方证相应则指证候是处方的依据，反过来方剂又是检验证候诊断是否正确的手段。中医临床用药主要是用方剂治病。方剂的潜能蕴藏于整合之中，针对全息病证，融合调节、对抗、补充，启动自组织、自适应、自稳态、自修复的整体功能，求得和谐自然的整合效应。显然病证结合方证相应体现了整体观念与辨证论治的原则，若结合系统生物学与分子生物学现代科技手段，可探讨疾病病理生理变化、证候诊断规范与生物特征组合的关系；也可研究方剂治疗的物质基础与生物效应的相关性，从而加深对证候的生物学基础的认识，并为建立证候的疗效评价体系提供依据。

中医内科治疗更加强调证候的辨识，遣方用药均是首先针对证候而来，有是证用是方。如六味地黄丸治疗肾阴虚证，在中医临床中广为应用，并在长期的临床实践中得到不断发展和创新，应用范围不断扩大，肿瘤、慢性肾炎、更年期综合征、自身免疫病如红斑狼疮、重症肌无力等数十种疾病表现为肾阴虚证者均可运用其进行治疗。如果单纯在疾病诊断模式下针对六味地黄丸进行研究，便会将其禁锢于某一个具体疾病，大大缩小了其治疗范围，无法充分发掘中药的治疗范围及治疗效果，不能充分体现中医的辨证理念与中医特色。然而，从临床实践与研究中发现同一个证候在不同疾病中除核心共性症状外还会出现特异性表现，如气虚血瘀证在脑梗死、冠心病、糖尿病肾病等疾病中既有共同的证候表现，又会因病而异出现各自的特异性症状，如脑梗死的气虚血瘀证会出现肢体肿胀、肢体偏瘫、肢体麻木，冠心病的气虚血瘀证胸闷、气短等症状更为明显，糖尿病肾病的气虚血瘀证会出现肌肤甲错等特异性症状。

在临床中，运用如六味地黄丸这类针对证候治疗的中成药，服药的疗程应注意根据证候的特点而设置，如风寒证变化迅速，常在数天之内即痊愈或者入里化热，故而针对风寒感冒的药物疗程应当相对较短，数天即可，而血瘀证则相对稳定，变化相对缓慢，故而针对血瘀证的中药疗程多在数月。其次，疗程的设置尚需结合疾病的特点，同一个证候在不同的疾病中往往有其特异性表现，病情转归预后均有不同。如血瘀证出现在外科疾病和内科疾病中时，其病因病机并不相同，疗程亦不可一概而论。

第二章
中医内科跟师学习方法

中医内科学是中医基础学科与临床专科的桥梁，是经典著作与临床实践的桥梁，因而又是临床各科的基础。中医学与其他自然科学的学习方法不同，自古就形成一种师徒传承的独特的学习方法。现代高等教育模式引进我国之后，我国高等中医药院校教育形成了规模教育、学制教育、科班教育等模式。即使如此，在课堂教学、实践教学过程中，乃至在"5+3"住院医师规范化培训过程中，跟师学习仍然是一种重要的学习途径。规培阶段跟师学习，如同研究生教育，配备固定导师，相比理论学习阶段、本科实习医生阶段更显重要。那么，如何跟师学习呢？

一、温习经典博学医源

中医学历来与自然科学学习方法不同。学习经典，往往经历学习—实践—再学习—再实践的过程，才能获得真知。《黄帝内经》、《伤寒论》、《金匮要略》、《温病学》等经典著作，均侧重于内科学的理论与临床实践，成为后世的内科学发展的根源。著名国医大师邓铁涛针对学习经典重要性说过："四大经典是根，各家学说是本，临床是生命线。""中医学生学好中医经典，早临床，多临床；工作以后仍要多读书、多实践、多思考、多总结。要形成正确的临床思维，而不是生搬硬套，泥古不化。"因而单纯学习教科书是不能满足临床需要的。结合临床实践，温习经典著作，对于经典条文和理论产生更加深刻的理解，同时加深对现代内科学的疾病诊断、病因病机和辨证论治的理解。孙思邈《大医精诚》曰："学者必须博极医源，精勤不倦。"住院医师必须在老师指导下，学习教材的同时经常重温四大经典著作，同时参考各家学说。经典是理论基础，追根求源能培养正确的中医辨证思维；而各家学说丰富发展了中医辨病辨证内涵。要善于把经典理论、各家学说应用到临床实践中去，不断积累经验。要经历实践—认识—再实践—再认识的过程，才可能积累实践经验，才能产生思想火花，才能凝聚智慧的结晶。

二、形成正确临床思维

两千多年的临床实践，使中医学产生了许多临床思维，诸如经验思维、取象思维、逻辑思维、辨证思维、系统思维、直觉与灵感思维等。这些思维形成了中医特有的思维方法、理念和模式。如系统思维形成整体观和天人观；辨证思维形成辨证论治方法。在临床上，要抓住辨病为先，与辨证为主，病证结合的现代中医内科学诊断原则，注意进行病与证的鉴别诊断。必须强调，辨证是中医诊断疾病的重要原则和方法，是中医内科学术特点和精华所在。中医内科常用的辨证方法很多，如八纲辨证、脏腑辨证、气血津液辨证、六经辨证、卫气营血辨证和三焦辨证等，都从不同角度辨识证候。中医所讲的"证"，是西医所讲的"症"、"征"的综合；西医的一病，可有中医的数证；而中医的一证，也可以包括西医的数病。中医辨证思维包括主症分析、病因分析、病位分析、病性分析、病势分析、病机分析、病机概括、类证鉴别。现代中医内科学辨证又可分为宏观与微观辨证，必须坚持两者有机结合。宏观辨证是在中医基础理论指导下，对病人的临床资料进行分析、综合，从而对疾病当前病理本质作出判断，并概括为具体证名，然后区分阴、阳、表、里、寒、热、虚、实进行论治。传统辨证是宏观辨证，是具有中医学术特色的临床诊治疾病的基本原则，现代中医内科辨证已进入微观辨证时代，即利用西医学的先进技术，微观地、分层次地认识机体的结构、代谢和功能的特点，更完整、准确地阐明疾病的本质。运用西医学知识来了解疾病的病因、病理生理、病理生化的表现，揭示疾病的实质如轻重、浅深、良恶、功能性与器质性、已病与未病，从而指导临床治疗，如采取中医治疗、中西医结合治疗还是手术治疗等。为此，把中医宏观辨证和西医微观辨证结合起来，从中西医两方面进行剖析、研究，可极大提高中医诊断和治疗水平，促进辨证诊断规范化和标准化，为临床科研提供客观的评价标准。思维、理念决定治疗决策，在治疗上要明确治疗目标，选择治疗的基本原则和个性化原则，决定具体的治疗方法等。对于急、危、重、疑难内科疾病处理，如何发挥中医优势，如何采取"能中不西"、"先中后西"、"中西医结合"的策略，也是临床思维决定的。

三、勤于实践提升能力

中医内科学经过历代医家反复临床实践的经验积累和对理论的发挥，经历了实践—理论—再实践—新理论的认识过程。如明清时代的医家，不限于一家之言，而是广征博采理论，结合自己的临床实践，克服了诸家之偏，集学说之长，使内科学术发展达到前所未有的高度。这使中医内科学理论对临床发挥了全面的指导作用。明清时代的中医学，建立了热病与杂病的证治体系。这个证治体系概括了以外感六淫、戾气与内伤七情、饮食劳倦等为主要内容的病因学；以卫气营血、三焦、六经、脏腑和气血痰湿等为主要内容的病机辨证学；以整体调治、标本缓急、正治反治和八法为基本治则的治疗学。这些理论成果是在大量临床实践的基础上获得的。

临床是中医的生命线，提高临床能力是中医内科学临床教学的核心任务。规培住院医师培养的重点和难点是思维和能力的培养，特别是动手能力的培养。临床实践，诊疗活动，必须强调以中医理论为指导，注意理、法、方、药的统一。本科实习阶段，临床跟师实践一般经历四个阶段：视诊、待诊、助诊和试诊。在住院医师阶段，则实施"三级医师"查房制度，门诊跟师制度。规培医师必须在上级医师（主治医师、副主任医师或主任医师）指导下，学会独立、认真而细心地诊断、处理病人，在病区还要学会管理病人。积极参加病例讨论会，锻炼自己分析问题、解决问题的能力。

四、努力培养创新素质

中医内科学其历代名家学说、理论之发展都不可能离开《黄帝内经》的基本理论。从《黄帝内经》到《伤寒杂病论》，再从金元四大家到明清的温病学说可谓一脉相承。现代学者在发掘和整理历代文献基础上，对内科病证的名称、病因病机学说及辨证论治规律进行了深入探讨和系统研究，提出了新的论点、新的见解，丰富和发展了中医内科学理论体系。一部中医发展史，是理论、学说在临床实践基础上，不断创新、完善的历史。规培医师，重点培养临床能力、应用能力、服务能力。然而，作为中医师，我们肩负着传承与创新的历史任务。规培医师要培养自己创新的素质，可以结合国家"5＋3"培养体制，在职攻读研究生学历。积极参加专科、学科的科研活动，参与或协助导师申报科研课题，参与临床研究项目，发表科研论文。要学习吸收人类一切科学技术成果，为中医所用，传承中医，创新中医。

五、加强人文素质修养

临床医学是一门技艺，而不仅仅是一门技术，因而医师不是技师。大医精诚，医师历来需要学习人文学科的知识与艺术。王清任《医林改错》序言有道："医，仁术也。乃或术而不仁，则贪医足以误世；或仁而无术，则庸医足以杀人。"现代国医大师任继学教授生前说："余读书不应有懈怠之暇，临证不敢有粗心之诊。非欲成为名医，只求无愧于患者，无愧于自心而已。"规培医师要培养自己具备仁爱之心、和谐精神、廉洁行医、勤奋刻苦、精益求精和开拓创新的综合人文素质。

第三章
中医内科常见适宜技术

　　中医适宜技术通常是指安全有效、成本低廉、简便易学的中医药防病治病技术，是中医学的重要组成部分，其内容丰富、范围广泛、历史悠久，疗效显著，经过历代医家的不断创新和发展，已成为中医药学中极具特色和优势的治疗手段和方法。

　　原始时代，我们的祖先为了生存和繁衍，在寻找食物的同时，发现并认识了治病的草药。进入氏族社会后，人们在捕猎更多动物的同时，也发现了相应的动物药。因此可以说，中药的起源是我国劳动人民长期生活实践和医疗实践的结果，古人通过反复的实践，不断认识，逐渐积累了丰富的医药知识。新石器时代，石器成为人类改造、征服自然工具，同时也逐渐成为治疗疾病的器械，古人利用"砭石"、"砭针"切开脓肿腔排出脓液治疗脓肿，出现了最初的"砭石疗法"，据《山海经·东山经》记载："高氏之山，其上多玉，其下多箴石。"《素问·异法方宜论》谓："其民食鱼而嗜咸，皆安其处，美其食。鱼者使人热中，盐者胜血，故其民皆黑色疏理，其病皆为痈疡，其治宜砭石。故砭石者，亦从东方来。"灸法的起源也与寒冷环境的生活习惯密切相关，正如《素问·异法方宜论》谓："北方者，天地所闭藏之域也。其地高陵居，风寒冰冽，其民乐野处而乳食，脏寒生满病，其治宜灸焫。故灸焫者，亦从北方来。"总而言之，中医学是中华民族在长期的生产与生活实践中认识生命，维护健康、战胜疾病的宝贵经验总结，并在此基础上形成了独特的理论体系。因此"简、便、效、廉"是中医适宜技术的主要特点，也是其精髓所在。

　　中医内科常用适宜技术分类如下。

一、针　　灸

（一）针刺

　　针刺是一种利用各种针具刺激穴位来治疗疾病的方法。主要包括毫针、头针、耳针、腹针、三棱针、皮肤针、皮内针和小针刀等。

　　1. 毫针法　毫针法是以毫针为针刺工具，通过在人体腧穴施行一定的操作方法，以通调营卫气血，调整经络、脏腑功能而治疗相关疾病。毫针疗法是我国传统针刺中最主要、最常用的一种疗法。毫针进针后，需通过相应的行针手法使针刺部位产生"经气"感应，并施以单式补泻手法或复式补泻手法以补益正气、疏泄邪气，促使阴阳平衡而恢复健康。其基本行针手法包括提插法、捻转法；辅助手法包括循法、弹法、刮法、摇法、飞法、震颤法。其适应证非常广泛，能治疗多种常见病、多发病，最常见疾病包括：中风病、头痛、面瘫、痹证、腰痛等。

注意事项：

（1）妊娠 3 个月以内者，下腹部禁针；3 个月以上者，其腹部、腰骶部均不宜进行针刺；一些能引起子宫收缩的腧穴，在妊娠期间均不宜针刺。

（2）针刺项部及背部正中线第一腰椎以上腧穴时，注意进针角度、深度，以防误伤延髓和脊髓。

（3）对胸、胁、腰、腹部脏腑所居之处的腧穴，不宜深刺，以免伤及脏腑。

2. 头针　头针又称头皮针，是在头部特定穴位进行针刺以防治疾病的一种方法。25条标准头穴线均位于头皮部位，按颅骨的解剖名称分为额区、顶区、颞区、枕区四个区。头针的理论依据主要来源于传统的脏腑经络理论和大脑皮质功能定位在头皮的投影。其进针时针尖与头皮一般成 30°夹角，快速将针刺入皮下，指下阻力减小后使针与头皮平行，继续捻转进针，刺入相应深度，其运针多捻转不提插。主要用于治疗中风、眩晕、耳鸣、耳聋、痫病、头痛、颤证、痿证、癫狂、遗尿、不寐、哮喘、呃逆等病证的治疗。

注意事项：

（1）中风患者急性期，如因脑出血引起有昏迷、血压过高时，暂不宜用头针治疗，需待病情及血压稳定后再行头针治疗。如因脑缺血引起的偏瘫者，宜及早采用头针治疗；有高热、急性炎症及心力衰竭等症时，一般慎用头针治疗。

（2）婴儿颅骨缝骨化不完全，不宜行头针治疗。

3. 耳针　耳针是指采用针刺或其他方法刺激耳穴以防治疾病的一种方法。耳与脏腑、经络之间联系密切，十二经脉均直接或间接上达于耳，奇经八脉中阴跷脉、阳跷脉并入耳后，阳维脉循头入耳，《灵枢·口问》曰："耳者，宗脉之所聚也。"因此，当人体发生疾病时，常会在耳穴出现"阳性反应"点，如压痛、变形、变色、结节、丘疹、脱屑、电阻降低等，临床常用直接观察法、压痛点探查法和电测定法探查。耳针处方选穴主要依据相应部位选穴、中医辨证选穴和临床经验选穴等原则，刺激方法包括毫针、埋针、压丸、放血等。耳针适应证广泛，主要用于咳嗽，心悸，不寐，健忘，腹痛，泄泻，便秘，头痛，眩晕，郁证，消渴，汗证，肥胖等病证的治疗。

注意事项：

（1）耳郭针刺后若针孔发红、肿胀应及时处理，防止化脓性软骨膜炎的发生。

（2）对扭伤和运动障碍者，进针后宜适当活动患部，有利于提高疗效。

4. 腹针　腹针是指通过针刺腹部特定的穴位以防治疾病的一种方法。腹针疗法以神阙调控系统理论为核心，认为以脐为中心的腹部不仅具有许多重要器官，分布着大量的经脉，而且还存在着先天经络系统—腹部全息系统，有大量的特效穴位分布在脐的周围，向脐的远端延伸并逐渐消失。因此，在人体发生疾病时，可以通过腹针疗法，以最短的途径对相应的经络脏腑进行刺激，使失调的脏腑恢复正常的功能状态。腹部先天穴位位置表浅，针刺时不强调所谓的得气感，进针深度依据疾病的病位进行选择，分为浅刺和深刺，做到"刺至病所"（病位深当深刺，病位浅当浅刺）。其针刺手法一般只捻转、不提插或轻捻转、慢提插。主要用于内伤性疾病或久病及里的疑难病、慢性病，如哮喘、眩晕、头痛、中风病后遗症、痴呆、耳聋、颤证、痹证、肥胖、脾胃病等病证的治疗。

注意事项：

（1）一切原因不明的急腹症均为禁忌证。

（2）急性腹膜炎、肝脾肿大引起的脐静脉曲张、腹腔内部肿瘤合并广泛转移、妊娠中后期均为禁忌证。

5. 三棱针　三棱针古称锋针，常用其刺破人体的一定穴位，放出少量血液，以达到治疗疾病的目的，古人称之为"刺络"或"刺血络"，现在称之为放血疗法或刺血疗法。三棱针多由不锈钢材料制成，针身呈三棱状，尖端三面有刃，针尖锋利，其针刺方法一般分为点刺、散刺、刺络和挑刺四种，每次出血量以数滴至 3～5ml 为宜。三棱针放血疗法具有通经活络、开窍泄热、消肿止痛等作用，主要用于临床各种实证、热证、血瘀证和痛证的治疗。

注意事项：

（1）必须熟悉解剖部位，切勿刺伤深部大动脉。

（2）三棱针刺激较强，部分患者对出血恐惧，操作过程中应密切观察患者反应，防止晕针。

6. 皮肤针法　皮肤针法是指运用皮肤针叩刺人体一定部位，激发经络之气，调整脏腑气血，以防治疾病的一种方法。皮肤针以多支短针组成，以其所嵌针数不同，五支针称为梅花针、七支针称为七星针、十八支针称为罗汉针。皮肤针主要是通过腕部的力量进行叩刺，根据患者的病情、体质及叩刺部位，分别施以轻刺、中刺、重刺三种不同的刺激强度。皮肤针叩刺部位一般分为循经叩刺、穴位叩刺和局部叩刺。主要用于感冒、咳嗽、慢性脾胃病、头痛、胁痛、不寐、痹证、腰痛等病证的治疗。

注意事项：

（1）叩刺时动作要轻捷，垂直无偏斜，先轻后重，针尖必须垂直而下，以免造成患者疼痛。

（2）叩刺局部和穴位，若因手法重而出血者，应及时再次清洁和消毒局部皮肤和针具，防止感染。

7. 皮内针法　皮内针法是指将特制的小型针具刺入并固定于腧穴部的皮内或皮下作较长时间留针，利用其柔和而持续的刺激作用，以调整经络脏腑功能来防治疾病的一种方法。皮内针法又称"埋针法"，由针刺留针方法发展而来，针具包括图钉型和麦粒型两种针具。其留针时间一般为 3～5 日，最长不超过 1 周，若天气炎热，留针以 1～2 日为宜。留针期间可间歇按压埋针以加强刺激。主要用于需要久留针的疼痛性、反复发作性或久治不愈的慢性病证，主要用于头痛、面瘫、胁痛、腹痛、脏躁、眩晕、哮喘、遗尿、痹证等病证的治疗。

注意事项：

（1）埋针要选择易于固定和不妨碍肢体活动的穴位，关节附近及胸腹部多不宜埋针。

（2）埋针后，若患者感觉疼痛或妨碍肢体活动时，应将针取出重埋或改用其他穴位。

（3）埋针期间，针处不可着水，热天出汗较多，埋针时间勿过长，避免感染。

8. 小针刀法　小针刀法是在切开性手术方法的基础上结合针刺方法，利用特制的针具刺入深部病变处进行切割、剥离等不同形式的刺激，以达到疏经通络、止痛祛病目的的一种方法。小针刀是由特种医用金属材料经特殊工艺制作而成的在形状上似针又似刀的一种针具。它是在古代九针中的镵针、锋针等基础上，结合西医学外科用手术刀发展而成的。运用小针刀治疗时需局部麻醉，进针后根据病变部位的具体情况施以不同的剥离法，一般剥离步骤是先纵行疏通剥离，后横行疏通剥离。一般每次每穴切割剥离 2～5 次，每次相隔时间为5～7日，一般经1～5次治疗可获明显疗效。小针刀法以其创伤小、疗效好、见效快、疗程短等优点，正越来越为人们所重视。主要用于痹证、眩晕等病证的治疗。

注意事项：

（1）操作者必须熟悉刺激部位的解剖情况，防止意外损伤。

（2）在进针或剥离时，手法宜轻，如患者出现触电感，应将针刀退出少许，改变方向后再进针，不能迅猛推进，以避免损伤神经。

（3）治疗后24小时内，不宜局部热敷、理疗及按摩治疗。2日内，针孔处勿沾水，保持清洁，以防感染。治疗后3日内，应避免过多牵拉、活动患处，以免再次撕裂损伤，使创面出血或渗液过多而影响疗效。3日后可适当活动或循序渐进地进行锻炼，以促进局部血液循环和功能恢复，防止术后新的粘连。

（二）灸法

灸意指灼烧，是指以艾绒为主要燃烧材料，熏灼或温熨体表腧穴或一定部位，通过经络腧穴的作用，以达到防治疾病的一种方法。根据其制成的形式及运用方法的不同，可分为艾条灸、艾炷灸、温针灸、温灸器灸、灯火灸和天灸等。其中天灸即是穴位敷贴，是指在选定的穴位上敷贴一种药物或复方药物，通过药物经皮吸收和穴位刺激的共同作用治疗疾病的一种方法。此外，运用能发出光波或电磁波的仪器，照射人体腧穴，也可达到类似灸法的作用，且操作更为方便，常作为针灸的辅助方法。灸法具有温经散寒、扶阳固脱、消瘀散结、引热外行等作用，对慢性虚弱性疾病和风、寒、湿邪为患的疾病尤为适宜，并可用于防病保健，应用范围广泛。

注意事项：

（1）做好防护，防止烫伤，尤其对局部皮肤知觉减退及昏迷患者。

（2）艾炷灸容易起疱，应注意观察，如已起疱不可擦破，可任其自然吸收；如水疱过大，可在消毒后用注射器将疱内液体抽出，消毒后用敷料保护，以防感染。

（3）面部、乳头及大血管分布区，均不宜使用直接灸，以免烫伤形成瘢痕；关节活动部位亦不适宜用化脓灸，以免化脓溃破，不易愈合，甚至影响功能活动。

（三）穴位注射法、穴位埋线法

1.穴位注射法 穴位注射法又称"水针"，是将适量中西药物的注射液注入有关穴位，通过针刺与药物对穴位的双重作用来治疗疾病的一种方法。针具一般选用消毒或一次性注射器与针头，常用药物主要包括中草药制剂、维生素类制剂、泼尼松龙、利多卡因、甲氧氯普胺、氯丙嗪、神经生长因子等。操作时将注射器快速刺入皮下，然后缓慢进针，达到一定深度后，进行和缓的提插，得气并回抽无血后，注入药液。注射剂量取决于注射部位、药物的性质和浓度。穴位注射选穴应少而精，以1～3个腧穴为宜，一般1～3日注射一次，6～10次为1个疗程，疗程间休息3～5日。穴位注射法具有操作简便、用药量小、作用迅速、适应证广等特点，凡是针灸治疗的适应证均可运用穴位注射法。

注意事项：

（1）凡能引起过敏反应的药物，使用前必须先做皮试。

（2）药物一般不宜注入脊髓腔、关节腔和血管内。还应注意避开神经干，避免损伤神经。

（3）穴位注射后局部常出现酸胀感，4～8小时内局部可有轻度不适，但一般不超过

1 日。

2. 穴位埋线法　穴位埋线法是指将羊肠线埋入穴位，利用埋入线体对穴位的持续刺激以达到防治疾病的一种方法。临床常用穿刺针埋线法、三角针埋线法和切开埋线法三种。埋线时多选肌肉较丰厚部位的穴位，一般以 1~3 穴为宜，在一个穴位上作多次治疗时应偏离前次治疗的部位。每 2~4 周埋线一次，3~5 次为 1 个疗程。主要用于哮喘、痫病、胃痛、泄泻、遗尿、面瘫、痹证、痿证、腰痛、肥胖等慢性病证的治疗。

注意事项：

（1）根据不同部位，掌握埋线的深度，不要伤及内脏、大血管和神经干。

（2）埋线后 1~5 日内局部可出现红、肿、热、痛等无菌性炎症反应，一般不需处理；少数患者埋线后 4~24 小时可出现发热，体温在 38℃ 左右，若无感染征象，一般不需处理，通常体温在 2~4 日后恢复正常。

（3）注意术后反应，若出现感染征象、过敏反应等术后异常情况，需及时处理。

二、拔　罐　法

拔罐法是以罐为工具，利用燃火等方法使罐内产生负压，从而吸附于腧穴或病变部位，造成局部充血、瘀血，而达到防治疾病目的的一种疗法。常用的罐有玻璃罐、抽气罐、陶瓷罐等，临床根据病变部位和病情，常采用留罐法、闪罐法、刺血拔罐法、留针拔罐法和推罐法等进行治疗。通过其温通经脉、行气活血、消肿止痛、祛风散寒、吸毒拔脓等作用治疗多种疾病，其适应范围广泛，主要用于痹证、感冒、咳嗽、胃痛、腹痛、呕吐、泄泻、中风病、面瘫、肥胖等病证的治疗。

注意事项：

（1）采用火罐时应避免医源性烫伤。

（2）在应用针罐时，需注意拔罐可使皮肤突起，肌肉收缩，加之罐底部的撞压，容易使针体弯曲或进针的深度增加，造成损伤，胸背部腧穴应慎用此法。

（3）如留罐时间过长而皮肤起水疱时，小水疱不需处理，防止擦破引起感染；水疱较大时可用无菌针具刺破，放出疱内液体，并消毒处理或用纱布包敷，防止感染。

三、刮　　痧

刮痧是用边缘光滑的硬物器具或手指配合使用相应的润滑剂，在体表特定部位反复进行刮、挤、揪、捏、刺等物理刺激，造成皮肤表面充血、瘀血或点状出血，以防治疾病的一种疗法。刮痧起源于古代治疗痧证，其方法包括刮痧、撮痧、挑痧和放痧。刮痧的选穴原则与针灸选穴大致相同，但特别强调刮拭颈部大椎穴周围，背部督脉、夹脊和膀胱经这三条线。刮痧法具有解表祛邪、醒脑开窍、舒经通络、活血化瘀、行气止痛、清热祛毒、运脾和胃、化浊除湿等作用，主要用于感冒、呕吐、泄泻、中暑、痹证等病证的治疗。

注意事项：

（1）婴幼儿皮肤娇嫩，操作时需用薄布保护皮肤，并且动作轻巧。

（2）凡危重病症，应即送医院治疗，以免延误病情。

四、推　　拿

推拿，是用手或肢体的其他部分，按各种特定的技巧和规范化的动作，以力的形式在

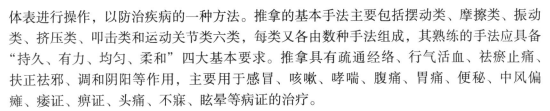

体表进行操作，以防治疾病的一种方法。推拿的基本手法主要包括摆动类、摩擦类、振动类、挤压类、叩击类和运动关节类六类，每类又各由数种手法组成，其熟练的手法应具备"持久、有力、均匀、柔和"四大基本要求。推拿具有疏通经络、行气活血、祛瘀止痛、扶正祛邪、调和阴阳等作用，主要用于感冒、咳嗽、哮喘、腹痛、胃痛、便秘、中风偏瘫、痿证、痹证、头痛、不寐、眩晕等病证的治疗。

注意事项：

（1）开放性软组织损伤、某些感染性运动器官病症疾病，如骨髓炎、骨结核、严重的骨质疏松症及化脓性关节炎等禁用此疗法。

（2）肿瘤、骨折早期、截瘫初期慎用或禁用此疗法。

五、中药灌肠

中药灌肠是以中药药液或掺入散剂灌肠以治疗疾病的一种方法，分为保留灌肠和不保留灌肠两种。保留灌肠是指将药液灌入直肠或结肠内，通过肠黏膜吸收以达到治疗疾病的一种方法。保留灌肠的药液温度应以接近肠腔温度为宜，一般 $39 \sim 41℃$，药液量一般每次不超过 200ml，时间一般选择在晚上睡前排空大小便后，必要时可先行清洁灌肠，以利于药物的吸收和保留。不保留灌肠的目的主要是：①刺激肠蠕动，解除便秘、肠胀气；②为高热患者降温；③清洁肠道；④稀释和清除肠道内的有害物质。降温时药液温度一般宜 $28 \sim 32℃$，中暑病人药液温度一般宜 4℃。主要用于腹痛、泄泻、便秘、水肿、癫狂、痉证、中暑等病证的治疗。

注意事项：

（1）肛门、直肠和结肠等手术后或大便失禁病人，不宜保留灌肠。

（2）保留灌肠操作前需先了解病人的病变部位，以便掌握灌肠的卧位和导管插入的深度。

六、中药雾化吸入

中药雾化吸入，指采用中药制剂，以雾化设备将药物雾化后直接吸入呼吸道，使局部药物浓度增高，从而达到治疗目的的一种方法。我国古代医籍中，就有胡荽加酒煮沸，以其香气治疗痘疹；莨菪和热水共置瓶中，嘴含瓶口以其气雾化治疗牙虫等记载。与传统给药方式相比，雾化吸入疗法简便、快速、安全、有效。主要适用于肺系和心系病证的治疗。

注意事项：

（1）对于痰多难以咳出的患者，在行雾化吸入的同时，为其拍背，有利于痰液排出，并使气雾弥散到肺内，增强疗效。

（2）呼吸困难，需吸氧的患者，可边雾化吸入，边加大吸氧量至雾化结束，以改善缺氧症状。

七、膏　　方

膏方是在大型复方汤剂的基础上，根据人的不同体质、不同临床表现而确立不同处方，经浓煎后掺入某些辅料而制成的一种稠厚状半流质或冻状剂型。膏方具有较好的滋补作用，冬季是一年四季中进补的最好季节，而冬令进补，以膏方为佳。主要用于咳嗽、眩晕、胸痹、心悸、消渴、胃痛、腹痛、萎黄、积聚、水肿、阳痿、遗精、早泄、痹证、痿证、内伤发热、癌病和汗证等慢性病证的治疗。

注意事项：

（1）在外邪未尽的情况下，不要过早使用补膏，以免留邪为患。

（2）对于一般慢性虚证患者，只能缓缓调养，不宜骤补。

八、药　　膳

药膳是在中医药理论指导下，运用营养学和烹饪学等理论知识，根据药食同源、医养同理原则，"寓医于食"，既将药物作为食物，又将食物赋以药用，充分发挥药物和食物功效的一种美食，可以保健强身、防治疾病。药膳具有方便快捷、加减灵活等特点，适合于已病或未病的各种不同人群。日常生活中最常用的药食同源的药物包括百合、薄荷、赤小豆、陈皮、蜂蜜、枸杞子、葛根、昆布、黑芝麻、决明子、金银花、莲子、木瓜、麦芽、山楂、马齿苋、鱼腥草、山药、酸枣仁、桃仁、乌梅、龙眼肉、生姜、淡豆豉等。

注意事项：

（1）注意不同体质的饮食禁忌。

（2）切忌盲目进补。

第四章
中医内科病历书写规范

第一节 概　述

病历是指医务人员在医疗活动过程中形成的文字、符号、图表、影像、切片等资料的总和。中医病历书写是指通过望、闻、问、切及查体、辅助检查、诊断、治疗、护理等医疗活动获得有关资料，并进行归纳、分析、整理形成医疗活动记录的行为。

历代医家均很重视病历的书写，西汉时期著名医家淳于意，在他给人治病诊病时，总是把病人的病情和自己诊断处理的方法记下来，当时人们把这称为"诊籍"。汉代历史学家司马迁在《史记·扁鹊仓公列传》中曾摘要记录了他的 25 份"诊籍"，这是我们现在所能见到的古人最早的"中医病历"。继后，又出现了许多名医医案，极大地丰富了中医学宝库的内容。

现代西医学的病历起源于公元前 6 世纪，古希腊阿戈利斯湾的东海岸伯罗奔尼撒半岛的一个村子里，矗立着一尊医神阿克勒庇俄斯神像，这里几乎每天都有不少病人前来顶礼膜拜，祈祷自己的病早日得到根治。为此，庙内的祭司们便专门腾出一间房子来，为这些虔诚的病人治病，并将每个病人的病情、症状、治疗结果一一记录在案，作为个人病历妥善保管起来，这就是世界上最早的病历。

现代中医病历是中华人民共和国成立以来中医学界借鉴中医古代医案书写传统与西医病历书写格式，结合中医临床实践，逐步形成的符合现代中医临床需要的规范格式。2010年国家中医药管理局重新颁布了《中医病历书写基本规范》，用于规范全国各级各类中医医院及临床医师的中医病案书写和管理工作。

病历既是临床实践工作的总结，又是探索疾病规律及处理医疗纠纷的法律依据，是国家的宝贵财富。因此，医护人员在书写病历时一定要实事求是、严肃认真、科学严谨、一丝不苟。病历对医疗、预防、教学、科研、医院管理等都有重要的作用。

1. 医疗　病历既是确定诊断、进行治疗、落实预防措施的资料，又是医务人员诊治疾病水平评估的依据，也是患者再次患病时诊断与治疗的重要参考资料。通过临床病历回顾，可以从中汲取经验、教训，改进工作，提高医疗质量。

2. 教学　病历是教学的宝贵资料，是最生动的教材。通过病历的书写与阅读，可以使所学的医学理论和医疗实践密切结合起来，巩固所学知识，开阔视野，培养医务人员和医学生的逻辑思维能力及严谨的医疗作风。书写病历的过程是培养和提高临床医务人员诊治疾病的正确思维方法的过程，也是临床医务人员的职责和必须掌握的基本技能。

3. 科研　病历是临床研究的主要素材。通过临床病历总结分析，寻求疾病发生、发展、治疗转归的客观规律及内在联系，研究临床治疗、预防措施与疾病、康复的关系，发现筛选新的医疗技术和药物，推动医学不断发展。

4. 医院管理　大量的病历资料分析可以客观地反映出医院工作状况、技术素质、医疗质量、管理措施、医德医风等医院管理水平。病历中的许多素材是国家卫生统计的重要指标。因此，检查病历、分析病历，从中发现问题、解决问题，是了解医院工作状态、提高医疗质量的重要手段之一，也是加强医院管理、提高医院管理水平的重要措施。

5. 防病　通过对病历的分类统计和分析，可以了解临床医务人员贯彻"三级预防"原则，防病防残措施的落实情况及各种常见病、多发病的发生与发展情况，为控制和落实预防措施、贯彻预防为主方针提供依据。

6. 法律　病历是处理医疗事故、医疗纠纷的法律依据。因此，病历是有效地保护患者和医务人员合法权益的重要文件。

因此，病历是进行中医临床、教学、科研和卫生保健等项工作不可缺少的科学资料。

第二节　中医病历书写的基本要求

现代中医病案指患者在门诊、急诊和住院期间的全部诊疗资料，是医务工作者在中医临床工作中用于记载患者疾病发生发展，诊断治疗，护理调摄，演变预后及最终结果的原始医疗档案。它直接反映医生的诊断治疗水平与医德医风。为了保证病案书写的真实性、准确性和中医临床诊疗技术的质量水平，中医病案书写要求如下。

1. 中医病历应按国家中医药管理局医政司颁布的《中医病历书写基本规范》的规定格式与要求书写。

2. 病历书写应当规范使用中文和医学术语，中医术语的使用依照《中医临床诊疗术语》（疾病部分、证候部分、治法部分）、《中医病证分类与代码》、《中医病证诊断疗效标准》、《中医急症诊疗规范》、《中医护理常规与技术操作规程》等相关标准、规范执行。要求文字工整，字迹清晰，表述准确，语句通顺，标点正确。通用的外文缩写和无正式中文译名的症状、体征、疾病名称、药物名称可以使用外文。患者述及的既往所患疾病名称和手术名称应加引号。

3. 病历书写内容应客观、真实、准确、及时、完整、重点突出、层次分明；表述准确、语句简练、通顺；书写工整、清楚；标点符号正确；书写不超过格线；病历书写过程中，若出现错字、错句，应在错字、错句上用双横线标示，不得采用刮、粘、涂等方法掩盖或抹去原来的字迹。保留原记录清楚、可辨，并注明修改时间，修改人签名。本人修改、签名应当使用蓝黑墨水，上级医生修改、签名一律用红笔。计算机打印的病历应当符合病历保存的要求。

4. 病历应当按照规定的内容书写，并由相应医务人员签名。上级医务人员有审查修改下级医务人员书写的病历的责任。实习医务人员、试用期医务人员（毕业后第一年）书写的病历，应当经过本医疗机构注册的医务人员审阅、修改并签名。上级医生修改病历应在 72 小时内完成。

5. 进修医务人员由接收进修的医疗机构根据其胜任本专业工作实际情况认定后书写

病历。实习医师、毕业后第一年住院医师书写的住院病历，经上级医师补充修改、确认并签字以示负责后，上级医师可不再写入院记录，但必须认真书写首次病程记录。

6. 门诊病历即时书写，急诊病历在接诊同时或处置完成后及时书写。住院病历、入院记录应于次日上级医师查房前完成，最迟应于患者入院后 24 小时内完成。危急患者的病历应及时完成，因抢救危急患者未能及时书写病历的，应在抢救结束后 6 小时内据实补记，并注明抢救完成时间和补记时间，详细记录患者初始生命状态、抢救过程、向患者及其近亲属告知的重要事项等有关资料。

7. 病历书写中涉及的诊断，包括中医诊断和西医诊断，其中中医诊断包括疾病诊断与证候诊断。中医治疗应当遵循辨证论治的原则。

8. 病历中各项记录应注明年、月、日，急诊、抢救等记录应注明至时、分，书写一律使用阿拉伯数字书写日期和时间，采用 24 小时制和国际记录方式，如 2014 年 9 月 9 日下午 6 点 50 分，可写成 2014-09-09，18：50。

9. 各种表格栏内必须按项认真填写，无内容者划"—"。每张记录用纸均须完整填写楣栏（患者姓名、病区、床号、住院号）及页码。

10. 各项记录书写结束时应在右下角签全名，字迹应清楚易认。上级医师审核签名应在署名医师的左侧，并以斜线相隔。

11. 凡药物（或食物）过敏者，应在病历中用红笔注明过敏药物（或食物）的名称。

12. 对按照相关规定须取得患者书面同意方可进行的医疗活动（如特殊检查、特殊治疗、手术、实验性临床医疗等），应当由患者本人签署知情同意书。患者不具备完全民事行为能力时，应当由其法定代理人签字；患者因病无法签字时，应当由其授权的人员签字；为抢救患者，在法定代理人或被授权人无法及时签字的情况下，可由医疗机构负责人或者被授权的负责人签字。

因实施保护性医疗措施不宜向患者说明情况的，应当将有关情况告知患者近亲属，由患者近亲属签署知情同意书，并及时记录。患者无近亲属的或者患者近亲属无法签署同意书的，由患者的法定代理人或者关系人签署同意书。医疗美容应由就医者本人或监护人签字同意。

13. 各种检查报告单应分门别类按日期顺序呈叠瓦状粘贴整齐。在检验报告单的左上方（页眉处）标出检查日期及检查项目，如为阳性结果须将检查项用红笔标示。

第三节　中医内科病历书写的内容及要求

一、中医门（急）诊初诊病历书写内容及要求

门（急）诊病历内容包括门（急）诊病历首页、病历记录、检验报告、医学影像检查资料等。

1. 门诊病历封面内容要逐项认真填写。病人的姓名、性别、年龄、工作单位或住址、门诊号、公（自）费由挂号室填写。X 片号、心电图及其他特殊检查号、药物过敏情况、住院号等项由医师填写。

初诊病历记录书写内容应当包括就诊时间、科别、主诉、现病史、既往史，中医四诊情况，阳性体征、必要的阴性体征和辅助检查结果，诊断及治疗意见和医师签名等。

其中：

（1）病史应包括现病史、既往史及与疾病有关的个人史，婚姻、月经、生育史、家族史等。

（2）体检应记录主要阳性体征和有鉴别诊断意义的阴性体征。

（3）初步确定的或可能性最大的疾病诊断名称分行列出，尽量避免用"待查"、"待诊"等字样。

（4）处理意见应分行列举所用药物及特种治疗方法，进一步检查的项目，生活注意事项，休息方法及期限；必要时记录预约门诊日期及随访要求等。

2. 复诊病历记录书写内容应当包括就诊时间、科别、中医四诊情况，必要的体格检查和辅助检查结果、诊断、治疗处理意见和医师签名等。

重点记述

（1）前次就诊后各项诊疗结果和病情演变情况。

（2）体检时可有所侧重，对上次的阳性发现应重复检查，并注意新发现的体征。

（3）补充必要的辅助检查及特殊检查。

3 次不能确诊的患者，接诊医师应请上级医师诊视。被邀请的会诊医师（本院高年资医师）应在请示会诊病历上填写检查所见、诊断和处理意见。

3. 急诊病历书写就诊时间应当具体到分钟。

急诊病历记录应当由接诊医师在患者就诊时及时完成。

急诊留观记录是急诊患者因病情需要留院观察期间的记录，重点记录观察期间病情变化和诊疗措施，记录简明扼要，并注明患者去向。实施中医治疗的，应记录中医四诊、辨证施治情况等。抢救危重患者时，应当书写抢救记录。门（急）诊抢救记录书写内容及要求按照住院病历抢救记录书写内容及要求执行。

二、中医内科住院病历书写内容及要求

内科住院病案内容包括住院病案首页、入院记录（或住院病历）、病程记录、输血治疗知情同意书、特殊检查（特殊治疗）同意书、病危（重）通知书、医嘱单、辅助检查报告单、体温单、医学影像检查资料、病理资料等。

患者入院后，由经治医师通过望、闻、问、切及查体、辅助检查获得有关资料，并对这些资料归纳分析书写而成的记录。可分为入院记录、再次或多次入院记录、24 小时内入出院记录、24 小时内入院死亡记录。

（一）入院病史的收集

主要是采用中医四诊中的问诊采集病史。询问病史时要对患者热情、关心、认真负责，取得患者的信任和协作，询问时既要全面又要抓住重点；应实事求是，避免主观臆测和先入为主。当病人叙述不清或为了获得必要的病历资料时，可进行启发，但切忌主观片面和暗示。

1. 一般项目　患者姓名、性别、年龄、民族、婚姻状况、出生地、职业、现住址、工作单位、身份证号、电话、入院时间、记录时间、发病节气、病史陈述者。填写要求：

（1）年龄要写明"岁"，婴幼儿应写"月"或"天"。

（2）地址：农村要写到乡、村，城市要写到街道门牌号码。

（3）入院时间、记录时间要注明几时几分。

（4）病史叙述者：成年患者由本人叙述；小儿或神志不清者要写明代诉人姓名及与患者的关系等。

2. 主诉　患者就诊的主要症状、体征及持续时间。要求重点突出，高度概括，简明扼要，一般以不超过 20 个字为宜。主诉应用症状或体征名词叙述，避免使用疾病名称，少数无症状及体征的患者，可以用检查的阳性发现作为"主诉"。

3. 现病史　叙述患者本次疾病的发生、演变、诊疗等方面的详细情况，应当按时间顺序书写，并结合中医问诊，记录目前情况。内容包括发病情况、主要症状特点及其发展变化情况、伴随症状、发病后诊疗经过及结果、睡眠和饮食等一般情况的变化，以及与鉴别诊断有关的阳性或阴性资料等。

（1）发病情况：记录发病的时间、地点、起病缓急、前驱症状、可能的原因或诱因。

（2）主要症状特点及其发展变化情况：按发生的先后顺序描述主要症状的部位、性质、持续时间、程度、缓解或加剧因素，以及演变发展情况。

（3）伴随症状：记录伴随症状，描述伴随症状与主要症状之间的相互关系。

（4）发病以来诊治经过及结果：记录患者发病后到入院前，在院内、外接受检查与治疗的详细经过及效果。对患者提供的药名、诊断和手术名称需加引号（""）以示区别。

（5）发病以来一般情况：结合十问简要记录患者发病后的寒热、饮食、睡眠、情志、二便、体重等情况。

与本次疾病虽无紧密关系、但仍需治疗的其他疾病情况，可在现病史后另起一段予以记录。

4. 既往史　记述患者过去的健康和疾病情况。内容包括：

（1）预防接种及传染病史。

（2）药物及其他过敏史：有无食物及药物过敏史。应当记录引起过敏的药物名称、用法、过敏的表现形式、治疗方式等。

（3）外伤及手术史：有无手术及外伤史，应当记录具体手术名称和手术时限，外伤要注明原因和受伤部位。

（4）输血史：记录输血原因、量、次数等。

5. 系统回顾　按身体的各系统详细询问可能发生的疾病，这是规范病历不可缺少的部分，它可以帮助医师在短时间内扼要了解病人某个系统是否发生过的疾病与本次主诉之间是否存在着因果关系。现病史以外的本系统疾病也应记录。

呼吸系统：有无慢性咳嗽、喘息、咳痰、咯血、胸痛、发热、盗汗史。

循环系统：有无心慌、胸闷、心前区压痛、头晕及晕厥病史，有无高血压史。

消化系统：有无食欲不振、反酸、嗳气、吞咽困难、呕吐、腹痛、腹胀、腹泻及黑便史。

泌尿系统：有无尿急、尿频、尿痛、血尿、夜尿增多及颜面浮肿史。

血液系统：有无苍白、乏力、皮下瘀血及出血点、鼻衄史。

内分泌系统及代谢：有无发育畸形、性功能改变；第二性征变化及性格改变；有无闭经泌乳、肥胖等病史。

免疫系统：季节性喘促、过敏史，是否经常出现过敏性皮疹、荨麻疹史。

骨骼及肌肉系统：有无关节及肌肉的红、肿、热、痛和活动障碍史。

神经系统：有无意识障碍、肢体痉挛、感觉异常及运动异常史。

精神系统：有无经常出现失眠、紧张、多虑、不悦、恐惧、压抑。

6. 个人史

（1）患者的出生地及经历地区，特别要注意自然疫源地及地方病流行区。

（2）居住环境和条件。

（3）生活及饮食习惯，烟酒嗜好程度，性格特点。

（4）过去及目前的职业及其工作情况，粉尘、毒物、放射性物质、传染病接触史等。

（5）其他重要个人史。

7. 婚育史　记录结婚年龄，配偶的健康状况，如已死亡应述明死亡原因及时间。女性患者要记录经带胎产情况。月经史记录格式为：

$$初潮年龄\frac{行经期（天）}{月经周期（天）}末次月经时间（或绝经年龄）。$$

$$例如：14\frac{3\sim6天}{28\sim30天}2006年11月30日（或50岁）。$$

生育史应包括妊娠次数、生产次数及生产情况（包括流产、引产），避孕药的使用情况及绝育手术等。

8. 家族史　记录直系亲属和与本人生活密切相关的亲属健康状况。病故者应写明死亡年龄及死亡原因。家族中有无类似患者，注意家族中有无肿瘤、高血压、心脏病、糖尿病、精神障碍及遗传性疾病等病史应详细询问记录。不应写"无特殊记载"。

（二）体格检查

体格检查应结合中医"望、闻、切"三诊以及西医学的体检技术仔细诊查。必须认真、仔细，按部位和系统顺序进行，既有所侧重，又不遗漏阳性体征。对病人态度要和蔼、严肃，集中思想，手法轻柔，注意病人反应，冷天要注意保暖。对危急病人可先重点检查，及时进行抢救处理，待病情稳定后再做详细检查；不要过多搬动，以免加重病情。具体内容如下。

1. 望闻切诊　记录神色、形态、语声、气息、舌象、脉象等。

2. 生命体征　体温（T）（℃）、脉率（P）（次/min）、呼吸频率（R）（次/min）、血压（BP）（kPa）。

3. 一般情况　发育（正常、不正常）与体型（匀称型、矮胖型、瘦长型），营养状态（良好、中等、不良），意识状态（清醒、模糊、谵妄、嗜睡、昏睡、昏迷），面容与表情（急性、慢性、贫血、肝病、肾病、甲亢、病危、满月等），望神、望色、体位（自动、被动、强迫、辗转），步态（走路时的频率、节律、方式和姿态），能否与医师合作。

4. 皮肤黏膜　弹性、颜色（潮红、苍白、发绀、黄疸、色素沉着、色素脱失）；湿度与出汗；皮疹（斑疹、玫瑰疹、丘疹、斑丘疹、荨麻疹）；皮下出血（瘀点、紫癜、瘀斑、血肿）、蜘蛛痣；皮下结节（大小、硬度、部位、活动度、有无压痛）、皮下气肿、溃疡及瘢痕，并明确记述其部位、大小及形态；毛发。

5. 淋巴结　全身或局部浅表淋巴结（耳前、耳后、乳突区、枕骨下、颌下、颏下、颈后三角、颈前三角、锁骨上窝、腋窝、滑车上、腹股沟部及腘窝）数目、大小、质地、移动度、表面是否光滑，有无红肿、压痛和波动，是否有瘢痕、溃疡和瘘管等。

6. 头颅五官

（1）头颅：头发（颜色、色泽、疏密度、有无脱发、脱发的类型）、头颅大小、形态、压痛、肿块。

（2）眼：眉毛、睫毛、眼睑（水肿、运动、下垂、闭合不全、睑内翻），眼球（凸出、凹陷、运动、震颤、斜视），结膜（充血、水肿、苍白、出血、滤泡），巩膜、黄疸、角膜（混浊、瘢痕、反射），瞳孔（大小、形态、对称，对光及调节反应），眼球（外形和运动）。

（3）耳：耳郭、中耳、听力、分泌物、乳突压痛。

（4）鼻：外形、鼻翼扇动、畸形、阻塞、鼻窦压痛、分泌物、出血。

（5）口腔：口唇（颜色、疱疹、皲裂、溃疡），气味、牙、牙龈、舌体、舌质、舌苔、口腔黏膜、扁桃体（大小、充血、分泌物、假膜）、咽（色泽、分泌物、反射）、喉（发音）。

7. 颈部 对称、强直、颈静脉怒张、颈动脉异常搏动、气管位置、甲状腺（大小、是否对称、硬度、有无压痛、是否光滑、有无结节、震颤和血管杂音）。

8. 胸部 胸廓（对称、畸形、局部隆起、弹性、压痛），呼吸（频率、节律、深度），胸壁（静脉、皮下气肿、压痛、肋间隙回缩或膨隆），乳房（大小、对称、外表、乳头状态、有无溢液，肿块的部位、大小、外形、硬度、压痛及活动等）。

9. 肺部

望 呼吸类型、呼吸频率、深度及节律、运动（两侧对比），肋间隙增宽或变窄。

触 语颤、胸膜摩擦感、皮下捻发感。

叩 叩诊音（清音、浊音、实音、鼓音、过清音、空瓮音、破壶音、浊鼓音）、肺上界、肺下界移动度。

听 呼吸音（性质、强弱、异常呼吸音）、病理性肺泡呼吸音、病理性支气管呼吸音、病理性支气管肺泡呼吸音，干啰音（鼾音、哨笛音），湿啰音，听觉语音，胸膜摩擦音，语音传导。

10. 心脏

望 心前区隆起、心尖搏动或心脏搏动位置、范围及强度，负性心尖搏动。

触 心尖搏动的性质及位置、范围、节律、频率及强度、震颤（部位、期间，如舒张期、收缩期）、心包摩擦感。

叩 心脏左右浊音界，并注明锁骨中线至正中线的距离。

听 心率（快、缓）、心律（不齐、绝对不齐、早搏）、心音（强度、第三心音、第四心音、心音分裂、额外心音、开瓣音）、心包摩擦音、人工瓣替换术后异常音等，杂音（舒张期、收缩期），杂音应记录出现的时期、最响部位、性质、传导方向、强度和杂音与呼吸体位的关系等。

11. 血管

望 手背浅静脉充盈情况、肝-颈静脉反流征、毛细血管搏动征。

触 脉象，桡动脉的频率、节律（规则、不规则、脉搏短促），有无奇脉，左右桡动脉搏动的比较，动脉壁的性质、紧张度、硬度。

听 枪击音与杜氏双重杂音、血管杂音。

周围血管征。

12. 腹部

望 外形（腹平、膨隆、凹陷、瘢痕）、呼吸运动、腹壁静脉（怒张、曲张）、腹壁皮肤（皮疹、腹纹）、脐的状态、疝、蠕动波，上腹部搏动。

触 腹壁紧张度、喜按、拒按、压痛、反跳痛、液波震颤、腹部肿块（部位、大小、表面形态、边缘、硬度、压痛、移动度）。

肝脏 大小（测定右锁骨中线上肋前缘至肝下缘的距离或前正中线上剑突至肝下缘的距离）、质地（质软、质韧、质硬）、表面形态及边缘、压痛、搏动、肝区摩擦感。

胆囊 大小、形态、压痛，墨菲征（Murphy sign）。

脾脏 大小（以左肋缘下多少厘米（cm）表示、巨脾可以画图表示）、质地、表面形态、有无压痛及摩擦感。

肾脏 大小、形状、质地、表面状态、敏感性和移动度。

输尿管 压痛点（季肋点、上输尿管、中输尿管、肋脊点、肋腰点）；膀胱、胰脏触诊；麦氏点压痛；腹部包块（部位、大小、形态、质地、压痛、搏动、移动度及与邻近器官的关系）。

叩 肝浊音界（上、下界）、肝区叩击痛、胃泡鼓音区、脾脏叩击痛、肾脏叩击痛、膀胱叩诊、移动性浊音、高度鼓音，Traubcs 鼓音区。

听 肠鸣音（正常、增强、减弱或消失）、振水音、血管杂音、摩擦音、搔弹音。

13. 脊柱 侧凸、后凸、活动度、运动等，压痛与叩击痛。

14. 四肢与关节 关节变形（梭形关节、爪形手、膝内翻、膝外翻）、形态异常［杵状指（趾）、匙状甲］、静脉曲张、骨折、关节（红肿、疼痛、压痛、积液、脱臼、活动受限、畸形、强直），水肿、肌肉萎缩、肢体瘫痪或肌力与肌张力。指（趾）甲（荣枯、色泽、形状）等。

15. 外生殖器、肛门和直肠 直肠、痔、肛裂、肛瘘、直肠指检，外生殖器（根据病情需要作相应的检查）。

16. 神经系统

脑神经 嗅神经、视神经（视野、眼底）、动眼神经、滑车神经和展神经、三叉神经、面神经、听神经、舌咽神经和迷走神经、副神经、舌下神经。

感觉功能 浅感觉（痛觉、温度觉、触觉）、深感觉（运动感觉、位置感觉、振动感觉）、复合感觉（定位觉、立体觉、两点鉴别觉、图形觉）。

运动功能 随意运动、被动运动、不随意运动。

神经反射 浅反射（角膜反射、腹壁反射、提睾反射）、深反射（肱二头肌反射、肱三头肌反射，桡骨骨膜反射、膝反射及踝反射）、病理反射［巴宾斯基征（Babinski sign）、奥本海姆征（Oppenheim sign）、戈登征（Gordon sign）、查多克征（Chaddock sign）、贡达征（Gonda sign）、霍夫曼征（Hoffmann sign）、肌阵挛（myoclonus，髌阵挛、踝阵挛）］、脑膜刺激征［颈强直（cervical rigidity）、凯尔尼格征（Kernig sign）、布鲁津斯基征（Beudzinski sign）］、拉塞格征（Lasegue sign）、自主神经功能（眼心反射、卧立位试验、皮肤划痕试验、竖毛反射、心率变异性）等。

17. 专科情况 记录专科疾病的特殊情况。

（三）实验室及器械检查

指采集病史时已获得的本院及外院的重要检查结果。记录时应写明检查日期，如系在其他医疗机构所做的检查，应写明该机构名称。如果尚未进行任何检查，则写目前尚无检查资料。

（四）初步诊断

中医病历书写中涉及的诊断，包括中医诊断和西医诊断，其中中医诊断包括疾病诊断与证候诊断。

中医诊断（疾病诊断）：包括主要疾病和其他疾病。

证候诊断：包括相兼证候，当有2种以上中医疾病诊断时，中医证候诊断只写中医疾病第一诊断证候。

西医诊断：根据患者入院时情况，综合分析所作出的诊断。如诊断为多项时，应当主次分明。主病在前，并发病在后（本科病在前，他科病在后）。初步诊断一般只列本次住院需要诊治的疾病，本次不诊治的疾病可列入病例特点和既往史中。对待查病例应列出可能性较大的诊断，在待查下面，写出临床首先考虑的至少两个诊断。

如有修正诊断、补充诊断时，应书写在原诊断的左下方，并签上姓名和日期。

（五）记录及审阅者签名

实习医师、住院医师、主治医师依次签名在病历最后的右下方。

三、中医内科病程记录书写内容及要求

病程记录是指继入院记录之后，对患者病情和诊疗过程所进行的连续性记录。内容包括患者的病情变化情况及证候演变情况、重要的辅助检查结果及临床意义、上级医师查房意见、会诊意见、医师分析讨论意见、所采取的诊疗措施及效果、医嘱更改及理由、向患者及其近亲属告知的重要事项等。

中医方药记录格式参照中药饮片处方相关规定执行。

1. 首次病程记录 是指患者入院后由经治医师或值班医师书写的第一次病程记录，应当在患者入院8小时内完成。首次病程记录的内容包括病例特点、拟诊讨论（诊断依据及鉴别诊断）、诊疗计划等。

（1）病例特点：应当在对病史、四诊情况、体格检查和辅助检查进行全面分析、归纳和整理后写出本病例特征，包括阳性发现和具有鉴别诊断意义的阴性症状和体征等。

（2）拟诊讨论（诊断依据及鉴别诊断）：根据病例特点，提出初步诊断和诊断依据；对诊断不明的写出鉴别诊断并进行分析；并对下一步诊治措施进行分析。诊断依据包括中医辨病辨证依据与西医诊断依据，鉴别诊断包括中医鉴别诊断与西医鉴别诊断。

（3）诊疗计划：提出具体的检查、中西医治疗措施及中医调护等。

2. 日常病程记录 是指对患者住院期间诊疗过程的经常性、连续性记录。由经治医师书写，也可以由实习医务人员或试用期医务人员书写，但应有经治医师签名。书写日常病程记录时，首先标明记录时间，另起一行记录具体内容。对病危患者应当根据病情变化随时书写病程记录，每天至少1次，记录时间应当具体到分钟。对病重患者，至少2天记录一次病程记录。对病情稳定的患者，至少3天记录一次病程记录。

日常病程记录应反映四诊情况及治法、方药变化及其变化依据等。

3. 上级医师查房记录 是指上级医师查房时对患者病情、诊断、鉴别诊断、当前治疗措施疗效的分析及下一步诊疗意见等的记录。

主治医师首次查房记录应当于患者入院48小时内完成。内容包括查房医师的姓名、专业技术职务、补充的病史和体征、理法方药分析、诊断依据与鉴别诊断的分析及诊疗计划等。

主治医师日常查房记录间隔时间视病情和诊疗情况确定，内容包括查房医师的姓名、专业技术职务、对病情的分析和诊疗意见等。

科主任或具有副主任医师以上专业技术职务任职资格医师查房的记录，内容包括查房医师的姓名、专业技术职务、对病情和理法方药的分析及诊疗意见等。

4. 疑难病例讨论记录　是指由科主任或具有副主任医师以上专业技术任职资格的医师主持、召集有关医务人员对确诊困难或疗效不确切病例讨论的记录。

5. 交（接）班记录　是指患者经治医师发生变更之际，交班医师和接班医师分别对患者病情及诊疗情况进行简要总结的记录。交班记录应当在交班前由交班医师书写完成；接班记录应当由接班医师于接班后 24 小时内完成。交（接）班记录的内容包括入院日期、交班或接班日期、患者姓名、性别、年龄、主诉、入院情况、入院诊断、诊疗经过、目前情况、目前诊断、交班注意事项或接班诊疗计划、医师签名等。

6. 转科记录　是指患者住院期间需要转科时，经转入科室医师会诊并同意接收后，由转出科室和转入科室医师分别书写的记录。包括转出记录和转入记录。转出记录由转出科室医师在患者转出科室前书写完成（紧急情况除外）；转入记录由转入科室医师于患者转入后 24 小时内完成。转科记录内容包括入院日期、转出或转入日期，转出、转入科室，患者姓名、性别、年龄、主诉、入院情况、入院诊断、诊疗经过、目前情况、目前诊断、转科目的及注意事项或转入诊疗计划、医师签名等。

7. 阶段小结　是指患者住院时间较长，由经治医师每月所作病情及诊疗情况总结。阶段小结的内容包括入院日期、小结日期，患者姓名、性别、年龄、主诉、入院情况、入院诊断、诊疗经过、目前情况、目前诊断、诊疗计划、医师签名等。

交（接）班记录、转科记录可代替阶段小结。

8. 抢救记录　是指患者病情危重，采取抢救措施时所作的记录。因抢救急危患者，未能及时书写病历的，有关医务人员应当在抢救结束后 6 小时内据实补记，并加以注明。内容包括病情变化情况、抢救时间及措施、参加抢救的医务人员姓名及专业技术职称等。记录抢救时间应当具体到分钟。

9. 有创诊疗操作记录　是指在临床诊疗活动过程中进行的各种诊断、治疗性操作（如胸腔穿刺、腹腔穿刺等）的记录。应当在操作完成后即刻书写。内容包括操作名称、操作时间、操作步骤、结果及患者一般情况，记录过程是否顺利、有无不良反应，术后注意事项及是否向患者说明，操作医师签名。

10. 会诊记录（含会诊意见）　是指患者在住院期间需要其他科室或者其他医疗机构协助诊疗时，分别由申请医师和会诊医师书写的记录。会诊记录应另页书写。内容包括申请会诊记录和会诊意见记录。申请会诊记录应当简要载明患者病情及诊疗情况、申请会诊的理由和目的，申请会诊医师签名等。常规会诊意见记录应当由会诊医师在会诊申请发出后 48 小时内完成，急会诊时会诊医师应当在会诊申请发出后 10 分钟内到场，并在会诊结束后即刻完成会诊记录。会诊记录内容包括会诊意见、会诊医师所在的科别或者医疗机构名称、会诊时间及会诊医师签名等。申请会诊医师应在病程记录中记录会诊意见执行情况。

11. 出院记录　是指经治医师对患者此次住院期间诊疗情况的总结，应当在患者出院后 24 小时内完成。内容主要包括入院日期、出院日期、入院情况、入院诊断、诊疗经过、出院诊断、出院情况、出院医嘱、中医调护、医师签名等。

12. 死亡记录 是指经治医师对死亡患者住院期间诊疗和抢救经过的记录，应当在患者死亡后 24 小时内完成。内容包括入院日期、死亡时间、入院情况、入院诊断、诊疗经过（重点记录病情演变、抢救经过）、死亡原因、死亡诊断等。记录死亡时间应当具体到分钟。

13. 死亡病例讨论记录 是指在患者死亡一周内，由科主任或具有副主任医师以上专业技术职务任职资格的医师主持，对死亡病例进行讨论、分析的记录。内容包括讨论日期、主持人及参加人员姓名、专业技术职务、具体讨论意见及主持人小结意见、记录者的签名等。

第四节 内科专科病历书写要点

一、呼吸科病历书写要点

1. 现病史

（1）起病的时间及缓急。

（2）咳嗽：性质、发生与加剧的时间，气候变化对症状的影响，体位改变与咳嗽、咳痰的关系，持续的时间。

（3）咳痰：性质、24 小时数量、黏稠度、颜色及气味。

（4）咯血：量和颜色，持续时间。

（5）呼吸困难：性质、程度及出现的时间、频率、吸气性抑或呼气性、程度、缓解方法等。

（6）胸痛：部位、性质，与呼吸、咳嗽和体位的关系。

（7）有无畏寒、发热、食欲不振和体重减轻等。

2. 过去史、个人史 应特别注意职业、工种、居住环境条件和特殊爱好。有无吸烟嗜好，吸烟者应写清年限，每日吸烟支数及戒烟情况。有无过敏性疾病、结核病接触史和有害粉尘吸入史等。

3. 体格检查

（1）神志状态，有无鼻翼扇动、紫绀、端坐呼吸。

（2）皮肤有无皮下结节及红斑；浅表淋巴结，尤其是锁骨上淋巴结是否肿大，有无压痛和粘连；有无指、趾端发绀，有无杵状指（趾）。

（3）气管的位置，有无颈静脉怒张、肝颈静脉回流征，颈部软组织有无水肿、肿胀及皮下捻发感（音）。

（4）胸廓检查，胸部应作为重点详细检查，特别要写明啰音的部位、大小、性质，并应与胸膜摩擦音、肠鸣音及其他杂音鉴别。心脏体征也应仔细检查和描写，包括心尖搏动部位（慢支、肺气肿、肺心病时应注意有无剑突下搏动）、心界大小、心音强弱、杂音情况，应注意 P_2 和 A_2 的关系，肺气肿、肺心病时由于肺动脉高压，可表现 $P_2 > A_2$ 或 $P_2 = A_2$。

（5）有无肝脾肿大。

二、心血管科病历书写要点

1. 现病史

（1）先天性心脏病者应询问首次出现的症状及年龄，如发绀见于出生时或出生后数天者提示为大血管错位，如到青、中年才出现者则提示房间隔缺损艾森曼格（Eisenmenger）综合征。冠心病者心绞痛常是回忆性的症状，实际上不是疼痛，而主要是压闷或绞窄感，应细致询问发作的时间、部位、性质、放射部位、诱因（常在活动量大或情绪激动等情况下发生）、持续时间、发作频率、缓解方法、药物疗效等。心肌炎者当询明病前数周的呼吸道、肠道感染病史。高血压者要询明发现日期、诱因、何时出现血压最高值，平素血压值，能否降至正常，药物疗效及病情进展情况。

（2）胸痛：开始发作的时间、部位、性质、程度、持续时间、发作次数、放射部位，与活动关系，引起疼痛的诱因及缓解方法。

（3）心悸：诱因及时间。

（4）呼吸困难：诱因、发作时间，有无端坐呼吸，是否伴有咳嗽与咯血。

（5）水肿：开始出现的部位及发展顺序，是否伴有尿量（包括夜尿量）的改变，有无腹胀、肝区疼痛和消化不良。

（6）有无头痛、头晕、晕厥或间歇性跛行等。

（7）近期用药情况，尤其要注意最近应用洋地黄、利尿剂、抗心律失常药物的情况，并应注意探询其毒性反应及注意有无低钾倾向。

2. 过去史　有无风湿热、心肌炎、高血压、慢性支气管炎、甲状腺功能亢进、糖尿病、高脂血症、动脉粥样硬化等病史。

3. 家族史　有无高血压、糖尿病、高脂血症等病史。

4. 体格检查

（1）体重、体位、神志状态，血压（必要时应测四肢血压），卧位血压与坐位有无区别。

（2）有无鼻翼扇动、紫绀、颈动脉异常搏动或血管杂音、颈静脉怒张、颈静脉搏动、肝颈静脉回流征等。

（3）心、肺的四诊（视、触、叩、听）检查。心脏触诊要注意心尖搏动强弱、范围、异常搏动或感觉；听诊有杂音者当确定其部位、性质、放射传导情况，与呼吸及体位的关系，并按6级制注明其强度。

（4）末梢动脉搏动情况，有无脉搏短绌、奇脉和周围血管体征。

（5）有无肝、脾肿大，腹部血管杂音。

（6）有无四肢关节红肿、杵状指（趾），皮肤有无环形红斑、皮下结节等。某些先天性心脏病者，要注意全身发育、骨骼生长异常等表现，如马方综合征除心脏有杂音外，常伴有眼球晶状体脱位、手指过长等体征。

三、消化科病历书写要点

1. 现病史　消化系统疾病以慢性病为多，如消化性溃疡病史可长达数年、数十年，现病史必须包括疾病的全过程。不应只写急性情况（复发、出血、梗阻、穿孔等）的片断，而将该病的前阶段如中上腹疼痛反复发作数十年归入过去史。本系统疾病部分症状的特征性不强，诸如上腹不适、嗳气、腹胀、食欲减退、消瘦等，在描述这些症状时必须将其发生、发展的经过，诱发因素及伴随症状详细记录，以提供诊断、鉴别诊断的线索。对引起疾病的原因，记录应尽可能详细，如初步考虑病人患肝硬化，那就在病史中要反映有无肝炎、血吸虫病、长期大量饮酒、应用可能损害肝脏的药物，慢性腹泻要注意有无某些代谢及遗传疾病等病因因素。此外，对经过 X 线、超声、CT、内镜、ERCP（逆行胰胆管造影）、PTC（经皮肝穿刺胆道造影）等特殊检查者，应将检查结果要点列出。

（1）食欲情况、有无吞咽困难（发生及持续时间，对流质和固体食物咽下反应，自觉咽下困难的部位，进展速度）。

（2）腹痛：部位、性质、发生时间，有无节律性、周期性和放射痛，缓解因素，疼痛与排便、体温、体位、黄疸及情绪的关系。

（3）恶心、呕吐：发生的时间、诱因、程度，与进食的关系；与其他症状或体征，如眩晕、头痛、腹痛、尿黄等的关系；呕吐物的性质、数量、颜色和气味。

（4）呕血和便血：数量、颜色，有无伴发全身症状，并注意便血与粪便的关系。

（5）腹部肿块：发现时间、持续性或间断性、部位、质地、形状、大小、生长速度，有无疼痛及移动性。

（6）大便：次数、性质、颜色和气味，有无里急后重。

（7）有无发热、体重减轻等。

2. 过去史、个人史、家族史　有无乙型肝炎病毒感染、血吸虫病、肝胆疾病、腹部手术史及术后情况，烟酒嗜好程度及年限；家族中有无类似疾病、肿瘤、遗传性疾病及肝炎等传染病史。

3. 体格检查

（1）皮肤、黏膜：有无黄染、色素沉着，有无毛细血管扩张、蜘蛛痣、肝掌等肝病周围血管征和腹壁浅表静脉曲张，有无肝臭。

（2）有无腮腺、甲状腺和锁骨上淋巴结肿大，有无男子乳房发育及睾丸萎缩。

（3）腹部四诊（视、触、叩、听）检查，听诊不要只注意肠鸣音，而忽略腹部的血管杂音。

（4）腹部肿块：部位、大小、质地、表面情况，边界是否清楚，有无压痛，可否移动，与呼吸的关系。

（5）肛门指检。

四、肾脏内科病历书写要点

1. 现病史　现病史中应着重描述蛋白尿、血尿发生及发展经过，与上呼吸道感染、皮肤化脓病灶及其他感染的关系。有无伴随高血压、浮肿、关节炎、皮疹、发热、咯血等。蛋白尿的轻重及与体位、过冷、过热、剧烈运动等的关系。血尿是眼观的还是镜观的，有无腰痛或排尿痛，持续性还是发作性。有无脓尿及尿路刺激症状。尿量是否异常，若有少尿或无尿，应追询可能的原因，如感染、过敏、血容量减少、肾毒性物等。肾脏病可继发于系统性红斑狼疮、糖尿病、乙型病毒性肝炎、淀粉样变、淋巴瘤及各种实体瘤，应搜寻这些基础病的线索。肾脏病的病因，常见者如免疫性炎症、创伤、代谢紊乱、血管病变及血凝机制紊乱、新生物、各种感染、各种肾毒性药物（尤其是氨基糖苷类抗生素过量或过敏）、先天性或遗传性缺陷，均应注意搜寻。

（1）水肿：出现的时间、部位及发展顺序。

（2）腰痛或膀胱区疼痛：程度、性质、放射部位及与其他症状的关系。

（3）有无尿量、尿色异常，有无排尿困难、尿频、尿急、尿痛等症状。

（4）有无食欲减退、恶心、呕吐、头晕、头痛、心悸、呼吸困难等症状。

（5）以往用药情况：激素（种类、剂型、剂量、疗程、疗效），细胞毒类物和抗凝、抗血栓治疗情况。

2. 过去史、个人史　有无糖尿病、高血压、肝炎、疟疾、肿瘤和过敏性疾病史，有无肾脏手术及外伤史。个人史中应注意有无接触肾毒性物如放射线，重金属铅、汞、镉，有机化物如四氯化碳等，预防接种疫苗有时可使肾炎复发、加剧，应注意询问。

3. 家族史　有无高血压、糖尿病和遗传性肾脏病史。

4. 体格检查

（1）一般情况：体重、血压（注明体位，必要时测四肢血压）。

（2）皮肤：色泽，有无水肿（部位、程度、可凹性）、皮疹、色素沉着、尿素霜、瘙痒、出血点、紫纹。

（3）头颈部：有无头皮水肿、眼睑水肿，有无鼻窦压痛和龋齿，口腔黏膜有无皮疹和溃疡，扁桃体大小，耳郭有无尿酸结节，颈静脉有无怒张。

（4）心、肺：心尖搏动位置，心界大小，心率、心律，各瓣膜听诊区的心音性质，有无杂音、奔马律和心包摩擦音；两肺呼吸音性质。

（5）腹部：肾脏大小（双手合诊），有无包块、触痛、肋脊角叩压痛、沿输尿管径路体表投影区压痛点压痛、耻骨上区压痛，有无肝脾肿大，有无移动性浊音，腹部血管性杂音的部位、性质和传导性。

（6）其他：有无尿酸结节、第一跖趾关节压痛，有无关节畸形、肿胀、压痛、积液，有无雷诺征、指甲畸形、骨骼压痛等。

五、血液内科病历书写要点

1. 现病史

（1）有无疲乏、无力、头晕、眼花、耳鸣、记忆力减退、心悸、气促、食欲减退、吞咽困难、恶心、呕吐、腹胀、腹痛、关节肿痛、便血和血尿。

（2）有无皮肤黏膜出血、牙龈出血和鼻衄，有无酱油色或葡萄色尿。

（3）有无畏寒、发热、骨骼疼痛和体重下降。

（4）有无食用蚕豆或应用氧化性药物，有无应用氯霉素、苯制剂、抗癫痫药、氨基比林、抗甲状腺药物、抗代谢药、细胞毒药和免疫抑制剂等药物，有无输血史，过去化疗情况。

2. 过去史、个人史　饮食习惯，有无糖尿病、慢性胃肠道疾病和胃肠手术史，有无放射性物质及苯、农药等化学物质接触史，有无病毒性肝炎史，有无组织、器官自发性或轻微创伤后出血史，有无诱发 DIC 疾病、结缔组织病和肿瘤。妇女应注意月经、妊娠、分娩及授乳等情况，儿童应注意生长发育情况。

3. 家族史　有无出血性及溶血性等血液系统遗传性疾病。

4. 体格检查

（1）皮肤黏膜有无苍白、皮疹、结节、溃疡和黄疸，毛发色泽，舌与指甲的有无异常。

（2）皮肤有无瘀点、瘀斑，牙龈、口腔、鼻黏膜、关节、眼底等有无出血。

（3）口腔、咽峡、肠道、直肠或肛门等部位有无坏死性溃疡、脓肿及其他感染灶。

（4）有无浅表淋巴结和肝、脾肿大，有无胸骨叩击痛和其他部位的骨骼压痛及肿块。

（5）有无特殊面容及血栓性静脉炎。

六、内分泌科病历书写要点

1. **现病史**　甲亢病人应描述其代谢亢进症状，如怕热，多汗、心悸、消瘦等发生及发展。老年甲亢症状多不典型，常以心血管症状及肌病为主，也可为淡漠型，诊断甲亢时，应除外神经官能症及结核、肝炎等。糖尿病人应具体记录多饮、多食、多尿、消瘦情况，对可能的并发症如眼病、心血管病、肾病、肌病、神经系统病症、糖尿病皮肤病变，以及晚期的下肢缺血、溃疡、坏死，均须细心观察，详细记录。另外，对易并发的各种感染、结核、酮症酸中毒、非酮症高渗性昏迷均应注意发现。应记录糖尿病人的饮食情况，过去用胰岛素或口服降糖药的剂量及其治疗反应。

（1）有无畏寒、怕热、无力、多汗、易激动、心悸、食欲异常、腹痛、烦渴、多尿、毛发脱落、体重变化、四肢感觉异常、肢体及关节疼痛，有无性功能减退、阳痿、不育。

（2）有无头痛、视力障碍和偏盲。

（3）有无震颤、痉挛，有无性格、智力改变，有无性器官发育、第二性征和性功能改变。

（4）特殊病例应注意出生时情况及生长发育状况。

2. **过去史、个人史**　女性应询问月经、生育史，有无产后大出血、重大手术、创伤史，有无结核病、高血压、其他自身免疫性疾病和肿瘤等病史。

3. **家族史**　有无先天性遗传性疾病或类似疾病。

4. **体格检查**

（1）身高（必要时测指距和上下节）、体重、血压、神志状态、毛发分布，有无特殊面容及体型。

（2）淋巴结有无肿大。

（3）皮肤有无黄色瘤、皮疹、痛风结石、紫纹、溃疡，皮肤色素深浅，毛发及皮下脂肪分布，必要时测定皮下脂肪厚度，有无痤疮、紫纹、溃疡、坏死、瘀斑，有无黏液水肿。

（4）甲状腺：是否肿大（甲状腺肿大分三度。Ⅰ度：不能看出肿大，但能触及；Ⅱ度：看出肿大、又能触及，但在胸锁乳突肌以内；Ⅲ度：超过胸锁乳突肌）、质地，有无结节、震颤、压痛和血管杂音。

（5）有无甲亢眼征、结膜充血以及晶状体混浊等。

（6）胸部：乳房情况和心脏的听诊检查。

（7）腹部外观和有无肿块。

（8）第二性征状况，外生殖器发育有无异常。

（9）脊柱及四肢：肢体骨骼及关节有无畸形，足背动脉搏动是否减弱或消失等。

（10）神经系统：生理反射、肌张力和感觉有无异常，腱反射有无减弱或亢进，面神经叩击试验。

七、神经内科病历书写要点

1. **现病史**　应重视对神经系统疾病症状的描述，首发症状的部位和范围可在一定程度上提示病位所在；发生时间、起病方式、相关诱因、伴发症状及发展和演变可帮助甄别疾病性质。如：急性起病多与血管或炎性相关；缓慢、隐匿起病，逐渐进展则多为变性病、代谢类病或肿瘤；发作性疾病常见于癫痫、短暂性脑缺血发作等，其中呈现发作-缓解进展可见于多发性硬化。

（1）疼痛要明确疼痛的范围、剧烈程度、疼痛性质、持续时间、加重及缓解因素，头痛要重视有无先兆症状及其特点，躯体疼痛要明确疼痛部位并鉴别其伴随症状。

（2）眩晕作为主观症状，以视物或自觉旋转、翻腾为表现，应询问发病诱因及持续时间、有无恶心呕吐，汗出面白，耳鸣耳聋，血压、血糖、脉搏变化等。

（3）瘫痪要重视明确累及范围、程度和有无感觉异常，是否有疼痛抽搐、肌肉萎缩等伴随症状。

（4）抽搐者的最早发病年龄、诱因、先兆、发病部位、伴随症状、发作频率和抽搐后症状。

2. 既往史、个人史　应特别注意心脑血管病、高血压、糖尿病、脑炎、结核病、风湿病、肿瘤、甲亢、血液病、中毒、头部外伤、自身免疫等与神经系统疾病有关的病史。并关注患者的药物应用和滥用情况，婴幼儿则需记录胚胎和生产过程。

3. 家族史　许多神经系统疾病存在遗传性或遗传相关，在考虑遗传性疾病可能时，应询问并记录所有一、二级亲属的健康疾病状态、死亡原因。

4. 体格检查　在常规体格检查的基础上，应全面进行神经系统体格检查，包括：高级神经活动检查（意识障碍、言语障碍、失用症、失认症、记忆和智能障碍）、脑神经检查、运动系统检查（肌容积、肌张力、肌力、共济运动、不自主运动、姿势和步态）、感觉系统检查（浅感觉、深感觉、复合感觉）、反射检查（深反射、浅反射、病理反射）、脑膜刺激征和自主神经功能检查。

第五节　中医内科病历示例

一、住院病历范例

住　院　病　历

姓　　名：郑×　　　　　　职　　业：保安
性　　别：男　　　　　　　工作单位：××市××机械电子厂
年　　龄：23 岁　　　　　　住　　址：江苏省××市××镇××村××巷28 号
婚　　姻：未婚　　　　　　供史者（注明与患者关系）：患者本人
出生地：江苏××　　　　　入院日期：2010 年 10 月 03 日 16：45
民　　族：汉族　　　　　　记录日期：2010 年 10 月 03 日 17：00
发病节气：秋分后

主　诉：全身水肿反复 4 年，近作 20 天。

现病史：患者于 2006 年 10 月因劳累出现全身水肿，尿少，无心慌气急等，当时赴医院求治，查"尿常规示：PRO 3 +"，诊为"肾病综合征"，予"强的松片 60mg qd"口服，水肿渐退，尿蛋白逐渐转阴，予出院。后转来我院门诊配合中药汤剂治疗近 1 年，期间"强的松"按常规逐渐撤减结束。2007 年 10 月患者因感冒致病情出现反复，全身水肿又作，在当地卫生院查"尿常规示：PRO 3＋"，又给予"强的松片40mg qd"口服，病情好转，水肿退，尿蛋白转阴，后"强的松"于8个月左右逐渐撤减结束；20天前患者因劳累致全身水肿又作，腹胀明显，尿少，纳差，脘闷，遂再来我院门诊求治，为进一步诊治，予收住入院。发病以来，患者无恶寒发热，无腹痛黄疸，无肉眼血尿，无口腔溃疡、关节疼痛等。刻下：眼睑、颜面、腰背及双下肢水肿，按之凹陷，脘胀，纳差，尿少，尿中夹泡沫，夜尿2次，下肢沉重，口干欲饮，夜寐尚可，大便偏溏，日行2～3次。

既往史：平素身体健康，否认有"肝炎、伤寒、结核"等传染病病史及其密切接触史，否认有"高血压、糖尿病、心脏病"病史，无手术史、外伤史，无中毒及输血史，无药物、食物及其他过敏史，预防接种按计划进行。

个人史：原籍出生，无外地久居史，无血吸虫病等疫水接触史，无地方病或传染病流行区居住史，无工业毒物、粉尘及放射性物质接触史，生活较规律，居住环境一般，无潮湿之弊，无烟酒等不良嗜好史。无冶游史，无性病史。

婚育史：未婚，未育。

家族史：无家族性遗传病、传染病史。

望闻切诊：眼睑、颜面、腰背及双下肢水肿，面白少华，神疲乏力，少气懒言，口中无秽气，气息尚平稳，舌质淡红，舌苔白腻，脉细。

体 格 检 查

T 37.5℃　　　　　P 80次/分　　　　　R 18次/分　　　　　BP 146/100mmHg

一般情况

发育正常，形体适中，营养中等，神志清楚，库欣综合征面容，表情自然，自动体位，无特殊姿势、步态。

皮肤、黏膜及淋巴结

皮肤、黏膜：全身皮肤黏膜无黄染、出血点及紫癜，背部痤疮样皮疹呈片状分布，无蜘蛛痣、肝掌，皮肤弹性基本正常，面部及下肢皮肤紧张发亮，温度、湿度正常，无皮下结节、皮下气肿、溃疡及瘢痕等，毛发分布均匀。

淋巴结：全身浅表淋巴结未及明显肿大。

头面部

头颅：大小正常，无畸形、肿物、压痛，无疖、癣、瘢痕等，头发分布均匀、色泽正常。

眼：眉毛无脱落，无倒睫，眼睑闭合正常，眼睑水肿，无下垂，眼球活动正常，无震颤、斜视，睑结膜无充血，球结膜水肿，巩膜无黄染，角膜反射存在，双侧瞳孔等大等圆，直径约3mm，得神，光反应灵敏。

耳：耳郭形状正常，外耳道通畅，无分泌物，乳突无压痛，听力正常。

鼻：鼻无畸形，无鼻翼扇动，鼻中隔无偏曲，无鼻甲肥大，鼻腔无脓性、血性分泌物，副鼻窦无压痛，嗅觉正常。

口腔：口唇无紫绀，无疱疹、皲裂、溃疡，牙齿整齐，无义齿、龋齿，齿龈无肿胀、溢脓、出血，口腔黏膜无溃疡。咽充血，扁桃体不肿，腭垂居中，喉部发音正常，伸舌居中。

颈部

颈项对称，无抵抗、强直，无压痛、肿块，活动自如。气管居中，甲状腺未触及肿大、结节，无压痛，未闻及震颤及血管杂音。颈静脉无怒张，无颈动脉异常搏动，无肝—颈静脉回流征。

胸部

胸廓：对称无畸形，无局部隆起或塌陷，无压痛，无皮下气肿，胸壁无静脉曲张及回流异常，呼吸节律正常。乳房大小正常，对称，无红肿、压痛、结节、肿块等。

肺脏：

望：两侧呼吸运动对称，胸式呼吸为主，无肋间隙增宽或变窄。

触：语颤正常，无胸膜摩擦感，无皮下捻发感。

叩：叩诊清音，肺下界在右锁骨中线第6肋间、腋中线第6肋间、肩胛线第8肋间，两下肺叩诊实音。

听：两下肺呼吸音消失，两上肺呼吸音略粗，未及明显干、湿性啰音。语音传导正常，无胸膜摩擦音，无捻发音。

心脏：

望：无心前区隆起，心尖搏动位于左侧第五肋间隙锁骨中线内侧约0.5cm处，其搏动范围直径约2.0cm。

触：心尖搏动位置及范围同上，无震颤及摩擦感。

叩：心脏相对浊音界：

右（cm）	肋间	左（cm）
2	II	2.5
2	III	4
3	IV	6
	V	8

左锁骨中线距前正中线8.5cm

听：心率80次/分，律齐，无心音分裂、额外心音，各瓣膜听诊区未及明显病理性杂音，无心包摩擦音。

血管

望：手背浅静脉充盈良好，无肝—颈静脉反流征，无毛细血管搏动征。

触：脉象细，桡动脉80次/分，律齐，无奇脉、交替脉，动脉管壁柔软，有弹性。

听：无枪击音、水冲脉，无杜氏双重杂音，无动脉异常搏动。

腹部

望：腹部膨隆，腹围94cm，左右对称，腹式呼吸运动，无腹壁静脉曲张，无疝及胃肠型蠕动波，无上腹部异常搏动。

触：腹软，无明显压痛及反跳痛，无液波震颤，未及包块，麦氏点无压痛。

肝脏：肋下未触及。

胆囊：未及，墨菲征阴性。

脾脏：肋下未触及。

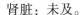
肾脏：未及。

输尿管：输尿管点无压痛，膀胱未触及。

叩：鼓音，移动性浊音阳性，肝上界在第6肋间，肝及双肾区无叩击痛。

听：肠鸣音正常，约4次/分。无振水音、血管杂音、摩擦音及搔弹音。

脊柱及四肢：

脊柱：无侧凸、后凸等畸形，无强直，无压痛，无叩痛，活动不受限制。棘突两侧肌肉无紧张、压痛。

四肢：无关节变形，无形态异常，无静脉曲张，无骨折，无关节红肿、畸形、压痛、脱臼等，腰骶部及四肢压陷性水肿，无肌肉萎缩、肢体瘫痪，肌力、肌张力无异常，指（趾）甲荣润有光泽。

外生殖器、肛门和直肠

外生殖器：阴囊水肿，无压痛。

肛门和直肠：未检。

神经系统

脑神经：未见异常。

感觉功能：浅感觉、深感觉、复合感觉均正常。

运动功能：无不随意运动，共济运动无异常。

神经反射：浅反射中角膜反射、腹壁反射、提睾反射、跖反射存在；深反射中肱二头肌、肱三头肌反射，桡骨膜反射、膝腱反射、跟腱反射存在；病理反射中巴宾斯基征、奥本海姆征等均未引出。

辅助检查

门诊尿常规示：PRO 4＋、ERY 4＋、RBC1-3/HP、GX2-5/HP。（2010-10-03 本院）

初步诊断：

中医诊断：水肿

　　　　　脾虚湿困

西医诊断：肾病综合征

　　　　　　　　　　　　　　　　　　　住院医师：林×

　　　　　　　　　　　　　　　　　　　主治中医师：殷××

二、中医内科首次病程记录范例

病 程 记 录

2010-10-03，17：00

患者郑×，男，23岁，因"全身水肿反复4年，近作20天"以"肾病综合征"于2010年10月03日16：45经门诊收住入院。

病例特点

1. 全身水肿反复发作4年，发作时"尿蛋白3＋~4＋"，服用"强的松"后尿蛋白可转阴，20天前因劳累致全身水肿又作，按之凹陷，尿少，食欲减退，上腹作胀，尿中有沫，大便偏溏。

2. PE：T 37.5℃　P 80次/分　R 18次/分　BP 146/100mmHg

　　轻度库欣综合征面容，全身皮肤黏膜无黄染，背部痤疮样皮疹片状分布，眼睑水肿，咽充血，扁桃体不肿，颈无抵抗，甲状腺不肿大，两下肺叩诊呈实音，听诊呼吸音消失，未闻及明显干、湿性啰音，心界不扩大，心率80次/分，律齐，各瓣膜听诊区未闻及明显病理性杂音，腹膨隆，腹围94cm，全腹无明显压痛及反跳痛，肝脾触诊不满意，墨菲征（－），移动性浊音阳性，双肾区无叩击痛，腰骶部及四肢压陷性水肿，阴囊水肿明显。

　　3. 辅助检查　门诊尿常规示：PRO 4 ＋、ERY 4 ＋、RBC1-3/HP、GX2-5/HP（本院2010-10-03）

　　拟诊讨论

　　中医辨病辨证依据及鉴别诊断

　　本案患者以"全身水肿、面白少华、纳差脘闷、尿少有沫、便溏肢重"为主症，结合舌脉"舌淡红苔白腻，脉细"，四诊合参，当属中医学"水肿"范畴，证属脾虚湿困。病位在脾，与肾相关，病性属本虚标实，脾虚为本，水湿为标。脾居中焦，与胃相表里，患者因劳倦太过，脾气亏虚，运化失司，水湿停聚不行，横溢肌肤，而成水肿；脾为湿困，阳气不展，故纳差、脘闷、肢重、便溏；苔白腻，脉细数，为脾虚湿胜之象。本案当与"鼓胀"相鉴别，后者往往先见腹部胀大，继则肢肿，腹皮青筋暴露，与本案不符。

　　西医诊断依据及鉴别诊断

　　本案西医诊断为：肾病综合征。诊断依据如下：

　　1. 全身水肿反复四年，尿蛋白在3 ＋ ~4 ＋。

　　2. 全身水肿，按之凹陷，腹胀，尿少，尿中夹泡沫，夜尿2次，多动易气急，腰酸，口干，食欲不振，大便或溏，日行2~3次。

　　3. PE：BP 146/100mmHg，轻度库欣综合征面容，背部痤疮样皮疹片状分布，面部及眼睑水肿，咽充血，两下肺呼吸音消失，心（－），腹膨隆，腹围94cm，移动性浊音阳性，腰骶部、及四肢压陷性水肿，阴囊水肿明显。

　　4. 急诊尿常规示：PRO 4 ＋、ERY 4 ＋。

　　需排除继发性肾病综合征可能

　　1. 过敏性紫癜性肾炎　好发于青少年，有典型的皮肤紫癜，可伴关节痛、腹痛及黑便等，多在皮疹出现后1~4周左右出现血尿和（或）蛋白尿，典型皮疹有助于鉴别诊断。

　　2. 狼疮性肾炎　女性多见，临床见蝶形红斑、关节痛、皮疹、口腔溃疡、肾损害（表现为蛋白尿、血尿）等多系统损害表现，血常规中WBC、PLT下降，活动期可见C3下降，ANA（＋），抗ds-DNA（＋），狼疮细胞（＋）。

　　3. 糖尿病肾病　好发于中老年，肾病综合征常见于病程10年以上的糖尿病患者。早期可发现尿微量白蛋白排出增加，以后逐渐发展成大量蛋白尿、肾病综合征。糖尿病病史及特征性眼底改变有助于鉴别诊断。

　　初步诊断：

　　中医诊断：水肿　脾虚湿困

　　西医诊断：肾病综合征

　　诊疗计划：

　　1. 拟查项目　24小时尿蛋白定量、尿蛋白电泳、肝肾功能、血电解质、血脂分析、血清白蛋白，血清免疫球蛋白、ANA及抗ds-DNA抗体，凝血功能、血常规、粪便常规＋隐血、心电图、全胸片、彩超双肾等。

2. 中医治遵"标本兼顾"原则，拟益气健脾，化湿行水为治，方选参苓白术散合防己黄芪汤加减。

太子参 10g	炒白术 10g	山药 10g	桔梗 10g
炒扁豆 10g	茯苓 15g	苡仁 15g	砂仁 6g$^{(后下)}$
陈皮 10g	生黄芪 10g	防己 10g	炙甘草 3g

3 剂（10-04 ~ 10-06）　浓煎一袋，餐后半小时服用

3. 西医治予利尿、降压、抗凝等药物对症治疗，托拉塞米 40mg iv bid、苯磺酸氨氯地平 5mg qd、双嘧达莫 50mg tid。

4. 避风寒、适劳逸、畅情志，低盐低脂优质低蛋白饮食，限水。

殷××

【参考文献】

1. 王阶. 中医病历书写基本规范［M］. 北京：科学技术文献出版社，2011.

2. 霍仲厚，霍文静. 江苏省中医病历书写规范［M］. 江苏：江苏科学技术出版社，2011.

各 论

第一章

肺 系 病 证

第一节 概 论

肺主气，司呼吸，开窍于鼻，外合皮毛，肺为娇脏，不耐寒热，在液为涕，在志为悲，其经脉属肺络大肠。肺之本脏病多因外感六淫、饮食不当、情志所伤、久病体虚所致，证候特征主要表现为肺气宣降失司（气机升降失常），实者由于邪阻于肺，肺失宣肃，升降不利；虚者由于肺脏气阴不足，肺不主气而升降无权。主要证候包括风寒束肺证、风热袭肺证、风燥伤肺证、痰湿蕴肺证、痰热郁肺证、寒饮伏肺证、痰瘀阻肺证之实证，肺气亏虚证、肺阴亏耗证、气阴两虚证之虚证。

因肺有通调水道、下输膀胱的功能，可助心治节，脾土为肺金之母，肝肺升降相因，金水相生，肺与大肠相表里，故其为病可涉及心、脾、肝、肾、膀胱、大肠等脏腑，临床上常相兼为病，如肝火犯肺、肺脾气虚、肺肾阴虚、水气凌心等。

依据肺的生理功能和病机变化特点，临床上将感冒、咳嗽、哮病、喘证、肺痈、肺痨、肺胀、肺痿等病归属于肺系病证。肺系病证相当于西医学中的上呼吸道感染、急性气管—支气管炎、慢性支气管炎、支气管哮喘、支气管扩张、慢性阻塞性肺疾病、肺炎、肺结核、间质性肺炎、成人呼吸窘迫综合征、肺源性心脏病及呼吸衰竭等。

一、四诊枢要

肺系病望诊应注意望痰涕、望咽喉和望神色。望痰涕重在观察痰涕的形状、颜色、质地、量及是否有血丝。望咽喉重在望咽壁及扁桃体的颜色和形态，形态包括有无红肿、脓点、溃烂、伪膜、滤泡增生、分泌物等异常情况。望神有助于判断脏腑阴阳气血的盛衰、疾病发展的程度和预后。望色主要望面色，常见面色萎黄、暗淡、㿠白、黧黑、潮红等。

声音与气味的闻诊对肺病证的判断及病邪性质的辨析具有重要的价值。通过听咳嗽声音的浅深有助于辨别病变部位的浅深；声音的紧闷、急促、清脆、重浊、紧促等特点有助于辨析病邪性质；声音的有力、无力提示正气的强弱；咳声单发者病邪较轻；咳声连发者病邪较重；咳声洪亮有力属实证；咳而声低气怯属虚证；咳声嘶哑多属燥咳；咳声重浊痰多属风寒、痰湿；咳声粗浊或嘎哑多属风热、痰热；咳声短促多属肺燥阴虚等。听呼吸声音包括气短、气促、喘息、哮鸣音。肺部听诊借助听诊器听胸背部呼吸时是否有干湿性啰音。嗅气味包括嗅痰涕是否有腥味、臭秽，如味腥、臭者多属实证、热证；无臭者多属寒证、虚证。

问诊重点围绕主诉中症状与体征的诱因、新久、性质、时间规律、程度、加重与缓解因素、伴随症状以及诊疗经过，并针对中医的十问歌进行询问，根据不同病证抓重点询问，不可忽视诱因、家族遗传史。切诊主要包括脉诊和胸背部按诊。胸背部按诊方法多采用触法、摸法、叩击法，不同病证指下感觉相异。

二、检查要点

肺病的诊断除四诊合参外，还须结合呼吸系统专科检查，包括呼吸的频率、节律和深度，有无呼吸困难，有无发绀，胸廓、胸部叩诊、触诊、呼吸音、肺部啰音的性质、部位、范围等，注意客观、准确、全面，按系统、抓重点。结合血常规、病毒分离和病毒抗体检测、细菌培养、过敏原试验、动脉血气分析、胸部影像学检查、肺功能、纤维支气管镜检查、肺组织活检等辅助检查是寻求有价值的诊断依据的关键。根据临床资料（病史、病程、专科检查、辅助检查资料），全面客观综合地分析，做出正确的诊断及治疗。

三、辨治思路

肺系病证主要按肺气失于宣发肃降之病机特点进行辨证论治，以复肺主气，司呼吸的生理功能。辨证与辨病相结合，同一个疾病有不同的证，如感冒一病，有风寒证与风热证等不同；不同的病有相同的证，如感冒、喘证都有风寒证。有些症状涉及许多中医和西医的病，如咳嗽，就是感冒、喘证、肺痨、肺胀等许多疾病常见主症。通过辨证就能够突出疾病的主要矛盾，给予相应施治。辨病是对中医辨证的必要和有益补充，有利于进一步对疾病性质的认识，有助于掌握不同疾病的特殊性及发展、转归。如肺痨就是一个中医病的概念，虽有肺阴亏虚、阴虚火旺、气阴耗伤等不同病证，但感染痨虫是共同病因，补虚杀虫是治疗肺痨的根本原则，在补虚杀虫的基础上再辨证，分别予以滋阴润肺、滋阴降火、益气养阴诸法。辨病与辨证有机结合，才能取得较好的效果。

肺的病变主要反映在肺系，肺系统主要包括肺及与之相关联的鼻、咽喉、皮毛、大肠等。主要表现在呼吸功能失常，宣降功能失调，通调水道、输布津液失职，以及卫外功能不固等方面。临床以咳嗽、气喘、咳痰，鼻塞流涕、喷嚏、恶寒发热、畏风易感、声音变异、咽喉痒痛、胸闷、胸痛、身肿头面尤甚等为肺病常见症，其中以咳、痰、喘更为多见。咳嗽可分为暴咳与久咳两类。暴咳：病程短、外感所致，每多夹有表证。一般可分风寒、风热、风燥等不同证候。久咳：病程长，内伤所致，多伴他脏形证，常因感受外邪发作或加重。一般可分为痰湿、肝火、阴虚、气虚等不同证候。喘证临床辨证可分为虚实两大类。实喘：由外邪、痰浊壅肺，肺气失于宣降所致。多呈急性发作，呼吸深长有力，气粗声高，脉数有力。虚喘：由于久病体虚，精气亏损，肺不主气，肾不纳气所致。病程迁延不已，病情时轻时重，呼吸短浅难续，气怯声低，脉来微弱。本病证中的痰指有形之痰液。由于肺气失于输布，津液停聚而成。可从痰的色、质、量、气味等，辨其病理性质。外感时邪所成之痰，病程短，多伴表证，有风寒、风热、痰热、风燥等不同。内伤之痰，多属久病，反复缠绵，有肝火、脾湿、寒饮、气虚、阴虚之别。另外失音可分为虚实两类。实证，属外感时邪阻遏肺气，会厌开合不利所致。多为猝发，亦称为"暴喑"。常伴有风寒、风热表证。虚证，属内伤，因阴精内耗，咽喉、声道失为滋润，以致发音不利。大多由渐而成，又称为"久喑"。

第二节　感　冒

培训目标

　　要求住院医师具备本病的诊断和治疗能力；掌握中医病因病机、诊断、类证鉴别及辨证论治方法；了解该病的诊疗思路；能够根据疾病的不同证候制订相应的治疗方案。

问题导入

1. 普通感冒与时行感冒如何进行鉴别？
2. 风寒感冒、风热感冒、暑湿感冒应如何进行辨证论治？
3. 治疗感冒方剂的煎服法有何特点？

一、临床诊断

　　1. 初起以鼻咽和卫表症状为主。先见鼻咽不适，鼻塞，流清涕，喷嚏，头痛，恶风等。继而恶寒发热、咳嗽、咽痛、肢节酸重不适等。部分患者病及脾胃，而表现胸脘痞闷、恶心、呕吐、食欲减退、大便稀溏等症。

　　2. 病程较短，一般3~7日可愈，普通感冒一般不传变，时行感冒则可传变入里，或变生他病。

　　3. 四时皆可发病，以冬、春季多见。

　　本病通常可做血白细胞计数及分类检查，胸部X线检查。部分患者可见白细胞总数降低。有咳嗽、痰多等呼吸道症状者，胸部X线摄片可见肺纹理增粗。

二、病证鉴别

　　1. 与温病相鉴别　普通感冒需要与温病、尤其是温病的早期相鉴别。温病每多有类似普通感冒的症状，风温初起，更与风热感冒相似。一般说来，普通感冒发热多不高，或不发热，以解表宣肺之药即可汗出热退身凉，多不传变；而温病则见高热、壮热，传变迅速，由卫而气，入营入血，甚者谵妄、神昏、惊厥等。温病有明显的季节性，而普通感冒则四季均发。

　　2. 与时行感冒相鉴别　普通感冒病情较轻，全身症状不重，一般不传变；在气候变化时发病率可以升高，但无明显流行特点。时行感冒病情较重，发病急，全身症状显著，可以发生传变，邪气入里，或继发、合并其他疾病，具有广泛的传染性、流行性。

三、病 机 转 化

感冒的病位在肺卫，而主要在卫表。风性轻扬，即"伤于风者，上先受之"，肺为五脏之华盖，居胸中，属上焦，主气司呼吸，开窍于鼻，主宣发肃降，外合皮毛，职司卫外，且为娇脏，不耐邪扰。卫外功能减弱，外邪从口鼻或皮毛入侵，肺卫首当其冲，卫阳被遏，营卫失和，正邪相争则恶寒发热、头痛、身痛，肺失宣肃则鼻塞、流涕、咳嗽、咽痛。由于感受四时之气的不同及禀赋素质的差异，故临床证候有风寒、风热及夹湿、夹暑、夹燥、夹虚的不同，在病程中又可见寒与热的转化与错杂。见图1-2-1。

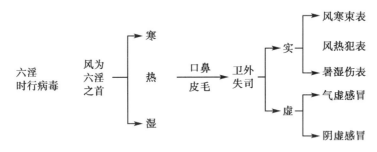

图 1-2-1　病机转化示意图

四、辨 证 论 治

（一）治则治法

感冒的病位在卫表肺系，治疗应因势利导，从表而解，遵《素问·阴阳应象大论》"其在皮者，汗而发之"之义，采用解表达邪的治疗原则。风寒治以辛温解表；风热治以辛凉解表；暑湿当清暑祛湿解表；夹湿化燥者，又当随证加减；病有入里之趋势或兼里证者，又应表里双解；时行感冒多属风热重证，除辛凉解表之外，还当佐以清热解毒之品；虚人感冒，应识气、血、阴、阳虚之别，即用益气解表、养血解表、滋阴解表、温阳解表，扶正祛邪兼顾。总之，感冒的治疗以解表为法，但不宜发散太过，耗伤津液。除体虚感冒外，不宜早进补益造成留邪。体虚感冒还应标本兼顾，尤不宜单用发汗，重伤肺气。

（二）分证论治

根据病情、病邪性质、禀赋体质，有风寒、风热、暑湿和体虚感冒之别。

感冒分证论治详见表1-2-1。

表 1-2-1　感冒分证论治简表

证候	治法	推荐方	常用加减
风寒束表	辛温解表宣肺散寒	葱豉汤或荆防败毒散	若夹湿，加厚朴、陈皮、苍术、半夏；若夹痰浊，加二陈汤；夹气滞，加香附、苏梗
风热犯表	辛凉解表清肺透邪	银翘散	头痛重，加桑叶、菊花；咳嗽痰多，加杏仁、贝母、瓜蒌皮；咽喉红肿、疼痛甚，加板蓝根、马勃、元参
暑湿感冒	清暑祛湿解表	新加香薷饮	暑热偏甚，加黄连、黄芩、青蒿；身重少汗恶风，加大豆卷、藿香、佩兰；小便短赤，加六一散

续表

证候	治法	推荐方	常用加减
气虚感冒	益气解表	参苏饮	气虚甚，加黄芪或用补中益气汤加苏叶；自汗，易感外邪，用玉屏风散
阴虚感冒	滋阴解表	加减葳蕤汤	表证较重，加荆芥、薄荷；咽干、咳嗽、咳痰不爽，加牛蒡子、浙贝母；心烦口干较甚，加竹叶、天花粉

（三）临证备要

感冒的治疗，一般不宜表散太过，亦不可补益太早，以免留邪；对体虚者，宜扶正固本，兼解风邪，不宜专行发散，重伤肺气。若风寒误用辛凉，汗不易出，病邪难以外达，反致不能速解，甚则发生变证；风热误用辛温，助热燥液动血，或引起传变。除虚体感冒可兼扶正补虚外，一般均忌用补敛之品，以免留邪。

汤剂煮沸后10~15分钟即可，过煮则降低药效。趁温热服，服后避风覆被取汗，或进热粥、米汤以助药力。得汗、脉静、身凉为病邪外达之象，无汗是邪尚未祛。出汗后尤应避风，以防复感。

（四）其他疗法

1. 中成药治疗

（1）感冒清热颗粒：疏风散寒，解表清热。适用于风寒感冒。

（2）九味羌活丸：解表、散寒、除湿。适用于感冒外感风寒夹湿证。

（3）银翘解毒丸：辛凉解表，清热解毒。适用于风热感冒。

（4）双黄连口服液：疏风解表，清热解毒。适用于风热感冒。

（5）藿香正气丸：解表化湿，理气和中。适用于暑湿感冒。

2. 针灸推拿

（1）针灸

1）风寒证：取穴大椎、风池、风门、列缺、合谷，毫针刺，用泻法，每日一次，每次留针20~30分钟。风池、风门采用艾灸，每穴艾条悬灸15分钟。

2）风热证：取穴大椎、曲池、外关、合谷、印堂、太阳，毫针刺，用泻法，每日一次，每次留针20~30分钟。

（2）推拿

1）风寒证：按揉印堂、太阳、迎香，分抹前额，拿按合谷、外关，以人体出汗为度，然后用力拿捏风池、肩井，依次按揉中府、风门、风池、肺俞（每穴操作时间为1~2分钟），接着再按揉上背部1~2分钟，最后拿捏手太阴肺经和手阳明大肠经1~2遍。

2）风热证：按揉印堂、太阳、迎香，分抹前额，然后从肩部沿手阳明大肠经和手太阴肺经向手指末端拿揉1~2遍，重点按揉曲池、尺泽、外关、合谷、鱼际，拿揉风池，再着力按揉中府、天突、膻中，拿捏肩井，按摩上背部1~2分钟，并点按大椎、肺俞（每穴操作时间为1~2分钟），拍打上背至两肩5遍，并沿督脉和膀胱经从上背部向腰部拍打5遍。

3. 单验方

（1）带须葱白、生姜、橘皮，加红糖适量，水煎热服，每日1剂，治风寒感冒。

（2）大青叶、鸭跖草、桔梗、生甘草，水煎服，每日 1 剂，治风热感冒。

五、名医经验

1. 姜良铎　四时感冒属于西医学"普通感冒"范畴。春季风热外袭，利在宣透，法当辛凉解表，疏风透热，药选：金银花、连翘、荆芥、豆豉等。夏季暑湿缠绵，宜于宣化，其中暑热表证，法当宣气透表，清热化湿，药选：香薷、金银花、连翘等；湿热表证，法当芳香化浊，宣气透表，药选：藿香、佩兰、荷叶、苏叶等。秋季燥邪干涩，法当辛润，其中燥热表证，法当辛凉清热，甘寒润燥，药选：桑叶、枇杷叶、杏仁、贝母等；凉燥表证，法当轻宣凉燥，宣肺化痰，药选：苏叶、前胡、杏仁、桔梗等。冬季风寒外袭，重用解表，治宜辛温解表，宣肺止咳，药选：荆芥、防风、紫苏、羌活。有内伤基础的四时感冒应注重：一处理好祛表邪与调内伤的关系；二体虚者宜扶正达邪；三邪实有形者配以化痰散结，消积导滞；四邪实无形者泻火导赤或平肝息风，行气解郁。有内伤基础的患者大多脾胃虚弱，纳运失司，故用药应兼顾胃气，脾胃健则气血生化有源，气血充盈则正气足。

2. 周平安　流行性感冒的核心病机是疫毒犯肺，表里同病，中医辨证时需注意以下要点：一辨表里；二辨咽喉，有助于判断疫毒的寒热性质；三辨舌象，可判断患者的体质、病邪的寒热性质、是否存在津伤以及夹湿、夹滞等；四辨宿疾，通过正气亏损情况早期了解患者的证候学演变和疾病转归。其基本治法应表里双解。冬春季流感以表寒证为主，药物选用辛温解表为主，如炙麻黄、荆芥等；恶寒轻，发热重，无汗或汗出不畅者，选用银花、葛根等辛凉清解的药物；流感多系三阳合病，卫气同病，佐用柴胡、黄芩和解少阳枢机，以利透邪外出。里热为主者，宜选用辛寒、甘寒之品。若热势鸱张，体温超过 39℃时，加青蒿 30g。服药方法：待正汗后可停用或减量服用，而无汗或汗出不畅者，4～6 小时一服，或根据病势变化随时修订处方，待正汗后再减少服药的次数。

知识拓展

普通感冒（common cold）简称感冒，是由于鼻病毒、冠状病毒、副流感病毒、呼吸道合胞病毒等引起的以鼻塞、打喷嚏、流涕、全身不适、肌肉酸痛为主要临床表现的急性上呼吸道感染，其临床症状特点是上呼吸道症状明显而全身症状相对较轻，是急性上呼吸道病毒感染中最常见的病种。

病毒经鼻腔或眼部进入机体，黏附后借鼻腔的黏液纤毛活动到达后鼻咽部，病毒迅速复制，炎症介质分泌增加。病理变化与病毒毒力和感染范围有关，呼吸道黏膜水肿、充血，出现渗液，不同病毒可引起不同程度的细胞增殖和变性，感染严重时，鼻窦、咽鼓管和中耳道可能被阻塞，造成继发感染。由于病毒抗原的多样性及漂移，一生中可反复多次感染。

普通感冒大多数为散发性，但冠状病毒可引起某些流行。感冒多呈自限性，如无并发症，病程 4～10 天。但可以引起多种并发症如化脓性咽炎、鼻窦炎、中耳炎、支气管炎、原有呼吸道疾病急性加重和恶化等。

常用对症治疗药物以缓解鼻塞、打喷嚏、身体疼痛、咳嗽等症状。溴化异丙托品喷雾剂：用于缓解流鼻涕、打喷嚏症状。伪麻黄碱：用于缓解鼻黏膜充血，减轻鼻塞，改善睡眠。抗组胺药：用于缓解打喷嚏、流鼻涕。解热镇痛剂：用于缓解发热、肌肉酸痛、头痛。镇咳剂：剧烈咳嗽影响休息时可以使用。

 病案分析

患者，男，32岁，发病节气：大雪。发热恶寒3天，体温38.7～39.4℃，头痛、身痛、背痛，无汗，咽干，咳嗽，痰少，舌红苔薄黄，脉滑数。已经自服感冒清热冲剂、清开灵口服液、白加黑等药。就诊时查血常规：白细胞 $3.1 \times 10^9/L$，中性粒细胞53%，淋巴细胞34%，单核细胞10%，血红蛋白15g/L，血小板 $73 \times 10^9/L$。胸部正侧位片：双肺纹理粗乱，咽拭子H1N1病毒检测阳性。

中医诊断：时行感冒（外寒内热证）

西医诊断：甲型H1N1流感

中医治法：外散风寒，内清里热

方　　药：

金银花15g	连翘15g	炙麻黄6g	生石膏30g
杏仁9g	苏叶10g	白芷10g	羌活10g
防风10g	柴胡10g	黄芩10g	青蒿10g
蝉蜕10g	桔梗6g	生甘草6g	

3剂，水煎服，每日1剂，分两次服

二诊：发热减退，体温37.1～37.8℃，头痛、身痛、背痛基本消除，咽干口渴，咳嗽，少痰，舌红苔薄黄，脉滑。复查血常规：白细胞：$4.2 \times 10^9/L$，中性粒细胞61%，淋巴细胞30%，单核细胞7%，血红蛋白166g/L，血小板 $110 \times 10^9/L$。改拟清热养阴兼以透表法，继服5剂，服药后患者热退咳止痊愈。

病案点评：

本病案患者为青年男性，急性起病，以高热、恶寒、头痛、身痛、无汗为主要症状就诊，符合时行感冒诊断。结合舌红苔薄黄，脉滑数，属外寒内热证。根据血常规、胸部X线及咽拭子结果可明确其西医诊断为甲型H1N1流感。治疗以表里双解为主，选麻杏石甘汤加减化裁，以奏外散风寒、内清里热之功。二诊时，患者外寒散、里热减，但出现咽干口渴等症状，提示已有内热伤津之象，故治疗以清热养阴兼以透表为主，故在上方基础上加用沙参、麦冬、浙贝、杏仁等清热养阴之品。

【参考文献】

1. 魏文浩，付谦. 姜良铎辨治四时感冒经验［N］. 中国中医药报，2010.3.10（4）.
2. 王玉光. 周平安诊治流感经验［N］. 中国中医药报，2009.6.24（4）.

第三节　咳　嗽

培训目标

要求住院医师具备诊断和治疗本病的能力；掌握病因病机、病证鉴别及分证论治方法，能够辨识外感咳嗽与内伤咳嗽并制订相应的治疗方案；了解病证结合的诊疗思路。

问题导入

1. 为什么说"咳嗽不止于肺，亦不离乎肺"？
2. 如何鉴别诊断外感咳嗽和内伤咳嗽？
3. 如何根据咳嗽和咳痰的特点对咳嗽进行辨证论治？
4. 治疗咳嗽为何不可见咳止咳？

一、临床诊断

1. 临床以咳嗽、咳痰为主要表现。其中有声无痰为咳，有痰无声为嗽，一般多以痰声并见，难以截然分开，故以咳嗽并称。咳嗽既是具有独立性的病证，又是肺系多种疾病的一个症状。

2. 临床应询查病史的新久，起病的缓急，是否兼有表证，判断外感和内伤。外感咳嗽，起病急，病程短，常伴恶寒发热等肺卫表证；内伤咳嗽，常反复发作，病程长，迁延不已，常兼他脏病证。

3. 外感咳嗽常见于上呼吸道感染、急性支气管炎、肺炎等；内伤咳嗽常见于慢性支气管炎、慢性阻塞性肺疾病、肺结核、肺心病、肺癌等；临床可结合病史、症状、体征做相关检查，如血常规、胸部X线、痰培养、胸部CT等，以帮助诊断。

二、病证鉴别

1. 咳嗽需与哮病、喘证、肺胀、肺痨、肺痈等病证相鉴别，见表1-3-1。

表1-3-1　咳嗽与哮病、喘证、肺胀、肺痨、肺痈鉴别要点

	咳嗽	哮病	喘证	肺胀	肺痨	肺痈
主症特点	咳嗽、咳痰	呼吸气促困难，喉间哮鸣有声，反复发作	呼吸困难，甚则张口抬肩，鼻翼扇动，不能平卧	咳嗽咳痰，喘息气促，胸部膨满，憋闷如塞，唇甲发绀，心悸水肿，病程缠绵难愈	咳嗽、咯血，潮热、盗汗，逐渐消瘦	咳嗽、胸痛、发热，咯吐大量腥臭脓痰、甚则脓血相兼

续表

	咳嗽	哮病	喘证	肺胀	肺痨	肺痈
病史	无	过敏史或家族史	无	久患咳、喘、哮等病证不愈的病史	感染"痨虫"病史	无

2. 咳痰特点的鉴别

（1）痰量：咳而少痰为燥热、气火、阴虚；痰多为湿痰、痰热、虚寒。

（2）痰色、质：痰白、稀薄属风、属寒；痰黄而稠属热；痰白质黏属阴虚、燥热；痰白清稀、呈泡沫状属虚、属寒；咯吐血痰属肺热、阴虚；脓血相间属痰热蕴结成痈；咯吐粉红色泡沫样痰，咳而气喘，呼吸困难为心肺阳虚，气不主血。

（3）痰味：咳痰有热腥味，或腥臭属痰热；味甜属痰湿；味咸属肾虚。

三、病 机 转 化

咳嗽的病位主脏在肺，与肝、脾有关，久则及肾。主要病机是邪犯于肺，肺气上逆。外感咳嗽属于邪实，为六淫外邪犯肺，肺气壅遏不畅所致。内伤咳嗽，病理因素主要为"痰"与"火"，而痰有寒热之别，火有虚实之分。外感咳嗽与内伤咳嗽可互相为病。见图 1-3-1。

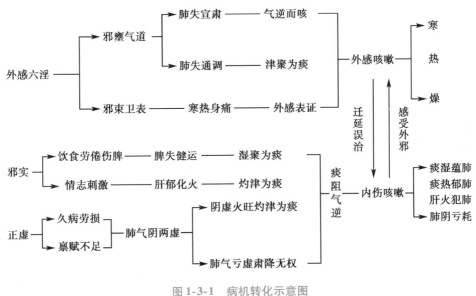

图 1-3-1　病机转化示意图

四、辨 证 论 治

(一) 治则治法

咳嗽的治疗当分清邪正虚实。外感咳嗽，多为实证，应祛邪利肺，按病邪性质分风寒、风热、风燥论治。内伤咳嗽，多属邪实正虚，标实为主者，治以祛邪止咳；本虚为主者，治以扶正补虚。并按标本虚实的主次酌情兼顾。同时还应从整体出发，注意治脾、治肝、治肾等。

（二）分证论治

外感咳嗽多为新病、实证，病位轻浅，常见风寒袭肺、风热犯肺、风燥伤肺等证；内伤咳嗽多为邪实正虚，以邪实偏重者多见痰湿蕴肺、痰热郁肺、肝火犯肺等，以正虚偏重者多见于肺阴亏耗证等。

咳嗽的分证论治详见表1-3-2。

表1-3-2　咳嗽分证论治简表

证候	治法	推荐方	常用加减
风寒袭肺	疏风散寒 宣肺止咳	三拗汤合止嗽散	胸闷、气急加苏叶、生姜；咳而痰黏、胸闷苔腻，加半夏、川厚朴、茯苓
风热犯肺	疏风清热 宣肺止咳	桑菊饮	身热口渴，加黄芩、知母；咽痛，加射干、山豆根、赤芍；口燥咽干，加南沙参、天花粉、芦根
风燥伤肺	疏风清肺 润燥止咳	桑杏汤	心烦口渴，加生石膏、知母；痰中带血，加白茅根；若凉燥证，用杏苏散
痰湿蕴肺	燥湿化痰 理气止咳	二陈平胃散合三子养亲汤	寒痰较重，痰黏白如沫，怯寒怕冷，加干姜、细辛；久病神疲，加党参、白术、炙甘草
痰热郁肺	清热肃肺 豁痰止咳	清金化痰汤	痰黄如脓或有热腥味，加鱼腥草、金荞麦、冬瓜子、薏苡仁；胸满咳逆、痰涌便秘，加葶苈子、大黄、芒硝；口干，舌红少津，加北沙参、天冬、天花粉
肝火犯肺	清热泻肝 顺气降火	黛蛤散合加减泻白散	胸闷气逆，加瓜蒌、桔梗、枳壳、旋覆花；胸痛，加郁金、丝瓜络；痰黏难咯，加海浮石、知母、贝母；咽燥口干咳嗽日久不减，加北沙参、麦冬、诃子
肺阴亏耗	滋阴润肺 化痰止咳	沙参麦冬汤	咳而气促，加五味子、诃子；阴虚潮热，加功劳叶、银柴胡、青蒿、鳖甲、胡黄连；阴虚盗汗，加乌梅、瘪桃干、浮小麦；咯吐黄痰，加知母，黄芩；痰中带血，加丹皮、山栀、藕节

（三）临证备要

注意审证求因，切勿见咳止咳，临证须按不同的病因分别处理。外感咳嗽用药宜轻扬，因势利导，忌用敛肺、收涩的镇咳药。发生证候演变转化者应随证变法。内伤咳嗽忌用宣肺散邪法，应妥善处理好邪实与正虚之间的关系，做到祛邪不伤正，扶正不留邪。注意外感咳嗽与内伤咳嗽的关系，两者常可相互转化，外感咳嗽应彻底治疗，以杜其迁延转化；内伤咳嗽应权衡标本的主次缓急，或先后分治，或标本兼顾。咳嗽的轻重程度并不一定是病情轻重的反映，某些情况下，因正虚不能祛邪外达，咳虽轻微，但病情却重，应加警惕。

病有治上、治中、治下的区分。治上者，指治肺，主要是温宣、清肃两法，是直接针对咳嗽主病之脏施治。治中者，指治脾，即健脾化痰和补脾养肺等法。健脾化痰法适用于痰湿偏盛，标实为主，咳嗽痰多者；补脾养肺法适用于脾虚肺弱，脾肺两虚，咳嗽，神疲食少者。治下者，指治肾，咳嗽日久，咳而气短，则可考虑用治肾（益肾）的方法。总

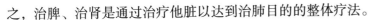

之，治脾、治肾是通过治疗他脏以达到治肺目的的整体疗法。

（四）其他疗法

1. 中成药治疗

（1）通宣理肺丸：解表散寒，宣肺止嗽。适用于风寒束表证。

（2）百合固金丸：养阴润肺，化痰止咳。适用于肺肾阴虚证。

（3）羚羊清肺丸：清肺利咽，清瘟止嗽。适用于肺胃热盛证。

（4）止咳橘红丸：清肺润燥，止嗽化痰。适用于肺热燥咳证。

2. 针灸推拿

（1）外感咳嗽：主穴：列缺、肺俞、合谷。配穴：风寒加风门；风热加大椎；咽喉痛加少商放血。

（2）内伤咳嗽：主穴：太渊、三阴交、肺俞。配穴：痰多配丰隆、阴陵泉；肝火灼肺加行间；肺阴亏虚加膏肓；咯血加孔最。外感咳嗽宜浅刺，用泻法；内伤咳嗽用平补平泻，并可配合灸法。

3. 贴敷疗法 选肺俞、定喘、风门、膻中、丰隆，用白附子16%、洋金花48%、川椒33%、樟脑3%制成粉剂。将药粉少许置穴位上，用胶布贴敷，每3~4日更换一次，最好在三伏天应用。

五、名医经验

1. 晁恩祥 慢性咳嗽病因缘于外界的"虚邪贼风"。结合西医学可将其本质理解为包括致病微生物和众多有害物质在人体内积淀为病的因素。咳嗽病初常常为"风邪犯肺"，病久至慢性咳嗽阶段，常常有"风邪伏肺，肺气上逆，气道挛急"的基本病机。本质当属外感失治，邪内伏于肺络（包括风、气、燥、瘀），肺气失宣，气机不利，气道挛急所致。临床表现以干咳为主，无痰或少痰，且干咳可以突然发作，出现阵咳、顿咳，甚至呛咳，有时是一种难以抑制的刺激性、挛急性咳嗽，常伴有鼻塞、流涕、鼻痒等风证表现。往往存在于感冒后咳嗽或其他气道感染后以及一些慢性咳嗽患者。针对其病机，提出"疏风宣肺，缓急止咳"的治疗大法。方药常选用专方（炙麻黄、杏仁、紫菀、苏子、苏叶、炙枇杷叶、前胡、地龙、蝉蜕、牛蒡子、五味子）为主，其中主药炙麻黄、杏仁、苏子叶、枇杷叶皆能疏风，地龙、五味子、白果舒缓气道。

2. 王书臣 肺与脾不仅在生理、病理上关系密切，在两者的升降运动的关系方面也有着紧密的联系：脾胃是组成人体升降的总枢纽，咳嗽日久，肺气上逆，必然会影响脾胃之升降，使肺的气机更加紊乱，并且土不能生金，进一步加剧了肺的宣发肃降失常，如此形成恶性循环。所以无论是脾胃疾病引起的，抑或其他原因引起的肺失宣发肃降，均应重视调整中焦脾胃升降总枢纽，通过调节脾胃升降，带动肺之宣发肃降恢复正常，以防止恶性循环。因此欲理肺气者必理脾胃中焦之气。从脾胃论治，尤重辛开苦降以开脾胃气机，同时培土生金。方药选用半夏泻心汤加减化裁，主要取其善开中焦气机，同时又有培土生金之意。将人参改为南沙参，因咳嗽日久必伤肺胃之气阴，南沙参归肺胃经，功能益气养阴、化痰，且能制约干姜、半夏之温燥。半夏用姜半夏，更长于降逆，去大枣以防壅滞。全方能通过辛开苦降以调脾胃气机，以此带动肺之宣发肃降和谐，防止恶性循环，又有培土生金之意，标本兼治。

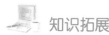 知识拓展

慢性咳嗽是指病程大于 8 周，以咳嗽为唯一或主要症状，胸部体检和胸部 X 线片未见明显异常的临床症状。上气道咳嗽综合征、咳嗽变异性哮喘、嗜酸性粒细胞性支气管炎、胃食管反流性咳嗽、变应性咳嗽等是慢性咳嗽的重要病因。

上气道咳嗽综合征是指鼻炎或鼻窦炎导致的以咳嗽为主的综合征。非变应性鼻炎引起者首选第 1 代抗组胺药和减充血药，对变应性鼻炎则推荐鼻腔吸入糖皮质激素和口服第 2 代抗组胺药。细菌性鼻窦炎时应选择适当的抗生素。咳嗽变异性哮喘表现为慢性咳嗽，嗜酸性粒细胞性气道炎症和气道高反应性，但没有明显的喘息和呼吸困难等症状，肺部无哮鸣音。支气管扩张药治疗有效。嗜酸性粒细胞性支气管炎的临床特点是嗜酸性粒细胞性气道炎症和慢性咳嗽，但无气道高反应性，支气管扩张药治疗无效，对糖皮质激素治疗反应良好。糖皮质激素是嗜酸性粒细胞性支气管炎的一线治疗方法，能在短期内缓解咳嗽和嗜酸性粒细胞性气道炎症。胃食管反流性咳嗽的诊断标准是：慢性咳嗽，以白天为主；24 小时食管 pH 监测 DeMeester 积分 ≥12.70，和（或）症状相关概率（SAP）≥75%；抗反流治疗后咳嗽明显减轻或消失。其中 24 小时食管 pH 监测诊断标准较国外普遍采用的 DeMeester 积分 >14.70，和（或）SAP>95% 的标准低。抗反流治疗是胃食管反流性咳嗽的有效措施，质子泵抑制剂在抗酸治疗中具有关键的意义。

病案分析

李某，男，57 岁，发病节气：惊蛰前。慢性气管炎病史 10 余年。此次外感后出现咳嗽痰多，痰淡黄色、量多、质黏，动则喘息，胸闷憋气，舌红、苔黄，脉细滑。

中医诊断：咳嗽（痰热蕴肺证）

西医诊断：慢性支气管炎急性加重期

中医治法：清热化痰，宣肺止咳

方　　药：

炙麻黄 6g	白果 10g	炙紫菀 10g	炙款冬花 15g
旋覆花 10g (包煎)	桔梗 6g	浙贝母 10g	瓜蒌皮 15g
制半夏 10g	茯苓 15g	莱菔子 10g	厚朴 10g
桑白皮 15g	紫苏梗 10g	甘草 5g	

7 剂，水煎服，每日 1 剂，分两次服

服药后，咳嗽、咳痰均明显减轻，活动后感气喘、胸闷，午后明显，纳少，乏力，恶心，嗳气，舌红、苔白，脉细滑。辨证为肺脾两虚，痰湿内蕴，胃气上逆证，予益肺健脾、化痰止咳、理气降逆法，中药调理 1 月余，随访 1 年无复发。

病案点评：

本病案为中年男性，慢性起病，急性加重，以咳嗽痰多，痰淡黄色、量多、质黏，动则喘息，胸闷憋气为主要临床表现，符合中医咳嗽诊断，结合舌红、苔黄，脉细滑，证属痰热蕴肺。治疗以清热化痰，宣肺止咳为主，方选定喘汤加减化裁。二诊时，患者咳嗽咳

痰减轻，但出现活动后气喘、胸闷，午后明显，纳少，乏力，恶心，嗳气等症状，属肺脾气虚，痰湿内蕴，胃气上逆，故治疗以益肺健脾、化痰止咳、理气降逆为主，方选四君子汤加减化裁。

【参考文献】

1. 石学敏. 针灸学［M］. 北京：中国中医药出版社，2004：238.
2. 疏欣杨，杨道文. 晁恩祥治疗慢性咳嗽的经验［J］. 北京中医药，2010，29（5）：337-338.
3. 韩克华，王书臣. 王书臣教授从脾胃论治慢性咳嗽经验［J］. 环球中医药，2009，2（3）：212-213.
4. 吕寒静，邱忠民. 2009年版咳嗽诊治指南的解读［J］. 临床药物治疗杂志，2011，9（6）：6-10.

第四节 哮 病

 培训目标

要求住院医师掌握哮病的诊断、病因病机及中医分证论治；熟悉哮病病证结合的诊疗思路；能够根据哮病的分期制订治疗方案，具备本病的急性发作处理能力。

问题导入

1. 哮病的诊断及病因病机如何？
2. 如何对哮病进行分证论治？
3. 如何对哮病缓解期治疗以减少哮病的发作次数？

一、临床诊断

1. 呈反复发作性。常因气候突变、饮食不当、情志失调、劳累等因素诱发，起病急骤。发作前多有鼻痒、喷嚏、咳嗽、胸闷等先兆。发作时喉中有明显哮鸣声，呼吸困难，不能平卧，甚至面色苍白，唇甲青紫，约数分钟、数小时后缓解。严重者持续难平，可出现喘脱危象。

2. 平时如常人，或稍感疲劳、纳差、痰多。

3. 多与先天禀赋有关，有过敏史或家族史。

4. 两肺可闻及哮鸣音，或伴湿性啰音。

血常规、肺功能、胸部影像学（X线或CT）、血气分析等检查有助于诊断。

二、病证鉴别

哮病需与喘证、支饮相鉴别，见表1-4-1。

表 1-4-1　哮病与喘证、支饮鉴别要点

	哮病	喘证	支饮
起病特点	常由气候突变，饮食不当，情志失调，劳累等诱发，间歇发作，突然起病，迅速缓解	多有慢性咳嗽，哮病，肺痨，心悸等病史，每遇外感及劳累而诱发	多由慢性咳嗽经久不愈，逐渐加重而成咳喘，病情时轻时重，发作与间歇的界限不清
基本病机	宿痰伏肺，遇诱因引触，痰阻气道，气道挛急，肺失宣降，肺气上逆	肺失宣降，肺气上逆，或肺肾出纳失常而致肺气壅塞	三焦气化失常，水液在体内运化输布失常，停积于胸肺
主症	发时喉中哮鸣有声，胸闷，呼吸急促困难，甚至喘息不能平卧，轻度咳嗽或不咳	呼吸困难，甚至张口抬肩、鼻翼扇动、不能平卧	咳逆喘息，痰白量多
体征	肺部听诊可闻及哮鸣音，或伴有湿啰音	两肺可闻及干湿性啰音	两肺可闻及干湿性啰音

三、病机转化

哮病的病位主要在肺，涉及脾肾。其病理因素以痰为主，哮病发作时的基本病理变化为内伏之痰，遇感引动，痰随气升，气因痰阻，相互搏结，壅塞气道，肺气宣降失常，气道挛急狭窄，通畅不利，而致哮鸣如吼，咳痰喘促。常见发病诱因有外邪、情志、饮食、劳累等，其中尤以气候变化为主。发作时以邪实为主，由于体质差异及诱因不同，证候有寒热虚实之分。若病因于寒，或素体阳虚，痰从寒化，则发为冷哮；若病因于热，或素体阳盛，痰从热化，则发为热哮；如痰热内郁，风寒外束引起发作者，则表现为外寒内热的寒包热哮；痰浊伏肺，肺气壅实，风邪触发者则表现为风痰哮；发作迁延不愈，正气耗伤，可表现为虚哮。见图 1-4-1。

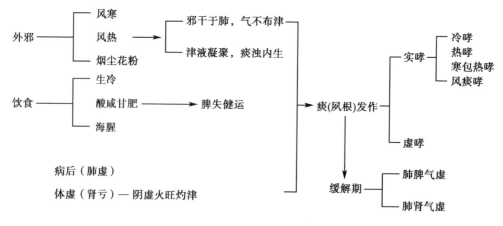

图 1-4-1　病机转化示意图

四、辨证论治

(一) 治则治法

朱丹溪有"未发以扶正气为主，既发以攻邪气为急"之旨，以"发时治标，平时治本"为基本原则。发时攻邪治标，祛痰利气。寒痰宜温化宣肺；热痰当清化肃肺；寒热错杂者，清温并施；表证明显时兼以解表；属风痰为患宜祛风涤痰；反复发作，正虚邪实者，又当兼以扶正；若发生喘脱危候，当急予扶正救脱。平时应扶正治本，根据脏腑不同，或补肺，或健脾，或益肾，以减轻、减少或控制其发作。

(二) 分证论治

哮病首辨虚实。急性发作以邪实为主，当分寒、热、寒包热、风痰、虚哮之不同；缓解期以正虚为主，应辨阴阳之偏虚。寒哮以喉中哮鸣，痰色白而多泡沫，舌苔白滑，脉弦紧或浮紧为特征；热哮以喉中痰鸣如吼，咳痰色黄或白，黏浊稠厚，舌红苔黄腻，脉弦滑或滑数为特征；寒包热哮以喉中哮鸣，发热恶寒，舌红苔白黄，脉弦紧为特征；风痰哮以喉中痰涎壅盛，声如拽锯，喘急胸满，舌苔厚浊，脉滑实为特征；虚哮以喉中哮鸣如鼾，声低，气短息促，脉沉细或细数为特征；肺脾气虚证以气短声低，喉中时有轻度哮鸣，苔薄腻或白滑，脉象细弱为特征；肺肾两虚证以短气息促，动则为甚，吸气不利为特征。分证论治见表1-4-2：

表1-4-2　哮病分证论治简表

证候	治法	推荐方	常用加减
寒哮	宣肺散寒化痰平喘	射干麻黄汤	表寒明显，加桂枝；痰涌气逆，不得平卧，加葶苈子、苏子
热哮	清热宣肺化痰定喘	定喘汤	表寒外束，肺热内郁，加石膏；肺气壅实，加葶苈子、地龙；肺热壅盛，加海蛤壳、鱼腥草
寒包热哮	解表散寒清化痰热	小青龙加石膏汤	表寒重，加桂枝、细辛；痰鸣气逆，加射干、葶苈子、苏子；痰稠黄胶黏，加黄芩、瓜蒌皮
风痰哮	涤痰利窍降气平喘	三子养亲汤	痰壅喘急，加葶苈子、猪牙皂；感受风邪，加苏叶、防风
虚哮	补肺纳肾降气化痰	平喘固本汤	肾阳虚，加附子、鹿角；肺肾阴虚，加麦冬、生地黄；痰气瘀阻，加桃仁、苏木
肺脾气虚	健脾益气补土生金	六君子汤	表虚自汗，加炙黄芪、浮小麦；畏风，易感冒，加桂枝、白芍、防风
肺肾两虚	补肺益肾	生脉地黄汤、金水六君煎	肺气虚明显，加黄芪、白术、防风；肾阳虚明显，加补骨脂、淫羊藿；肾阴虚明显，加生地黄、天冬

(三) 临证备要

酌情使用祛风法，哮病具有起病急、变化快等风邪"善行而数变"的特征，故治疗可酌情使用祛风解痉，除用麻黄、防风等草本药物外，可选择虫类药，搜风解痉，活血化瘀，如地龙、僵蚕、蝉蜕、全蝎、蜈蚣等。

久病多邪实正虚错杂，哮病发作期虽以邪实为多，也有正虚；缓解期常以正虚为主，但有痰饮留伏，因此对于哮病的治疗，发时治标当顾本，适时益气健脾益肾，平时扶正当顾标，不忘降气化痰祛瘀。对于大发作有喘脱倾向者，更应重视回阳救脱，急固其本，而不能拘泥于"发时治标"之说，错失救治良机。

平时重视治本，区别肺、脾、肾的主次，在抓住重点的基础上，适当兼顾。其中尤以补肾最为重要，因肾为先天之本、五脏之根，精气充足则根本得固。补肺可加强卫外功能，防止外邪入侵；补脾可杜生痰之源。因此治本可减轻、减少哮病发作。

（四）常见变证的治疗

1. 肺痿　如咳吐浊唾涎沫，质较黏稠，或咳痰带血，咳声不扬，甚则音嘎，气急喘促，口渴咽燥，午后潮热，形体消瘦，皮毛干枯，舌红而干，脉虚数。可用麦门冬汤合清燥救肺汤以滋阴清热，润肺生津。如咯吐涎沫，清稀量多，不渴，短气不足以息，头眩，神疲乏力，食少，形寒，小便数，或遗尿，舌质淡，脉虚弱。可用甘草干姜汤温肺益气。

2. 肺胀　如神志恍惚，表情淡漠，嗜睡，或烦躁不安，谵妄，撮空理线，或昏迷，或肢体瞤动，抽搐，咳逆喘促，咳痰黏稠或黄黏不爽，或伴痰鸣，舌质淡或红，苔白腻或黄腻，脉细滑数。可用涤痰汤涤痰、息风、开窍。痰热闭窍，加安宫牛黄丸清热解毒，清心开窍；伴肝风内动，肢体瞤动、抽搐，可用紫雪丹。

3. 喘脱　若长期反复发作或哮喘持续不能缓解，可发生喘脱危证。症见气息短促，张口抬肩，喘息鼻扇，烦躁，昏蒙，口唇、颜面发绀，大汗淋漓，四肢厥冷，舌黯，脉微欲绝。治当扶正固脱。方用回阳救急汤合生脉散加减。

4. 内闭外脱　实邪内闭，而正虚欲脱，症见咳嗽气喘，胸闷如塞，二便不通，面、口唇及指端发绀明显，肢厥，冷汗淋漓，脉微欲绝。治当泻肺除壅、扶正固脱。方用蠲哮汤、回阳救急汤合生脉散加减。

（五）其他疗法

1. 中成药

（1）蠲哮片：泻肺除壅，涤痰祛瘀、利气平喘。适用于以气喘痰壅瘀滞为主要表现的哮病实证。

（2）桂龙咳喘宁胶囊：止咳化痰，降气平喘。适用于寒哮及风痰哮。

（3）喘可治注射液：温阳补肾，平喘止咳。适用于哮病属肾阳虚证。

2. 贴敷法　减少哮病的发作次数疗效确切。常用白芥子、延胡索、甘遂、细辛按一定比例和匀，用生姜汁、甘油按一定比例糊匀，在夏至和冬至开始，在大椎、双侧肺俞、心俞、膏肓穴敷贴，每隔10天一敷贴，共6次，以局部皮肤有烧灼感为宜。

3. 针灸疗法　实证可针刺大椎、肺俞、定喘、丰隆、天突等穴；虚证宜灸大椎、命门、肺俞、脾俞、肾俞、三阴交、足三里等。

五、名医经验

1. 武维屏　认为哮喘发病是正邪交争，脏腑功能失调的结果，强调风盛、气逆（气郁）、痰阻、血瘀、正气亏虚、肝肺功能失调为哮病发作期的基本病机。

2. 晁恩祥　认为哮喘发作期重风邪为患，擅用祛风解痉药，祛风是治本之法，解痉是治标之法，自制黄龙舒喘汤随证加减。强调哮喘病人不论久病还是新发，不论有无肺肾虚损证候，缓解期注意调补肺肾，一方面旨在扶助正气，防病急发，另一方面也可以延迟病之后期肺肾虚损的症状出现，自拟调补肺肾方。

3. 洪广祥 对哮病的发病提出"三因学说",即"气阳虚弱是哮病发作的内因,痰瘀伏肺是哮病发作的宿根,外感六淫是哮病发作的诱因"。发作期治标,以疏利气机、涤痰行瘀为法,方用蠲哮汤,礞石滚痰丸,三子养亲汤等;缓解期治本,重视温阳益气护卫,方用温阳护卫汤。

 知识拓展

(一) 支气管哮喘病期诊断

1. 急性发作期 是指哮病症状突然发生,或原有症状急剧加重,常有呼吸困难。
2. 慢性持续期 是指患者每周均不同频度和(或)不同程度地出现哮病症状。
3. 临床缓解期 指经过治疗或未经治疗症状、体征消失,肺功能恢复到急性发作前水平,并维持 3 个月以上。

(二) 支气管哮喘的长期维持治疗

哮喘患者的长期治疗方案分为 5 级,1~5 级都要进行哮喘教育、环境控制,均可使用短效 β_2 受体激动剂以及相应的控制药物。控制性药物的使用:第 2 级——选用一种:低剂量的吸入性糖皮质激素(ICS);或白三烯调节剂。第 3 级——选用一种:低剂量的 ICS 加长效 β_2 受体激动剂(LABA);或中高剂量 ICS;或低剂量的 ICS 加白三烯调节剂;或低剂量的 ICS 加缓释茶碱。第 4 级——在第 3 级基础上加用一种或以上:中高剂量的 ICS 加 LABA;或白三烯调节剂;缓释茶碱。第 5 级——在第 4 级基础上加用一种或两种:口服最小剂量糖皮质激素;或抗 IgE 治疗。

(三) 支气管哮喘急性发作的处理

1. 目标 尽快解除气道受限,缓解症状,改善缺氧。
2. 原则 去除诱因,解痉平喘,纠正缺氧,适时、足量全身使用糖皮质激素。
3. 措施

(1) 确定诊断和病情评估:做必要的病史询问、体格检查和简单易行的 PEF 及脉氧饱和度测定,确定诊断并评估病情。

(2) 药物治疗:在处理过程中还应注意以下 3 点:①如患者近期未使用过茶碱类药物时,可首先使用负荷量氨茶碱,然后给予维持量。②氢化可的松琥珀酸钠、泼尼松、泼尼松龙和甲泼尼龙为推荐全身使用的糖皮质激素。③联合吸入 β_2 受体激动剂和抗胆碱能药物能够取得更好的支气管舒张作用。

 病案分析

患者,男,70 岁,冬至初诊。患者有过敏性鼻炎和鼻窦炎病史 3 年,随后出现咳嗽,呼吸不畅,胸闷,气喘,每以"抗生素、溴化异丙托品雾化吸入"等治疗,效果不明显。近 1 年来,每因感冒或闻及异常气味而发作。10 天前因受凉后再次发作,出现呼吸困难,喉中痰鸣气喘,咳嗽胸闷,不能平卧,动则喘息,咳白色泡沫样黏痰,恶寒无发热,无汗,心慌心烦,腹胀纳差,精神差,二便调,下肢偶有浮肿。

既往史:患者有过敏性鼻炎和鼻窦炎病史 3 年,慢性浅表性胃炎和反流性食管炎病史

3 年，有花粉过敏史。

体检：呼吸急促，34 次/分，端坐呼吸，口唇紫绀，胸廓对称，两肺广泛性哮鸣音，肺底偶有湿啰音，双下肢轻度浮肿。舌黯红有裂纹，苔中部黄略燥，脉浮细数。

实验室检查：胸片示两肺纹理粗重，左下肺为著。

中医诊断：哮病（寒包热哮证）

西医诊断：支气管哮喘急性发作期

中医治法：解表散寒，清化热痰

方　　药：

麻黄 6g	芍药 10g	细辛 3g	生石膏 15g（先煎）
干姜 6g	半夏 9g	五味子 10g	黄芩 6g
生甘草 6g	山药 20g	焦三仙 10g	

5 剂，水煎服，每日 1 剂

服药 5 天后患者呼吸困难，喉中痰鸣气喘，咳嗽胸憋好转，继予补中益气汤加麻黄、杏仁、锁阳、山萸肉宣肺、补中、益肾。

病案点评：

本病案为老年男性患者，有"呼吸不畅、胸憋、气喘"3 年，每每发作可见呼吸困难、不能平卧、动则喘息，呈发作性，且发作时必有喉中痰鸣气喘，有花粉等过敏史，诊断为哮病。本次就诊因受凉再次哮病发作。患者宿痰内伏于肺，复加风寒之邪，未能及时表散，邪蕴于肺，痰阻气道，肺气上逆，气不布津，聚而生痰，故呼吸困难、喉中痰鸣气喘、胸憋咳嗽、不能平卧、恶寒无发热，无汗；痰浊郁久化热，热痰壅肺，痰升气阻，肺失清肃，故咳白色泡沫样黏痰；痰火郁蒸，上扰心神，则心慌心烦；痰浊中阻，脾失健运，故腹胀纳差；肺病日久，脾气亦虚，水湿不化，可见下肢浮肿。舌黯红有裂纹，苔中部黄略燥，脉细数，为痰热郁结之象。综观脉症，本证属哮病之寒包热证。发时以标实为主，寒热错杂，病位在肺脾。治以解表散寒，清化热痰，方用小青龙加石膏汤。腹胀纳差，精神差，故应适当加山药、焦三仙等健脾消食。同时密切观察病情，防止出现喘脱和内闭外脱证。

【参考文献】

1. 中华医学会呼吸病学会哮喘学组. 2013 中国支气管哮喘防治指南 [J]. 中国实用内科杂志, 2013, 33 (8)：615-622.

2. 崔红生，赵兰才. 武维屏从肝辨治支气管哮喘经验撷要 [J]. 中国医药学报, 1999, 14 (2)：49-50.

3. 李颖，王雪京. 从晁恩祥"风盛挛急"理论谈哮病病机学进展 [J]. 北京中医药. 2011, 30 (2)：99-100.

4. 洪广祥. 再论哮病治疗之我见 [J]. 中国医药学报, 2000, 15 (4)：39-44.

5. 洪广祥. 痰瘀伏肺是哮喘发作的夙根 [J]. 江苏中医药, 2007, 39 (6)：1-2.

6. 王丽华，兰智慧，张元兵. 洪广祥教授治疗哮喘经验介绍 [J]. 中华中医药杂志, 2012, 27 (6)：1578-1579.

7. 陈湘君，张伯礼. 中医内科学（案例版）[M]. 北京：科学出版社, 2007.

8. 刘良徛，万丽玲，吴铭娟，等. 哮喘外敷散"冬夏并治"预防支气管哮喘临床观察及机理讨论 [J]. 中华中医药杂志, 2004, (12)：56-58.

第五节　喘　证

培训目标

医师必须具备评估与诊治危急喘证的能力；掌握其中医分证论治及疾病的预后转归；了解喘证的源流及病因病机；最终达到独立诊治该疾病的目的。

问题导入

1. 《临证指南医案·喘》中谈到喘证"在肺为实，在肾为虚"，应如何理解？
2. 喘证与哮病如何进行鉴别诊断？
3. 喘证的严重阶段应该如何辨证治疗？

一、临床诊断

1. 典型的证候特征　喘促气短，呼吸困难，甚至张口抬肩，鼻翼扇动，不能平卧，口唇发绀。
2. 病史诱因　有慢性咳嗽、哮病、肺痨、心悸等疾病史；有外感、饮食不节、情志内伤、劳欲过度等诱因。
3. 体征　两肺可闻及干、湿性啰音或哮鸣音。
4. 辅助检查　血常规、痰培养、血气分析、肺功能测定、X线胸片、胸部CT、ECG等有助于诊断。

具备以上临床表现，结合起病形式、诱因、病史病因、体征及辅助检查即可诊断喘证。

二、病证鉴别

喘证与哮病相鉴别，见表1-5-1。

表1-5-1　喘证与哮病的鉴别诊断

	喘证	哮病
起病特点	急性或慢性发病，反复发作	急性发病，反复发作，具有夙根
基本病机	痰邪壅肺，宣降不利；或精气虚衰，肺肾出纳失常	宿痰伏肺，诱因引发，痰阻气逆
主症	喘促气急，喝喝息数，张口抬肩，摇身撷肚	发作时呼吸困难，喘息，喉中有哮鸣音
体征	两肺可闻及干、湿性啰音或哮鸣音	两肺可闻及明显哮鸣音

三、病机转化

喘证的病位主要在肺和肾，涉及肝脾。基本病机为痰邪壅肺，宣降不利；或精气虚衰，肺肾出纳失常。其病理性质有虚实之分。实喘在肺，为外邪、痰浊、肝郁气逆，邪壅肺气，宣降不利所致；虚喘责之肺、肾，乃阳气不足、阴精亏耗，而致肺肾出纳失常，且尤以气虚为主。实喘病久伤正，由肺及肾；或虚喘复感外邪，或夹痰浊，则病情虚实错杂，每多表现为邪气壅阻于上、肾气亏虚于下的上盛下虚证候。

病机演变：喘证的严重阶段，不但肺肾俱虚，在孤阳欲脱之时，可病及于心。因心脉上通于肺，肺朝百脉，肺气治理调节心血的运行，宗气赖呼吸之气以生而贯心肺，肾脉上络于心，心肾既济，心阳又根于命门之火，故心脏阳气之盛衰，与先天肾气及后天呼吸之气密切相关。故肺肾俱虚，肺虚不助心主治节，宗气生成不足，肾阳无以温煦心阳，可导致心气、心阳衰惫，鼓动血脉无力，血行瘀滞，见面色、唇舌、指甲青紫，甚至出现喘汗致脱，亡阴、亡阳的危重局面。见图1-5-1。

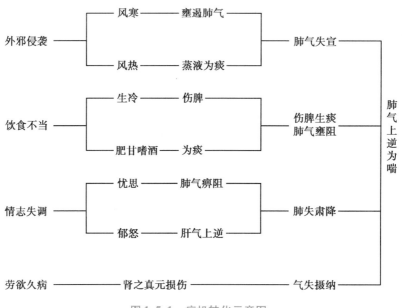

图 1-5-1　病机转化示意图

四、辨 证 论 治

（一）治则治法

喘证的治疗应分清虚实邪正。实喘治肺，以祛邪利气为主。区别寒、热、痰、气的不同，分别采用温化宣肺，清化肃肺，化痰理气的方法。虚喘以培补摄纳为主，或补肺，或健脾，或补肾，阳虚则温补之，阴虚则滋养之。至于虚实夹杂、寒热互见者，又当按具体情况分清主次，权衡标本，辨证选用药。

（二）分证论治

喘证的分证论治详见表1-5-2。

表 1-5-2 喘证分证论治简表

证候	治法	推荐方	常用加减
风寒壅肺	宣肺散寒	麻黄汤合华盖散	表证重者，加桂枝、白芷、细辛 咳喘重，胸满气逆，加射干、前胡、厚朴、紫菀
表寒肺热	解表清里化痰平喘	麻杏石甘汤	表寒重，加桂枝；痰热重，加瓜蒌、贝母
痰热郁肺	清热化痰宣肺平喘	桑白皮汤	痰多黏稠，加瓜蒌、海蛤粉；喘不得卧，痰涌便秘，加大黄、葶苈子；痰黄有腥味，加鱼腥草、金荞麦根、蒲公英、冬瓜子；
痰浊阻肺	祛痰降逆宣肺平喘	二陈汤合三子养亲汤	痰湿较重，舌苔厚腻，加苍术、厚朴
肺气郁痹	开郁降气平喘	五磨饮子	肝气郁滞重，加柴胡、郁金、青皮；便秘，加大黄；心悸失眠，加百合、酸枣仁、合欢花（皮）、远志；
肺气虚耗	补肺益气养阴	生脉散合补肺汤	气阴两虚，加用沙参、玉竹、百合、诃子；咳逆，咳痰清稀，加紫菀、冬花、苏子、钟乳石；痰黏难出，加贝母、瓜蒌、桔梗、百部、桑白皮
肾虚不纳	补肾纳气	金匮肾气丸合参蛤散	肾阴虚，加生地黄、天麦冬、龟板胶、当归、五味子、诃子；兼血瘀者，加桃仁、红花、川芎、水蛭、僵蚕
正虚喘脱	扶阳固脱镇摄肾气	参附汤送服黑锡丹，配合蛤蚧粉	气阴两竭，加生脉散合生地、山萸肉、西洋参；汗多，加煅龙牡；阴竭阳脱加附子、肉桂

（三）临证备要

《丹溪心法》、《丹溪手镜》、《脉因证治》在哮喘门均提及"诸喘不止"，用椒目以劫喘，"劫"者，"强取"之义。用法：将椒目研粉，每次服 3 克，每日 3 次，吞服或装胶囊。特点：起效快，5 分钟即可见效；运用范围广：支气管哮喘、喘息性支气管炎、心源性哮喘、肺气肿等。

山萸肉擅治虚喘，可纳气固脱，此药善于涵阴敛阳，对于肝肾本虚，阴阳之气行将涣散的虚喘欲脱具有特效。也可用山萸肉 60g、生龙牡各 30g（先煎）、生杭芍 18g、党参 12g、炙甘草 6g，水煎服，并常服山萸肉调理。（《医学衷中参西录》）

程门雪定喘要分虚实，实喘用苏杏二陈汤，重则用三子二陈汤；虚喘用金水六君煎，治喘咳痰多，舌苔光而痰有咸味者，往往有效。若胃口不好，便溏者，用六君子汤。又虚喘还可随证加紫衣胡桃、五味子、坎（脐带）、紫河车、蛤蚧、钟乳石等。（《当代名医精华·咳喘专辑》）。

（四）其他疗法

1. 中成药治疗

（1）十味龙胆花胶囊：清热化痰，止咳平喘。适用于痰热阻肺证。

（2）苏子降气丸：降气化痰，温肾纳气。适用于痰涎壅盛、痰湿阻肺证。

（3）玉屏风口服液（颗粒）：益气，固表，止汗。适用于表虚不固证。

（4）蛤蚧定喘丸：滋阴清肺，止咳平喘。适用于虚劳久咳证。

（5）百令胶囊：补肺肾，益精气。适用于肺肾两虚证。

2. 针灸 对于喘证各种临证分型及辨证，针灸穴位疗法均有一定疗效，根据病人的具体情况选择实施，效果更好。针刺法实证以祛邪肃肺，化痰平喘为法，用毫针泻法，取列缺、尺泽、膻中、肺俞、定喘等为主穴，风寒者加风门，风热者加大椎、曲池，痰热者加丰隆，喘甚者加天突。虚证以补益肺肾，止哮平喘为法，用毫针补法，取肺俞、膏肓、肾俞、定喘、太渊、太溪、足三里等为主穴，肺气虚者加气海，肾气虚者加阴谷、关元。皮肤针可取两侧胸锁乳突肌、C7~L2旁开1.5寸处足太阳膀胱经、鱼际至尺泽穴手太阴肺经，每个部位循序叩刺，以皮肤潮红或微渗血为度，适用于发作期。也可选用穴位敷贴、耳针穴位注射等方法。

3. 调节饮食 喘证的饮食调节，当以调节虚喘为主，饮食宜清淡而富有营养，少食黏腻和辛热刺激之品，以免助湿生痰化热。肺虚者应补肺固卫，可予猪肺煨汤，百合煨汤，银耳煨汤或蜂蜜冲服。脾虚者应健脾化痰，可服用薏苡仁煮粥，红枣煨莲子，柚子肉炖鸡等。而肾虚者应补肾纳气，可嚼食核桃仁，研服蛤蚧粉。如有兼夹证候，可酌情而定，痰湿壅肺者主食可加入赤豆，白扁豆，多食蔬菜；肝火犯肺型畜禽内脏和肉不宜多食。

五、名医经验

1. 邓铁涛 本病的首要发病因素是"虚"，初期以肺气虚为主，后期可出现阴阳气血亏虚；在治疗时强调扶正，补益肺脾肾，重在补益脾土；祛邪则是化痰降气、活血化瘀。通过五脏相关学说研究，对慢阻肺患者稳定期采用"培土生金法"治疗，以参苓白术散加减为方可改善患者的临床症状，减少复发的次数及严重程度。

2. 印会河 首先抓住"痰"这个主证。痰是脏腑病理产物，但又影响脏腑功能。就狭义的呼吸道分泌之痰来讲，多责之于肺，因脾气散精，上输于肺。如邪气伤肺，肺气膹郁不降，水道通调障碍，精气必渍肺成饮，聚而成痰，贮于肺中，阻塞气道。痰的色泽、稠浊的变化，反映了肺的寒热虚实。白痰：咳喘病不论新久，吐白痰最为常见。新感者多是风寒袭肺，咳嗽不止，气急而喘。久有咳喘者，多因外感而触发宿痰。其共同点皆为白痰，但同中有异。有咳痰色白、稀薄、量多而爽者，印老惯用散寒除饮的小青龙加石膏汤化裁。咳甚加杏仁、炒苏子；喘甚者加地龙、蝉衣、僵蚕；胸膈满闷者加三子养亲汤降气化痰。必用石膏者，因有热可清热除烦，无热可制麻黄、姜、桂、细辛之温燥。如舌苔淡滑，下元虚愈者，可改用苏子降气汤合三子养亲汤加味。若痰黏量少、难咯、喉中痰鸣者，则多用麻杏石甘汤加葶苈子、桑白皮，临床辄效。黄痰：咳喘吐黄痰，屡见不鲜，甚则痰黄而稠，腥臭难闻，为邪热郁肺，灼伤肺津。轻者用泻白散加味，重者用千金苇茎汤加板蓝根30g、鱼腥草30g，效果很好。

3. 崔文彬 大凡喘促之证，实则在肺，虚则在肾。故临证之法，初起多以祛邪宣肺为主；久病迁延，多从补肾纳气着眼，此为医者所皆知。然何以治初病者攻之可愈，而治久患者补之未必即效？究其原委，盖久患喘促虽为精气不足，肺肾出纳失常所致，但其间也兼有血运不畅，瘀阻肺络。因气为血帅，而肺所主，根源于肾，吐纳出入最忌壅滞，若肾虚不能摄纳，肺虚不能宣布，则浊气停滞于肺，难以朝百脉助血运，故临床所见轻者胸闷隐痛，重者唇青甲紫，此皆系血行瘀滞之明证。血为气母，能载气运气养气，今久喘肺肾虚亏之体，复遭血运窒滞，血瘀则不能养肺肾而益呼吸，所以治疗之法，毋急急乎用培补摄纳之药，应先以活血祛瘀之剂，使脉络疏通，血运畅达，然后调补根本，若此法用之得当，实有事半功倍之效。

 知识拓展

慢性阻塞性肺病是引起患者气短喘促、呼吸困难的常见病、多发病。其特征是持续存在的气流受限，临床表现为慢性和进行性加重的呼吸困难，咳嗽和咳痰，与气道和肺组织对烟草、烟雾等有害气体或颗粒的慢性炎症反应增强有关。①危险因素：吸烟史、职业性或环境有害物质接触史；②既往史：包括哮喘史、过敏史、儿童时期呼吸道感染及其他呼吸系统疾病；③家族史：慢阻肺有家族聚集倾向；④发病年龄和好发季节：多于中年以后发病，症状好发于秋冬寒冷季节，常有反复呼吸道感染及急性加重；⑤合并症：心脏病、骨质疏松、骨骼肌肉疾病和肺癌等；⑥慢阻肺对患者生命质量的影响：多为活动能力受限、劳动力丧失、抑郁和焦虑等；⑦慢性肺源性心脏病：慢阻肺后期出现低氧血症和（或）高碳酸血症，可合并慢性肺源性心脏病和右心衰竭。

肺功能测定是诊断慢阻肺的金标准，且是判断气流受限程度的重复性较好的客观指标，对慢阻肺的诊断、严重程度评价、疾病进展、预后及治疗反应等均有重要意义。

稳定期治疗：

1. 教育和劝导患者戒烟；因职业或环境粉尘、刺激性气体所致者，应脱离污染环境。

2. 支气管舒张药 包括短期按需应用以暂时缓解症状，及长期规则应用以预防和减轻症状两类。β_2 受体激动剂：主要有沙丁胺醇（salbutamol）气雾剂；抗胆碱药：是COPD 常用的制剂，主要品种为异丙托溴铵（ipratropium）气雾剂；甲基黄嘌呤类：茶碱缓释或控释片。

3. 祛痰药 对痰不易咳出者可应用。常用药物有盐酸氨溴索（ambroxol），30mg，每日 3 次，或羧甲司坦（carbocisteine）0.5g，每日 3 次。

4. 长期家庭氧疗（LTOT） 对 COPD 慢性呼吸衰竭者可提高生活质量和生存率。LTOT 指征：①$PaO_2 \leqslant 55mmHg$ 或 $SaO_2 \leqslant 88\%$，有或没有高碳酸血症。②PaO_2 55 ~ 60mmHg，或 $SaO_2 < 89\%$，并有肺动脉高压、心力衰竭水肿或红细胞增多症（血细胞比容 >0.55）。

急性加重期治疗：

1. 确定急性加重期的原因及病情严重程度。最多见的急性加重原因是细菌或病毒感染。

2. 支气管舒张药 药物同稳定期。有严重喘息症状者可给予较大剂量雾化吸入治疗，如应用沙丁胺醇 2500μg 或异丙托溴铵 500μg，或沙丁胺醇 1000μg 加异丙托溴铵 250 ~ 500μg 通过小型雾化吸入器给患者吸入治疗以缓解症状。

3. 控制性吸氧 发生低氧血症者可鼻导管吸氧，或通过文丘里（Venturi）面罩吸氧。鼻导管给氧时，吸入的氧浓度与给氧流量有关，估算公式为吸入氧浓度（%）=21 +4 × 氧流量（L/min）。一般吸入氧浓度为 29% ~30%，应避免吸入氧浓度过高引起二氧化碳潴留。

4. 抗生素　当患者呼吸困难加重，咳嗽伴痰量增加、有脓性痰时，应根据患者所在地常见病原菌类型及药物敏感情况积极选用抗生素治疗。

5. 糖皮质激素　对需住院治疗的急性加重期患者可考虑口服泼尼松龙 30～40mg/d，也可静脉给予甲泼尼龙。连续 5～7 天。

 病案分析

患者，男性，77 岁。患者有反复咳嗽、咳痰史 3 年，每因天气变化或外感后症状加剧，严重时感气促，哮鸣，经抗生素及平喘药治疗可缓解。近一周前因受凉后咳嗽、咳痰加剧，伴发热，恶风，咽痛。曾在门诊就诊，予抗生素头孢拉定胶囊（先锋Ⅵ）、对乙酰氨基酚（百服宁）治疗后热退，但仍咳嗽，痰黄来诊。查体：桶状胸，双肺呼吸音粗，可闻及干湿啰音。胸片提示：肺气肿征，双肺纹理增粗增多。舌质红，苔黄厚，脉滑数。

中医诊断：喘证（肺气亏虚，痰湿内蕴，复感风热）

西医诊断：慢性阻塞性肺疾病（急性加重期）

中医治法：清热宣肺，化痰止咳

方　　药：麻杏石甘汤加减

炙麻黄 9g	杏仁 9g	石膏 20g（先煎）	甘草 6g
蒲公英 20g	鱼腥草 20g	牛蒡子 15g	黄芩 15g
桑白皮 15g	桔梗 10g	紫菀 15g	款冬花 15g

7 剂，水煎服，每日 1 剂，分两次服

复诊时，上述症状未再发作，基本痊愈。

病案点评：

慢阻肺在急性加重期多采用中西医相结合来进行治疗，西药抗感染，中药清肺化痰、止咳平喘，从而减轻症状，进一步缩短病程。中医治疗，首先要辨寒热虚实。寒者温之，热者清之。痰热咳嗽，当重视祛痰理气并用，谓气不调运，痰浊难祛。后期润肺敛气，曰：肺为娇脏，喜润恶燥，热易伤肺阴，故应注意润肺养肺，顾护肺气。麻杏石甘汤为治疗表邪未解、痰热壅肺之喘咳的基础方，纵观全方，药仅四味，配伍严谨，清宣降三法俱备，共奏辛凉宣泄，清肺平喘之功。因石膏倍麻黄，其功用重在清宣肺热，不在发汗，所以临床应用以发热、喘咳、苔黄、脉数为辨证要点。该患者配伍鱼腥草、黄芩、桑白皮、紫菀、款冬花、桔梗等，加强清热宣肺、化痰止咳平喘之功；牛蒡子加强疏散风热解未尽之表证。

【参考文献】

1. 田德禄，黄衍寿. 中医内科学［M］. 北京：人民卫生出版社，2002. 76.

2. 曲世华. 印会河咳喘治验［J］. 中国社区医师，2009，25（3）：34.

3. 崔东祥，多继成. 崔文彬临证所得［M］. 呼和浩特：内蒙古人民出版社，1982.

4. 中华医学会呼吸病学分会慢性阻塞性肺疾病学组. 慢性阻塞性肺疾病诊治指南（2013 年修订版）［J］. 中华结核和呼吸杂志，2013，36（4）：255-264.

第六节 肺 痈

培训目标

要求住院医师具备本病的诊治能力；掌握中医病因病机、诊断、类证鉴别及辨证论治方法；能够准确地辨识疾病的病程并根据不同的病理阶段制订相应的治疗方案；了解该病的诊疗思路。

问题导入

1. 试述肺痈四个病理阶段的病机特点。
2. 如何通过辨痰来辨别肺痈的不同病期？
3. 为什么说肺痈溃脓期是病情顺逆的转折点？

一、临 床 诊 断

1. 本病发病多急，常突然寒战高热，咳嗽胸痛，咳吐黏浊痰，经旬日左右，咳吐大量腥臭脓痰，或脓血相兼，身热遂降，症情好转，经数周逐渐恢复。如脓毒不净，持续咳嗽，咯吐脓血臭痰，低热、汗出，形体消瘦者，则为转入慢性病程。

2. 验痰法 肺痈病人咳吐的脓血浊痰腥臭，吐在水中，沉者是痈脓，浮者是痰。

3. 验口味 肺痈病人咀嚼生黄豆或饮生豆汁不觉其腥。

4. 体征 可见舌下生细粒。迁延之慢性患者，还可见指甲紫而带弯，指端形如鼓槌。脓肿接近胸壁部位者，叩诊可呈浊音，听诊呼吸音减弱，或闻及湿啰音。

具备以上症状、体征，结合实验室检查（血常规、痰涂片、痰培养、血培养、胸部 X 线、胸部高分辨率 CT 等）可明确诊断为肺痈。

外周血白细胞计数及中性粒细胞计数均显著增加。痰液涂片革兰染色检查，痰培养有助于确定病原体。如为血源性肺脓肿，血培养可发现致病菌。胸部 X 线检查可见肺野大片浓密阴影，其中有脓腔及液平面，或见两肺多发性小脓肿。

二、病 证 鉴 别

1. 肺痈需与咳嗽的痰热蕴肺证相鉴别，见表 1-6-1。

表 1-6-1 肺痈与咳嗽的痰热蕴肺证鉴别要点

	肺痈	咳嗽（痰热蕴肺）
病机	热盛成毒，热壅血瘀，肉腐血败	气分邪热动伤血络
病理属性	血瘀	血热
共同表现	发热、咳嗽、胸痛、咳痰带血	发热、咳嗽、胸痛、咳痰带血

续表

	肺痈	咳嗽（痰热蕴肺）
不同表现	咳吐大量腥臭浊痰，脓血相兼	咳吐黄稠脓痰、量多，夹有血色
转化		迁延误治，邪热进一步瘀阻肺络，可发展成肺痈

2. 肺痈需与风温相鉴别，见表 1-6-2。

表 1-6-2　肺痈与风温鉴别要点

	肺痈	风温
病因	风热、风寒、痰热、其他	风热病邪
病机	热毒血瘀，壅滞于肺，肺叶生疮	邪袭肺卫，卫气被郁，肺气失宣
初期症状	发热、恶寒、咳嗽、痰少	发热、恶寒、咳嗽
病情转化	先见寒战、壮热、胸痛，继而咯吐脓血腥臭	经治后多在一周左右身热下降，邪在卫分或气分而解
发病时间	无季节特异性	冬春多发
转归	多经四期变化而愈或转为慢性	邪气多在卫气而解，也可逆传心包

3. 肺痈需与肺痿相鉴别，见表 1-6-3。

表 1-6-3　肺痈与肺痿鉴别要点

	肺痈	肺痿
病机	热壅血瘀，肺叶生疮	虚热内灼或肺气虚冷，肺叶萎弱不用
病程	病程短，发病急	病程长，发病缓
症状	形体多实，吐腥臭脓痰	形体多虚，咳吐浊唾涎沫，或见脓血而不腥臭
脉象	数实	数虚
病理属性	实热	虚热或虚寒

三、病机转化

肺痈病位在肺。总属邪热郁肺，蒸液成痰，热邪蕴结不解，热盛成毒，热壅血瘀，痰热与瘀血互结，热盛肉腐，血败成脓，蕴酿成痈，肺损络伤，脓疡内溃外泄，肺体受损。其病理主要表现为邪盛的实热证候，脓疡溃后方见阴伤气耗之象。成痈化脓的病理基础，主要在于血瘀。

溃脓期是病情顺与逆的转折点：

1. 顺证　溃后声音清朗，脓血稀而渐少，腥臭味转淡，饮食知味，胸胁稍痛，身体不热，坐卧如常，脉象缓滑。

2. 逆证　溃后音嗄无力，脓血如败卤，腥臭异常，气喘、鼻扇，胸痛，坐卧不安，饮食少进，身热不退，颧红，爪甲青紫带弯，脉短涩或弦急，为肺叶腐败之恶候。

3. 险证

（1）溃后大量咯血，可出现血块阻塞气道，或气随血脱，汗出肢冷，脉微细数的危象。

（2）脓溃后流入胸腔，形成"脓胸"恶候，高热持续，咳嗽困难，气促胸痛，面色㿠白，脉细而数，预后较差。见图1-6-1。

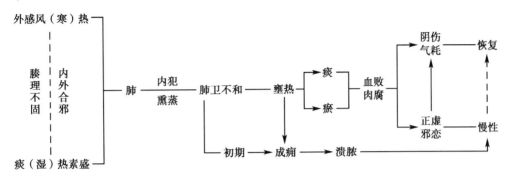

图1-6-1 病机转化示意图

四、辨证论治

（一）治则治法

治疗当以祛邪为原则，采用清热解毒、化瘀排脓的治法，脓未成应着重清肺消痈，脓已成则需排脓解毒。按照有脓必排的要求，尤以排脓为首要措施。

初期风热侵犯肺卫，宜清肺散邪；成痈期热壅血瘀，宜清热解毒，化瘀消痈；溃脓期血败肉腐，宜排脓解毒；恢复期阴伤气耗，宜养阴益气；若久病邪恋正虚者，则应扶正祛邪。

（二）分证论治

肺痈病理主要表现为邪盛的实热证候，脓疡溃后，方见阴伤气耗之象。成脓化痈的病机基础主要在于血瘀。血瘀则生热，血败肉腐而成脓。根据其病理演变的过程将疾病分为初期、成痈期、溃脓期及恢复期四个阶段。

肺痈的分证论治详见表1-6-4。

表1-6-4 肺痈分证论治简表

证候	治法	推荐方	常用加减
初期	疏风解表清肺化痰	银翘散	咳甚痰多，加杏仁、桑白皮、冬瓜子、枇杷叶；胸痛，加郁金、桃仁
成痈期	清肺解毒化瘀消痈	千金苇茎汤合如金解毒散	壮热心烦、口渴汗多尿赤者，加生石膏、知母；胸痛，加乳香、没药、郁金、赤芍
溃脓期	排脓解毒	加味桔梗汤	咯血，加丹皮、栀子、藕节、白茅根、三七粉、白及粉；咳吐腥臭脓痰，胸部满胀，喘不能卧，大便秘结，脉滑数有力，予桔梗白散
恢复期	清养补肺	沙参清肺汤或桔梗杏仁煎	低烧不退，加功劳叶、青蒿、白薇、地骨皮；食纳不佳、便溏，加白术、山药、茯苓；咳吐血痰，加白及、白蔹、合欢皮、阿胶

（三）临证备要

在痈脓未溃时，蓄结之脓毒尚盛，邪气仍实，需排脓解毒，当选桔梗为主药且用量宜大。痈脓溃后仍当重视排脓解毒，不可早予补敛，以免留邪。恢复期，邪衰正虚，阴气内伤，应以清养补肺为主，但仍需防其余毒不净，当佐以排脓之品。邪恋正虚，脓毒未净，病情迁延者，更须重视解毒排脓之法。

防止发生大咯血。本病在成痈溃脓时，若有较大的肺络损伤，可以发生大量咯血，应警惕出现血块阻塞气道，或气随血脱的危象。如发生大咯血，应按照"血证"治疗。本病不可滥用温补保肺药，尤忌发汗损伤肺气；还应注意保持大便通畅，以利于肺气肃降，使邪热易解。痈脓流入胸腔者重，此为"脓胸"恶候，当予大剂清热解毒排脓，正虚者酌配扶正之品，必要时可作胸腔穿刺引流。

此外，如迁延转为慢性，病程在3个月以上，经内科治疗，肺部脓腔仍然存在，有手术指征者，可转外科处理。

（四）其他疗法

1. 中成药治疗

（1）清肺抑火丸：清热解毒，泻肺化痰。适用于肺痈的成痈期及溃脓期。

（2）复方鱼腥草片：清热解毒，化痰排脓。适用于肺痈成痈期及溃脓期。

（3）金荞麦片：清热解毒，化痰排脓。适用于肺痈成痈期及溃脓期。

2. 外治法　先以醋涂病灶相应体表处，然后将大蒜、芒硝各25g，捣成糊状均匀涂敷，待病人不能忍受时除去，再用醋调大黄末25g均匀涂原部位6～8小时，每日1次，至脓痰基本排尽为止。

五、名 医 经 验

1. 周平安　支气管扩张分为合并急性感染期和慢性期二期辨证，合并感染期主要从痰热、热伤血络、肺热三方面着手，清热祛邪；慢性期则着重补肺益气，养阴扶正。支气管扩张患者由于有慢性感染灶存在，肺中痰湿是内在病理基础，而外感六淫邪气是每次急性发作的诱因，临床表现为咳嗽加重，咳痰增多，或痰色变黄，甚至咳痰带血，直至大咯血。治疗总以千金苇茎汤为基础方。原方由苇茎、冬瓜仁、桃仁、薏苡仁组成，将清肺化痰、活血利水之品共存一炉，疗效独特，为历代医家所推崇。其中苇茎解气分之热结，桃仁泄血分之热结，薏苡利湿，清结热之源。瓜仁排瘀，开结热之路。

2. 周仲瑛　清肺解毒法适用于肺痈病变的全过程，可结合各个病期分别配伍解表、化瘀、排脓、补肺等法，且尤适宜于成痈期热毒蕴肺，身热、振寒、胸满烦躁、脉滑数者。因初期（表证期）仅见一般风热犯肺的肺卫表证，病的特异症状尚不明显；当进入成痈期，症状、体征已经明显，结合有关检查，可为辨证提供依据，应用清肺解毒法具有较强的针对性，每可使痈肿得到不同程度的消散，减轻病情，缩短病程；溃脓期虽以排脓为要者，但因脓毒蕴肺，清肺解毒亦应同时并重；至于恢复期虽属邪去正虚，但往往余毒不净，故在养阴清肺的同时，还当酌情兼清脓毒，如邪恋正虚，则尤应重视。方药主要选用如金解毒散加减，其中黄芩、黄连、黄柏等均有抑菌作用，其疗效机制与抗菌消炎疗效机理类同。初期表证明显时可配豆豉、薄荷、牛蒡子、连翘、竹叶；热毒壅盛者可配银花、蒲公英、紫花地丁、鱼腥草、芦根；痰热重者配贝母、天花粉。

知识拓展

　　肺脓肿是肺组织坏死形成的脓腔。近年来由于抗生素的使用，该病的发生率逐渐减少。其治疗主要包含以下几个方面：

（一）抗生素治疗

　　吸入性肺脓肿多合并有厌氧菌感染，一般均对青霉素敏感，仅脆弱拟杆菌对青霉素不敏感，但对林可霉素、克林霉素和甲硝唑敏感。可根据病情严重程度决定青霉素剂量，体温一般在治疗3～10天内降至正常，然后可改为肌注。如青霉素疗效不佳，可用林可霉素，或克林霉素，或甲硝唑，每日3次口服或静脉滴注。也可选用其他抗生素如β-内酰胺类/β-内酰胺酶抑制剂。

　　血源性肺脓肿多为葡萄球菌和链球菌感染，可选用耐β-内酰胺酶的青霉素或头孢菌素。MRSA感染应选用万古霉素或替考拉宁或利奈唑胺。

　　如为阿米巴原虫感染，则用甲硝唑治疗。如为革兰阴性杆菌，则可选用第二代或第三代头孢菌素、氟喹诺酮类，可联用氨基糖苷类抗生素。

　　抗菌药物疗程8～12周，直至X线胸片脓腔和炎症消失，或仅有少量的残留纤维化。

（二）脓液引流

　　是提高疗效的有效措施。痰液黏稠不易咳出者可用祛痰药，或雾化吸入生理盐水、祛痰药或支气管舒张剂以利痰液引流。身体状况较好者可采取体位引流排痰，引流的体位应使脓肿处于最高位，每日2～3次，每次10～15分钟。经纤维支气管镜冲洗及吸引也是引流的有效方法。

（三）手术治疗

　　肺脓肿需要重视口腔、上呼吸道慢性感染病灶的治疗。口腔和胸腹手术前应注意保持口腔清洁，手术中注意清除口腔和上呼吸道血块和分泌物，鼓励患者咳嗽，及时取出呼吸道异物，保持呼吸道引流通畅。昏迷患者更要注意口腔清洁，合并肺炎应及时使用抗菌药物治疗，以达到预防的目的。如经内科治疗迁延不愈，病程在3个月以上，肺部脓腔仍然存在，有手术指征者，可转外科处理。

 病案分析

　　患者，男，40岁，农民。左侧胸肋部胀痛一年多。一年前，患者咳嗽，咯血，血中带脓，其味腥臭，某医院确诊为"肺脓疡"，抗生素治疗后，肺脓疡治愈，但遗留左侧包裹性脓胸。反复抽脓液不愈而来诊。胸闷发憋，深吸气时有胀痛感，舌苔白厚腻，右脉滑。

中医诊断：肺痈（溃脓期）

西医诊断：包裹性脓胸

中医治法：排脓解毒

方　药：

生薏苡仁30g	冬瓜子25g	桔梗5g	金银花15g
连翘15g	南红花10g	桃仁10g	败酱草20g

干芦根 20g

2 剂，水煎服，每日 1 剂，分两次服

服药 2 剂后，咳嗽时吐出痰液增多，仍有臭味，胸闷减轻，舌苔变薄，脉象缓和。继以排脓解毒法治疗，患者吐出米粥样臭痰一碗，吐出后胸部豁然开朗，胸闷消失，病入恢复期，继予益气养阴法调治至痊愈。

病案点评：

患者中年男性，以咳嗽，咯血，血中带脓，其味腥臭，胸闷发憋，深吸气时有胀痛感为主要表现就诊，于外院明确诊断为"肺脓肿"，符合"肺痈"诊断。结合舌苔白厚腻，右脉滑，辨证属血败肉腐，脓痈溃破，病属溃脓期。故治疗以排脓解毒为主，方药选用千金苇茎汤加减为主。其中，桔梗、薏苡仁、冬瓜子，排脓散结化浊，金银花、连翘、芦根清泻肺热，败酱草清热解毒排脓，红花、桃仁化瘀消痈。二诊时症状稍有好转，但仍有腥臭味，提示余脓未尽，故加大排毒消肿之力，用皂角刺、白蒺藜以行气活血。三诊时，患者吐出脓和痰，胸部舒畅，病属肺痈恢复期，证属气阴两虚，故治疗以益气养阴为主，将四君子汤中人参改为西洋参加减共奏清养补肺之功。

【参考文献】

1. 周仲瑛，蔡淦. 中医内科学 ［M］. 北京：人民卫生出版社，2008：126.
2. 杨效华，崔启东. 周平安教授辨证治疗支气管扩张的经验 ［J］. 环球中医，2011，4（4）：299-300.
3. 周仲瑛. 周仲瑛临床经验辑要 ［M］. 北京：中国医药科技出版社，1998：20-21.
4. 陈灏珠，钟南山. 内科学 ［M］. 北京：人民卫生出版社，2013：60.

第七节　肺　痨

 培训目标

要求住院医师了解本病主要临床表现、发病机理，具备诊断及鉴别诊断能力，掌握中医分证论治，了解病证结合的诊疗思路。

问题导入

1. 肺痨的病机关键是什么？
2. 在治疗肺痨时应重视哪些方法的应用？
3. 治疗肺痨在辨证论治基础上需要加入哪些抗痨杀虫中药？

一、临床诊断

1. 临床表现以咳嗽、咯血、潮热、盗汗及身体逐渐消瘦为其主要临床特征。

2. 不典型者诸症可以不必俱见，初起仅有咳嗽、疲乏无力，身体逐渐消瘦，食欲不

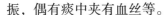

振，偶有痰中夹有血丝等。

3. 有与肺痨病人的长期密切接触史，或流动人口，居无定所者。

4. 患有其他传染性、慢性疾病的疾患。

5. 体征 病灶小而轻者，常无阳性体征，病灶稍大者，在病变发生的局部，可闻及湿性啰音。胸水形成或肺实变者，可有叩浊、叩实、呼吸音减弱、呼吸音消失、胸膜摩擦音等肺部体征。

具备以上临床表现，结合起病形式、诱因即可诊断肺痨。结合影像学检查（X 线胸片或胸部 CT），痰和肺泡灌洗液涂片或培养结核菌、血沉、结核菌素试验可明确诊断。CT 比普通 X 线胸片更早期、更清晰显示各型肺痨病变特点和性质，常用于对肺结核的诊断以及与其他胸部疾病（如少量胸腔积液、包裹积液、其他胸膜病变乃至胸壁、脊柱结核）的鉴别诊断。

二、病证鉴别

1. 肺痨需与虚劳相鉴别，见表 1-7-1。

表 1-7-1 肺痨与虚劳鉴别要点

	肺痨	虚劳
病位	肺，可累及脾、肾	五脏并重，以脾、肾为主
病性	阴虚为主	五脏虚损
病机	正气亏虚，痨虫侵肺	脏腑功能虚衰，气血阴阳亏损
主症	咳嗽，咯血	神疲体倦，心悸气短，面容憔悴，自汗盗汗，五心烦热或畏寒肢冷
兼症	潮热，盗汗，身体逐渐消瘦	五脏气血阴阳虚损症状
病种	独立性慢性传染疾患	多种慢性疾病虚损证候的总称
传染性	有传染性	无传染性

2. 肺痨需与肺痈相鉴别，见表 1-7-2。

表 1-7-2 肺痨、肺痈鉴别要点

	肺痨	肺痈
起病特点	慢性起病	急性起病
病机	正气亏虚，痨虫侵肺	热壅血瘀
主症	咳嗽、咯血	咳嗽，胸痛，发热
兼症	潮热、盗汗、身体逐渐消瘦	咳吐腥臭浊痰，甚则脓血相兼
发热	低热	高热
脉象	多细数	多浮数或滑数
病程	病程较长	病程较短
传染性	有传染性	无传染性

3. 肺痨需与肺癌相鉴别，见表1-7-3。

表1-7-3 肺痨、肺癌鉴别要点

	肺痨	肺癌
病机	正气亏虚，痨虫侵肺	气滞血瘀，痰结毒聚
主症	咳嗽、咯血	呛咳持续不愈，或反复咯血痰
兼症	潮热、盗汗	胸痛
年龄	各年龄段	好发于40岁以上
传染性	有传染性	无传染性
抗痨治疗	有效	无效

三、病机转化

肺痨的病位在肺，涉及脾、肾，重则传及五脏；病性以虚为主，阴虚为本。对于肺痨的致病因素，主要有两个方面，一为外受"痨虫"所染，邪乘虚而入，而致发病；一为正气亏虚，或先天禀赋不足，或为后天嗜欲无节，酒色过度、忧思劳倦、久病体衰时，正气亏耗，内伤体虚，气血不足，阴精耗损。其病变主要在肺，以肺阴虚为主。久则损及脾肾两脏，肺损及脾，以气阴两伤为主；肺肾两伤，元阴受损，则表现阴虚火旺之象；甚则由气虚而致阳虚，表现阴阳两虚之候。见图1-7-1。

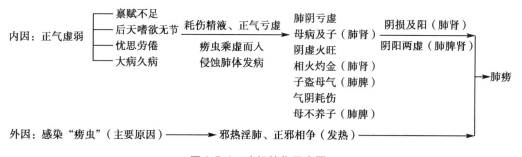

图1-7-1 病机转化示意图

四、辨证论治

（一）治则治法

治疗当以补虚培元和抗痨杀虫为原则。补虚培元重点在肺，兼顾脾肾，并注意脏腑整体关系。根据"阴虚"的病理特点，应以滋阴为主，火旺者兼以降火，如合并气虚、阳虚见证者，则当同时兼顾。杀虫主要是针对病因治疗。

（二）分证论治

肺痨见干咳，咳声短促，少痰，午后手足心热，口干咽燥，舌质红，苔薄白少津，脉细或兼数，为肺阴亏虚证；见呛咳气急，时时咯血，血色鲜红，午后骨蒸潮热，五心烦热，口渴，形体日益消瘦，舌质红绛而干，苔薄黄而剥，脉细数，为阴虚火旺证；见面色㿠白，咳嗽无力，气短声低，咳痰清稀色白，午后潮热，自汗或盗汗，纳少，神疲倦怠，便溏，舌边有齿痕，苔薄，脉细弱而数，为气阴耗伤证；见咳逆喘息，少气，咳痰色白有沫，或夹血丝，血色黯淡，潮热，自汗，盗汗，肢冷，形寒，男子遗精阳痿，女子经少、经闭，苔黄而剥，舌质光淡隐紫，少津，脉细而数，或虚大无力，为阴阳两虚证。肺痨的分证论治详见表1-7-4。

表1-7-4 肺痨分证论治简表

证候	治法	推荐方	常用加减
肺阴亏虚	滋阴润肺清热杀虫	月华丸	咳嗽频，痰少质黏者，加杏仁、贝母；痰中带血多者，加白及、仙鹤草
阴虚火旺	补益肺肾滋阴降火	百合固金汤合秦艽鳖甲散	热象明显者，加胡黄连、黄芩；若咳痰黄稠量多者，加桑白皮、鱼腥草
气阴耗伤	养阴润肺益气健脾	保真汤	咳嗽痰白者，加姜半夏、橘红；咳嗽痰稀量多者，加白前、紫菀；咯血色红量多者，加白及、地榆
阴阳两虚	滋阴补阳培元固本	补天大造丸	肾虚气逆喘息者，加冬虫夏草、蛤蚧；心悸者，加柏子仁、龙齿、丹参

（三）临证备要

重视"培土生金"，补脾助肺。肺阴亏损之证，在甘寒滋阴的同时，兼伍甘淡实脾之药，帮助滋阴药的运化吸收，以免纯阴滋腻碍脾。用药不宜香燥，方宗参苓白术散意，药如山药、白术、扁豆、莲肉、薏苡仁等。

治疗过程中避免过用燥热、苦寒、升散、克伐的方药，以免苦燥伤阴，寒凉败胃伤脾，升散克伐耗气伤阴，对本病治疗不利。

在辨证基础上配合抗痨杀虫药物。根据药理实验结果分析和临床验证，很多中草药有不同程度的抗痨杀菌作用，如百部、白及、黄连、大蒜、冬虫夏草、功劳叶、葎草等，均可在辨证的基础上结合辨病，适当选用。

（四）常见变证的治疗

1. 泄泻 一般应用培土生金法，方用如参苓白术散。如辨证为肾阳不足之五更泄者，当用四神丸。脾肾亏虚者二方合用之。

2. 遗精、月经不调 应用滋肾保肺法以滋化源，以大补元煎为主方，补益元气阴血。见阳痿遗精者，酌加煅龙骨、煅牡蛎、金樱子、芡实、莲须等固肾涩精；女子月经不调或经闭者，加入白芍、丹参、丹皮、益母草调其冲任。

（五）其他疗法

1. 中成药治疗

（1）抗痨胶囊：散瘀止血，祛痰止咳。适用于肺痨肺虚久咳，痰中带血。

（2）结核丸：滋阴降火，补肺止嗽。适用于肺痨阴虚火旺引起的潮热盗汗，咳痰咳血，胸胁闷痛，骨蒸痨嗽。

2. 针灸 根据对古医籍中针灸治疗肺痨的文献资料进行系统全面统计、归纳分析，结果表明治疗肺痨多取上背部、胸脘部和小腿阳明经穴以宣肺健脾抗痨；取小腹部任脉穴和下背部肾俞等穴以益肾抗痨。

五、名医经验

1. 朱良春　朱良春在张锡纯创"十全育金汤"的攻补兼施和张仲景治干血痨的"大黄䗪虫丸"之意的基础上创制了"保肺丸"、"地榆葎草汤"、"肺痨膏"内服外治，汤丸互补，数法联合，疗效显著。"保肺丸"配伍精当，用地鳖虫活血散瘀，穿透厚壁空洞，推陈致新，配合白及补肺泄热、敛肺止血、逐瘀生新、消肿生肌；首乌制用能滋补肝肾，李时珍谓其功在地黄，天门麦之上。紫河车大补气血，《本草经疏》谓其乃补阴阳两虚之药，有返本还元之功。性虽温而不燥，有疗诸虚百损之功能。百部杀虫而不耗气血，最有益于人，《滇南本草》谓能"润肺，治肺热咳嗽，消痰定喘，止虚痨咳嗽，杀虫"。

2. 费赞臣　肺痨的病性以虚为主，阴虚为本，费赞臣善用甘寒养阴，避用龟板、熟地等滋腻之品，根据病情灵活变化。肺喜清润，而脾脏喜温燥，在肺阴虚损、脾失健运、肺脾两虚时，费赞臣常于甘寒养阴之中配合适量的香燥醒脾和胃之品或甘温健脾药，可见其治肺痨，立法知常而达变。

肺痨与脾肾两脏关系密切。肺阴虚可发展为肾阴虚，阴虚则生内热，治则宗"壮水之主，以制阳光"，肾水足则肺阴得复；肺虚可累及脾虚，土不生金则肺金更虚。治则以培土生金，肺脾两顾，脾胃健则滋生有源，肺虚得复。《内经》说："有胃气则生，无胃气则死。"费赞臣治疗肺痨善养阴以维护胃气。他认为：肺痨前期保养胃阴是治疗肺痨的重要措施；肺痨后期急宜保养胃阴是取得疗效的关键。

费赞臣治肺痨，用甘寒养阴法而不碍脾运，投甘温补脾法而不损肺阴；慎用芩、连、柏等苦寒药，不滥用参、芪等补气药，避用附、桂大温大热之品，用药不过病所，顾全正气。立法制方和缓醇正，药能切病而收治效。

 知识拓展

肺结核的治疗原则：为早期、规律、全程、适量、联合五项原则，整个治疗化疗方案包括强化和巩固两个阶段。

1. 初治肺结核的治疗　有下列情况之一者定义为初治：①尚未开始抗结核治疗的患者；②正进行标准化疗方案用药而未满疗程的患者；③不规则化疗 <1 个月的患者。

初治方案：强化期 2 个月/巩固期 4 个月。药名前数字表示用药月数，药名右下方数字表示每周用药次数、不标数字表示每日用药。常用方案：2S（E）HRZ/4HR、2S（E）$HRZ/4H_3R_3$、$2S_3$（E_3）$H_3R_3Z_3/4H_3R_3$、2S（E）HRZ/4HRE。

2. 复治肺结核的治疗　有下列情况之一者定义为复治：①初治失败的患者；②规则用药满疗程后痰菌又复阳的患者；③不规则化疗 >1 个月的患者；④慢性排菌患者。

复治方案：强化期 3 个月/巩固期 5 个月。常用方案：2SHRZE/1HRZE/5HRE、$2SHRZE/1HRZE/5H_3R_3E_3$、$2S_3H_3R_3Z_3E_3/1H_3R_3Z_3E_3/5H_3R_3E_3$。

3. 耐多药肺结核的治疗　对至少包括异烟肼和利福平 ≥2 种药物产生耐药的肺结核病为耐多药肺结核（MDR-TB），必须有痰结核菌药敏试验结果才能确诊。化疗方案：主张采用每日用药，疗程延长至 21 个月为宜，推荐一线药物和二线药物混合应用，根据药敏结果确定方案。

病案分析

患者，男，48岁，技师，间断咳嗽4年，加重伴咯血2个月来诊。就诊时间：寒露前3天。

患者于4年前受凉后出现低热，下午明显，体温最高不超过38℃。咳嗽，咳少量白色黏痰，无咯血和胸痛，自认为感冒，服用各种抗感冒药和止咳药，无明显好转，体重逐渐下降，后拍摄胸部X线片诊为"浸润型肺结核"，口服利福平、雷米封3个月，症状逐渐减轻，遂自行停药，此后一直咳嗽，少量白痰，未再复查胸部X片。2个月前劳累后咳嗽加重，少量咯血，低热、盗汗、胸闷、乏力，为寻求中医治疗而来就诊。病后进食少，二便正常，睡眠稍差。

现症：咳嗽无力，气短声低，音哑喉痛，食欲不振，午后潮热，腹痛便溏，日渐消瘦。舌红，舌边有齿痕，苔薄，脉象细弱而数。

既往史无明确记载，无药物过敏史。平时不吸烟，有结核接触史。

查体：T 37.8℃　P 86次/分　R 20次/分　BP 120/80mmHg。

一般状况无明显异常，无皮疹，浅表淋巴结无肿大，巩膜无黄染，咽（－）、气管居中。右上肺叩诊稍浊，语颤稍增强，可闻及支气管肺泡呼吸音和少量湿性啰音，心腹检查未见异常。

实验室检查：WBC 9.0×10^9/L，N 68%，L 32%，Hb130g/L，PLT 138×10^9/L，ESR 35mm/h；尿常规（－），粪便常规（－），PPD试验强阳性。

中医诊断：肺痨（气阴耗伤证）

西医诊断：肺结核（浸润型）

中医治法：养阴清肺，益气健脾

方　　药：保真汤加减

党　参10g	黄　芪15g	太子参15g	白　术15g
天　冬10g	生　地15g	熟　地15g	炙甘草10g
当　归10g	黄　柏10g	知　母10g	地骨皮10g
扁　豆10g	薏苡仁10g		

7剂，水煎服取汁400ml，分3次口服，每天2次口服

上方加减治疗1个月，咳嗽、气短、音哑、潮热症状消失，饮食量增加，大便正常。改用丸剂口服巩固疗效。

病案点评：

本病案患者为中年男性，有肺结核接触史，发病后出现咳嗽、咳痰，经拍摄胸部X线片诊断为"浸润型肺结核"，发病后未常规足够疗程治疗，未达到完全治愈而自行停药导致疾病迁延日久不愈。久病患者多为虚证，耗伤气血，出现气血不足，脾失健运的症状，外加过度劳累耗气伤血，遂发病。出现了典型的肺痨症状：咳嗽、咯血、潮热、盗汗、五心烦热等，就诊时主要以咳嗽无力，气短声低，音哑喉痛，食欲不振，午后潮热，腹痛便溏，日渐消瘦等症状为主，说明肺气亏耗较为严重，以致咳嗽无力，气短声低，肺气不足，无以宣发和肃降，肺气不清，音哑喉痛，脾为后天之本，久病致使脾气虚弱而影响食欲，且舌边有齿痕，气虚日久，虚热内生，热则灼伤阴液，而见舌红、脉细弱的气阴两虚症状。治疗以养阴清肺，益气健脾逐渐收效。

（病案来源于长春中医药大学附属医院门诊）

【参考文献】

1. 郭尧杰，顾杰，刘立公. 瘰疬的古代针灸治疗特点分析 [J]. 中国针灸，2005，25（2）：135-136.
2. 陆孝夫. 著名老中医费赞臣治疗肺痨的经验 [J]. 上海中医药杂志，1982，(5)：19-21.

第八节　肺　胀

 培训目标

　　要求住院医师掌握肺胀临床诊断、病机转化及中医分证论治方法；熟悉肺胀病证结合的诊疗思路；能够根据疾病分期和证候演变规律制订治疗方案。

问题导入

　　1. 肺胀的临床诊断、病机转化如何？
　　2. 肺胀如何辨证治疗？

一、临床诊断

　　1. 典型临床表现为喘息气促、咳嗽、咯痰、胸部膨满、憋闷如塞等。
　　2. 病程缠绵，时轻时重，病久可见面色、唇甲青紫，心悸，脘腹胀满，肢体浮肿，胸水，腹水，甚至喘脱等危重证候。严重者可见昏迷、抽搐或出血等症。
　　3. 有慢性肺系疾患病史及反复发作史。常有诱发因素，如外感、过劳、郁怒等。
　　肺部体格检查、胸部 X 线或 CT、肺功能、心电图、超声心动图、血气分析等有助于诊断。

二、病证鉴别

　　肺胀需与哮病、喘证相鉴别（表1-8-1）。

表 1-8-1　肺胀与哮病、喘证鉴别要点

	肺胀	哮病	喘证
起病特点	多种慢性肺系疾病反复发作，迁延不愈，因外感诱发	常由气候突变，饮食不当，情志失调，劳累等诱发，间歇发作，突然起病，迅速缓解	多有慢性咳嗽，哮病，肺痨，心悸等病史，每遇外感及劳累而诱发
基本病机	肺脾肾三脏虚损，痰瘀阻结，气道不畅，肺气壅滞，肺叶胀满，不能敛降	宿痰伏肺，遇诱因引触，痰阻气道，气道挛急，肺失宣降，肺气上逆	肺失宣降，肺气上逆，或肺肾出纳失常而致肺气壅塞

续表

	肺胀	哮病	喘证
主症	喘息气促，咳嗽，咯痰，胸部膨满，憋闷如塞，或唇甲紫绀，心悸浮肿	喉中哮鸣有声，轻度咳嗽或不咳	呼吸困难，甚至张口抬肩、鼻翼扇动、不能平卧
体征	肺气肿体征，肺部哮鸣音或痰鸣音及湿啰音	肺部听诊可闻及哮鸣音，或伴有湿啰音	两肺可闻及干湿性啰音

三、病 机 转 化

久病肺虚是肺胀主要病因，也是发病的基础。感受外邪诱使本病发作，病情日益加重。病变首先在肺，继则影响脾、肾，后期病及于心。病理因素主要为痰浊、水饮与血瘀互为影响，兼见同病。但一般早期以痰浊为主，渐而痰瘀并见，终致痰浊、血瘀、水饮错杂为患。病理性质多属标实本虚，但有偏实、偏虚的不同，且多以标实为急。外感诱发时则偏于邪实，平时偏于本虚。病机转化见图1-8-1。

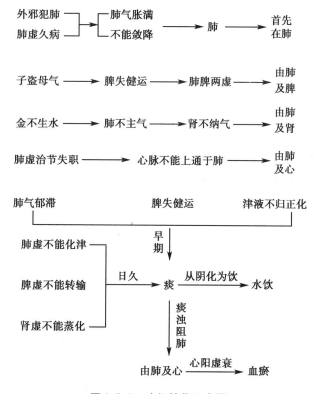

图1-8-1　病机转化示意图

四、辨 证 论 治

（一）治则治法

治疗当根据感邪时偏于标实，平时偏于本虚的不同，选用扶正与祛邪的不同治则。标实者，根据病邪的性质，分别采取祛邪宣肺（辛温、辛凉），降气化痰（温化、清化），温阳利水（通阳、淡渗），活血祛瘀，甚或开窍、息风、止血等法，或酌情数法兼用。本虚者，当以补养心肺、益肾健脾为主，或气阴兼调，或阴阳兼顾。正气欲脱时则应扶正固脱，救阴回阳。虚实夹杂者，应扶正与祛邪共施，根据标本缓急，扶正与祛邪当有所侧重。

（二）分证论治

外寒里饮证以咳逆喘满不得卧，气短气急，咯痰白稀量多，呈泡沫状，舌苔白滑，脉浮紧为特征；痰浊阻肺证以胸满，咳嗽痰多，色白黏腻或呈泡沫，短气喘息，舌质淡或淡胖，苔薄腻或浊腻，脉滑为特征；痰热郁肺证以咳逆喘息气粗，胸满，咯痰黄或白，黏稠难咯，舌红，苔黄腻，脉滑数为特征；痰蒙神窍证以神志恍惚，谵妄，烦躁不安，嗜睡，甚则昏迷，苔白腻或黄腻，舌质黯红或淡黄，脉细滑数为特征；肺肾气虚证以呼吸浅短难续，声低气怯，甚则张口抬肩，倚息不能平卧，咳嗽，痰白如沫，胸闷心慌，舌淡或黯紫，脉沉细数无力，或有结代为特征；阳虚水泛证以喘咳不能平卧，咯痰清稀，胸满气憋，苔白滑，舌胖质黯，脉沉细为特征。分证论治见表1-8-2。

表1-8-2　肺胀分证论治简表

证候	治法	推荐方	常用加减
外寒里饮	温肺散寒化饮降逆	小青龙汤	表寒不著，用射干麻黄汤；饮郁化热，用小青龙加石膏汤
痰浊阻肺	燥湿化痰降逆平喘	苏子降气汤合三子养亲汤	胸满，气喘难平，加葶苈子；兼见面唇晦黯、舌质紫黯、舌下青筋显露、舌苔浊腻者，加用丹参、地龙、红花
痰热郁肺	清肺化痰降逆平喘	越婢加半夏汤	痰热内盛，加鱼腥草、桑白皮、海蛤粉；喉中痰鸣，喘息不得平卧者，加射干、葶苈子
痰蒙神窍	涤痰开窍熄风	涤痰汤	痰浊蒙窍，加至宝丹；痰热闭窍，加安宫牛黄丸；伴肝风内动，加紫雪丹、钩藤、全蝎、羚羊角粉
肺肾气虚	补肺纳肾降气平喘	补肺汤合参蛤散	喘逆甚，加灵磁石、沉香、紫石英；阴伤低热，加麦冬、玉竹、生地黄、知母；心动悸，脉结、代，可合用炙甘草汤
阳虚水泛	温肾健脾化饮利水	真武汤合五苓散	血瘀甚，发绀明显者，加泽兰、红花、丹参、赤芍、益母草；心悸喘满，倚息不得卧者，加沉香、椒目

（三）临证备要

祛瘀是肺胀的重要治法，痰瘀互结是肺胀的基本病理，临床各种实证、虚证的不同证候都存在瘀血病理，在本病的治疗中，合理地使用活血化瘀法对提高本病的临床疗效具有重要意义。

温阳利水适可而止，温阳利水是阳虚水泛证的首要治法，但利水要适度，过度利水则有损伤正气之虞，利水之后应以补益肺肾为主。

痰蒙神窍紧急开闭防脱，临证常用的"三宝"是本证的常用药物，开闭应及早进行，但要顾及正气，如正气虚弱明显，则不能一味开窍，可于汤药中加人参或加服独参汤防止外脱。

（四）常见变证的治疗

1. 抽搐 肝火夹痰上扰，气逆痰升，肝风内动则发生肢颤、抽搐，可用紫雪丹，加用钩藤、全蝎、羚羊角粉凉肝开窍息风。

2. 昏迷 由于痰浊、水饮、瘀血内阻，肺、脾、肾虚弱，脏腑功能失调，机体防御功能低下，故易复感外邪，诱使病情发作和加剧。正虚感邪，痰浊或痰热蒙蔽心窍，心神失主，则意识朦胧、嗜睡甚至昏迷，可用至宝丹芳香辟秽、安宫牛黄丸清热解毒，清心开窍。

3. 血证 热迫血行，则动血而致出血，配水牛角、生地黄、牡丹皮、紫珠草，或合用犀角地黄汤清热凉血止血。

4. 喘脱 病情进一步发展可出现气喘加重、肢冷、汗出、脉微弱等元阳欲脱现象，应急用参附汤加沉香、紫石英、五味子等送服参蛤散补气纳肾，回阳固脱。

（五）其他疗法

1. 中成药

（1）痰热清注射液：清热、化痰、解毒。适用于肺胀痰热郁肺证。

（2）参附注射液：回阳救逆，益气固脱。适用于肺胀之喘脱证。

（3）金匮肾气丸：温补肾阳，化气行水。适用于肺胀肺肾气虚证。

（4）金水宝胶囊：补益肺肾、秘精益气。适用于肺胀肺肾两虚证。

2. 穴位贴敷 由白芥子、延胡索、甘遂、细辛等磨成粉，姜汁调敷。选取膻中、肺俞、脾俞、肾俞、膏肓，或辨证选穴。穴位贴敷夏至和冬至每 10 天一次，共 6 次，视病人皮肤敏感性和反应情况对贴敷次数进行调整。

3. 益肺灸（督灸） 是在督脉的脊柱段上施以隔药灸来治疗疾病的特色疗法，汇集督脉、益肺灸粉、生姜泥和艾灸的治疗作用；每月 1 ~ 2 次，3 ~ 6 次为一疗程。

4. 拔罐疗法 选择背部太阳经及肺经，辨证取穴，运用闪罐、走罐、留罐等多种手法进行治疗，每周 2 次。

5. 穴位注射 可选曲池穴、足三里、尺泽、丰隆穴，或者辨证取穴注射卡介菌多糖核酸注射液，每穴 0.5ml，3 日 1 次，7 次为 1 疗程。

6. 穴位埋线法 根据不同证候辨证选穴，15 日 1 次，3 次为 1 疗程。

7. 针灸 根据不同证候选择热敏灸、雷火灸等，辨证取穴或循经取穴，如肺脾气虚证配气海、丰隆，肺肾气虚证配太溪等。

8. 其他中医特色疗法 根据病情可选择中药离子导入、电针疗法、沐足疗法、砭石疗法、经络刺激疗法等。经络刺激法可选用数码经络导平治疗仪、针刺手法针治疗仪等设备。

9. 冬令膏方 辨证选用不同的补益方药。

10. 肺康复训练 采用肺康复训练技术，如呼吸操、缩唇呼吸、肢体锻炼等，或选用中医传统气功、导引等方法进行训练。

五、名 医 经 验

1. 周仲瑛 治疗慢性肺源性心脏病，以病位为中心分为六型论治，分别为肺病及心、痰瘀阻碍肺气；虚体受感、邪实正虚错杂；上盛下虚、肺肾出纳失常；浊邪害清、痰瘀蒙蔽神机；三阴交病、水饮泛溢肌表；肺气耗散、心肾衰竭致脱。

2. 洪广祥　认为本虚标实、虚实夹杂是慢阻肺证候的基本特点。急性加重期或症状稳定期，虚中夹实或实中夹虚的证候表现全程都可兼见。急性加重期多为外感风寒引动痰瘀宿根，呈现外寒内饮为主或痰热郁肺的证候，但始终伴随虚象，如神疲体倦、气短汗出、怯寒肢冷、食欲不振。加重期间极易反复感冒，出现虚弱脉与邪实脉并存等，此时治疗原则，应根据"急则治其标"和"祛邪以安正"的治则；稳定期认为多呈现气阳虚弱和痰瘀伏肺为主的证候，其治法应突出温散肺寒、宣肺泄热、益气温阳、祛痰行瘀。

 知识拓展

肺胀在临床上主要有喘息气促、咳嗽、咯痰、胸部膨满、憋闷如塞等表现，可见于慢性阻塞性肺疾病（慢阻肺）、肺源性心脏病、肺气肿、支气管扩张等。其中，慢阻肺的诊断及综合评估方法如下。

1. 诊断　慢阻肺的诊断应根据临床表现、危险因素接触史、体征及实验室检查等资料，综合分析确定。任何有呼吸困难、慢性咳嗽或咳痰，且有暴露于危险因素病史的患者，临床上需要考虑慢阻肺的诊断。诊断慢阻肺需要进行肺功能检查，吸入支气管舒张剂后 $FEV_1/FVC < 70\%$，即明确存在持续的气流受限，除外其他疾病后可确诊为慢阻肺。

2. 综合评估　目的是确定疾病的严重程度，包括气流受限的严重程度，患者的健康状况和未来急性加重的风险程度，最终目的是指导治疗。

（1）症状评估：采用改良版英国医学研究委员会呼吸问卷（mMRC）对呼吸困难严重程度进行评估，或采用慢阻肺患者自我评估测试（CAT）问卷进行评估。

（2）肺功能评估：应用气流受限的程度进行肺功能评估，即以 FEV_1 占预计值% 为分级标准。慢阻肺患者气流受限的肺功能分级分为 4 级。

（3）急性加重风险评估：上一年发生 >2 次急性加重史者，或上一年因急性加重住院 1 次，预示以后频繁发生急性加重的风险大。

 病案分析

患者，女，54 岁。立冬初诊。患者于 11 年前开始每于冬季气候寒冷时发生咳嗽，咳痰量多，气喘，每年发病少则持续 1 月，多则 2～3 月，经中、西医治疗，或气候转暖方可缓解，5 年前曾诊断为慢性喘息型支气管炎、肺气肿，近 3 日症状明显加重。1 周前复因受凉感冒后开始咳嗽，咳痰，痰多清稀，胸部憋闷，颜面及肢体浮肿，下肢欠温，小便不利。前医用"苏子降气汤"，咳痰气喘未见减轻。

既往史：无其他疾病史。

体检：面色晦黯，胸廓呈桶状，前后径增加，肋间隙增宽，双肺听诊呼吸音减弱，双肺底可闻及细湿啰音，双下肢凹陷性水肿。舌苔黑润，脉象沉细。

实验室检查；胸部正位片示：两肺透亮度增高，横膈下降，心影呈狭长垂直型。血常规：白细胞 $8.6 \times 10^9/L$，中性粒细胞 $8.1 \times 10^9/L$，淋巴细胞 $0.19 \times 10^9/L$，血红蛋白 155g/L，红细胞 $5.6 \times 10^{12}/L$。

中医诊断：肺胀（肾虚水泛证）

西医诊断：慢性肺源性心脏病急性加重期

中医治法：温阳利水，潜镇纳气

方　　药：

黑锡丹 6 克（吞服）

熟地黄 15g	淮山药 12g	丹皮 6g	山萸肉 9g
云茯苓 12g	建泽泻 9g	明附片 9g	肉桂面 3g[(冲服)]

5 剂，水煎服，每日 1 剂，分两次服

服药 5 剂，痰喘大减，下肢转温，舌上黑苔已去。继用金匮肾气丸（成药），每服 30 克，每日三次，连服十多天，小便通利，浮肿亦消。

病案点评：

本病案患者有慢性肺系病史 10 余年，以咳嗽、咳痰、气喘、胸闷憋气、浮肿为主症，故诊断为肺胀。虽有浮肿，但病变主要在肺，并伴咳、痰、喘等肺系症状，而并非以颜面及下肢浮肿为主，故不属水肿病范围。患者久病咳喘，肺体受伤，不能治理调节心血的运行，母病及子，病及于肾，心肾阳气受损，水失温化，停于体内，故咳嗽气喘痰多，同时伴见下肢浮肿、按之没指、陷而不起、小便不利、下肢欠温；心阳不振，无力鼓动心血运行，致心血瘀阻，故见面色晦黯；舌苔黑润，脉象沉细亦为阳虚水饮内停之象。综观症、舌、脉，本病属本虚标实之候，其标在肺，其本在肾，并累及于心。前医见痰喘，径用苏子降气汤，气不降而病加重，是重在治标而治本不够之故。"肾气盛则水归于肾，肾气虚则水散于皮"，"肺主出气，肾主纳气"，故本病辨证为肾虚水泛、气不摄纳。治以温阳利水、潜镇纳气，方用金匮肾气丸。同时注意预防出现抽搐，血证，昏迷及喘脱等危候。

【参考文献】

1. 医学会呼吸病学分会慢性阻塞性肺疾病学组. 2013 慢性阻塞性肺疾病诊治指南［J］. 中国医学前沿杂志，2014，6（2）：67-79.
2. 周仲瑛. 周仲瑛临床经验辑要［M］. 北京：中国医药科技出版社，2003.
3. 洪广祥. 慢性阻塞性肺疾病的辨证施治［J］. 中华中医药杂志，2007，22（7）：454-456.
4. 陈湘君，张伯礼. 中医内科学（案例版）［M］. 北京：科学出版社，2007.

第九节　肺　痿

 培训目标

要求住院医师掌握肺痿的临床诊断和中医分证论治；了解肺痿病证结合的诊疗思路；具备肺痿变证的中医救治能力。

1. 肺痿的概念是什么？
2. 肺痿如何辨证治疗？
3. 肺痿的变证中医如何救治？

一、临床诊断

1. 以咳吐浊唾涎沫为主症。唾呈细沫稠黏，或白如雪，或带血丝，咳嗽，或不咳，气短，或动则气喘。虚热者痰黏稠易咯血，虚冷者痰清稀多见。

2. 有内伤久咳，痰热、肺痨、肺痈久嗽，冷哮久延等病史。

胸部 X 线片、肺功能、血气分析、高分辨率 CT（HRCT）、支气管肺泡灌洗、肺组织病理学检查有助于诊断。

二、病证鉴别

肺痿需与肺痈、肺痨相鉴别，见表1-9-1。

表1-9-1　肺痿与肺痈、肺痨鉴别要点

	肺痿	肺痨	肺痈
起病特点	肺部多种慢性疾病长期不愈致肺叶痿弱不用，发病缓，病程长	具有传染性，后期出现干咳，咳吐涎沫等症者，已转属肺痿之候	肺经痰热素盛或正气内虚的基础上，外感风热毒邪，发病急，病程短
基本病机	肺虚，津气失于濡养致肺叶痿弱不用	正气不足，感染痨虫，痨虫蚀肺，肺体受损，肺阴耗伤	风热毒邪壅滞于肺，热壅血瘀，血败肉腐，肺叶生疮
主症	咳吐浊唾涎沫	咳嗽、咯血、潮热、盗汗，形体逐渐消瘦	咳则胸痛，咳吐腥臭脓血痰
体征	肺部可闻及 Velcro 啰音	听诊时呼吸音减低，或为支气管肺泡呼吸音，锁骨上下、肩胛间区多见	肺部可闻及湿性啰音

三、病机转化

本病病位在肺，但与脾、胃、肾等脏密切相关。由于久病热灼伤肺，或误治津伤，致肺津大伤，肺失濡养，肺叶渐痿不用，变生涎沫；或久病肺脏虚损，肺气日耗，渐而伤阳，肺中虚冷，气不化津，以致肺叶枯萎。病机转化见图1-9-1。

四、辨证论治

（一）治则治法

治疗总以补肺生津为原则。虚热者以生津清热，虚寒者以温肺益气。治疗应时时注意

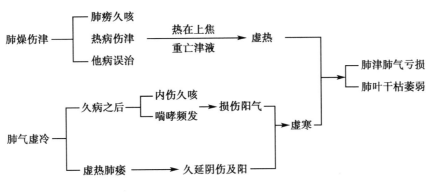

图 1-9-1 病机转化示意图

保护津液，重视调理脾肾。

（二）分证论治

本病应辨虚寒虚热。虚热证易火逆上气，常伴咳逆喘息；虚寒证为肺中虚冷，上不制下，小便频数或遗尿。虚热肺痿日久，阴损及阳，可见气阴两虚，或出现寒热夹杂现象。虚热证以咳吐浊唾涎沫，质较黏稠，或咳痰带血，咳声不扬，甚则音嘎，气急喘促，口渴咽燥，午后潮热，形体消瘦，皮毛干枯，舌红而干，脉虚数为特征；虚寒证以咯吐涎沫，清稀量多，不渴，短气不足以息，头眩，神疲乏力，食少，形寒，小便数，或遗尿。舌质淡，脉虚弱为特征。分证论治见表1-9-2。

表 1-9-2 肺痿分证论治简表

证候	治法	推荐方	常用加减
虚热证	滋阴清热润肺生津	麦门冬汤合清燥救肺汤	津伤甚，加沙参；潮热，加银柴胡、地骨皮；火盛出现虚烦、呛咳、呕逆，去大枣，加竹茹、竹叶
虚寒证	温肺益气	甘草干姜汤	肺虚唾沫多而尿频，加煨益智仁；肾虚不能纳气，喘息短气，加钟乳石、五味子

（三）临证备要

临证重视调补脾胃。脾胃为后天之本，肺金之母，培土有助于生金。阴虚者宜补胃津以润燥，使胃津能上输以养肺；气虚者宜补脾气以温养肺体，使脾能转输精气以上承。肾为气之根，司摄纳，补肾可以助肺纳气。

早期忌用升散辛燥温热之品，以免助火伤津；亦忌苦寒滋腻，慎用祛痰峻剂，宜缓图取效。

有瘀血征象者，应使用活血化瘀法，但禁用破血之品。

（四）常见变证的治疗

本病复感外邪，易变证蜂起，出现呼吸窘迫、喘脱，甚则阴阳离决而亡。治疗当扶阳固脱、镇摄肾气，可用参附汤加紫石英、灵磁石、沉香、蛤蚧等。若出现呼吸微弱，间断难续，或叹气样呼吸，汗出如洗，烦躁内热，口干颧红，舌红无苔，脉细微而数，或散或芤，汗出如洗不敛，四肢厥冷等阴竭阳脱者。治疗当益气救阴、回阳防脱，可用生脉散合参附汤，加山萸肉、肉桂等。并可用参附注射液、生脉注射液等静脉推注、滴注救急。

（五）其他疗法

1. 中药穴位贴敷 平衡阴阳、调护表里。适用于易感冒、咳嗽频繁的患者。推荐穴位：肺俞、膏肓俞、膈俞、天突等。

2. 艾灸疗法　温通经络、行气活血。适用于阳气不足，阴寒内盛的患者。推荐穴位：肺俞、膏肓俞、大椎、足三里、气海等。

3. 中药沐足　行气活血、温阳通络。适合于四末青紫，瘀血较重的患者。

4. 拔火罐　祛湿逐寒、消瘀散结。适用于阳气不足，阴寒内盛的患者。主要选择背部太阳经及肺经循行路线运用闪罐、走罐、留罐等多种手法治疗。

五、名医经验

1. 朱良春　认为肺痿咳嗽虽不止于肺而不离于肺，总归于邪客于肺所致。尽管病情虚实夹杂，但始终从痰瘀论治。"咳嗽总有痰作祟"，"久病必瘀"，痰浊恋肺，气机失调，瘀血阻络，肺络失和，痰瘀搏结，肺失清肃，故治疗上以肃肺祛痰、活血通络为主。用药特色有二：一是每方必用穿山龙。他认为穿山龙既能化痰又能通络，既有肾上腺皮质激素样的作用却无激素样的副反应。配合鬼箭羽的活血化瘀，咳痰气短等症状能明显得到缓解。二是擅用虫类药。在治疗这类疾病的处方中蝉蜕、僵蚕、水蛭、地龙以及全蝎、蜈蚣、蜂房、土鳖虫等使用的频率较多。他认为这些药物既是祛邪药又是具有一定增强体质的补药，其祛风化瘀、钻透剔邪、开瘀散结的作用，不仅能松弛气道，舒展肺络，改善循环，促进炎症的吸收，而且还含有蛋白质、微量元素等丰富的营养物质，起到了寓攻、寓补、攻补兼施的作用，非一般植物药物所能及。

2. 吴银根　认为本病为痰瘀阻络，凶险恶疾，非烈药而效难达。对于阻痹肺络之瘀血，非三棱、莪术等破血之品不能为功，其中三棱化瘀之力优于莪术，而理气之力莪术优于三棱，两者相伍，理气化瘀，破血消坚，对瘀血内阻之患，疗效卓著。久病宜搜剔络邪，故用蜈蚣、全蝎、蟾皮等虫类药物窜通经络，搜剔络邪，从而达到"血无凝着，气可宣通"的目的。络虚最宜通补，方中黄芪、党参、生地、女贞子、首乌益气养阴，补肾填精。络痹唯宜辛通，辛能行气破血逐痰，方中生半夏与生南星两者均辛温，有毒。生半夏消痰散结，生南星专走经络，善祛风痰，两者生用其效更宏。野荞麦根、重楼、知母等清热解毒，其中重楼苦，微寒，有小毒。清热解毒，凉肝泻火。紫菀、款冬花、胡颓叶、黄荆子止咳平喘。

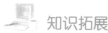 知识拓展

2011 年版特发性肺纤维化（IPF）指南对治疗 IPF 的药物均有详尽介绍，对充分知情同意、有强烈药物治疗意愿的典型 IPF 患者，可以从弱不推荐使用药物中选择，见表 1-9-3。针对每一具体 IPF 患者应积极地选择合适的支持及姑息治疗，通过氧疗、肺康复治疗等改善患者生活质量。需要关注 IPF 急性加重、胃食管反流、睡眠呼吸障碍、肺动脉高压、冠心病等常见并发症的评价和处理。

表 1-9-3　IPF 的循证治疗推荐

（1）强烈推荐
①长期氧疗（静息状态下有低氧血症的患者）
②肺移植（适合的患者）
（2）弱推荐

续表

①糖皮质激素治疗急性加重的患者

②处理无症状胃食管反流

③肺康复治疗

（3）强烈不推荐

①单用糖皮质激素

②秋水仙碱

③环孢素 A

④糖皮质激素联合应用免疫抑制剂

⑤γ 干扰素（IFN-γ）

⑥波生坦（Bosentan）

⑦依那西普（Etanercept）

（4）弱不推荐

①糖皮质激素 + N-乙酰半胱氨酸 + 硫唑嘌呤

②单用 N-乙酰半胱氨酸

③抗凝药物

④吡非尼酮

⑤肺动脉高压（IPF 引起）

⑥机械通气（IPF 引起的呼吸衰竭）

 病案分析

　　患者，女，37 岁。春分初诊。因"咳嗽 5 月，伴发热、咯痰、气短 5 天。"入院。

　　现病史：患者于 5 个月前开始咳嗽，以干咳为主，曾到西医综合性医院就诊，诊断"肺间质纤维化"，口服"强的松"治疗，病情经常反复。近 5 天出现发热，微恶寒，咳嗽，咯吐黏稠痰，口干，胸痛不甚，心悸，头晕。曾服发汗药治疗，未见效。

　　查体：体温 39℃，神志清楚，呈急性病容。发育营养欠佳，形体消瘦，皮肤干燥，面色晦滞。左右胸廓对称。听诊：两下肺呼吸音减弱，可闻及 Velcro 啰音，舌红少津，脉细数。

　　实验室检查：白细胞 14.9×10^9/L，中性 84%，淋巴 15%。胸部 CT：双肺下部有网状模糊结节状阴影，边缘不清。

　　中医诊断：肺痿（虚热证）

　　西医诊断：特发性肺间质纤维化

　　中医治法：滋阴清热，润肺生津，佐以宣肺化痰

　　方　　药：

太子参 15g	甘草 6g	大枣 3 枚	山药 20g
桑叶 10g	石膏 15g(先煎)	阿胶 10g(烊化)	麦冬 10g
胡麻仁 10g	杏仁 10g	枇杷叶 10g	半夏 10g
天麻 10g			

7 剂，水煎服，每日 1 剂，分两次服

服药 7 天后患者咳嗽，咯吐黏稠痰，口干好转，守上方。

病案点评:

本病案患者有慢性咳嗽病史,久病体虚,以咳嗽、咳痰、发热、微恶寒、形体消瘦、皮肤干燥,面色晦滞为主症,故诊断为肺痿,病变主要在肺。患者久病肺阴不足,虚热灼津成痰,故咯痰黏稠;燥热伤肺,津失上承,故口干;阴血枯竭,外不能充身泽毛,故形体消瘦,皮肤干燥,发热;阴虚及阳,故微恶寒;心肾阴虚,见心悸,头晕。舌红少津,脉细数为肺阴不足,阴虚火旺之征。治以滋阴清热,润肺生津,佐以宣肺化痰,方用麦门冬汤合清燥救肺汤。

【参考文献】

1. 蔡后荣. 2011 年特发性肺纤维化诊断和治疗循证新指南解读 [J]. 中国呼吸与危重监护杂志,2011,10 (4):313-316.
2. 薛梅红. 朱良春治疗间质性肺炎经验 [J]. 中医杂志,2006,47 (7):493.
3. 石克华,熊必丹,吴银根. 吴银根辨治间质性肺疾病验案分析 [J]. 辽宁中医杂志,2013,40 (3):551-552.

第二章

心系病证

第一节 概　论

　　心系疾病的病因多与饮食不节，情志不调，劳逸失度，外邪入侵，禀赋异常有关。随着社会生产力提高，生活水平提高，心理竞争压力增大，疾病谱与病因病机发生了明显变化。比如过于安逸，久坐不动；饮食过量，而不是营养不足；情志应激、紧张等，加之抗生素广泛使用，使得以往发病率比较高的心痹（风湿性心脏病）逐年减少，而胸痹心痛（冠心病）发病增加。各种致病因素和心系疾病增加导致心衰病、心悸等病增加是必然结果。心主神明，不寐病属心所主，可以是独立疾病，也可以见于心系疾病的伴随症状。心主血脉，是指心气推动和调控心脏的搏动和脉管的舒缩，使脉道通利，血液通畅。心、脉、血三者密切相连，五脏相关。在各种病因（外因、内因）作用下，产生标实的病邪如瘀血、痰浊、气滞、寒凝、热壅、外邪入侵，或（和）心之气血阴阳亏虚、脏腑功能失调，促成了心系疾病的发生。其基本病理是心血瘀阻。心属火，阳中之阳。心血遇寒邪则凝结于心脉，遇热邪则煎熬于心脉。心之阳气衰微，则阴寒之邪（痰浊、水饮、寒邪）痹阻心脉。至于五脏相关，比如心气虚，或肝气郁结，则脉道涩滞，心脉瘀阻；脾胃气虚，痰浊内生，痹阻心脉；肾水不济心火，则心火亢盛；肺气胀满，不能相傅治节，痰蒙心窍，心血瘀阻。心系疾病有急慢之分，可以呈急性起病，也可以慢性起病，或慢性过程中突然加重，或者恶化。心系疾病有顺逆之分，症状轻微、发作短暂，服药易于改善，为顺；突发则神志淡漠、或不清或烦躁、喘促不得平卧、冷汗淋漓、四肢厥逆，脉微欲绝，为逆，顷刻之间可致死。真心痛一证，现代中西医结合救治，已经明显降低了死亡率。心系疾病"火性上炎"的特点，也有心脑并病。中医心系疾病相当于西医学心血管系统疾病和部分神经内科、精神科疾病。

一、四诊枢要

（一）望诊

望神、色、形态、舌，以推测心系病证的证候。

1. 望神　要区分得神、失神和假神。神气不足，多为虚证表现。神疲，健忘，动作迟缓，嗜睡，多属心脾两亏、肾阳不足。神志异常可以有嗜睡，淡漠，昏仆，昏迷，疯狂怒骂、喃喃自语表现，病因各异。涉及神志改变，多为急、危重、疑难之候，当谨慎鉴别分析病因。

2. 望色　区分常色与病色，牢记五色主病。面色青灰，口唇青紫，多属心阳不振、心血瘀阻。面唇紫绀，胸痛而汗出，要结合舌象苔象，舌红苔黄厚者，属热瘀证；舌淡苔薄白者，属寒瘀证。突然苍白、伴冷汗淋漓，多为阳气暴脱。颧紫黯色，多为心痹。心病额面见黑色，多为逆证。面目红赤，多为肝阳上亢，或阴虚阳亢。

3. 望形态　胖而能食，脾虚有痰。瘦削者，多为阴虚。劳则气喘，多为气虚血瘀。喘不得平卧，多为阳气虚兼血瘀，或水饮凌心。颈脉动甚，或卧则颈脉怒张，多为心阳虚衰，水气凌心。

4. 望舌　舌红，多为心火、热盛。舌红绛，属热壅、火毒。舌青紫，多为瘀血。舌淡胖齿印，多为脾虚。舌下络脉青紫曲张，为气滞血瘀。苔黄厚腻或黄厚干，一律责之痰热。无苔，主热病伤阴，或气阴亏耗，或胃气将绝。

（二）问诊

除了问诊规定的一般内容，要重点抓住主要症状性质、特点（有时包括部位）以及持续的时间。围绕主诉询问起病时情况，有无诱因与病因，发病经过包含诊疗经过，用药情况。除主要症状及伴随症状，结合中医"十问歌"，进行系统症状问诊，问诊包括有鉴别诊断意义的阳性症状和阴性症状，包括对中医证候鉴别分析的问诊。如发作性胸痛，考虑"厥心痛"，问诊要点包括胸痛的部位、性质特点、发作持续时间，诱发因素和缓解方式，还要对可能引起胸痛，胸脘部疼痛的其他疾病进行排除性症状问诊，还要进行中医证候鉴别问诊。家族史问诊对禀赋异常有参考意义。既往史、个人生活方式，饮食嗜好等方面的问诊对病因病机分析、证型诊断有重要参考价值。

（三）闻诊

1. 听声音　呻吟而扪心护腹，多是心膈间病，肺、胃、食道、肝胆、胰之病也需鉴别。心系疾病并喘症，呼吸困难，短促急迫，甚则张口抬肩，不能平卧，有虚实之分。实者发作急骤，气粗声高，以呼为快，形体壮实，脉实有力，多为痰瘀互结、热壅血瘀、气滞血瘀；虚者发病徐缓，喘声低微，息短不续，引长息为快，属心肾虚损，气不摄纳。夜间咳甚，多为肾水亏，天亮咳甚，多为脾虚。情绪抑郁，善太息，为肝气郁结之象。

2. 嗅气味　口中烟味，多为火热内蕴。口气秽臭，多为痰热蕴结。口气秽臭，口干苦，便秘，属实热内积。汗多无味，肺脾气虚；汗多奇臭，多为脾胃湿热。身体气味，若有尿臊味，并发喘促，属尿毒内攻，水饮凌心，心肾同病；若有烂苹果气味，兼心悸、胸痛，属消渴重症合并胸痹心痛。

（四）切诊

1. 脉诊　病脉根据脉搏之强弱、浮沉、快慢，分虚实之类；根据节律是否整齐分为整齐性与紊乱性脉律，整齐性脉律又有过快、过缓之分；根据心率快慢分为快速性脉率，缓慢性脉率。弦、滑、实、数、紧、浮脉，多见于实证。细、弱、微、迟、虚、沉，多见于虚证。涩、散、结代脉，多属血瘀。促脉、疾脉，可见于大实，也见于虚候。结脉、代脉、促脉，共性是基础脉律整齐，止无定数为结；止有定数为代；数而时有一止，止无定数为促。

2. 按诊　分触、摸、按三类。重点按虚里、腹部、肢体。按虚里动微不显者，宗气内虚；动而应衣，为太过，是宗气外泄之象。右胁下扪及肿大肝脏，多为气滞血瘀或气虚血瘀。腹胀叩之空响，为气胀，属虚满；腹胀按之充实感，压痛，叩之声重浊，为实满。

腹胀如囊裹水，触之波动感，是为水臌。下肢皮肤按之凹陷，为水停，多属心肾阳虚水泛。

二、检查要点

望、闻、问、切，加上西医学的"查"，有助于心系疾病辨病与辨证。

（一）体格检查

对有明确或者怀疑心系疾病患者，全面仔细的体格检查将获得重要的有助于诊断的信息资料。注意体格检查的基本内容和顺序，基本手法。运用视、触、叩、听的西医体格检查方法，重点对心脏、胸部及相关系统进行检查。听诊是最基本、最实用的技术。听诊时环境应安静，医生精神要高度集中，仔细而认真听取心率、心律、心音，听取和鉴别杂音的部位、性质、特点、时相、传导方向，有时可使病人改变体位或者在病情许可条件下，适当运动或药物试验，使杂音听得更清楚。中医古代强调的"三部九候"检查，现代西医心血管医学依然重视诸如颈动脉、桡动脉、足背动脉的检查。双上肢、有时包括双下肢的血压测定有重要诊断价值。

（二）理化检查

常用检查包括血液常规，生化，免疫，心电图，活动平板心电图，24 小时动态心电图，24 小时动态血压，彩色多普勒超声心动图，胸部 X 线检查，多排螺旋 CT，磁共振成像，放射性核素心肌灌注显像（心脏 ECT），食管心电生理检查，直立倾斜试验。有创检查技术有：冠脉造影术，左、右心导管检查技术，心包穿刺技术，心内膜心肌活检术，心内心电生理检查，血管内超声检查术。临床上，根据不同病情需要、医院的实际条件选择检查。如对于急性冠脉综合征，心肌标志物快速测定具有核心诊断价值；对于急性心力衰竭，或者慢性心衰急性加重，BNP 或 NT-proBNP 就具有重要鉴别诊断价值。冠脉造影术是冠心病诊断的金标准。随着代谢性疾病增加，注意排查代谢性疾病引起心脏病，如心房纤颤，可由多种原因引起，也可是特发性，临床需要检测甲状腺功能；如诊断冠心病，2/3 病人合并糖尿病或 IGT，若空腹血糖正常，要注意检查 HbA1c、OGTT 等。

三、辨治思路

心主血脉，又主神明，依据心的生理功能和病机变化特点，临床上将心悸、胸痹心痛、心衰、不寐等病归属为心系病证。心之本脏病多因情志所伤、禀赋不足、年老体虚、久病失养所致，证候特征主要表现为心脉血液运行障碍和情志思维活动异常，主要证候包括心气虚证、心阳虚证、心血虚证、心阴虚证、心阳虚脱证等虚证，及心火亢盛证、心脉瘀阻证、痰蒙心神证、痰火扰神证、热壅血瘀、痰瘀互结等实证。临床上，心系疾病多呈虚实夹杂。

心系病证常可引起其他脏腑功能失调，同时，其他脏腑的病变，也可影响心的功能，此又称五脏相关。临床上常相兼为病，如心脾两虚证、心肾不交证、心肾阳虚证、心肺气虚证、心肝血虚证等。临床需要用整体观指导辨证论治。

心系疾病实证的治疗，宜祛邪以损其有余，兼用重镇安神。心火亢盛者，宜清心安神；心脉瘀阻者，宜化瘀通络；痰蒙心窍者，宜涤痰开窍；痰火扰神者，宜泻火涤痰；热壅血瘀者，宜清热活血。虚性病证，当补其不足，兼以养心安神。心气虚、心阳虚者，宜益心气、温心阳；心血虚、心阴虚者，宜滋心阴，养心血；心阳暴脱者，回阳救逆。以上诸法，可以标本同治，补虚注意阴中求阳，阳中求阴；治标可以考虑攻补兼施，清补结合，寒温并用，脏腑兼顾。不可千篇一律，墨守成规。

心系疾病要区分急慢（急缓）。急性阶段，多急骤起病，病情危重，死亡率高，必须及时抢救治疗，必要时中西医结合治疗。对于急性心系病，合并厥证或厥脱，紧急按压或针刺人中穴，开通静脉通道，使用醒脑静注射液、生脉注射液、参附注射液。对于急性厥心痛发作，急舌下含服麝香保心丸、复方丹参滴丸、速效救心丸等，静脉滴注活血类注射剂如丹参注射液、香丹注射液、血塞通注射液、红花黄色素等。对于慢性胸痹心痛病防治，讲求成本效益比，强调长期服药、终身服药，治疗目标是减少心脏病事件发作，减少住院次数，减少死亡率。根据虚实变化，常用活血化瘀类、益气活血类、涤痰活血类、涤痰活血开窍类、清热活血类、补益类中成药长期口服。

对于急性真心痛，需早期诊断，开展早期再灌注治疗，中西医结合治疗。中医以活血化瘀法为基本法，辨证联合其他疗法。早期使用扶正法，预防厥脱之发生。无论直接 PCI，还是择期 PCI 病人，都要在围术期使用，手术后长期坚持中医药干预。因为支架解决的是局部血管问题，解决不了整条血管问题，更解决不了全身血管问题。这需要用中医治未病、整体观理念和辨证论治的措施来应对。

第二节 心 悸 病

培训目标

要求住院医师具备本病的急诊评估与救治能力；掌握中医分证论治方法；了解病证结合的诊疗思路；能够根据疾病轻重缓急制订规范的中医或中西医结合治疗方案。

问题导入

1. 了解心悸和哪些疾病容易混淆。
2. 掌握心悸的急危重症及处理。

一、临床诊断

1. 自觉心中悸动不安，心搏异常，或快或慢，或跳动过重，或忽跳忽止，呈阵发性或持续性，神情紧张，心慌不安，不能自主；可见数、促、结、代、缓、沉、迟等脉象。

2. 伴有胸闷不舒，易激动，心烦寐差，颤抖乏力，头晕等症。中老年患者，可伴有心胸疼痛，甚则喘促，汗出肢冷，严重者可发生晕厥、猝死。

3. 常由情志刺激、劳倦、饮酒、饱食、饱食、喝浓茶、咖啡等因素而诱发。

心电图是检测心律失常有效、可靠、方便的方法，必要时可行动态心电图、食管心房调搏、阿托品试验等检查。临床配合测量血压、胸部 X 线片、超声心动图等检查更有助于明确诊断。

二、病证鉴别

1. 心悸与胸痹心痛鉴别，见表2-2-1。

表2-2-1　心悸与胸痹心痛鉴别要点

	心悸	胸痹心痛
主症	自觉心中悸动不安、不能自主	胸痛、胸闷
兼症	可兼见胸闷、胸痛	可兼见心慌不安
脉象	数、促、结、代、缓、沉、迟	或见结代脉

2. 心悸与奔豚鉴别，见表2-2-2。

表2-2-2　心悸与奔豚鉴别要点

	心悸	奔豚
起病特点	惊悸怔忡系心中剧烈跳动，发自于心	奔豚乃上下冲逆，发自小腹
主症	自觉心中悸动不安、不能自主、脉结或代	心胸躁动不安

3. 心悸与卑慄鉴别，见表2-2-3。

表2-2-3　心悸与卑慄鉴别要点

	心悸	卑慄
起病特点	有时坐卧不安，但不避人，无情志异常	心中常有所怯，爱处暗室，或倚门后，见人则惊避，似失志状
主症	自觉心中悸动不安，缘于心跳	胸中不适，缘于痞塞
脉象	数、促、结、代、缓、沉、迟	一般无促、结、代、疾、迟等脉象出现

4. 惊悸与怔忡鉴别，见表2-2-4。

表2-2-4　惊悸与怔忡鉴别要点

	惊悸	怔忡
起病特点	实证居多，病来虽速，但病情较轻	虚证居多，或虚中夹实，病来虽渐，病情较重
病因病机	多与情绪因素有关，可由骤遇惊恐，忧思恼怒，悲哀过极过度紧张诱发	多由久病体虚，心脏受损所致，无精神等因素亦可发作
主症	心悸呈阵发性，时作时止	持续心悸，心中惕惕，不能自控

三、病机转化

心悸多因体虚劳倦、七情所伤、感受外邪及药食不当等，以致正气不足，心神失养；或邪滞心脉，心神不宁。心悸病位在心，但与肝、脾、肾、肺四脏密切相关；病性有虚实两端。虚者为气、血、阴、阳亏损，心失所养；实者多由痰火扰心、水饮凌心或心血瘀阻。虚实之间可以相互夹杂或转化。实证日久，病邪伤正，可分别兼见气、血、阴、阳之亏损；而虚证也可因虚致实，兼见实证表现。临床上阴虚者常兼火盛或痰热；阳虚者易夹水饮、痰湿；气血不足者，易见气滞、血瘀、痰浊，见图2-2-1。

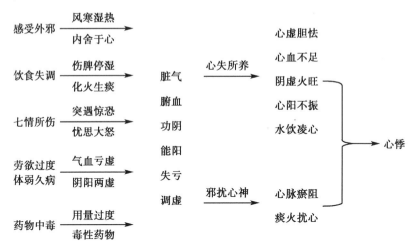

图 2-2-1　病机转化示意图

四、辨证论治

(一)治则治法

心悸的治疗应根据辨证的虚实。虚证分别予以补气、养血、滋阴、温阳；实证则应祛痰、化饮、清火、行瘀。但本病以虚实错杂为多见，当相应兼顾。由于心悸均有心神不宁的病理特点，故应酌情配以宁心安神之法。

总之，益气养血、滋阴温阳、化痰涤饮、活血化瘀及养心安神，为治疗惊悸怔忡的主要治则。

(二)分证论治

心悸者首应分辨虚实，虚者系指脏腑气血阴阳亏虚，实者多指痰饮、瘀血、火邪上扰。心悸的病位在心，心脏病变可以导致其他脏腑功能失调或亏损，其他脏腑病变亦可以直接或间接影响及心。故临床亦应分清心脏与他脏的病变情况，有利于决定治疗的先后缓急。见表2-2-5。

表 2-2-5　心悸分证论治简表

证候	治法	推荐方	常用加减
心虚胆怯	镇惊定志 养心安神	安神定志丸	心血不足，加阿胶、首乌、龙眼肉；心气郁结加柴胡、郁金、合欢皮、绿萼梅；气滞夹湿，加泽泻、白术、茯苓
心血不足	补血养心 益气安神	归脾汤	自汗盗汗，加麻黄根、煅龙骨、煅牡蛎、糯稻根；纳呆腹胀，加陈皮、麦芽、神曲、山楂、鸡内金、枳壳；失眠多梦，加合欢皮、夜交藤、柏子仁

续表

证候	治法	推荐方	常用加减
阴虚火旺	滋阴清火 养心安神	天王补心丹合朱砂 安神丸	肾阴亏虚，虚火妄动，加龟板、熟地黄、知母、黄柏；阴虚有瘀热加赤芍、牡丹皮、桃仁、红花、郁金
心阳不振	温补心阳 安神定悸	桂枝甘草龙骨牡蛎 汤合参附汤	水饮内停，加葶苈子、五加皮、车前子、泽泻；夹瘀血，加丹参、赤芍、川芎、桃仁、红花；阴伤，加麦冬、枸杞、玉竹、五味子
水饮凌心	振奋心阳 化气行水 宁心安神	苓桂术甘汤	恶心呕吐，加半夏、陈皮、生姜；咳喘胸闷，加杏仁、前胡、桔梗、葶苈子、五加皮、防己；瘀血，加当归、川芎、刘寄奴、泽兰、益母草
心脉瘀阻	活血化瘀 理气通络	桃仁红花煎合桂枝 甘草龙骨牡蛎汤	气滞血瘀，加柴胡、枳壳；胸部窒闷，加沉香、檀香、降香；胸痛，加乳香、五灵脂、蒲黄、三七
痰火扰心	清热化痰 宁心安神	黄连温胆汤	大便秘结，加生大黄；心悸重，加珍珠母、石决明、磁石；火邪伤阴，加麦冬、玉竹、天冬、生地黄

（三）临证备要

在辨证论治基础上酌情加用经现代药理研究有抗心律失常作用的中草药，可进一步提高疗效，如快速型心律失常加用益母草、苦参、莲子心、延胡索等；缓慢型心律失常加用麻黄、细辛、熟附子、桂枝等。功能性心律失常，多为肝气郁结所致，特别是因情志而发病，当在辨证基础上加郁金、佛手、香附、柴胡、枳壳、合欢皮等疏肝解郁之品，往往取得良好效果。根据中医"久病必虚"、"久病入络"的理论，心悸日久当补益与通络并用。临证如出现严重心律失常，如室上性心动过速、快速心房纤颤、Ⅲ度房室传导阻滞、室性心动过速、严重心动过缓、病态窦房结综合征等，导致较严重的血流动力学异常者，当及时运用中、西医两法加以处理。

（四）其他疗法

1. 中成药

（1）珍合灵片：养心安神。用于治疗心悸、失眠。

（2）宁心宝胶囊：补益肺气，宁心安神。治疗心悸肺肾气虚证。

（3）稳心颗粒：益气养阴，活血化瘀。用于治疗心悸气阴两虚，心脉瘀阻证。

（4）参松养心胶囊：益气养阴，活血通络，清心安神。用于治疗心悸气阴两虚，心络瘀阻证。

2. 针灸

（1）体针：主穴选郄门、神门、心俞、巨阙。

（2）耳针：选交感、神门、心、耳背心。毫针刺，每日1次，每次留针30分钟，10次为一个疗程。或用揿针埋藏或王不留行贴压，每3～5日更换1次。

（3）穴位注射：选心俞、脾俞、肾俞、肝俞、内关、神门、足三里、三阴交。药用复方当归注射液，或复方丹参注射液，或维生素B_{12}，每次选2～3穴，每穴注射0.5～1ml，隔日注射1次。

五、名 医 经 验

1. 邓铁涛 从心脾相关立论。认为脾胃损伤，一方面使气血津液生化乏源，中气衰弱则心气亦因之不足，心气不足则无力推动血运，致脉道迟滞不畅，气虚不能自护则心悸动而不宁。气虚日久，可致心阳虚弱，阳虚则寒邪易乘；津血不足则不能上奉心脉，使心血虚少，久则脉络瘀阻；另一方面，脾主运化，脾胃损伤则运化迟滞，氤氲生湿，湿浊弥漫，上蒙胸阳，致胸阳不展，心悸胸闷、气短乃作；湿浊凝聚为痰，痰浊上犯，阻滞胸阳，闭涩心脉，则心悸胸痹疼痛乃生。因实致虚，因虚致实，患者多虚实夹杂。治疗上运用调脾护心、补气除痰法。脾为后天之本，气血生化之源，脾主升运，能升腾清阳，从根本上起到益气养心之效，故强调补益心气重在健脾。此外，脾胃健运，则湿不聚、痰难成，亦为除痰奠定基础。除痰法是治心悸的一种通法，乃针对标实而设，通过除痰可以通阳，有利于心阳的恢复，此有寓补于通之意。

2. 路志正 认为中焦失调乃导致心悸的主要原因，提出"治疗心悸者必调中焦"的学术观点。脾胃位居中焦，为后天之本，气血生化之源。若脾胃虚弱，化源不足，可使气血不足，心失所养，心神不宁，发为心悸；中焦运化失司，蕴湿成痰，痰湿阻滞经脉，或痰饮上凌于心，或痰浊蕴结，日久化火，痰火扰心，均可致心悸不宁；若情志不遂，郁怒伤肝，肝气横逆犯脾，气机逆乱影响及心，亦可导致心悸。治疗心悸要从中焦着手，调理脾胃治疗心悸常用以下方法：健脾益气、补血养心，用于心脾两虚、气血不足、心神失养之证，常用归脾汤、炙甘草汤加减。健脾和胃、温胆宁心，用于心胆气虚之证，常用温胆汤加减化裁。清热化痰、降浊清心，用于痰热扰心之证。疏肝解郁、化瘀通心，用于痰瘀阻滞之证。清泻阳明、和胃安心，用于阳明郁热之证。

3. 颜德馨 认为瘀血是导致心悸的基本病机，并倡导"气血失衡"致心悸的理论。若外感六淫，寒热之邪伤劫血液，或情志不和，波及血行，或生活失节，血阻脉中，均会致瘀血内潜，心血不畅，血流不通，脉道不利，血脉受阻，扰动心神，神不清明，则发惊悸、怔忡。一般而言，惊悸为轻，怔忡为重，从惊悸发展到怔忡，其病机就是由瘀致虚，由实转虚的演变过程。早期，心血不通，瘀阻气道，心气不行，全身气机受阻，气滞血凝而致悸；中期，瘀阻血道，气滞津停，津液不化，停痰伏饮，积于胸中，干扰阳位，心悸发展为痰瘀交阻型；后期，心中气血痰饮瘀滞心脉日久，血无以生气，必致心气虚弱。心气虚则心阳无以温煦，心阳不振，血脉不得鼓动，心悸进一步呈现为虚中夹瘀，虚实并见。治疗上，擅用活血化瘀法，并常配以疏肝、益气、温阳、化痰、安神等。常用对药有桂枝配甘草，麻黄配附子、细辛，苦参与万年青。

📖 知识拓展

2013年中国心律失常紧急处理专家共识对心律失常紧急处理的总体原则如下：心律失常的处理不能仅着眼于心律失常本身，需要考虑基础疾病及诱发因素的纠正。心律失常急性期处理方式选择应以血流动力学状态为核心。

1. 首先识别纠正血流动力学障碍 血流动力学状态不稳定的异位快速心律失常应尽

早采用电复律终止，对于严重的缓慢性心律失常要尽快采用临时起搏治疗。血流动力学相对稳定者，可根据心电图的特点、结合病史及体检进行诊断及鉴别诊断，选择相应治疗措施。

2. 基础疾病和诱因的治疗　不可忽略基础疾病的治疗和相关病因的纠正。有关基础疾病的急性处理，应根据相应指南的推荐进行。某些诱因如低血钾、酸碱平衡紊乱、甲状腺功能亢进等可直接导致心律失常，需及时纠正。

3. 衡量效益与风险比　对危及生命的心律失常追求治疗的有效性，挽救生命。对非威胁生命的心律失常处理，需要更多地考虑治疗措施的安全性。

4. 对心律失常本身的处理　终止心律失常：若心律失常本身造成严重的血流动力学障碍或造成患者不可耐受的症状，可采取终止措施，如室上性心动过速（室上速）、症状明显的房颤等。改善症状：有些心律失常如快速房颤、心房扑动（房扑）不容易立刻终止，或新发的室早、房早伴有明显症状，可适当用药，缓解症状，但不能过度应用抗心律失常药物。

5. 正确处理治疗矛盾　在心律失常紧急处理时经常遇到治疗矛盾。如平时心动过缓，发生快速房颤；心律失常发作时血压偏低但需要用胺碘酮。应当针对患者危害较大的方面进行处理，而对另一方面做好预案。当病情不允许进行抗心律失常药物治疗时，需要采取一些其他措施控制心律失常，减轻症状。

6. 急性期抗心律失常药物应用原则　根据基础疾病、心功能状态、心律失常性质选择抗心律失常药物。应用一种静脉抗心律失常药物后疗效不满意，应先审查用药是否规范、剂量是否足够。一般不建议短期内换用或合用另外一种静脉抗心律失常药物，宜考虑采用非药物的方法如电复律或食管调搏等。序贯或联合应用静脉抗心律失常药物易致药物不良反应及促心律失常作用，仅在室性心动过速心室颤动风暴状态或其他顽固性心律失常处理时才考虑。

病案分析

患者患关节痛七八年，目前出现心悸，胸口压迫感，心电图示：窦性心动过速，不完全性右束支传导阻滞，Ⅰ度房室传导阻滞。就诊时症见：心悸，胸口压迫感，关节痛，面肿，疲乏无力，睡眠只有两三个小时，纳食一般，舌淡嫩，苔白，脉细数而涩促。

中医诊断：心悸（气阴两虚证）
西医诊断：心律失常
中医治法：益气养阴为主，兼以祛湿活血
方　　药：生脉散加味

太子参21g	麦门冬9g	五味子9g	桑椹子12g
女贞子15g	沙参12g	丹参15g	玉竹15g
甘草6g	枳壳4.5g	桑寄生30g	

21剂，水煎服，每日1剂，分两次服用

服药21剂，诸症改善，舌脉同前，阴虚象有所改善，稍增治标之药，再服30剂，追踪3年，未复发。

病案点评：

患者由风湿病引起的心悸，可见于风湿性心脏炎及慢性风湿性心脏病。此病除按痹证辨证外，还应重视心悸的辨证，注意邪与正的矛盾关系。此属标实而本虚之证，治以攻补兼施，以攻为补，寓攻于补，是治疗本病的关键。本虚为气阴亏虚，标实是风湿夹瘀。

【参考文献】

1. 刘泽银，邹旭，罗英，等. 邓铁涛心脾相关论治疗心悸临床经验总结［J］. 中国中医药信息杂志，2007，14（7）：83-83.

2. 卢世秀，苏凤哲. 路志正教授从中焦论治心悸撷要［J］. 世界中西医结合杂. 2009，4（12）：837-838.

3. 胡晓贞，颜乾麟，颜德馨. 颜德馨论心悸证病机及其治法［J］. 中国中医药信息杂志，2007，14（11）：82-83.

4. 邓铁涛. 邓铁涛医集［M］. 北京：人民卫生出版社. 1995.

第三节　胸 痹 心 痛

 培训目标

要求具有对胸痛进行诊断及鉴别诊断的能力。掌握心脉瘀阻在该病病机中形成和转化。运用"望、闻、问、切"和理化检查，掌握区分胸痹心痛之缓急与预后，鉴别厥心痛与真心痛，学会采取相应的救治处理策略，能够制定慢性胸痹心痛患者长期治疗与调养措施。

问题导入

1. 如何鉴别厥心痛与真心痛？
2. 胸痹心痛基本病机是什么？如何理解"心脉瘀阻"是胸痹心痛病理中心环节？
3. 在临证时，如何灵活运用"通"与"补"两大治则治法？

一、临 床 诊 断

1. 临床表现　膻中或心前区憋闷疼痛，甚则痛引左肩背、咽喉、胃脘、左上臂内侧少阴心经等部位，呈反复发作性或持续性，常伴有心悸、气短、出汗，甚则喘息不得卧。

2. 胸闷胸痛一般数分钟到十几分钟，可缓解。严重者可见疼痛剧烈，胸痛彻背，背痛彻胸，持续不解，汗出肢冷，面色苍白，唇甲青紫，或脉律、心律紊乱等危候，可发生猝死。

3. 常因操劳过度、抑郁、恼怒、多饮暴食、感受寒冷等诱发。

4. 多见于中年以上，有年轻化趋势。

心电图为必备的常规检查，必要时可作动态心电图、运动试验心电图。休息时心电图明显心肌缺血，或心电图运动试验阳性，有助于诊断。超声心动图、冠脉多排 CT 可以协助诊断。若疼痛剧烈，持续时间长，达 30 分钟以上，含硝酸甘油片后难以缓解，属于真心痛，相当于急性心肌梗死，应配合心电图及心肌标志物、血清酶学等检查动态观察，以进一步明确诊断。冠状动脉造影术是确诊的金标准。急性心肌梗死常合并心律失常、泵衰竭及休克。

二、病证鉴别

1. 与胃脘痛鉴别，见表 2-3-1。

表 2-3-1 胸痹心痛与胃脘痛鉴别要点

	胸痹心痛	胃脘痛
起病特点	突发或发作性或持续性，多在活动后、饱餐之后发病	反复性、节律性、与饥饱有关，在饥饿时或饱餐后发作
基本病机	心脉瘀阻	胃之气机阻滞
主症	膻中部疼痛，呈闷痛、堵闷感、压榨性、紧束感，休息、舌下含服药物后得以缓解	胃脘部疼痛，多呈胀痛、烧灼样，服用制酸药可以缓解
兼症	疼痛向左肩背、左臂内侧放射，伴有心悸、汗出、短气、乏力	伴泛酸、嗳气、嘈杂、呃逆等胃部症状
变症	心悸、心衰、厥证、甚至猝死	呕血、便血、急腹痛（胃穿孔）

2. 与悬饮鉴别，见表 2-3-2。

表 2-3-2 胸痹心痛与悬饮鉴别要点

	胸痹心痛	悬饮
起病特点	突发或发作性或持续性	起病急性或亚急性
基本病机	心血瘀阻	饮停胸胁，多为热毒蕴结，瘀热互结
主症	膻中部憋闷、疼痛	胸胁胀痛，持续不解
兼症	多向左肩或左臂内侧等部位放射，伴有心悸、汗出、短气、乏力	多伴有咳唾引痛，转侧、呼吸时疼痛加重，肋间饱满，并有发热、咳嗽、咯痰等

3. 厥心痛与真心痛，见表 2-3-3。

表 2-3-3 厥心痛与真心痛鉴别要点

	厥心痛	真心痛
起病特点	发作多短暂，数分钟至十几分钟，休息或含服药物可以缓解	持续性，心痛剧烈多超过半小时，含服药物持续不解
基本病机	心脉挛急或不完全痹阻	心脉完全痹阻

续表

	厥心痛	真心痛
主症		膻中部憋闷、疼痛
兼症	心悸、汗出、短气，短时间可以缓解	伴有汗出、肢冷、面白、唇紫、手足青至节，脉微细或结代等危候，持续不缓解；严重时出现变症：心悸、心衰、厥脱、甚至猝死
体征	发作时心率加快	听诊可有 S_3，期前收缩，双肺底啰音

三、病机转化

胸痹心痛病位在心，涉及肺、肝、脾、肾。主要病机为心脉瘀阻，多表现为本虚标实，虚实夹杂，标实有血瘀、痰浊、气滞、热壅、寒凝；本虚有气虚、气阴两虚及阳气虚衰，亦可相兼为病，如气滞血瘀、寒凝血瘀、热壅血瘀、痰瘀交阻等。"血受寒则凝结成块，血受热则煎熬成块。"急性起病者，多为标实突出，常表现为血瘀、痰阻、痰热交结，热壅血瘀，病机转化可因实致虚，亦可因虚致实。大实有羸状，至虚有盛候。论其病机演变，多由标及本，由轻转重，同时亦有缓作与急发之异，病者可死于顷刻之间。本病多在中年以后发生，如治疗及时得当，可获较长时间稳定缓解，如反复发作，则病情较为顽固。若失治或调理失宜，病情进一步发展，可见心胸猝然大痛，出现真心痛，则死亡风险较高。见图 2-3-1。

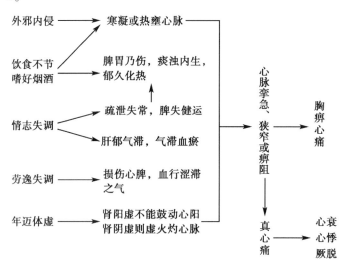

图 2-3-1　病机转化示意图

四、辨证论治

（一）治则治法

对于胸痹心痛治疗，不外"通"和"补"二治则。急性期、发作期以标实为主，急则治其标，以通为主；慢性稳定期、缓解期以本虚为主，缓则治其本，以补为主。然而，单纯通法，或通多补少，或补多通少，或通补并举，当权衡临床而定。急性期先从祛邪入手，然后再予扶正，必要时可根据虚实标本的主次，兼顾同治。通法常用理气、化瘀、豁痰、通阳、泄热之法，尤重活血通脉。便秘者，宜注意通腑气；稳定期本虚宜补，宜权衡心之阴阳气血不足，有无合并脾、肾等脏之虚证，分别采用益气、温阳、滋阴、养血之法，尤重补益心气。若病证复杂，通补兼施。

尤其对真心痛，必须中西医结合救治，辨清证候之重危、顺逆，特别是在发病一周之内，要警惕并预防心衰、心悸、厥脱的发生。在急则治其标实的同时，可以预防性使用补气或益气养阴之剂，必须静脉应用益气固脱类注射液。

（二）分证论治

首先根据疼痛部位、疼痛性质、疼痛程度、持续时间以及心电图、心肌标志物等结果，判断是厥心痛还是真心痛，从而分辨胸痹心痛病的病情轻重缓急。其次，胸痹心痛总属本虚标实之证，故临床辨证首先需要分辨标本虚实，本虚应区别气血阴阳亏虚的不同，标实又有瘀血、痰浊、气滞、寒凝、热壅等的不同。现代生活方式改变，痰瘀互结、痰热闭阻、热壅血瘀等标实证型在临床上多见，尤当明辨。如确诊真心痛，当积极实施中西医结合救治方案。胸痹心痛的分证论治详见表2-3-4。

表2-3-4　胸痹心痛分证论治简表

证候	治法	推荐方	常用加减
瘀阻心脉	活血化瘀 通脉止痛	血府逐瘀汤	瘀血痹阻较重，胸痛剧烈，可加乳香、没药、郁金、降香、丹参
气滞心胸	疏肝理气 活血通络	柴胡疏肝散	胸闷心痛明显，可合用失笑散；气郁日久化热，用丹栀逍遥散
痰壅心脉	通阳泄浊 豁痰开结	栝楼薤白半夏汤	痰郁化热，可用黄连温胆汤加郁金；痰瘀交阻，合用桃红四物汤
寒凝心脉	宣痹通阳 散寒止痛	栝楼薤白白酒汤合当归四逆汤	阴寒极盛，胸痹心痛之重证，当用乌头赤石脂丸加荜茇、高良姜、细辛
气阴两虚	益气养阴 活血通脉	生脉散合人参养荣汤	偏于气虚者，可用生脉散合保元汤；偏于阴血者，可用生脉散合炙甘草汤
心肾阴虚	滋阴清火 养心和络	天王补心丹合炙甘草汤	阴不敛阳，虚烦不寐，可用黄连阿胶汤合酸枣仁汤；心肾阳虚，用左归饮
心肾阳虚	温补阳气 振奋心阳	参附汤合右归饮	肾阳虚衰，水饮凌心，用真武汤加黄芪、汉防己、猪苓、车前子；阳虚欲脱厥逆者，用四逆加人参汤

（三）临床备要

在诸证型中，血瘀轻者，可用丹参饮理气止痛。若瘀血痹阻较重，胸痛剧烈，可加乳香、没药、田七等。若血瘀气滞并重，胸闷痛甚者，可加沉香、降香等。若寒凝血瘀或阳虚血瘀者，伴畏寒肢冷，脉沉细或沉迟，可加桂枝或肉桂、细辛、高良姜等。痰郁化热者，用黄连温胆汤或小陷胸汤，加瓜蒌皮、胆南星。热壅心脉或瘀毒痹阻心脉，可加黄芩、黄连、毛冬青、丹参、赤芍、丹皮等。若兼腑气热结者，可用三黄泻心汤。气虚明显者，上述诸方加黄芪、党参，甚者，另用独参汤，高丽参为佳。气虚又夹痰热之象，用西洋参或太子参。临证时，可以清补结合，寒热并用。血瘀明显者，可以使用活血类静脉注射剂。本虚之急危重证，可以辨证应用益气扶正静脉注射剂如生脉注射液、参麦注射液、参附注射液、黄芪注射液。若猝然心痛发作，可选用以下一种中成药复方丹参滴丸、麝香保心丸、速效救心丸舌下含化，活血化瘀、芳香止痛。

（四）常见变证的治疗

当厥心痛重症，或突发真心痛时，常出现以下变证：

1. 心衰　气促不得平卧，心悸，烦躁，冷汗出，唇甲青紫，甚则咳出白色泡沫状、粉红色泡沫状痰液，脉细弱。病机多属气阴两虚，或气阳两虚，兼瘀阻心脉，水饮凌心射肺。治法宜益气活血利水为主。方剂选用保元汤合葶苈大枣泻肺汤加减。辨证选用生脉注射液、参麦注射液、参附注射液，丹参注射液。口服芪苈强心胶囊。

2. 心悸　心悸不宁，短气乏力，口干渴，时或胸闷痛，舌黯瘀，脉结代、或促、或涩、或解索、散乱、或迟。病机多属瘀血阻脉突出，兼气阴两虚。治法以活血化瘀为主，兼益气养阴。方剂选用桃仁红花煎合生脉散。心率快速类型，选用宁心宝、稳心颗粒、心律宁。脉率（心率）缓慢型，选用心宝丸。

3. 厥脱　胸痛持续不解，伴有面色苍白，冷汗淋漓，四肢厥冷，神志淡漠，或烦渴，尿少甚至无尿，舌紫黯，脉微欲绝。病机多属阳气虚脱，瘀血攻心或水凌心肺。治法宜益气温阳，救逆固脱。方剂选用参附龙牡汤。参可选用边条红参 10 克，或高丽参 10g（另炖）。首选参附注射液，静脉推注或滴注。

慢性胸痹心痛病日久，心肾阳虚、血瘀痹阻、水饮凌心，也可以出现心衰、心悸变证，参照心衰、心悸篇辨证论治。

（五）其他疗法

1. 中成药

（1）芪参益气滴丸：益气通脉，活血止痛。适用气虚血瘀型胸痹心痛。

（2）冠心丹参胶囊：活血化瘀，理气止痛。适用于心脉瘀阻型胸痹心痛。

（3）麝香保心丸：芳香温通，益气强心。适用于寒凝心脉型胸痹心痛。

（4）速效救心丸：行气活血，祛瘀止痛。适用于心脉瘀阻型胸痹心痛。

（5）地奥心血康胶囊：活血化瘀，行气止痛。适用瘀血内阻型胸痹心痛。

2. 针灸疗法　选取患者在手少阴心经、手厥阴心包经的循经穴位，膻中穴、心俞穴，均有较为敏感的压痛点，穴位针刺或按摩，能起到疏通气血，止痛的效果。特别是针刺或按摩内关穴对于缓解冠心病心绞痛，心律失常，心肌梗死的危急状态，及时救治病人有重要意义。可结合临床情况，使用补泻手法。

五、名医经验

1. 邓铁涛　认为岭南土卑地薄，气候潮湿，胸痹心痛以气虚痰瘀型多见。提出着重从脾胃入手，强调调脾护心，补益心气重在健脾。脾胃健运则湿不聚，痰难成，亦为除痰打下基础。除痰法是治疗中一种通法，通过除痰可以通阳，有利于心阳的恢复，这又有寓补于通之意。补法与通法是不可分割的两大法则，通补之先后、多少，应根据临床情况权衡而定。调理脾胃治疗胸痹可分为五法：健运中气法，以香砂六君子汤、桂枝汤、丹参饮合方化裁；调脾养血法，以归脾汤为主；醒脾化湿法，以三仁汤、藿朴夏苓汤、茯苓杏仁甘草汤加减；健脾涤痰泄热法，以黄连温胆汤、小陷胸汤加减；温阳理中法，以附子理中汤加味。对于气虚痰瘀者，邓氏温胆汤基本方：橘红、枳壳各 6g，半夏、竹茹、豨莶草各 10g，茯苓、丹参各 12～15g，甘草 5g，党参 15～18g。针对现代介入治疗进展，他进一步指出，介入是急则治其标。对于冠脉严重狭窄病变，支架解决只是解决局部血管问题，解决不了整条血管乃至全身血管问题，因而在围术期及术后长期预防并发症，血管新的病变，都需要发挥中医"治未病"、"整体观"和"辨证论治"的理念，结合生活调摄，进行二级预防干预。

2. 陈可冀　注重血瘀证及活血化瘀理论的研究，不仅从中医辨证论治的角度研究运用活血化瘀法治疗冠心病，而且致力于从现代科学的角度阐明了血瘀证的机制，为使用活血化瘀法治疗该病提供科学依据。他使用最为频繁的活血化瘀方即血府逐瘀汤，并对此方进行多项基础及临床试验，研发制成多种中成药制剂。在临床上，根据病人体质及兼夹证之不同，派生出理气活血、化痰活血、祛浊活血、养阴活血、益气活血、温阳活血、熄风活血、解毒活血等诸多不同治法，临床善于灵活加减应用。

3. 任继学　认为真心痛之发病，内外因起作用，病机与瘀、毒二者密切相关。分期治疗，初期：开始1~7天，治以活络行瘀、清心解毒为法，方用四妙勇安汤；中期：病程已逾15天，治以益气养阴、活络和营为法，方用滋阴生脉散（《医宗粹言》）；恢复期：多在发病第35天以后，治以益气和中、养心和营为法，方用生脉建中汤（《伤寒大白》）。

知识拓展

1. 胸痛鉴别诊断提要　从以下常见疾病进行鉴别：胸内结构疾病：急性冠脉综合征，稳定型冠心病、主动脉夹层、胸膜炎、肺栓塞、心包炎、反流性食管炎、肺动脉高压、纵隔肿瘤；胸壁组织疾病：肋间神经炎、肋软骨炎；膈下脏器疾病：胃、十二指肠、胰脏、胆囊疾病；功能性疼痛：心脏神经官能症。对于各种急性胸痛，需要格外关注并迅速鉴别高危的胸痛患者，包括急性冠脉综合征、主动脉夹层、肺栓塞和张力性气胸等。

2. 冠心病的临床分类　1979年WHO冠心病分类：隐匿型（无症状型）；心绞痛型；心肌梗死型；缺血性心肌病型；猝死型。以上几种类型可以合并存在。然而，这个分类不能反映该病的病理生理变化、决定临床决策和对病情预后判断。近年来，指南提出"急性冠脉综合征"的概念，它包括不稳定性心绞痛，急性心肌梗死及猝死，并且认为斑块不稳定、血栓形成是引起急性冠脉综合征的主要原因。2007年欧洲心脏病学会（ESC）、美国心脏病学会（ACC）、美国心脏学会（AHA）和世界心脏联盟（WHF）联合颁布了全球心肌梗死的统一定义，该定义将敏感性和特异性更高的生化标志物——肌钙蛋白（cTn）作为诊断的核心项目。新版定义的心肌梗死标准为：血清心肌标志物（主要是肌钙蛋白）升高（至少超过99%参考值上限），并至少伴有以下一项临床指标：缺血症状；新发生的缺血性ECG改变：新的ST-T改变或左束支传导阻滞（LBBB）；ECG病理性Q波形成；影像学证据显示有新的心肌活性丧失或新发的局部室壁运动异常；冠脉造影或尸检证实冠状动脉内有血栓。

3. 冠心病二级预防　二级预防的主要目标是预防心肌梗死和猝死。A. 抗血小板聚集：Aspirin阿司匹林或联合使用氯吡格雷，Anti-anginal therapy抗心绞痛治疗，如硝酸酯类制剂。B：β-blocker：β受体阻滞剂，预防心律失常，减轻心脏负荷等，Blood pressure control控制血压。C：Cholesterol lowing控制血脂水平，Cigarette quitting戒烟。D：Diet control控制饮食，Diabetes treatment治疗糖尿病。E：Exercise鼓励有计划的、适当的运动锻炼，

Education 病人及其家属教育，普及有关冠心病的知识。

4. 急性心肌梗死再灌注治疗　急性心肌梗死的恢复再灌注治疗手段包括：①药物溶栓治疗，②介入（PCI）治疗，③紧急冠脉搭桥术。药物溶栓治疗常用药物有尿激酶、链激酶和 r- TPA（重组纤溶酶原激活酶）等。溶栓治疗的优点是方便，快捷，不需要特殊的设备和专门的技术。但溶栓治疗存在其局限性。PCI 治疗包括球囊成形术及支架植入术，PCI 的目的是开通梗死相关动脉。PCI 可使 90% 以上患者的已闭塞血管恢复正常血流，而溶栓只能恢复 50% ~ 60% 患者的闭塞血管，血流完全恢复正常（TIMI Ⅲ 级血流）更低。急性心肌梗死的急诊外科搭桥术治疗由于手术创伤大，围术期风险高，需要术者有丰富的经验和高超的手术技巧，我国仅少数医院具备这样的条件，在目前的状态下难以在治疗实践中推广。

 病案分析

患者，男，66 岁。突发持续性胸痛 2 小时。患者于凌晨 5 点突发胸部疼痛，牵引至后背部，持续不能缓解，伴有大汗淋漓，气促，呕吐胃内容物一次，2 小时后急诊就诊，急查心肌酶学谱、肌钙蛋白未见异常，心电图提示 V1 ~ V5 导联 T 波高耸，就诊时患者胸痛彻背，冷汗淋漓，口干口苦，气粗，口气秽臭，大便秘结，舌黯苔黄，脉弦滑。平素饮食肥甘厚味，抽烟，既往有血脂异常。

中医诊断：真心痛（热壅血瘀证）

西医诊断：冠心病　急性 ST 段抬高型心肌梗死（广泛前壁）心功能 Ⅱ 级

中医治法：清热解毒，活血化瘀

方　　药：

黄芩 10g	毛冬青 20g	丹参 20g	川芎 10g
红花 10g	赤芍 15g	降香 6g	大黄 5g(后下)

7 剂，水煎服，每日 1 剂，分两次服。

西医治疗：给予硝酸甘油扩张冠脉，嚼服阿司匹林 300mg，氯吡格雷 300mg，阿托伐他汀 40mg，行冠脉造影术，经多体位投照，结果显示：LM 正常，LAD 近段管壁不整，最大狭窄 95%，LCX 中段管壁不整，最大狭窄 60%，RCA 管壁不整，未见明显狭窄。考虑 LAD 近段为梗死血管，发生血栓自溶。以 6F JL4 指引导管挂左冠，BMW 导丝送入 LAD 远段，以 Maverick 2.5mm×15mm 球囊于 LAD 近段多次扩张，压力 8 ~ 10atm，再送入 Cypher 3.0mm×23mm 支架于 LAD 近段，10atm 释放，近段 12atm 后扩张，造影显示：支架近段未充分扩张，再以 Kongou 3.5mm×15mm 高压球囊于支架近段扩张，压力 20atm，再次造影显示：支架充分释放，贴壁良好，LAD 血流通畅，TIMI 血流 Ⅲ 级。

经中西医结合治疗后，患者症状好转后出院，长期服用冠心病二级预防用药：拜阿司匹林 0.1g qd；氯吡格雷 75mg qd，一年后停用；琥珀酸美托洛尔 23.75mg qd；阿托伐他汀 20mg qn；培哚普利 4mg qd。冠心丹参胶囊 3 粒 tid。清热活血方：黄芩 10g，毛冬青 30g、丹参 20g、川芎 10g、红花 10g、赤芍 15g、降香 10g，水煎服，日 1 剂，坚持半年，半年后改为隔天 1 剂，随访 6 年，患者无再次心绞痛及心肌梗死，活动耐量正常，复查冠脉造影 LAD 未见支架内狭窄，LCX 中段局部病变未见加重。

病案点评：

1. 冠心病急性心肌梗死属于"真心痛"范畴，古今医家对本病论述，多以阳虚为本，寒凝、痰浊为标。随着生活方式改变，饮食肥甘，吸烟，热壅、热毒、痰热、痰瘀互结致病，痹阻心脉常见。此方中黄芩主要用其清热泻火解毒之功效，毛冬青味辛、苦，微寒，性能清热解毒、活血通脉、消肿止痛。丹参苦寒清泄，入心及心包、肝等三经，走心肝血分而清热活血，祛瘀止痛，且具养血安神之效。川芎辛香走散，温通血脉，能活血祛瘀，行气止痛，有血中气药之称。红花辛散温通，入心肝血分而活血祛瘀，通调经脉。赤芍味苦，微寒，归肝经，善散瘀止痛；降香既可理气定痛，又可祛瘀止血。诸药合用，清解热毒和活血化瘀并重，对治疗胸痹心痛热壅血瘀证者有良效。

2. 冠状动脉造影术被认为是诊断冠心病的"金标准"。冠脉造影术可以了解心脉（冠状动脉）有无狭窄或梗阻病灶存在，并对病变部位、范围、严重程度、血管壁的情况等作出明确诊断，决定治疗方案（药物治疗、介入或外科搭桥手术）。现代对于急性心肌梗死救治成功率明显提高，具有决定性意义的进展是再灌注治疗。内科治疗依靠溶栓和介入的方法。后者应作为优先考虑的方法，但是没有介入条件的在时间窗内的病人可以先考虑溶栓或者120min内转运到有介入条件的医院。对那些溶栓后的病人还是要求造影判断是否需要进一步血管重建。冠脉介入历程经历了单纯球囊扩张、金属裸支架和药物支架时代，最近在研究可降解的支架技术。在围术期及手术后长期干预，中医药"整体观"、"治未病"策略与方法，对于预防并发症、改善长期预后有良好的作用。

【参考文献】

1. 邓铁涛. 学说探讨与临证［M］. 广州：广东科技出版社，1981. 141-146.
2. 吴伟. 冠心病介入术后中医药治疗初探［J］. 中国中西医结合杂志，2011，31（3）：303-305.
3. 史大卓. 陈可冀院士冠心病病证结合治疗方法学的创新和发展［J］. 中国中西医结合杂志，2011，31（8）：1017-1020.
4. 赵益业，任宝琦. 任继学教授诊治真心痛（心肌梗塞）经验［J］. 湖北民族学院学报，2010，27（4）：49-50.

第四节 心 衰 病

 培训目标

要求住院医师具备本病的急诊鉴别与临证处理能力；掌握中医辨证论治方法；了解病证结合的诊疗思路；能够根据本病的证候演变规律制订中医治疗方案。

问题导入

1. 心衰病的慢性稳定期和急性加重期如何鉴别？
2. 心衰病应与哪些疾病进行鉴别诊断？
3. 心衰病临证用药时应注意哪些问题？

一、临床诊断

（一）疾病诊断

1. 临床表现　　主要症状为气短、喘息、乏力、心悸，慢性稳定期患者上述症状可不典型，而急性加重者常表现为原有症状的进一步加重或突发严重气短、端坐呼吸、喘息不止、烦躁不安、气促、脉促等。根据不同证候，临床常可兼见倦怠懒言，活动易劳累，自汗，语声低微等气虚症状；随着疾病进展，或可出现口渴、咽干、五心烦热等阴虚症状，严重者可出现怕冷或喜温，胃脘、腹、腰、肢体冷感，冷汗出等阳虚症状，更甚者出现冷汗淋漓、四肢厥逆等脱证。此外，心衰病患者常伴有面色口唇紫黯或咳嗽、咯痰或胸、腹、肢体胀满、面浮、肢肿或小便短少等表现。

2. 心衰病病程较长，常见于中老年人，患者多具有原发心血管疾病病史，如冠心病、高血压、风湿性心脏病、心肌炎、心肌病等。

3. 急性发病前多有诱因，如劳累、心脏前/后负荷增加、感染、心律失常（如心房颤动伴快速心室反应）等。

4. 常规检查

（1）心脏超声：有助于对心脏结构及功能进行判定、区别舒张功能不全和收缩功能不全、估测肺动脉压。其中左室射血分数（LVEF）可反映左室射血功能，心衰病患者均应测量。

（2）心电图：可作为既往心肌梗死、心肌损害、心室肥厚及心律失常等情况的辅助判断。

（3）实验室检查：血常规、尿液分析、血生化（包括钠、钾、钙、血尿素氮、肌酐、肝酶和胆红素、血清铁/总铁结合力）、空腹血糖和糖化血红蛋白、血脂及甲状腺功能等应列为常规检查。

（4）生物学标志物：①血浆 B 型利钠肽（BNP）或 N 末端 B 型利钠肽原（NT-proBNP）测定可用于疑诊心衰病患者的诊断和鉴别诊断，BNP < 35pg/ml，NT-proBNP < 125pg/ml 时不支持心衰病诊断。②心肌损伤标志物：心脏肌钙蛋白（cTn）可用于诊断原发病如急性心肌梗死、心肌炎，也可以对心衰病患者作进一步的危险分层。

（5）胸部 X 线：可提供心脏增大、肺淤血、肺水肿及原有肺部疾病的信息。

结合以上临床表现、病史及相关理化检查，尤其是心脏超声和血浆利钠肽即可诊断。

（二）病期诊断

心衰病根据起病缓急可分为代偿阶段的慢性稳定期与失代偿的急性加重期。

1. 慢性稳定期　　发病缓，病程长，症状可不明显。

2. 急性加重期　　起病急，病程短，症状明显，急性加重期可在慢性稳定期基础上表现为症状逐渐加重，也可突然起病表现为严重气短、端坐呼吸、喘息不止、烦躁不安、气促、脉促等，甚则突发变症。

二、病证鉴别

1. 心衰病需与喘证、水肿、痰饮鉴别，见表2-4-1。

表2-4-1 心衰病与喘证、水肿、痰饮鉴别要点

	心衰病	喘证	水肿	痰饮
基本病机	气虚运血无力，血瘀血行迟滞，痰浊阻滞、水饮泛溢	邪壅肺气，宣降不利；肺肾亏虚，气失摄纳	肺失通调，脾失转运，肾失开阖，三焦气化不利	三焦气化失宣，水饮停积
主症	气短、喘息、乏力、心悸、面色或口唇紫黯	喘促短气、呼吸困难，甚至张口抬肩、鼻翼扇动，不能平卧	眼睑或足胫肿胀，重者全身皆肿，腹大胀满，气喘不能平卧，小便短少	心下满闷、胸胁饱满，咳逆倚息，呕吐清水痰涎
兼症	口渴、咽干、盗汗或畏寒、肢冷、冷汗或咳嗽、咯痰、胸满、腹胀、面浮、肢肿、小便不利等	咳嗽、咯痰、胸部胀满	身体困重、腰酸膝冷、面色㿠白	眩冒、口渴不欲饮水、腹满、胃肠沥沥有声

2. 心衰病慢性稳定期与急性加重期的鉴别，见表2-4-2。

表2-4-2 心衰病慢性稳定期与急性加重期的鉴别要点

	慢性稳定期	急性加重期
病机	本虚明显，标实不甚	标实邪盛，本虚不支，甚至阴竭阳脱
症状	气短、喘息、乏力、心悸，常伴有倦怠乏力、语声低微或口渴、咽干、五心烦热，严重者伴有怕冷或喜温，胃脘、腹、腰、肢体冷感，冷汗出或面色及口唇紫黯，咳嗽咯痰、胸满腹胀、面浮肢肿、小便不利	动辄气短、乏力明显、甚则喘息不支、不能平卧、烦躁不安、频繁咳嗽并咯出大量粉红色泡沫样血痰等，严重者面色苍白、冷汗淋漓，身凉肢厥、神倦息微
脉象	脉沉、细、迟或虚无力，或结代，或脉弱	脉促或脉微欲绝

3. 心衰病不同证型的鉴别，见表2-4-3。

表2-4-3 心衰病不同证型的鉴别要点

	气虚血瘀或兼痰饮	气阴两虚血瘀或兼痰饮	阳气亏虚血瘀或兼痰饮
主症		气短、喘息、乏力、心悸	
次症	倦怠懒言，活动易劳累，自汗，语声低微，面色或口唇紫黯	口渴、咽干，盗汗，手足心热，面色或口唇紫黯	怕冷或喜温，胃脘、腹、腰、肢体冷感，冷汗，面色或口唇紫黯

续表

	气虚血瘀或兼痰饮	气阴两虚血瘀或兼痰饮	阳气亏虚血瘀或兼痰饮
舌象	舌质紫黯（或有瘀斑、瘀点或舌下脉络迂曲青紫），舌体不胖不瘦，苔白	舌质黯红或紫黯（或有瘀斑、瘀点或舌下脉络迂曲青紫），舌体瘦，少苔，或无苔，或剥苔，或有裂纹	舌质紫黯（或有瘀斑、瘀点或舌下脉络迂曲青紫），舌体胖大，或有齿痕
脉象	脉沉、细或虚无力	脉细数无力或结代	脉细、沉、迟无力
兼症	咳嗽、咯痰；胸满、腹胀；面浮、肢肿；小便不利；舌苔润滑，或腻，滑脉		

三、病 机 转 化

中医学认为，心衰病属本虚标实、虚实夹杂之证。本虚以气虚为主，常兼有阴虚、阳虚；标实以血瘀为主，常兼痰浊、水饮等，每因劳累、外感等因素诱发加重，本虚和标实的消长决定了心衰病的发展演变，治疗调护是否得当影响心衰病的预后。心衰慢性稳定期本虚明显，标实不甚；急性加重期多标实邪盛，本虚不支，甚至阴竭阳脱；二者常呈动态转化。

心衰病最基本证候特征可用气虚血瘀统驭，随着疾病的进展，气虚可逐步发展为阴虚、阳虚、阴阳两虚，而同时夹杂着瘀血、痰浊、水饮的恶性加重及互为因果。心气亏虚为心衰病发病的始动因素，"心主身之血脉"、"心藏血脉之气"，心气是推动血液循脉运行的原动力，气虚渐而及阴虚、阳虚、阴阳两虚。气阴两虚，阴津亏耗，血行迟滞，久而为瘀或阳虚行血无力，温化失司，瘀留脉中；气虚、阳虚，不能温运水湿，停而为饮成痰。把握这样的本虚标实证候特征，有利于规范辨证，便于临床应用及研究。见图2-4-1。

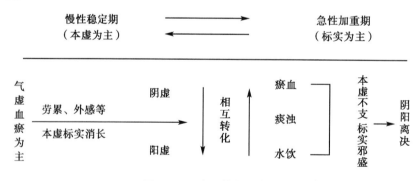

图 2-4-1　病机转化示意图

四、辨 证 论 治

（一）治则治法

心衰病是一种进展性的病症，因不同阶段病理机制的特点有所差别，治疗上也应当有所侧重。

在代偿阶段的慢性稳定期应以益气、养阴或温阳固本调养，酌情兼以活血化瘀、化痰利水治标；失代偿的急性加重期常需住院治疗，既要积极顾护气阴或气阳治本，更需加强活血、利水、化痰、解表、清热治标，必要时需急救回阳固脱。

总之，在治疗上，益气、养阴、温阳、活血、利水、化痰为中医治疗心衰的基本治疗方法，同时中医始终秉承"未病先防"、"已病防变"的理念，既注重把疾病看成一个整体，又强调治疗时应注重个体化原则。

（二）分证论治

心衰病中医基本证型可概括为气虚血瘀、气阴两虚血瘀、阳气亏虚血瘀，各证均可兼见痰、饮，各证型主症均可见气短、乏力、心悸。针对代偿阶段的慢性稳定期或失代偿的急性加重期的心衰病患者，均可参考以下分型进行论治，根据实际情况可酌情进行加减。详见表2-4-4。

表2-4-4 心衰病分证论治简表

证候	治法	推荐方	常用加减
气虚血瘀或兼痰饮	益气活血或兼以化痰利水	保元汤合血府逐瘀汤	气虚甚者，黄芪加量或加党参、白术等；血瘀甚者加丹参、三七、地龙等；兼痰浊者，加瓜蒌、薤白、半夏、陈皮、杏仁等；兼水饮者，加葶苈子、茯苓皮、泽泻、车前子（草）、大腹皮、五加皮等
气阴两虚血瘀或兼痰饮	益气养阴活血或兼以化痰利水	生脉散合血府逐瘀汤	阴虚甚者，可将人参换用太子参、西洋参，或加玉竹、黄精等
阳气亏虚血瘀或兼痰饮	益气温阳活血或兼以化痰利水	真武汤合血府逐瘀汤	阳虚甚者，可加桂枝、仙灵脾等

（三）临证备要

因发病缓急不同，患者的病机演变亦不同，因此，在把握分证论治原则的基础上，不同时期的心衰病患者在中药用药上应当有所区别。

在代偿的慢性稳定期，患者病情较平稳，用药上可选择中成药为主长期口服，偏气虚者可应用芪参益气滴丸，或麝香保心丸，或脑心通胶囊，或通心络胶囊等；气阴两虚者可选用补益强心片，或生脉胶囊等；阳气亏虚者可选用芪苈强心胶囊，或参附强心丸，或心宝丸等；血瘀明显者可加用血府逐瘀胶囊等。必要时可加用汤剂随证调整方药。

失代偿的急性加重期，患者常需急诊或住院治疗，考虑静脉制剂起效快速、使用便捷，而汤药可灵活加减、随症变通的特点，经常先予静脉制剂，偏气虚或阴虚者给予生脉注射液（或注射用益气复脉注射液）或参麦注射液等；偏阳虚者给予参附注射液，兼血瘀者可给予丹红注射液等。然后酌情加用中药汤剂，具体用药时，应抓主症、顾次症、调兼症。

此外，在临证治疗心衰病时还应注意以下问题：

明辨标本缓急：治疗本病时，一般遵循急则治其标，缓则治其本原则。如患者在本虚基础上感受外邪，出现痰饮壅肺，肺失宣降，咳嗽、水肿迅速加重等情况，不治标则难以治本；又若心衰病急性发作，阳气暴脱，冷汗淋漓，四肢厥逆，口唇发绀，脉微欲绝者，当急投回阳固脱之法。

论治"谨守病机"：心衰病处于不断发展的过程中，其气血阴阳的偏胜偏衰随着疾病的发展或治疗用药的不当而不断变化，治疗时应把握整体、注重个体特点，灵活辨证。如心阳亏虚，水饮不化，经过温阳利水治疗后，可能会出现气阴两伤、阴血不足，这时在温阳的同时应配以益气养阴之药。或长期应用活血化瘀药物可能伤及气血，因此，化瘀的同时不忘扶正。又如临床对于心衰病的治疗，往往是中西药并用，服用利尿剂后，患者水肿改善，不能误以为患者无水饮的症状，另一方面也当注意利尿伤阴，应重视补阴，在化裁用药上应考虑周全。所以在治疗该病时，应抓住本质，随症施治，切忌刻板教条。

（四）常见变证的治疗

1. 咳喘　若心衰病患者突发气促，伴咳喘不能平卧，小便量少，应考虑心衰病急性发作，常需结合西药治疗；若患者咳嗽间作，咳咯黄痰，应考虑肺感染，积极控制感染以防心衰病加重。

2. 脱证　若心衰病患者阳气暴脱，冷汗淋漓，四肢厥逆，口唇发绀，脉微欲绝时，此类患者往往需要急诊或住院积极抢救，在西药治疗的基础上可静脉注射参附注射液或参麦注射液或生脉注射液，汤药可选用参附龙骨牡蛎汤加味等。

（五）其他疗法

1. 饮食起居　心衰病患者正气已虚，若复感虚邪之风，则易两虚相得，从而诱发急性加重，故应慎起居，避寒暑，顺应四时变化，预防外感。《素问·生气通天论》中指出，"味过于咸，大骨气劳，短肌，心气抑"，"多食咸，则脉凝泣而色变"，"味过于甘，心气喘满"，故在饮食方面，不可过咸、少食肥甘厚腻之品，以免加重血瘀、痰饮、水停等标实之证。此外，心衰病患者还应保持大便通畅，以免用力排便加重心脏负荷，平时可适当食用通导大便之品。

2. 运动疗法　心衰病慢性稳定期患者应当适当锻炼身体，建议气功、太极拳、八段锦等运动，不但能促进气血周流，增强抗病能力，而且能锻炼心脏，提高心脏储备力，起到治本作用。然而劳则气耗，可致心气更虚，故应强调合理适当的运动，以患者自觉舒适为度，并循序渐进，不断提高患者运动耐量，促进心功能康复。运动时注意防外感、避风寒；饮食宜清淡，不宜过咸，以免凝涩血脉，加重心脏负担。

3. 情志调护　《灵枢·口问》云："悲哀愁忧则心动，心动则五脏六腑皆摇。"心衰病患者心气本虚，营血运行不利，若七情不畅，便可进一步影响气机，损及心气，加重病情。因此，在给予其他调护方法的同时，应根据患者不同的心理特点，加强对患者的心理疏导，告知情绪对疾病的不良影响，教会患者自我心理调节，帮助患者树立战胜疾病的信心，使患者气和志达，营卫通利，从而延缓疾病进展。

五、名医经验

1. 邓铁涛　强调心衰病病机为"五脏皆致心衰，非独心也"，"本虚标实，以心阳亏虚为本，瘀血水停为标"，治疗上主张"阴阳分治，以温补阳气为上"，代表方为暖心方（红参、熟附子、薏苡仁、橘红等）与养心方（生晒参、麦冬、法半夏、茯苓、三七等）。前者重在温心阳，后者重在养心阴，分别用于阳气亏虚和气阴两虚的患者。在用药方面强调温补阳气，补气除用参、芪、术、草之外，尤喜用五爪龙，且用量多在30g以上，取其性甘温，具补气、祛痰、除湿、平喘的作用。此外，还提出"心衰从脾论治"的学术观

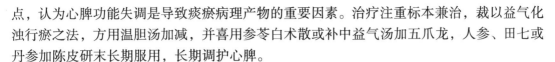

点，认为心脾功能失调是导致痰瘀病理产物的重要因素。治疗注重标本兼治，裁以益气化浊行瘀之法，方用温胆汤加减，并喜用参苓白术散或补中益气汤加五爪龙，人参、田七或丹参加陈皮研末长期服用，长期调护心脾。

2. 陈可冀 以"虚"、"瘀"、"水"统领病机，认为心衰病的最根本中医病机为内虚，早期心气心阳亏虚，兼肺气亏虚，随病情发展及病机变化，导致血运无力，血流迟缓瘀滞导致瘀血内停；中期脾阳受损，运化失司，复加肺气亏虚，水道失调，水湿内停；后期病久及肾，肾阳虚衰，膀胱气化不利，水液代谢紊乱，水饮泛滥。分型论治：气虚血瘀型，方用加味保元汤。在保元汤（人参、黄芪、甘草、肉桂）基础上添加丹参、川芎、赤芍，名为加味保元汤，再结合引起心衰之原发病的不同及兼症之区别加减应用。中阳亏虚、水饮内停型，方用苓桂术甘汤加味；肾阳虚衰、水饮泛滥型，方用真武汤化裁。同时指出中医治疗心衰病的过程中，调畅气机也是需要重视的环节。肺与大肠相表里，对于心衰病兼有便秘者，腑气不通，一可影响肺气升降，使水液代谢更为不利；二可加重肠道血液循环障碍，影响毒性代谢产物排泄。临证常采用降肺润肠、理气通腑的方法，药用大黄、枳壳、瓜蒌仁、杏仁、当归、肉苁蓉等，用之通腑以降肺气，活血化瘀以推陈致新，促进肠道血液循环。

 知识拓展

1. 心衰的流行病学特征 国外最新的流行病学资料表明，发达国家成年人群中心衰患病率为1%～2%，在70岁以上的老年人群中可高达10%，随着流行病学的变迁和社会经济的发展，其患病率仍在逐年上升。心衰患者的预后通常较差，年病死率高达40%，其死亡率超过了某些恶性肿瘤。

2. 心衰的常见临床分型

（1）慢性心衰与急性心衰：根据心衰发生的时间、速度、严重程度可分为慢性心衰和急性心衰。在原有慢性心脏疾病基础上渐出现心衰症状、体征者为慢性心衰。慢性心衰症状、体征稳定1个月以上称为稳定性心衰。慢性稳定性心衰恶化称为失代偿性心衰，如失代偿突然发作则称为急性心衰。

（2）HF-REF与HF-PEF：依据左心室射血分数（LVEF），心衰可分为LVEF降低的心衰（heart failure with reduced left ventricular election fraction，HF-REF）和LVEF保留的心衰（heart failure with preserved left ventriculare lection fraction，HF-PEF）。一般来说，HF-REF指传统概念上的收缩性心衰（LVEF常≤45%），而HF-PEF指舒张性心衰。HF-PEF约占心衰总数50%，其预后与HF-REF相仿或稍好。

3. 心衰西医学治疗概要 慢性心衰的治疗自20世纪90年代以来有重大的转变：从旨在改善短期血流动力学状态转变为长期的修复性策略，以改变衰竭心脏的生物学性质；从采用强心、利尿、扩血管药物转变为神经内分泌抑制剂，并积极应用非药物的器械治疗。心衰的治疗目标不仅是改善症状、提高生活质量，更重要的是针对心肌重构的机制，防止和延缓心肌重构的发展，从而降低心衰的住院率和病死率。

（1）慢性心衰

1）HF-REF的治疗：主要包括一般治疗、药物治疗及非药物治疗。

一般治疗包括去除诱发因素，如各种感染（尤其上呼吸道和肺部感染）、心律失常

（尤其伴快速心室率的房颤）、电解质紊乱和酸碱失衡、贫血、肾功能损害、过量摄盐、过度静脉补液等；调整生活方式，限钠、限水、营养和饮食、休息和适度运动等。

药物治疗中，ACEI 是被证实能降低心衰患者死亡率的第一类药物，是治疗心衰的首选药物；β 受体阻滞剂长期应用可改善心功能，提高 LVEF，还能延缓或逆转心肌重构；醛固酮受体拮抗剂可抑制醛固酮的有害作用，对心衰患者有益；对于有液体潴留的心衰患者，利尿剂是唯一能充分控制和有效消除液体潴留的药物，是心衰标准治疗中必不可少的组成部分；血管紧张素Ⅱ受体拮抗剂，推荐用于不能耐受 ACEI 的患者，也可以应用于经利尿剂、ACEI 和 β 受体阻滞剂治疗后临床状况改善仍不满意，又不能耐受醛固酮受体拮抗剂的有症状心衰患者。其他如洋地黄类药物、硝酸酯类等药物根据情况酌情选用。

非药物治疗，主要包括心脏再同步化治疗、植入型心律转复除颤器、心脏再同步化并植入心脏复律除颤器、左室辅助装置、心脏移植等，但均应严格掌握适应证。

2）HF-PEF 治疗：HF-PEF 的相关临床研究（PEP-CHF，CHAIBM-Preserved，I-Preserve，J-DHF 等）均未能证实 ACEI、ARB、β 受体阻滞剂等对 HF-REF 有效的药物可改善 HF-PEF 患者的预后和降低病死率。

针对 HF-PEF 的症状、并存疾病及危险因素，建议采用综合性治疗，如应用利尿剂消除液体潴留和水肿以缓解肺淤血，改善心功能；控制和治疗其他基础疾病和合并症，如积极控制血压、控制慢性房颤的心室率、积极治疗糖尿病和控制血糖；以及针对冠心病患者行血运重建术治疗等。

（2）急性心衰治疗：对于急性心衰的患者，应根据检查方法以及病情变化对患者作出临床评估，包括基础心血管疾病，急性心衰发生的诱因，病情的严重程度和分级，并估计预后；治疗的效果评估应多次和动态进行，以调整治疗方案，且应强调个体化治疗。治疗目标主要是改善急性心衰症状，稳定血流动力学状态，维护重要脏器功能，避免急性心衰复发，改善远期预后。

 病案分析

患者，男，72 岁，主因"间作胸闷、气短 9 年，加重 1 月"入院。2002 年 10 月行冠脉造影示：前降支近端 90% 狭窄，回旋支开口完全闭塞，右冠完全闭塞，前降支为右冠及回旋支提供侧支循环，管腔欠佳。于同年 11 月行心脏搭桥手术，症状缓解，患者可进行游泳等活动。2006 年 5 月患者劳力性心绞痛及呼吸困难症状明显，再住院复查冠脉造影示：前降支近中段弥漫偏心狭窄，最严重处达 90%，前降支开口管状偏心狭窄达 80%，大隐静脉至对角支静脉桥吻合处 90% 狭窄，大隐静脉至钝缘支静脉桥畅通，考虑合并心力衰竭，经药物治疗症状改善出院。出院后，规律服用阿司匹林片、辛伐他汀、海捷亚等药，间断加用速尿，症状时有反复，近 1 月胸闷、气短症状明显加重，再次住院。

症见：神清，胸闷、憋气，活动后喘息，乏力，双下肢水肿，纳可，小便少，大便干、日 1 次。体格检查：血压 140/60mmHg，心率 64 次/分，律齐，双下肺可及少量湿啰音，双下肢水肿（＋），舌黯红苔薄黄，脉沉细。既往高血压病史 30 余年，规律服药，血压控制良好；糖尿病病史，现服用阿卡波糖片并皮下注射胰岛素，血糖控制欠佳。心电图示：窦性心律，广泛 ST-T 改变；心脏彩超示：全心增大，左室舒张末径 62mm，左房内径 51mm，LVEF 41%；空腹血糖：12.3mmol/L，餐后 2 小时血糖：27.3mmol/L；肌酐：83.5mmol/L。

中医诊断：心衰病（阳虚血瘀兼痰饮）

西医诊断：冠心病 冠脉三支病变 CABG 术后 心绞痛 心力衰竭 心功能 Ⅱ 级（NYHA）；高血压 2 级（很高危）；2 型糖尿病

中医治法：益气温阳，活血利水

方　　药：

制附子 10g^(后下)	干姜 10g	桂枝 30g	生黄芪 20g
太子参 30g	炒白术 20g	炒枳壳 12g	赤芍 30g
当归 20g	益母草 30g	茯苓 30g	泽泻 30g
葶苈子 30g	五味子 5g	麦冬 30g	大枣 3 枚

治疗 12 天，出入量基本平衡，日均保持在 2500ml 左右。患者胸闷、气短、乏力症状未见明显改善，烦躁憋闷，动辄喘息，舌黯红瘦苔薄黄，脉沉细。根据患者症状及舌脉，在西药治疗不变的情况下，中药汤剂治以养阴、活血、利水。3 天后出院时，患者胸闷、气短等不适明显减轻，小便量多，双下肢水肿消失，舌黯淡苔白，脉沉细。

病案点评：

本患者为冠脉搭桥术后心力衰竭，针对冠心病、心力衰竭的西医规范治疗是必要的，辨证加用中药，有益于患者症状的改善。治疗初期，依据患者倦怠乏力、双下肢水肿、小便少等，辨证为"阳虚血瘀兼痰饮"，中药治疗以益气温阳、活血利水为主，方中重用附子、桂枝、干姜等热药，不仅未使患者胸闷、憋气、乏力症状改善，反增烦躁、喘息等症。反观患者舌黯红瘦，苔白薄黄，脉沉细，却是一派正气亏虚、阴虚内热、血瘀水停之象，当属气阴两虚兼血瘀痰饮，考虑患者阴虚特征突出，加之日前辛热伤阴，故先治以养阴为主，采用养阴活血利水治法，方用玉竹、黄精、生地滋阴养血，丹参、地龙活血通络，葶苈子、茯苓、车前草利水消肿，竹叶清热利水除烦，川牛膝逐瘀通经，引水下行，瓜蒌皮、枳壳以宽胸理气。服药后患者胸闷、气短等不适明显减轻，小便量多，双下肢不肿，舌黯淡苔白，脉沉细。通过该病例可以看出，正确的辨证论治是中医药治疗疾病的关键，临床准确辨证至关重要。

【参考文献】

1. 尹克春，吴焕林. 邓铁涛治疗心力衰竭经验介绍 [J]. 江苏中医药，2002，(7)：9-10.
2. 尹克春，吴焕林. 邓铁涛教授调脾护心法治疗心力衰竭经验 [J]. 新中医，2002，(5)：11-12.
3. 秦晓毅，卢新政. 2010 年 NICE 慢性心力衰竭诊治指南更新的解读 [J]. 心血管病学进展，2011，04：490-492.
4. 张少强，杜武勋，刘长玉，等. 慢性心力衰竭中医药辨证论治方案的思考 [J]. 中医杂志，2012，10：834-835.
5. 中华医学会心血管病学分会，中华医学会心血管病杂志编辑委员会. 中国心力衰竭诊断和治疗指南 2014 [J]. 中华心血管病杂志，2014，02：98-122.

第五节 不 寐

 培训目标

要求住院医师掌握不寐的临床表现和病机转化；掌握不寐的分类及证候特证、诊断、证治方药，相关疾病的鉴别要点；了解病证结合的诊疗思路；注重精神治疗的作用。

问题导入

1. 不寐的辨证要点及治疗原则是什么？
2. "胃不和则卧不安"应如何理解？
3. 不寐的治疗，除用药物之外，还应注意哪些问题？

一、临床诊断

（一）疾病诊断

1. 轻者入寐困难或寐而易醒，醒后不寐，连续3周以上，重者彻夜难眠。
2. 常伴有头痛、头昏、心悸、健忘、神疲乏力、心神不宁、多梦等症。
3. 本病证常有饮食不节，情志失常，劳倦、思虑过度，病后，体虚等病史。
4. 经各系统及实验室检查，未发现有妨碍睡眠的其他器质性病变。

（二）病期诊断

1. 短暂性失眠　1周内。
2. 急性失眠　1周至1个月。
3. 亚急性失眠　1个月至6个月。
4. 慢性失眠　持续6个月以上。

二、病证鉴别

不寐应与一时性失眠、生理性少寐、他病痛苦引起的失眠相区别。不寐是指单纯以失眠为主症，表现为持续的、严重的睡眠困难。若因一时性情志影响或生活环境改变引起的暂时性失眠不属病态。至于老年人少寐早醒，亦多属生理状态。若因其他疾病痛苦引起失眠者，则应以祛除有关病因为主。

三、病机转化

不寐的病因虽多，但其病理变化，总属阳盛阴衰，阴阳失交。一为阴虚不能纳阳，一为阳盛不得入于阴。其病位主要在心，与肝、脾、肾密切相关。因心主神明，神安则寐，神不安则不寐。而阴阳气血之来源，由水谷之精微所化，上奉于心，则心神得养；受藏于肝，则肝体柔和；统摄于脾，则生化不息；调节有度，化而为精，内藏于肾，肾精上承于心，心气下交于肾，则神志安宁。若肝郁化火，或痰热内扰，神不安宅者以实证为主。心脾两虚，气血不足，或由心胆气虚，或由心肾不交，水火不济，心神失养，神不安宁，多属虚证，但久病可表现为虚实兼夹，或为瘀血所致，见图2-5-1。

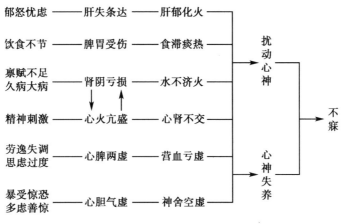

图 2-5-1 病机转化示意图

四、辨 证 论 治

（一）治则治法

治疗当以补虚泻实，调整脏腑阴阳为原则。实证泻其有余，如疏肝泻火，清化痰热，消导和中；虚证补其不足，如益气养血，健脾补肝益肾。在此基础上安神定志，如养血安神，镇惊安神，清心安神。

（二）分证论治

本病辨证首分虚实。虚证，多属阴血不足，心失所养，临床特点为体质瘦弱，面色无华，神疲懒言，心悸健忘。实证为邪热扰心，临床特点为心烦易怒，口苦咽干，便秘溲赤。次辨病位，病位主要在心。由于心神的失养或不安，神不守舍而不寐，且与肝、胆、脾、胃、肾相关。如急躁易怒而不寐，多为肝火内扰；脘闷苔腻而不寐，多为胃腑宿食，痰热内盛；心烦心悸，头晕健忘而不寐，多为阴虚火旺，心肾不交；面色少华，肢倦神疲而不寐，多属脾虚不运，心神失养；心烦不寐，触事易惊，多属心胆气虚等。不寐病的分证论治详见表2-5-1。

表 2-5-1 不寐病分证论治简表

证候	治法	推荐方	常用加减
肝火扰心	疏肝泻火 镇心安神	龙胆泻肝汤	胸闷胁胀，善太息者，加香附、郁金、佛手、绿萼梅；若头晕目眩，头痛欲裂，不寐躁怒，大便秘结者，可用当归龙荟丸
痰热扰心	清化痰热 和中安神	黄连温胆汤	不寐伴胸闷嗳气，脘腹胀满，大便不爽，苔腻脉滑，加用半夏秫米汤；若饮食停滞，胃中不和，嗳腐吞酸，脘腹胀痛，再加神曲、焦山楂、莱菔子

证候	治法	推荐方	常用加减
心脾两虚	补益心脾 养血安神	归脾汤	心血不足较甚者，加熟地、芍药、阿胶；不寐较重者，加五味子、夜交藤、合欢皮、柏子仁，或加生龙骨、生牡蛎、琥珀末；兼见脘闷纳呆，苔腻，重用白术，加苍术、半夏、陈皮、茯苓、厚朴
心肾不交	滋阴降火 交通心肾	六味地黄丸 合交泰丸	心阴不足为主者，可用天王补心丹；心烦不寐，彻夜不眠者，加朱砂（研末，0.6g，另吞）、磁石、龙骨、龙齿
心胆气虚	益气镇惊 安神定志	安神定志丸 合酸枣仁汤	心肝血虚，惊悸汗出者，重用人参，加白芍、当归、黄芪；肝不疏土，胸闷，善太息，纳呆腹胀者，加柴胡、陈皮、山药、白术；心悸甚，惊惕不安者，加生龙骨、生牡蛎、朱砂

（三）临证备要

注意调整脏腑气血阴阳。如补益心脾，应佐以少量醒脾运脾药，以防碍脾；交通心肾，用引火归原的肉桂其量宜轻；益气镇惊，常须健脾，慎用滋阴之剂；疏肝泻火，注意养血柔肝，以体现"体阴用阳"之意。"补其不足，泻其有余，调其虚实"，使气血调和，阴平阳秘。

强调在辨证论治基础上施以安神镇静。安神的方法有养血安神、清心安神、育阴安神、益气安神、镇惊安神、安神定志等不同，可随证选用。

注意精神治疗的作用。消除顾虑及紧张情绪，保持精神舒畅。

活血化瘀法的应用。长期顽固性不寐，临床多方治疗效果不佳，伴有心烦，舌质偏黯，有瘀点者，依据古训"顽疾多瘀血"的观点，可从瘀论治，选用血府逐瘀汤，药用桃仁、红花、川芎、当归、赤芍、丹参活血化瘀，柴胡、枳壳理气疏肝，地龙、路路通活络宁神，生地养阴清心，共起活血化瘀，通络宁神之功。

（四）常见变证的治疗

1. 郁证　如精神抑郁，情绪不宁，胸部满闷，胁肋胀痛，痛无定处，脘闷嗳气，不思饮食，大便不调，苔薄腻，脉弦，可用柴胡疏肝散疏肝加减以疏肝解郁，理气畅中。如情急躁易怒，胸胁胀满口苦而干，或头痛、目赤、耳鸣，或嘈杂吞酸，大便秘结，舌质红，苔黄，脉弦数，可用丹栀逍遥散加减以疏肝解郁，清肝泻火。如精神抑郁，胸部闷塞，胁肋胀满，咽中如有物梗塞，吞之不下，咯之不出，苔白腻，脉弦滑，可用半夏厚朴汤加减以行气开郁，化痰散结。如精神恍惚，心神不宁，多疑易惊，悲忧善哭，喜怒无常，或时时欠伸，或手舞足蹈，骂詈喊叫等，舌质淡，脉弦，可用甘麦大枣汤加减以甘润缓急，养心安神。如多思善疑，头晕神疲，心悸胆怯，失眠，健忘，纳差，面色不华，舌质淡，苔薄白，脉细，可用归脾汤加减以健脾养心，补益气血。如情绪不宁，心悸，健忘，失眠，多梦，五心烦热，盗汗，口咽干燥，舌红少津，脉细数，可用天王补心丹合六味地黄丸加减以滋养心肾。

2. 癫狂

癫证：如精神忧郁，表情淡漠，沉默痴呆，喃喃自语，语无伦次，不思饮食，消极自悲，舌苔白腻，脉弦滑，可用顺气导痰汤，逍遥散散加减以理气解郁，化痰醒神。如神思恍惚，心悸易惊，善悲欲哭，肢体困倦，面色萎黄或苍白，不思饮食，大便溏薄，脉细无力，舌质淡胖，苔薄白，可用养心汤加减以健脾养心，益气宁神。

狂证：如起病急骤，性情急躁，头痛失眠，二目怒视，狂乱无知，越垣上屋，骂詈不避亲疏，毁物伤人，力气逾常，舌质红绛，苔多黄腻，脉弦大滑数，方用生铁落饮加减以镇心涤痰，泻肝清火。如狂病日久，狂势渐减，精神疲惫，多言善惊，时而心烦易躁，形瘦面红，头晕耳鸣，失眠多梦，脉细数，舌质红，方用二阴煎加减以滋阴降火，安神定志。

如癫狂病日久，出现面色晦滞，躁扰不安，多言多语，妄见妄闻，或头痛心烦，舌质紫黯有瘀斑，脉细涩或弦细，方用癫狂梦醒汤加减以理气化瘀，豁痰醒脑。

（五）其他疗法

1. 中成药治疗

（1）安神补心丸：养心安神。用于心血不足、虚火内扰所致的心悸失眠、头晕耳鸣。

（2）解郁安神颗粒：疏肝解郁，安神定志。用于情志不舒，肝郁气滞等精神刺激所致的心烦，焦虑，失眠，健忘，更年期症候群。

（3）安神补脑液：生精补髓，益气养血，强脑安神。用于肾精不足、气血两亏所致的头晕、乏力、健忘、失眠；神经衰弱症见上述证候者。

（4）舒眠胶囊：疏肝解郁、宁心安神。用于肝郁伤神所致的失眠症。

2. 针灸推拿

（1）针灸：治则：调理跷脉，安神利眠。主穴：印堂、神门、安眠、四神聪、照海、申脉。

（2）推拿：①揉拿颈部：患者取坐位。医生站在患者的侧后方，一手扶住患者的头部，另一手在颈部做广泛且深透的拿法。拿时自上而下，重点放松颈部两侧肌肉，此时患者局部应有酸胀感。②轻抹前额：患者取仰卧位，医生两手拇指自印堂至神庭做抹法，其余四指置于头的两侧相对固定。在做抹法时，力量不宜太大，速度宜快，此时患者可有轻松舒适的感觉。③分推前额：医生两手拇指挠侧缘，自前额中线向两侧分推至太阳穴并做点揉，然后两手拇指滑向头维点揉，最后滑至角孙点揉，如此反复操作数次。④点按头顶：两手拇指自前发际向后交替点按头部前后正中线（即督脉），然后两手同时点按距督脉1、3、5、7、9cm处的侧线。每条线点按3～5遍。对于巅顶痛的患者应在百会、四神聪、前顶等穴重点点揉。同时点揉三阴交、神门、内关。⑤点揉少阳五穴：用拇指点揉颔厌、悬颅、悬厘、曲鬓、率谷，在点揉每个穴位时，都应该使局部产生酸胀感，时间大约30s，点揉时的力量应该由轻至重。⑥摩掌熨目：两手掌摩擦至热，轻放于腿上，使患者眼部有温热舒适感，重复数遍。

3. 中药熏洗 养神散：艾叶30g、川芎20g、夜交藤30g、五味子10g、合欢皮20g、女贞子10g、旱莲草15g煎取2000ml先将患者双足隔药液熏蒸，待药液温度冷却至40℃，将双足放入药液中浸洗20～30min，晚上临睡前1次，7天为1个疗程。

五、名医经验

朱良春　慢迁肝或早期肝硬化患者因久病或误治，临床见肝血肝阴两虚。或肝胃不和，或土壅木郁，胃失和降等因，导致心失所养，气机逆乱，肝阳偏亢，上扰神明，发为顽固失眠者屡见不鲜。朱师取《内经》"半夏秫米汤"、"降其气，即所以敛其阳"之理，自拟"半夏枯草煎"由姜旱半夏、夏枯草各 12g、薏苡仁（代秫米）60g、珍珠母 30g 为基本方。随证化裁，治疗顽固失眠疗效满意，历年使用临床。尤对慢肝久治不愈或误治或久服西药致长期失眠者疗效颇著。加减法：肝血不足加当归、白芍、丹参；心阴不足加柏子仁、麦冬、琥珀末（吞）；心气虚加大剂量党参；有痰热之象加黄连；脾肾阳衰，健忘头晕，肢倦纳差，或兼夹阳痿加大蜈蚣 2 条、鸡血藤 45g，颇能提高疗效。手足多汗或彻夜不寐者，配合脚踏豆按摩法如下：赤小豆 1.5kg、淮小麦 1kg。每晚睡前共放铁锅中文火炒热，倒入面盆中，嘱患者赤脚坐着，左右轮番踩踏豆麦，每次半小时，此豆麦可反复使用多日，不必易换。踩踏炒热豆麦乃取热灸按摩刺激足底部腧穴之理，有疏通全身气血，温肾暖肝温胃，调整气机。调理脏腑阴阳之功。踩后精神舒畅，多能入寐，法简效宏。慢肝患者长期失眠，其病因虽有肝肾不足、心脾两虚、水火失济、阴阳造偏等之说，但气血道路不通，升降不利不可忽视。经云："左右者，阴阳之道路也"，倘升降阻痹，阳不入阴则发生不寐。此法温通全身气血，温振全身机能，可增进脑血管和心血管的血流量。

知识拓展

失眠按病因可划分为原发性和继发性两类。原发性失眠通常缺少明确病因，或在排除可能引起失眠的病因后仍遗留失眠症状，主要包括心理生理性失眠、特发性失眠和主观性失眠 3 种类型。原发性失眠的诊断缺乏特异性指标，主要是一种排除性诊断。当可能引起失眠的病因被排除或治愈以后，仍遗留失眠症状时即可考虑为原发性失眠。继发性失眠包括由于躯体疾病、精神障碍、药物滥用等引起的失眠，以及与睡眠呼吸紊乱、睡眠运动障碍等相关的失眠。失眠常与其他疾病同时发生，有时很难确定这些疾病与失眠之间的因果关系，故近年来提出共病性失眠（comorbid insomnia）的概念，用以描述那些同时伴随其他疾病的失眠。

失眠的干预措施主要包括药物治疗和非药物治疗。对于急性失眠患者宜早期应用药物治疗。对于亚急性或慢性失眠患者，无论是原发还是继发，在应用药物治疗的同时应当辅助以心理行为治疗，即使是那些已经长期服用镇静催眠药物的失眠患者亦是如此。针对失眠的有效心理行为治疗方法主要是认知行为治疗（cognitive behavioral therapy for insomnia, CBT-I）。目前国内能够从事心理行为治疗的专业资源相对匮乏，具有这方面专业资质认证的人员不多，单纯采用 CBT-I 也会面临依从性问题，所以药物干预仍然占据失眠治疗的主导地位。除心理行为治疗之外的其他非药物治疗，如饮食疗法、芳香疗法、按摩、顺势疗法、光照疗法等，均缺乏令人信服的大样本对照研究。传统中医学治疗失眠的历史悠久，但囿于特殊的个体化医学模式，难以用现代循证医学模式进行评估。应强调睡眠健康教育的重要性，即在建立良好睡眠卫生习惯的基础上，开展心理行为治疗、药物治疗和传统医学治疗。

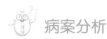 病案分析

患者，男，63岁。曾有神经衰弱病史，失眠多年。初始每晚能睡眠约3～4h，且多梦易醒，逐渐发展为彻夜不眠半年。服各种安眠药无效，需静滴冬眠灵及口服三唑仑方能入睡。症见入夜精神兴奋，彻底不眠，头晕面热，心烦急躁，手足心热，白天则头晕昏沉，情绪低落，多疑善悲，伴口干不欲饮水，纳呆，大便干结。舌质深红尖赤、少苔，脉弦细而数。

中医诊断：不寐（火旺水亏，心肾不交证）

西医诊断：失眠

中医治法：育阴降火，交通心肾，养心安神

方　　药：黄连阿胶汤加味

生黄连10g　　　黄芩10g　　　生甘草10g　　　阿胶12g^(烊化)

生白芍20g　　　鸡子黄2枚　　炒枣仁120g^(捣)　　莲子心0.5g^(研冲)

10剂，水煎服，每日1剂，每晚9时服头煎，次晨服二煎

连服10剂后，睡眠明显改善，每晚可睡眠4h左右，精神状况好转，纳食增多，心烦急躁、手足心热、口干便干亦减。再服原方10剂，夜间即可安然入眠，诸症悉除，精神、饮食、大便正常。继以原方去甘草、莲子心，减炒枣仁为60g，加夜交藤30g，10剂尽，睡眠正常。

病案点评：

患者彻夜不寐，心烦急躁，手足心热，舌红脉数，属阴虚火旺、心肾不交证型，口干渴不欲饮水为病在营分，在少阴。此因肾水不足，阴亏于下，心火上炎，阳亢于上，阳不入阴，致使心肾水火不交，难以入寐，故方用黄连阿胶汤，下滋肾水，上清心火，使坎离交济，心肾交通；加莲子心清心火，重用酸枣仁配生甘草柔肝缓急。心肾相交，失眠遂愈。

【参考文献】

1. 邱志济，朱建平. 朱良春治疗顽固失眠的用药经验和特色［J］. 辽宁中医杂志，2001，28（4）：205-206.

2. 中华医学会神经病学分会睡眠障碍学组. 中国成人失眠诊断与治疗指南2012［J］. 中华神经科杂志，2012，45（7）：534-539.

附　多寐

多寐指不分昼夜，时时欲睡，呼之即醒，醒后复睡的病证，亦称"嗜睡"、"多卧"、"嗜眠"、"多眠"等。本病的病位在心、脾，与肾关系密切，多属本虚标实。多寐的病机关键是湿、浊、痰、瘀困滞阳气，心阳不振，或阳虚气弱，心神失荣。病变过程中各种病理机制相互影响，如脾气虚弱，运化失司，水津停聚而成痰浊，痰浊、瘀血内阻，又可进一步耗伤气血，损伤阳气，以致心阳不足，脾气虚弱，虚实夹杂。

一、治 则 治 法

多寐治疗应注重调治阳气，通过调治脏腑，提神醒脑，解除多寐状态。初期多以邪实为主，治疗当祛邪为主，根据湿邪、痰浊、瘀血、热邪之偏重，运用燥湿健脾、祛化痰浊、清利肝胆湿热、活血化瘀通络之法，提振阳气，醒脑提神；发展中期以虚实夹杂多见，治疗当扶正祛邪，攻补兼施；后期以正虚为主，以脾肾阳虚，心阳虚衰，肾精亏虚，髓海空虚，脑神失养，阳气不足为其病本，因而治疗以温补心脾肾三脏阳气，滋肾填精生髓为其治本之法。但应注意祛邪不可峻猛，温阳不可太过，以防伤阴耗气。

二、分 证 论 治

多寐常见证候及治法方药如下，见表2-5-2。

表2-5-2 多寐病分证论治简表

证候	治法	推荐方	药物加减
脾气虚弱	健脾和胃益气提神	香砂六君子汤	若脾气下陷，气短，脱肛者，可加升麻、柴胡；若气血俱虚，兼见心悸气短，应重用党参、黄芪，加当归、阿胶
阳气虚弱	益气温阳提神醒脑	肾气丸	若尿少浮肿，加真武汤；食少纳呆，咳吐痰涎，舌苔腻者，减熟地黄的用量，加半夏、竹茹、陈皮；腹痛喜按，五更泄泻者，加四神丸；心悸气短，易惊者，加茯神、酸枣仁、柏子仁、远志、五味子；多梦者加生龙骨、生牡蛎
肾精亏虚	滋肾填精补髓健脑	左归丸	若盗汗，午后潮热，身体消瘦者，重用熟地黄，山药，加生地黄、泽泻；食欲不振者加炒麦芽
痰湿内阻	除湿化痰和中醒神	温胆汤	若湿邪久蕴，郁而化热者，兼心中懊恼，口黏而苦，小便黄，去厚朴、生姜，加黄芩、山栀、通草、薏苡仁等；若兼有食积者，加枳壳、焦三仙。若痰郁化热加黄芩、黄连、石菖蒲、胆南星、黛蛤散、远志
瘀血内阻	活血化瘀通络醒神	通窍活血汤	若兼有气滞者，侧头痛加剧，加柴胡、青皮、陈皮、枳壳、香附；面色苍白，纳呆则加用黄芪、党参、白术、茯苓、山楂；若兼有胸闷痰多，心悸不安，加半夏、竹茹、陈皮、黄连、栀子；兼有阴虚者加生地黄、丹皮

三、临 证 备 要

注意发作性睡病的发作先兆症状。发作性睡病患者在发病前，可能有某些异常表现，如能及时发现并加强观察，可有效防止该病发生时带来的隐患。注意在温阳药中配伍行气之品。临证中，由于部分患者病程较长，在辨证选方用药的基础上，亦可选用中成药治疗。

附 健 忘

健忘是指记忆力减退，遇事善忘的一种病证。亦称"喜忘"、"善忘"。历代医家认为本证多与心脾亏虚，肾精不足有关，亦有因气血逆乱，痰浊上扰所致。

本篇所讨论的健忘是指后天失养，脑力渐致衰弱者。先天不足，生性愚钝的健忘不属于此范围。

一、治则治法

"虚则补之，实则泻之"，本病多虚证，治疗上根据脏腑虚证来辨证施治，遇实证则以泻实为主，考虑本病发病人群多为年老者，注意适量配伍扶正补虚之品。

二、分证论治

本病以气、血、痰、瘀等为主要病理因素，根据疾病虚实分类的基本原则，本病分虚证与实证两类。

虚证：心脾不足证：证见健忘失眠，心悸神倦，纳呆气短，脘腹胀满，舌淡，脉细弱。肾精亏耗证：证见健忘，形体疲惫，腰酸腿软，头晕耳鸣，遗精早泄，五心烦热，舌红，脉细数。

实证：痰浊扰心证：证见健忘嗜卧，头晕胸闷，呕恶，咳吐痰涎，苔腻，脉弦滑。血瘀痹阻证：证见遇事善忘，心悸胸闷，伴言语迟缓，神思欠敏，表现呆钝，面唇黯红，舌质紫黯，有瘀点，脉细涩或结代。

健忘常见证候及治法方药见表2-5-3。

表2-5-3　健忘分证论治简表

证候	治法	推荐方	常用加减
心脾不足	补益心脾	归脾汤	心血不足较甚，加熟地、白芍；不寐较重，加五味子、夜交藤、合欢皮或者生龙骨、生牡蛎；脘腹胀满，重用白术，加半夏、陈皮、茯苓、厚朴
肾精亏耗	填精补髓	河车大造丸	形体衰惫，加山萸肉、山药；遗精早泄，加桑螵蛸、沙苑子、菟丝子
痰浊扰心	化痰宁心	温胆汤	胸闷呕恶，腹胀，加厚朴、旋覆花；大便不爽，加代赭石
血瘀痹阻	活血化瘀	血府逐瘀汤	心悸胸闷，甚至胸痛，加丹参、乳香、没药；语言迟缓，思维欠敏，加覆盆子、枸杞子、灵芝等

三、临证备要

遣方用药时注意木香、半夏、石菖蒲用量不宜过大，一般以6g为宜；黄芪用量一般为30g，如气虚明显，可酌情增加至60g；运用降逆法时应注意代赭石的用量（一般可使用30g），以大便通泻为度，不宜久服，防止耗伤正气。

第三章

脑 系 病 证

第一节 概 论

脑系病证的起病形式主要包括急性起病、缓慢发病、反复发作等。如中风病多急性起病，渐进加重，或骤然发病，危及生命；痿证常起病缓慢，缠绵难愈；痫病则以一组发作性症状为临床特点。病位多在脑髓血脉，脑脉痹阻或血溢脉外，髓海不足，元神失养，神机失用，九窍闭塞为常见病理损害，可涉及肝、脾、肾等多脏腑。急性起病者多以标实证候为主，病程较长者常表现为虚实夹杂或本虚为主，邪实多见风、火、痰、瘀、毒，本虚则以肝肾阴虚、脾肾两虚、心脾气虚、髓海不足为主。脑系病证日久不愈者，往往正气耗伤，阴阳俱损，若感受六淫或疫疠之邪，易直中脏腑而加重病情，甚或危及生命。脑系病证相当于神经系统疾病及部分精神科疾病，如脑与脊髓病变、周围神经病变、情感认知障碍类疾病等。

一、四诊枢要

在脑系病证的辨治过程中，望诊对于判断脏腑阴阳气血盛衰和疾病预后十分重要。应注意观察神志状态以及瞳孔的大小位置等。肢体状态能够反映疾病的特点，如肢体拘挛者，常见于脑炎后遗症；四肢抽搐者，常见于高热惊厥、癫痫；四肢软弱者，常见于痿证，如吉兰—巴雷综合征、运动神经元病；半身不遂者，常见于脑血管病、脑占位性病变、脑外伤等所致偏瘫。慌张步态，为帕金森病的典型体征；剪刀步态，多见于脑瘫；鸭步步态，多见于进行性肌营养不良；蹒跚步态，又称醉汉步态，多见于小脑疾病；偏瘫步态，多见于脑血管病或脑外伤。

有些疾病具备特殊面容，如破伤风者，为苦笑面容；帕金森病者，为面具脸；抽动秽语综合征者，为挤眉弄眼、摇头耸肩；周围性面神经麻痹者，患侧额纹消失，眼裂增大，鼻唇沟变浅，目不能合，口不能闭。胞轮振跳者，常见于面肌痉挛；睑废、睑垂者，常见于重症肌无力。

舌痿者，可见于外感热性病、脑神经炎等；舌歪者，可见于脑血管病、脑占位疾病、脑外伤等；舌强者，可见于急性脑血管病、脑炎等；舌颤者，可见于运动神经元病等；弄舌者，可见于动风先兆等。

问诊时应围绕主诉进行系统询问，尤其注意对首发症状的询问，了解病情缓解或加重因素。闻诊时注意判断语言流畅与条理性，如构音困难者，可见运动神经元病等；吟诗样或断缀性言语者，多示小脑病变；言语謇涩、舌强不语者，多见于中风患者。切诊除包括脉诊外，应注意按诊的应用，如按头颅、按肌肤、按手足、按腹等。

二、检查要点

脑系病证的临床诊断还须结合神经系统专科检查，包括意识、语言、步态和脑神经、运动感觉功能、生理病理反射等。合理的辅助检查是寻求有价值的诊断依据的关键。根据临床资料（病史、病程、专科检查、辅助检查资料），全面客观综合地分析才能对神经系统疾病的病位、病性做出初步诊断。

头颅计算机断层扫描（computed tomography，CT）是最常用的检查。但是对超早期缺血性病变和皮质或皮质下小的梗死灶不敏感，特别是后颅窝的脑干和小脑梗死更难检出。在超早期阶段（发病6小时内），CT可以发现一些轻微的改变：大脑中动脉高密度征；皮质边缘（尤其是岛叶）以及豆状核区灰白质分界不清楚；脑沟消失等。通常平扫在临床上已经足够使用。若进行CT血管成像，灌注成像，或要排除肿瘤、炎症等则需注射造影剂增强显像。

头颅磁共振（magnetic resonance imaging，MRI）也是较常选择的检查手段。标准的MRI序列（T1、T2和质子相）对发病几个小时内的脑梗死不敏感。弥散加权成像（DWI）可以早期显示缺血组织的大小、部位，甚至可显示皮质下、脑干和小脑的小梗死灶。

脑电图是诊断癫痫的重要检测手段。肌电图检查主要用于区别神经源性肌萎缩和肌源性肌萎缩，有助于各类神经肌肉疾患的鉴别诊断。当怀疑脑炎或脑膜炎时须经腰穿做脑脊液检查，怀疑多发性硬化、炎性神经根病时腰穿脑脊液检查对临床诊断可提供帮助。

三、辨治思路

中医学的八纲辨证、脏腑辨证、气血津液辨证、六经辨证、卫气营血辨证、三焦辨证等，都可以充分地运用于脑系病证的辨证中。表里是辨别病位内外和病势浅深的纲领，在脑病的发生发展过程中，有表证阶段，但多以里证为主，亦有表里证共存的情况。一般病变在腑、在上、在气者，病较轻浅，病变在脏，在下、在血者，病较深重。寒热是辨别疾病病性的纲领，寒热辨证不能孤立地根据个别症状作出判断，而是对四诊所收集的症状体征进行概括。虚实是辨别疾病邪正盛衰的纲领，脑为清灵之脏，易虚易实。脑病临床较少见单纯的证候，往往表里、寒热、虚实交织在一起，或相兼，或夹杂，或转化。

脑病虽病位在脑，但与脏腑关系密切。脏腑辨证是脑病最常用的辨证方法。其他的诸种辨证方法最终往往要落实到相应的脏腑。脑赖气血津液的濡养才能发挥正常的生理功能，一旦气血津液发生病变则脑病发生，同时脑病发生后，亦可引起气血津液的病变。常见证候：气虚证、气滞证、气逆证、气陷证；血虚证、血瘀证、血热证；气虚血瘀证、气滞血瘀证、气血两虚证；风痰证、湿痰证、寒痰证、痰热证、痰气郁结证。六经辨证不仅用于外感热病，也可用于内伤杂病脑病的辨证。卫气营血辨证在流行性脑脊髓炎、流行性乙型脑炎、化脓性脑膜炎等疾病中常用。

脑病的辨证当遵循动态观的原则，如中风病患者急性期表现为风、火、痰为主者，数日后风邪渐息，火热渐减，而成痰瘀为患，治疗当从清热熄风转为化痰通络，待病人渐显正气不足时，当进补气之剂以扶助正气，促进康复。脑病中急性起病者多表现为邪实证候，往往祛邪为主，如邪稽日久，易耗损正气，则应标本兼顾。脑为髓之海，肾主骨生髓通于脑，髓海不足导致的健忘、痴呆等病证多予补肾填髓法治疗。肾为作强之官，技巧出焉，步履蹒跚，动作笨拙之病证则首选补肾治法，多能奏效。

应当注意，不能完全受西医疾病诊断所限制，见高血压所致眩晕就认为是肝阳上亢，不加辨证一味平肝潜阳，往往会步入西医辨病治疗的误区。病证结合治疗的核心应是辨证论治，异病同治和同病异治常体现在脑病的辨治中。常用的治法有平肝潜阳、熄风化痰、醒神开窍、化痰活血、清热化湿、解毒通络、益肾填髓、益气活血、清肝解郁、宁心安神等。

第二节　头　痛

培训目标

要求住院医师掌握各类头痛的特点及分证论治。熟悉本病的病因病机及常用方剂，了解本病的其他治疗方法。

问题导入

1. 如何鉴别外感头痛和内伤头痛？
2. 如何根据头痛的部位选择引经药？

一、临床诊断

1. 以头部疼痛为主要临床表现。

2. 头痛部位可发生在前额、两颞、巅顶、枕项或全头部。疼痛性质可分为外感头痛和内伤头痛，表现为跳痛、刺痛、胀痛、灼痛、重痛、空痛、昏痛、隐痛等。头痛发作形式可为突然发作，痛势剧烈，或缓慢起病，痛势绵绵，反复发作，时痛时止。疼痛的持续时间可长可短，可数分钟、数小时或数天、数周，甚则长期疼痛不已。

3. 头痛发作者常有起居不慎，感受外邪，或饮食，劳倦、房事不节，病后体虚等病史。

根据以上临床表现即可诊断头痛，但临床处置病人时应常规做血压、血常规等项检查，必要时可做经颅多普勒，脑电图，脑脊液，颅脑 CT 或 MR 等检查以明确头痛的病因。如疑为眼，耳、鼻、口腔疾病所导致者，可做五官科相应检查。

二、病证鉴别

外感头痛与内伤头痛相鉴别，见表3-2-1。

表 3-2-1 外感头痛与内伤头痛鉴别要点

	外感头痛	内伤头痛
发病因素	外邪致病，如风、寒、热（暑）、湿等六淫	多有内伤因素致病，如饮食、劳倦、房事不节、病后体虚等
起病与病程	起病较急，病程较短	起病缓慢，病程较长
疼痛性质	一般疼痛较剧，多表现为掣痛，跳痛，灼痛、胀痛、重痛，痛无休止	大多痛势较缓，表现为隐痛，空痛、昏痛，痛势悠悠，遇劳则剧，时作时止
病性	多属实证	多属虚证或虚实夹杂证

三、病机转化

头痛的基本病机可以归纳为不通则痛和不荣则痛。外感头痛以风邪为主，且多兼夹寒、湿、热等邪；内伤头痛则多与肝、脾、肾三脏的功能失调有关。外感头痛之病性属表属实，一般病程较短，预后较好。内伤头痛病程较长，病性较为复杂，一般来说，气血亏虚、肾精不足之头痛属虚证，肝阳、痰浊、瘀血所致之头痛多属实证。见图 3-2-1。

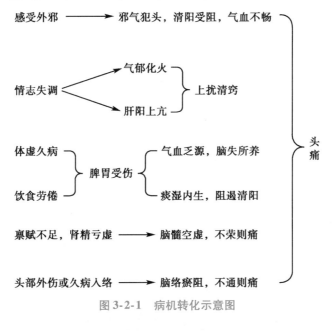

图 3-2-1 病机转化示意图

四、辨证论治

（一）治则治法

外感头痛治疗以祛风散邪为主，可参用风药作为引经药治疗；风寒头痛治以疏风散寒；风热头痛治以疏风清热；风湿头痛治以祛风胜湿。内伤头痛以扶正培元为主。其中肝阳头痛有虚有实，实者治以平肝潜阳，本虚标实者治以滋补肝肾而平肝；痰浊、瘀血所致头痛者，属虚中夹实，治以扶正祛邪兼顾。

（二）分证论治

头痛的辨证，除详问病史，根据各种症状表现的不同，辨别致病之因外，尤应注意头痛之久暂，疼痛之性质、特点及部位，辨别外感和内伤，并辨头痛之相关经络，以进行分证论治。

头痛的分证论治详见表3-2-2。

表 3-2-2　头痛分证论治简表

证候	治法	推荐方	常用加减
风寒头痛	疏风散寒止痛	川芎茶调散	头痛无汗，遇寒即甚，加麻黄、熟附片；咳嗽痰稀色白，加杏仁、前胡
风热头痛	疏风清热和络	芎芷石膏汤	高热、口渴热盛津伤，加葛根、知母、天花粉；伴鼻流浊涕如脓，加苍耳子、辛夷、鱼腥草、藿香
风湿头痛	祛风胜湿通窍	羌活胜湿汤	胸闷纳呆、食欲不振，加苍术、陈皮、茯苓、厚朴；心中烦闷、口苦黏腻、大便不爽、小便赤热、舌红苔黄腻者，宜加黄连、栀子、黄柏、半夏
肝阳头痛	平肝潜阳息风	天麻钩藤饮	头痛甚剧、口苦胁痛、便秘溲赤，加龙胆草、茵陈、夏枯草；痛势绵绵、目胀耳鸣、腰膝酸软，加龟甲、生地、枸杞子、白芍
血虚头痛	养血滋阴和络止痛	加味四物汤	肝阳上扰，加天麻、钩藤、石决明、菊花；心烦不寐，多梦，加酸枣仁、珍珠母
气虚头痛	健脾益气升清	益气聪明汤	气血两虚，加当归、熟地、何首乌；头痛畏寒，加炮附子、葱白
肾虚头痛	养阴补肾填精生髓	大补元煎	头面烘热，面颊红赤，时伴汗出，去人参，加知母、黄柏；头痛畏寒，面白无华，四肢不温，舌淡，脉沉细而缓，可用右归丸或金匮肾气丸加减
痰浊头痛	健脾燥湿化痰息风	半夏白术天麻汤	口苦烦热、溲黄、舌红苔黄腻，加黄芩、栀子、竹茹；胸膈满闷，纳呆，加厚朴、枳壳
瘀血头痛	活血化瘀通窍止痛	通窍活血汤	头痛剧烈，加地龙、蜈蚣、全蝎；气短乏力、肢体倦怠，加黄芪、党参、山药

（三）临证备要

不同病因，疼痛性质不同：因于风寒者，头痛剧烈而连项背；因于风热者，头胀痛如裂；因于风湿者，头痛如裹；因于痰湿者，头重坠或胀；因于肝火者，头痛呈跳痛；因于肝阳者，头痛而胀；因于瘀血者，头痛剧烈而部位固定；因于虚者，头痛隐隐，绵绵不止，或空痛。

根据头痛部位，选择不同的引经药：治疗头痛，除根据辨证论治原则外，还可根据头痛的部位，参照经络循行路线，选择引经药，可以提高疗效。如：太阳头痛，在头后部，下连于项，可选用羌活、蔓荆子、川芎；阳明头痛，在前额部及眉棱骨处，可选用葛根、白芷、知母；少阳头痛，在头之两侧，并连及于耳，可选用柴胡、黄芩、川芎；厥阴头痛则在颠顶部，或连目系，可选用吴茱萸、藁本等。

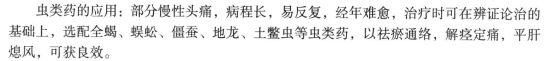

虫类药的应用：部分慢性头痛，病程长，易反复，经年难愈，治疗时可在辨证论治的基础上，选配全蝎、蜈蚣、僵蚕、地龙、土鳖虫等虫类药，以祛瘀通络，解痉定痛，平肝熄风，可获良效。

特殊类型头痛的治疗：临床上可见到头痛如雷鸣，头面起核，名曰"雷头风"，多为湿热夹痰上冲，可用清震汤加味，以除湿化痰。还有一种偏头痛，又称偏头风，临床颇为常见，其特点是疼痛暴发，痛势甚剧，呈刺痛、跳痛或闪电样疼痛，或左或右，或连及眼齿，痛止则如常人，多系肝经风火所致。治宜平肝熄风清热为主。常用菊花、天麻、白芍、黄芩、生石膏、藁本、钩藤、珍珠母、蔓荆子、全蝎、地龙等。

（四）常见变证的治疗

1. 头痛伴见口眼歪斜、肢体麻木，或突然昏仆、不省人事、喉中痰鸣、苔黄腻、脉弦滑，此为风痰闭阻经络。治宜祛风通络、豁痰开窍。前者用牵正散，后者用涤痰汤加减，临床上要参照中风及时救治。

2. 对头痛突然剧烈加重，呈持续性或阵发性，甚至呕吐呈喷射状，肢厥抽搐等，即所谓真头痛，本病凶险，应与一般头痛鉴别。多见于高血压危象、蛛网膜下腔出血等，更应迅速及时明确诊断，多法积极救治。

（五）其他疗法

1. 中成药治疗

（1）血府逐瘀胶囊：具有活血祛瘀，行气止痛之功效。适用于瘀血内阻的头痛。

（2）正天丸：具有祛风活血之功效。适用于风寒外袭、瘀血阻络、阴血亏虚引起的头痛。

（3）天麻醒脑胶囊：滋补肝肾，通络止痛。用于肝肾不足所致头痛头晕。

（4）元胡止痛滴丸：理气活血止痛。用于气滞血瘀头痛。

2. 针刺疗法　太阳头痛针天柱、昆仑、后溪、申脉等穴；阳明头痛针印堂、攒竹、合谷、内庭等穴；少阳头痛针太阳、悬颅、外关、足临泣等穴；厥阴头痛针百会、内关、太冲、涌泉等穴；肝阳头痛针风池、百会、太阳、肝俞、太冲等穴；气血虚弱头痛针百会、气海、肝俞、脾俞、肾俞、合谷、足三里等穴。

3. 外治疗法　川芎、白芷、炙远志各50g，冰片7g，共研细粉。痛时用绸布1小块包裹药粉少许，塞入鼻孔，右侧头痛塞左鼻，左侧头痛塞右鼻。用于各证型头痛。

五、名医经验

1. 任继学　头痛是症状，头风是病名。其因有二：一为六淫之邪，疫疠之气，侵犯太阳经脉，上犯于脑而为头痛，治宜解表，邪去则愈；二为内伤，发病隐缓，病程绵延，久治不愈。本类顽固性头痛，多因饮食不节，情志失常，引起脑髓经气不通，络血不畅，血脉的神机不得伸展，造成大经小络发生绌急而致，证见头痛而胀，牵引目珠疼痛，或伴恶心、心烦、心悸或有恐惧不解，或见四肢欠温，颜面色白，两颧微红，舌红苔白，脉沉缓有力或沉虚。治疗应理气疏络，和血止痛。药用蔓荆子、藁本，取其上升，引药至巅，并以辛散之力，畅达脑髓，调和气血；佐以白芷、川芎、辛夷，通达脑髓，而利九窍；用羌活、白芍、甘草，调理血脉；土茯苓、天麻舒筋展络解痉；香附、沉香调整气机。若见痰气内逆，加半夏、白芥子。肝阳上亢、气虚、血虚等头痛不在此列。

2. 朱良春　偏头痛原因甚多，但以经常发作，难以根除，多表现为"血瘀络痹"之征，即所谓"久痛入络""久痛多瘀"。头为诸阳之会，厥阴肝脉会于巅，风阳上扰是头痛的主要病机；治疗上既要搜逐血络，开瘀宣痹，又要滋补肝肾，潜阳熄风。常用方由全蝎、天麻、紫河车、地龙、川芎等分组成，共研细末，装胶囊，每服 4g，发作时日 2～3次，不发时日 1次，连服 2周，可以得到巩固。对于阴虚口干、舌红、脉弦数者，另用川石斛、麦冬各 6g，泡茶送服药粉，可以养阴生津。

 知识拓展

（一）原发性头痛

1. 偏头痛　多为头部偏侧或双侧额颞部的，中重度，搏动样疼痛，持续 4～72h，日常活动可加重头痛，伴或不伴有恶心、呕吐、畏光及畏声等症状，排除其他疾患。此头痛可伴有先兆症状。先兆症状多为可逆性局灶性神经系统症状（完全可逆的视觉、感觉、言语异常等），症状常在 5～20min 内逐渐出现，持续 60min 以内。头痛在先兆开始或在先兆之后 60min 内出现。

2. 紧张型头痛　为双侧性，压迫性或紧压感，轻至中度程度，非搏动性疼痛，持续数分钟至数天，不随日常活动加重，无恶心，但可有畏声或畏光。

3. 丛集性头痛　绝对单侧性疼痛，位于眼眶，眶上，颞部或这些部位的任一组合，疼痛剧烈，持续 15～180min，疼痛发作频率为每天 1～8次。疼痛伴有以下 1项或多项（所有均为单侧性）：结膜充血，流泪，鼻塞，鼻溢，额部和面部出汗，瞳孔缩小，上睑下垂，眼睑水肿，多数病人在发作时坐立不安或烦躁。

（二）继发性头痛

如发现下列情况，应警惕继发性头痛的可能，可考虑进一步的检查以明确诊断：

1. 突然发生的剧烈头痛，需考虑蛛网膜下腔出血、脑出血等病变，可行神经影像学、腰穿等检查；

2. 逐渐加重的头痛，或慢性头痛性质改变者，需排除颅内肿瘤、硬膜下血肿等可能，神经影像学检查可以鉴别；

3. 伴有系统性病变征象（如发热、强直、皮疹等）的头痛，应注意颅内感染、系统性感染、结缔组织病等可能，除了神经影像学检查外，还应进行相应的血液检查和脑脊液检查；

4. 伴有视盘水肿、神经系统局灶性症状和体征（除典型的视觉、感觉先兆之外）、认知障碍的头痛，多继发于颅内占位病变、颅内静脉窦血栓形成、颅内感染、脑卒中等，需酌情选择神经影像学、脑电图、脑脊液检查以明确诊断；

5. 妊娠期或产后头痛，需注意静脉窦血栓形成、垂体卒中、可逆性后部白质脑病综合征的可能，可行 MRI、MRV 等神经影像学检查；

6. 癌症患者或艾滋病患者出现的新发头痛，应进行神经影像学、腰穿等检查，排除转移肿瘤、感染等可能。

 病案分析

患者，男，82岁，就诊节气：寒露。因跌倒后头痛伴呕吐 5小时入院，入院检查 BP

150/75mmHg，神志清，颈无抵抗，心率 80 次 / 分，心律齐，未闻及病理性杂音，神经系统检查无特殊。后枕部见约 3cm 挫裂伤口，伤处少量渗血。CT 检查：右额叶脑挫裂伤，左额颞顶、右颞顶硬膜下积液，左颞骨骨折。患者平素有高血压、冠心病史。

入院后给予伤口包扎，中药曾先后服用黄连温胆汤、血府逐瘀汤等。西药曾用脱水、支持治疗等。呕吐消失，但头痛始终不减，痛甚时需肌注杜冷丁方止痛，每次亦只能止 2h 左右。诊见：头痛剧烈，每于下午加重，范围较广，以双颞侧、前额为甚，后枕部伤处痛势并不甚剧，伴纳差，便结，睡眠不佳，口不渴，小便略黄，无呕吐、发热等症状，舌淡黯略胖，苔黄腻，脉弦细。

中医诊断：头痛（头风夹瘀证）

西医诊断：1. 右额叶脑挫裂伤，左颞骨骨折；2. 冠心病；3. 高血压Ⅲ期

中医治法：活血攻瘀，搜风通络

方　　药：

川芎 30g	水蛭 3g	熟大黄 9g	当归 9g
白芍 9g	熟地黄 9g	蔓荆子 9g	全蝎 1.5g^{（研末吞服）}

蜈蚣 1.5g^{（研末吞服）}

2 剂，水煎服，每日 1 剂，分两次服

患者服药 1 剂，次日头痛消失。1 剂痛止则第 2 剂不服，盖攻逐之品，毕竟耗气伤血，不可多服。患者尚见乏力，纳差，口不干，二便调，舌略淡、苔薄，乃以调理脾胃善后。

病案点评：

1. 本案为老年患者，因外伤而致头痛，虽经中西药对症治疗，头痛不止。颜老认为首先宜审证求因，准确辨证。该患者因跌仆后头痛，此为病因，其病机必有瘀滞。然而，细察其头痛部位，并非固定一处，而以双颞侧、前额为甚，伤处亦痛，但并不十分突出，疼痛的性质是痛势剧烈，发作时间是下午为甚，有间歇，故其病机特点中尚有"风"的因素。根据"巅高之上，唯风可到"，认为头风夹瘀，方形成该患者完整的病机。"风"的形成，一是跌仆之后，风从破处而入；二是引动宿疾（高血压）。明确了该病的病机证候，治疗就有了针对性。故其治当活血攻瘀，搜风通络。处方由 3 方加减组成：四物汤 + 止痉散 + 抵当汤 + 蔓荆子；紧扣头风夹瘀的病机特点，故服 1 剂头痛而愈。

2. 本病案主要诊疗过程，患者系跌扑损伤脑络，经头颅 CT 检查，存在脑挫裂伤及颅骨骨折，硬膜下积液等器质性病变，符合继发性头痛诊断；治疗上颜老吸取前医曾用黄连温胆汤、血府逐瘀汤及西药对症治疗，虽呕吐止，但头痛不减，通过审证求因，认为此患不单纯是瘀血内阻，其病机特点中尚有"风"的因素，应属"头风夹瘀"，辨证准确，方证相符，疗效显著，这充分说明了辨证论治的重要性。

【参考文献】

1. 宋祖敬. 当代名医证治汇粹 [M]. 石家庄：河北科学技术出版社，1990.

2. 严夏，杨志敏，刘泽银. 颜德馨教授诊治头痛医案赏析及经验介绍 [J]. 新中医，2002，34（1）：9-10.

第三节 眩 晕

 培训目标

熟悉眩晕的诊断与鉴别诊断；掌握其中医分证论治及疾病的预后转归；了解病证结合的诊疗思路；能对临床病例作出正确诊治。

问题导入

1. 眩晕与肝脾肾的关系如何？
2. 如何理解"眩晕乃中风之渐"？
3. 眩晕后出现中风、厥证时应如何治疗？

一、临床诊断

1. 临床表现以头晕目眩，视物旋转为主，轻者闭目即止；重则如坐车船，甚则欲仆。
2. 可伴有恶心呕吐，耳鸣耳聋，汗出，面色苍白或眼球震颤等症状。
3. 多慢性起病，反复发作，逐渐加重。也可见急性起病者。
4. 血压、心电图、颈椎 X 线摄片、TCD、颈动脉超声、头部 CT、MR 等检查有助于明确诊断。

二、病证鉴别

1. 眩晕与中风病见表 3-3-1。

表 3-3-1 眩晕与中风鉴别要点

	眩晕	中风
起病特点	多慢性起病，反复发作，逐渐加重	多慢性起病
基本病机	肝肾阴虚、气血不足为病之本，风、火、痰、瘀为病之标	阴阳失调，气血逆乱，上犯于脑
主症	以头晕目眩，视物旋转为主，轻者闭目即止；重则如坐车船，甚则欲仆	猝然昏仆，不省人事，口舌歪斜，半身不遂，失语，或不经昏仆，仅以㖞斜不遂为特征。
兼症	可伴有恶心呕吐，耳鸣耳聋，汗出，面色苍白，或眼球震颤等症状	多伴有原发病症状

2. 眩晕与厥证 见表 3-3-2。

表 3-3-2 眩晕与厥证鉴别诊断

	眩晕	厥证
起病特点	多慢性起病，反复发作，逐渐加重	多急性起病
基本病机	肝肾阴虚、气血不足为病之本，风、火、痰、瘀为病之标	气机逆乱，阴阳气不相顺接
主症	以头晕目眩，视物旋转为主，轻者闭目即止；重则如坐车船，甚则欲仆	突然昏倒、不省人事、四肢厥冷，移时苏醒
兼症	可伴有恶心呕吐，耳鸣耳聋，汗出，面色苍白，或眼球震颤等症状	多伴有原发病症状

三、病机转化

眩晕的病位在清窍，病变脏腑以肝为主，涉及脾、肾。肝乃风木之脏，其性主动主升。若情志过激，可致阳升风动；或肝肾阴亏，水不涵木，阴不维阳，阳亢于上；或气火暴升，上扰头目，发为眩晕。脾为气血生化之源，若脾胃虚弱，气血不足，清窍失养；或脾失健运，痰浊上扰清空，眩晕乃作。肾主骨生髓，脑为髓海，肾精亏虚，髓海失充，亦可发为眩晕。

眩晕的病性以虚者居多，气虚血亏，髓海空虚，肝肾不足所导致的眩晕多属虚证；因痰浊中阻、瘀血阻络、肝阳上亢所导致的眩晕属实证或本虚标实证。风、火、痰、瘀是眩晕的常见病理因素。在眩晕的病变过程中，各个证候之间相互兼夹或转化。如脾胃虚弱，气血亏虚而生眩晕，而脾虚又可聚湿生痰，二者相互影响，临床上可以表现为气血亏虚兼有痰湿中阻的证候。如痰湿中阻，郁久化热，形成痰火为患，甚至火盛伤阴，形成阴亏于下，痰火上蒙的复杂局面。再如肾精不足，本属阴虚，若阴损及阳，或精不化气，可以转为肾阳不足或阴阳两虚之证。此外，风阳每夹有痰火，肾虚可以导致肝旺；久病入络形成瘀血，故临床常形成虚实夹杂之证候。若中年以上，阴虚阳亢，风阳上扰，往往有中风、晕厥的可能。见图 3-3-1。

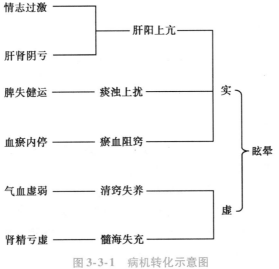

图 3-3-1 病机转化示意图

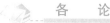

<h2>四、辨证论治</h2>

<h3>(一)治则治法</h3>

治疗原则是补虚泻实,调整阴阳。虚证当滋补肝肾、补益气血、填精生髓。实证当平肝潜阳、清肝泻火、化痰行瘀,随证治之。

<h3>(二)分证论治</h3>

眩晕多属本虚标实之证,肝肾阴虚、气血不足为病之本,风、火、痰、瘀为病之标。凡病程较长,反复发作,遇劳即发,伴两目干涩,腰膝酸软,或面色㿠白,神疲乏力,脉细或弱者,多属虚证,由精血不足或气血亏虚所致。凡病程短,呈发作性,眩晕重,视物旋转,伴呕恶痰涎,头痛,面赤,形体壮实者,多属实证。其中,痰湿所致者,头重昏蒙,胸闷呕恶,苔腻脉滑;瘀血所致者,头昏头痛,痛点固定,唇舌紫黯,舌有瘀斑;肝阳风火所致者,眩晕,面赤,烦躁,口苦,肢麻震颤,甚则昏仆,脉弦有力。眩晕病在清窍,但与肝、脾、肾三脏功能失调密切相关。肝阳上亢之眩晕兼见头胀痛,面色潮红,急躁易怒、口苦脉弦等症状。脾胃虚弱,气血不足之眩晕,兼有纳呆、乏力、面色㿠白等症状。脾失健运,痰湿中阻之眩晕,兼见纳呆呕恶、头痛、苔腻诸症。肾精不足之眩晕,多兼有腰酸腿软、耳鸣如蝉等症。见表3-3-3。

表3-3-3 眩晕分证论治简表

证候	治法	推荐方	常用加减
肝阳上亢	平肝潜阳 滋养肝肾	天麻钩藤饮	肝郁易怒,加郁金、柴胡
痰浊上扰	燥湿化痰 健脾和胃	半夏白术天麻汤	头晕多寐,加藿香、佩兰、石菖蒲;痰浊化热可用黄连温胆汤
瘀血阻窍	活血化瘀 通窍活络	通窍活血汤	气虚自汗,加黄芪;畏寒肢冷,加熟附子、桂枝
气血亏虚	补养气血 健脾运胃	归脾汤	气虚自汗,重用黄芪,加防风、浮小麦;脾虚湿甚,加薏苡仁、泽泻
肾精不足	补肾填精	左归丸	阴虚火旺,加鳖甲、知母;心肾不交,加阿胶、酸枣仁、柏子仁

<h3>(三)临证备要</h3>

眩晕从肝论治 "诸风掉眩,皆属于肝",肝木旺,风气甚,则头目眩晕,故眩晕之病与肝关系最为密切。其病位虽主要在肝,但由于病人体质因素及病机演变的不同,可表现肝阳上亢,阴虚阳亢,血虚生风,肝火上炎等不同的证候,因此,临证之时,当根据病机的异同择用平肝、柔肝、养肝、疏肝、清肝诸法。

警惕"眩晕乃中风之渐" 眩晕一证在临床较为多见,其病变以虚实夹杂为主,其中因肝肾阴亏,肝阳上亢而导致的眩晕最为常见,此型眩晕若肝阳暴亢,阳亢化风,可夹痰夹火,窜走经隧,病人可以出现眩晕头胀,面赤头痛,肢麻震颤,甚则猝然昏倒、半身不遂等症状,当警惕有发生中风的可能。对此类患者,必须严密监测血压、神志、肢体肌力、感觉等方面的变化，以防病情突变。还应嘱咐病人忌恼怒急躁，忌肥甘醇酒，按时服药，控制血压，监测病情变化。

部分病人可配合推拿手法治疗 部分眩晕病人西医诊断属椎-基底动脉供血不足，检查多发现有颈椎病的表现，临证除给予药物治疗外，还可以适当配合推拿手法治疗，以缓解颈椎病的症状。还应嘱病人注意锻炼颈肩部肌肉，避免突然、剧烈地改变头部体位。避免高空作业。

（四）其他疗法

1. 中成药治疗

（1）盐酸川芎嗪注射液：活血行气，祛风止痛。适用于以气滞瘀血为主的高血压、冠心病、偏头痛、缺血性脑病等。

（2）全天麻胶囊：平肝熄风，适用于肝风上扰所致的眩晕、头痛、肢体麻木等。

（3）黄芪注射液：益气养元，扶正祛邪，养心通脉，健脾利湿。适用于气虚不能涵养清窍所致的眩晕。

（4）脑络通胶囊：补气活血、通经活络。适用于气虚血瘀引起的头痛、眩晕等。

2. 针灸推拿

（1）针灸：针灸治以调和气血、通经活络、补气养血，可以运用在眩晕各个证型。对于实证所致眩晕，一般治法为平肝、化痰、定眩，以毫针泻法为主；虚证则以益气养血为主，如对风池平补平泻，肝俞、肾俞、足三里等采取补法，亦可温灸，如艾灸。

（2）推拿：推拿适用于颈椎病引起的眩晕。具体情况当辨证施治，根据不同证型，选择一指禅推法、按法、拿法、揉法等，对颈椎、脊柱可以使用扳法、拔伸法等。

五、名医经验

1. 朱良春 针对高血压引起的眩晕，在镇肝熄风汤的运用上有独到见解，他指出："镇肝熄风汤并非对所有高血压均有效，其适应证为肝肾阴虚、肝阳上亢或肝风内动、气血逆乱并走于上之上实下虚证"。其在镇肝熄风汤中用乌梅代替白芍，因白芍敛肝力度更强，重用乌梅能敛肝阳肝风，能使"镇肝熄风"兼以"敛肝熄风"，故能提高疗效。

2. 邓铁涛 在临床上以高血压为主因的眩晕，存在诸多不同的虚证，根据不同虚证自拟对证汤剂疗效确切，如肝肾阴虚者，用自拟"莲椹汤"：莲须、桑椹子、龟甲、女贞子、牛膝、墨旱莲、山药；对于阴阳两虚则用"肝肾双补汤"：何首乌、桑寄生、淫羊藿、玉米须、川芎、生龙骨、磁石、杜仲；若兼有气虚可加黄芪、党参；主要表现为肾阳虚者，予以"附桂十味汤"：熟附子、肉桂、黄精、桑椹子、牛膝、杜仲、丹皮、泽泻、玉米须、莲须、茯苓。若虚甚兼见浮肿者用真武汤加杜仲、黄芪。

🖥 知识拓展

眩晕是因机体对空间定位障碍而产生的一种动性或位置性错觉，它涉及多个学科。绝大多数人一生中均经历此症。据统计，眩晕症占内科门诊病人的5%，占耳鼻咽喉科门诊的15%。眩晕可分为周围性眩晕和中枢性眩晕。周围性眩晕常见于梅尼埃病、迷路炎、前庭神经元炎、位置性眩晕、晕动病及内耳药物中毒等疾病；中枢性眩晕常见于椎-基底动脉供血不足、小脑出血或梗死、脑动脉硬化、高血压脑病、锁骨下动脉窃血综合征、颅内占位性病变及颅内感染等疾病。

高血压可分为原发性高血压与继发心高血压。高血压患者的主要治疗目标是最大限度地降低心血管并发症发生与死亡的总体危险；需要治疗所有可逆性心血管危险因素、亚临床靶器官损害以及各种并存的临床疾病。降压目标：一般高血压患者，应将血压（收缩压/舒张压）降至 140/90mmHg 以下；65 岁及以上的老年人的收缩压应控制在 150mmHg 以下，如能耐受还可进一步降低；伴有肾脏疾病、糖尿病者，一般将血压降至 130/80mmHg 以下。

梅尼埃病也是发生眩晕的常见病。其诊断要点：

（1）反复的、突然发作的剧烈眩晕，听力减退及耳鸣，伴以恶心、呕吐。

（2）发作期间出现规律性水平性眼球震颤。

（3）有明显的缓解期。

（4）病人的前庭功能试验减弱或迟钝；电测听检查在典型病例可有重震。

（5）神经系统检查无异常发现。

此外，颈椎病患者也常见眩晕发作。颈椎病又称颈椎综合征，是一种以退行性病理改变为基础的疾患，通常可分为：神经根型、脊髓型、椎动脉型、交感神经型等。

 病案分析

患者，男，45 岁，广东省汕头人。因"间断头晕 2 年"就诊。患者 2 年前发现高血压，间断不规律服用降压药，血压波动在 155 ~ 165/90 ~ 105mmHg 之间。近 2 周感头晕、头痛加重，心悸，易出汗，腰酸，自觉全身神疲，乏力，性欲减退，房事不举，无口干口苦，不欲饮水，纳眠正常，夜尿 2 ~ 3 次，大便软，日一行，舌淡红边有齿印，苔薄白，脉沉细。血压 166/98mmHg，心电图：窦性心动过缓，心率 56 次/分；B 超：双肾、膀胱未见明显异常；生化：尿素氮（BUN）4.41mmol/L，肌酐（Cr）85mmol/L，血糖（Glu）5.10mmol/L，总胆固醇（CHOL）5.66mmol/L，甘油三酯（TG）0.85mmol/L，高密度脂蛋白胆固醇（HDL-C）0.85mmol/L，低密度脂蛋白胆固醇（LDL-C）3.96mmol/L，尿酸（UA）372μmol/L。其父有高血压病史多年。

中医诊断：眩晕（肾精不足证）

西医诊断：1. 高血压 2 级　高危组；2. 高脂血症

中医治法：补益肝肾，调节阴阳

方　　药：自拟方"补肾降压汤"

桑寄生 30g　　淫羊藿 15g　　仙茅 10g　　女贞子 15g

旱莲草 15g　　泽泻 15g　　　益母草 15g　稀莶草 15g

地骨皮 20g

7 剂，水煎服，每日 1 剂，分两次服

西药：苯磺酸氨氯地平片（络活喜）5mg Qd。

病案点评：

本例患者有高血压家族史，西医学认为高血压可能存在主要基因显性遗传和多基因关联遗传，中医认为属先天不足。肝肾亏虚，头目失养则头晕头痛，腰为肾府，肾精不足，则腰酸、乏力、性欲减退、夜尿多，舌脉为肝肾亏虚，肾精不足之象。即张景岳所倡导

"无虚不作眩",治疗遵从"当以治虚为先"之法,采用补益肝肾为主,方药选用经验方补肾降压方。本方仙茅、淫羊藿温肾阳、补肾精;女贞子、旱莲草、桑寄生滋阴益精、补益肝肾;豨莶草补肝肾;泽泻滋肾阴泻相火利水;益母草活血、利尿消肿,与泽泻合用加强利尿作用;地骨皮清肝肾虚热。现代药理研究表明以上药物能扩张外周血管,利尿及改善微循环等作用,加强降压的效果,部分药还有抗血栓形成、降血脂等功效。本病例的治疗坚持辨病与辨证相结合,中西合参,在中医传统理论的指导下,结合西医学理论组成治疗高血压的新方剂,本方阴阳并补,寒热并用,标本同治,临床疗效显著。苯磺酸氨氯地平片为二氢吡啶类钙拮抗药,降压缓慢平稳,中西药合用能协同降压作用,改善患者整体状况,提高患者生活质量。

【参考文献】

1. 邱志济,朱建平,马璇卿. 朱良春治疗高血压病用药经验特色选析 [J]. 辽宁中医杂志,2002,29(4):194-195.
2. 严方,赵立诚. 邓铁涛治疗高血压病经验 [J]. 中医杂志,2003,44(8):574-575.
3. 高旸,胡志俊,崔学军,等. 神经根型颈椎病的手法治疗现状 [J]. 中国中医骨伤科杂志,2012,3:67.
4. 吴伟. 中医名家学说与现代内科临床 [M]. 北京:人民卫生出版社,2013. 161-163.

第四节 中 风 病

 培训目标

　　要求住院医师具备本病的急诊评估与救治能力;掌握中医分证论治方法;了解病证结合的诊疗思路;能够根据疾病分期和证候演变规律制订治疗方案,并指导患者接受规范的康复训练。

问题导入

　　1. 中风病出现神识昏蒙如何进行辨治?
　　2. 中风急性期出现呃逆、呕血时应如何治疗?
　　3. 中风后偏瘫痉挛患者可以接受针灸治疗吗?

一、临床诊断

(一)疾病诊断

　　1. 临床表现 神识昏蒙、半身不遂、口舌㖞斜、言语謇涩或不语、偏身麻木;或出现头痛、眩晕、瞳神变化、饮水发呛、目偏不瞬、共济失调等。

　　2. 急性起病,渐进加重,或骤然起病,即刻达到高峰。一般出血性中风多动态起病,迅速达到症状的高峰，而缺血性中风往往安静状态起病，渐进加重，或有反复出现类似症状的病史。少部分缺血性中风患者可起病突然，病情发展迅速，伴有神识昏蒙。

3. 发病前多有诱因，常有先兆症状。可见眩晕、头痛、耳鸣，突然出现一过性言语不利或肢体麻木、视物昏花，一日内发作数次，或几日内多次复发。

4. 发病年龄多在 40 岁以上。

具备以上临床表现，结合起病形式、诱因、先兆症状、年龄即可诊断中风病。结合影像学检查（头颅 CT 或 MRI）可明确诊断。

脑 CT 是疑似中风病患者首选的影像学检查方法。除非特殊原因不能检查，所有疑为中风病者都应尽快进行脑影像学（CT 或 MRI）检查，尽可能在到达医院后 60 分钟内完成，有助于排除出血性中风，或确立缺血性中风的诊断。对急性期脑出血的诊断 CT 优于MRI，但 MRI 检查能更准确地显示血肿演变过程，对某些脑出血患者的病因探讨会有所帮助。应进行血液学、凝血功能和生化检查。所有中风患者应进行心电图检查。可选用神经功能缺损量表评估病情程度。

（二）病类诊断

1. 中经络　中风病而无神识昏蒙者。

2. 中脏腑　中风病而有神识昏蒙者。

起病即出现眩晕、视一为二、瞳神异常、饮水发呛等临床表现者，可病情迅速加重，直中脏腑而出现神识昏蒙。

（三）病期诊断

1. 急性期　发病 2 周以内，神昏者可延长至发病 4 周。

2. 恢复期　发病 2 周至 6 个月。

3. 后遗症期　发病 6 个月以后。

二、病证鉴别

1. 中风需与厥证、痉证、痿证、痫证相鉴别，见表 3-4-1。

表 3-4-1　中风与厥证、痉证、痿证、痫证鉴别要点

	中风	厥证	痉证	痿证	痫证
主症特点	突然昏仆，不省人事，口舌歪斜，言謇，偏身麻木	突然昏仆，不省人事	四肢抽搐，项背强直，角弓反张	肢体瘫痪，活动无力	阵发性神志异常，仆地时常口中做猪羊叫声，四肢频抽，口吐白沫
肢体病变	偏瘫	无	四肢、项背强直拘急	双下肢或四肢萎缩	无
神识昏蒙	常有	短暂	抽搐之后出现	无	短暂，移动时可自行苏醒
伴随症状	半身不遂，口舌歪斜	面色苍白，四肢逆冷	发热、头痛等	肌肉萎缩	轻度头晕，乏力等

2. 中风需与口僻相鉴别，见表3-4-2。

表3-4-2　中风与口僻鉴别要点

	中风	口僻
基本病机	气血逆乱，直冲犯脑	正虚邪中，经络痹阻
主症	突然昏仆，不省人事	口眼歪斜
兼症	口舌歪斜，言语謇涩，半身不遂	耳后疼痛
肢体障碍	常有	无

3. 中风需鉴别缺血性中风和出血性中风，见表3-4-3。

表3-4-3　缺血性中风与出血性中风鉴别要点

	缺血性中风	出血性中风
发病状态	多于静息状态发病	多于剧烈运动或情绪波动后
病情进展	渐进加重	骤然达到高峰
神志情况	多神志清醒	多伴神昏
伴随症状	多伴头晕	多伴头痛、呕吐
影像检查	CT 或 MRI 均可鉴别	CT 敏感

4. 闭证需辨阳闭与阴闭，见表3-4-4。

表3-4-4　阳闭、阴闭辨别要点

	阳闭	阴闭
病机	瘀热痰火之象	寒湿痰浊之征
主症	身热面赤，气粗鼻鼾，痰声漉漉，便秘溲黄	面白唇紫，痰涎壅盛，四肢不温
舌象	舌苔黄腻，舌绛干，甚则舌体卷缩	舌苔白腻
脉象	弦滑而数	沉滑

三、病机转化

中风病的病位在脑髓血脉，涉及心、肝、脾、肾等多个脏腑；病性属本虚标实。急性期以风、火、痰、瘀等标实证候为主，常由于脑络受损，神机失用，而导致多脏腑功能紊乱，出现清窍闭塞、腑气不通、痰瘀互阻、血脉不畅等诸多证候。恢复期及后遗症期则表现为虚实夹杂或本虚之证，气虚、阴虚证候逐渐明显，以气虚血瘀、肝肾阴虚为多，亦可见气血不足、阳气虚衰之象，而痰瘀互阻往往贯穿中风病的始终，见图3-4-1。

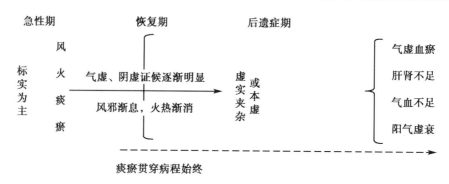

图 3-4-1　病机转化示意图

四、辨证论治

（一）治则治法

急性期针对风、火、痰、瘀等标实证候当以祛邪为先。中经络以熄风化痰、活血通络为法，腑气不通者及时通腑泻热；中脏腑阳闭者以清热化痰、醒神开窍为法，阴闭者以涤痰开窍为主。如风邪渐息，热象不明显，而渐显正气不足时，当注意尽早加用甘平益气之剂。

恢复期以扶助正气为主，虚实夹杂者以扶正祛邪为原则，多辨证选用益气活血、育阴通络法，仍表现为痰瘀阻络者可继续予化痰通络法。此阶段应加强康复训练，并配合针灸治疗。

（二）分证论治

风、火、痰、瘀、气虚、阴虚是中风病常见的证候要素，如：风证以起病急骤或病情数变，肢体抽动，颈项强急，目偏不瞬，头晕目眩为特征；痰证以口多黏涎或咯痰，鼻鼾痰鸣，表情淡漠，反应迟钝，舌体胖大，舌苔腻，脉滑等为特征；气虚证以神疲乏力，心悸自汗，手足肿胀，肢体瘫软，二便自遗等为特征。临床上以二、三个证候要素组合为最多见。中风病中经络常见风阳上扰、风痰阻络、痰热腑实、气虚血瘀、阴虚风动证，而中脏腑常分为闭证和脱证，其中闭证分为痰热闭窍之阳闭和痰湿蒙神之阴闭证。

中风病的分证论治详见表 3-4-5。

表 3-4-5　中风病分证论治简表

证候	治法	推荐方	常用加减
风阳上扰	平肝熄风清热泻火	天麻钩藤饮	头晕头痛，加菊花、白蒺藜；心烦不寐，加莲子心、炒枣仁
风痰阻络	熄风化痰活血通络	化痰通络汤	瘀血重，加桃仁、红花；兼有热象，加黄芩、山栀
痰热腑实	化痰通腑	星蒌承气汤	年老津亏，加生地、麦冬、玄参；腹胀明显，加枳实、厚朴
气虚血瘀	益气活血	补阳还五汤	下肢瘫软无力，加川断、桑寄生；小便失禁，加桑螵蛸、益智仁

续表

证候	治法	推荐方	常用加减
阴虚风动	滋阴潜阳 镇肝熄风	镇肝熄风汤	肢体拘急麻木，加当归、鸡血藤；下肢无力，加杜仲、何首乌
痰热闭窍	清热化痰 醒神开窍	羚羊角汤 安宫牛黄丸 或至宝丹	高热，加生石膏、知母；抽搐，加僵蚕、全蝎
痰湿蒙神	温阳化痰 醒神开窍	涤痰汤 苏合香丸	四肢不温，寒象明显，加桂枝；舌质淡，脉细无力，加生晒参
元气败脱	益气回阳 固脱	参附汤	汗出不止，加黄芪、山萸肉、煅龙蛎、五味子；有瘀象，加丹参、赤芍、当归

（三）临证备要

遣方用药时注意胆南星用量不宜过大，一般以 6g 为宜；黄芪用量一般为 30g，如气虚明显，可酌情增加至 60g；运用化痰通腑法时应注意大黄、芒硝的用量，以大便通泻为度，不宜过量，防止耗伤正气，生大黄宜后下，一般用量在 10～15g，芒硝冲服，用量 6～10g；安宫牛黄丸常用量为每日 1 丸，温开水调匀后口服或鼻饲，如痰热较甚，可每 12 小时鼻饲 1 丸，连续服用 3 日；若需服用苏合香丸，用量一般为每 12 小时灌服或鼻饲 1 丸，可以连续服用 3～5 天。

急性期注意保持呼吸道通畅，定时翻身拍背，鼓励病人咳嗽，咳嗽困难而多痰者，可用超声雾化，并可鼻饲竹沥水。中风后逐渐出现近事遗忘，反应迟钝者，应注意防治中风后痴呆，以滋补肝肾、化痰开窍、活血通络等法治疗。若患者在中风病恢复期再次出现眩晕、头痛、肢体麻木等症状时应积极采取措施，可选用熄风化痰、活血通络法治疗，防止复中风。中老年人以眩晕为首发症状，伴有恶心、呕吐、复视等，应警惕中风病的发生。

中风后常见吞咽困难，吞咽水试验能检查出大部分吞咽困难的患者。辨证为风痰阻络者，症见吞咽困难，喉中痰鸣，咯吐不爽，或兼见口角流涎，舌苔白腻，脉象弦滑，选用解语丹；辨证为气虚血瘀者，症见吞咽困难，面色萎黄，气短乏力，或兼见肢体瘫软无力，舌质淡紫，有瘀斑，脉细涩或沉细，选用补阳还五汤或通窍活血汤加减。若患者吞咽困难严重，建议通过鼻饲的方法服用中药，以免引起呛咳造成吸入性肺炎。

中风后 2～3 周常出现肩-手综合征，其典型表现是肩痛，手背肿胀，手部皮温上升，活动肩和屈指时相应部位疼痛加重，肿胀消退后手部肌肉萎缩，直至挛缩畸形，严重影响偏瘫肢体的康复。发病后 3～7 天就应指导患者进行手部的自动及被动活动锻炼，以防止肩-手综合征的发生或减轻其程度。中药治疗以益气活血，通络止痛为主，常选用补阳还五汤或黄芪桂枝五物汤。

（四）常见变证的治疗

1. 呃逆　如呃声短促不连续，神昏烦躁，舌质红或红绛，苔黄燥或少苔，脉细数者，可用人参粳米汤加减以益气养阴，和胃降逆；如呃声低微，舌红少苔，可用益胃汤加减以益胃生津，降逆止呃；如呃声洪亮有力，口臭烦躁，甚至神昏谵语，便秘尿赤，腹胀，舌红苔黄燥起芒刺，脉滑数或弦滑而大者选用大承气汤加减，以通腑泄热，和胃降逆。

2. 呕血　神识迷蒙，面红目赤，烦躁不安，便干尿赤，舌质红苔薄黄，或少苔、无苔，脉弦数者，可予犀角地黄汤加减，以凉血止血，或选用大黄黄连泻心汤，还可用云南白药或三七粉、生大黄粉等鼻饲。如出现高热不退，可给予紫雪散以清热凉血。

（五）其他疗法

1. 中成药治疗

（1）清开灵注射液：清热解毒，化痰通络，醒神开窍。适用于中风病痰热证。

（2）醒脑静注射液：清热解毒，凉血活血，开窍醒脑。适用于中风急性期痰蒙清窍证。

（3）脑安胶囊：活血化瘀，益气通络。适用于中风病血瘀兼气虚证。

（4）中风回春丸：活血化瘀，舒筋通络。用于中风病痰瘀阻络证。

（5）消栓通络片：活血化瘀，温经通络。用于中风恢复期气虚血瘀证。

2. 针灸推拿

（1）针灸：针灸可以在中风的各个阶段应用，起到调和气血、通经活络的作用。针对偏瘫痉挛患者上肢以屈肌连带运动为主、下肢以伸肌连带运动为主的特点，针灸治疗应注意避免对上肢屈肌和下肢伸肌进行强刺激，可以先轻刺不留针缓解痉挛，再针拮抗肌。拮抗肌取穴法可以避免针刺优势肌群，引起痉挛模式的强化。针对肢体软瘫期，可以灸法为主。

（2）推拿：中医推拿方法的应用，丰富了康复训练的方法，循经治疗及不同手法的使用，对于全关节活动度增加、缓解疼痛、抑制痉挛、被动运动等，都可以起到很好的作用，避免对痉挛肌群的强刺激，同样是偏瘫按摩中应注意的问题。按摩手法常用揉、捏法，亦可配合其他手法。

3. 中药熏洗　中风恢复期患者若出现患侧手指增粗或发亮，手掌皮肤粗糙、变厚，中医称之为"手胀"。可采用经验方"复元通络液"局部熏洗。主要组成为：川乌9g、草乌9g、当归15g、川芎15g、红花15g、桑枝15g、络石藤30g等。以上药物煎汤取1000～2000ml，煎煮后乘热以其蒸气熏蒸病侧手部，待药水略温后，洗、敷胀大的手部及病侧的肢体，每日2次。

4. 康复训练　中风急性期患者，以良肢位保持及定时体位变换为主。良肢位是从治疗角度出发而设计的一种临时性体位，对抑制痉挛模式、预防肩关节半脱位、早期诱发分离运动能起到良好的作用。

仰卧位：头部放在枕头上，面部朝向患侧，枕头高度要适当。双上肢置于身体的两侧，患侧肩关节下方垫一个枕头，使肩关节向前突。上肢肘关节伸展，置于枕头上，腕关节保持背伸位（约30°），手指伸展。双下肢自然平伸，患侧膝关节外下方垫一软枕或卷好的毛巾，防止髋关节外旋。患侧踝关节保持中间位，防止足尖下垂。

患侧卧位：患侧肢体在下方，肩胛带向前伸、肩关节屈曲成90°，肘关节伸展，前臂旋后，腕关节背伸，手指伸展。患侧下肢伸展，膝关节轻度屈曲，踝关节轻度跖屈。健侧下肢髋关节屈曲成90°，膝关节屈曲成90°，踝关节呈跖屈位。

健侧卧位：健侧肢体在下方，患侧上肢向前伸抬起肩胛骨，肩关节屈曲成90°，胸前放置一枕头，肩、肘关节放置于枕头上如抱物状，腕关节轻度屈曲，手指伸展。患侧下肢髋、膝关节屈曲，置于枕头上。健侧下肢髋关节伸展，膝关节轻度屈曲。

对于意识不清或不能进行自我被动运动者，为预防关节挛缩和促进运动功能改善，应进行被动关节活动度维持训练。对于意识清醒并可以配合的患者可在康复治疗师的指导下逐步进行体位变化的适应性训练、平衡反应诱发训练及抑制肢体痉挛的训练等。

五、名医经验

1. 王永炎 中风急症病人急性期虽有本虚，然侧重于标实，标实以瘀血、痰湿为主，便干便秘、舌苔黄腻、脉弦滑为可通下的三大指征。若中焦为痰热实邪阻滞，失于升清降浊，影响气血运行布达，对半身不遂和神识障碍的恢复不利，因此，当务之急应化痰通腑。针对痰热腑实证予以化痰通腑治疗，作用有三：一可通畅腑气，敷布气血，促进半身不遂等症的恢复；二可清除肠胃痰热积滞，使浊邪不得上扰神明；三可急下存阴，以防阴劫于内，阳脱于外。自拟通腑化痰饮，由大承气汤化裁而来，药物组成：全瓜蒌 30~40g、胆星 6~10g、生大黄（后下）10~15g、芒硝 10~15g。方中硝黄用量一般在 10~15g，以大便通泻，涤除痰热积滞为度，不宜过量，等腑气通后，再予清化痰热活血通络之剂。

2. 任继学 本病在急性期治则是以通为主，缘此病是标急本缓，邪实于上，新暴之病，必宜"猛峻之药急去之"，邪去则通，阴阳，气血得平，故治法必以破血化瘀，泻热醒神，豁痰开窍，为指导临床急救用药准绳。盖此病不论轻、重之患，3~7 天之内，瘀血痰毒，风热在脑，必然引起神气郁而不伸，阳气不能宣发于外，郁积于内，而生瘀血热，瘀得热则散，瘀散痰消，毒自解，不药热自解，但也有部分病人，因正气不支，邪气失约，复感外邪，内外合邪而发热，法宜清热解毒，活络化瘀，药而治之。病发 72 小时以内者，必先投三化汤加生蒲黄、桃仁、煨皂角水煎服之，得利停服。同时用清开灵注射液、醒脑静注射液、血塞通注射液、选而用之，静脉滴注，一天两次，疗程 28 天。同时口服抵当汤 6 小时 1 次，神昏病人鼻饲或肛门高位灌肠。除汤剂而外，亦可用醒脑健神胶丸，每次 4~6 粒，6 小时 1 次，疗程为 14 天。

 知识拓展

对急性缺血性脑卒中患者进行病因分型有助于判断预后、指导治疗和选择二级预防措施。当前国际广泛使用 TOAST 病因分型，将缺血性脑卒中分为：大动脉粥样硬化型、心源性栓塞型、小动脉闭塞型、其他明确病因型和不明原因型 5 型。

溶栓治疗是目前最重要的恢复血流措施，重组组织型纤溶酶原激活剂（rtPA）和尿激酶（UK）是我国目前使用的主要溶栓药，目前认为有效抢救半暗带组织的时间窗为 4.5 小时内或 6 小时内。对于不符合溶栓适应证且无禁忌证的缺血性脑卒中患者应在发病后尽早给予口服阿司匹林 150~300mg/d（Ⅰ级推荐，A 级证据）。急性期后可改为预防剂量（50~150mg/d）。溶栓治疗者，阿司匹林等抗血小板药物应在溶栓 24h 后开始使用（Ⅰ级推荐，B 级证据）。对不能耐受阿司匹林者，可考虑选用氯吡格雷等抗血小板治疗（Ⅲ级推荐，C 级证据）。对大多数急性缺血性脑卒中患者，不推荐无选择地早期进行抗凝治疗（Ⅰ级推荐，A 级证据）。关于少数特殊患者的抗凝治疗，可在谨慎评估风险、效益比后慎重选择（Ⅳ级推荐，D 级证据）。特殊情况下溶栓后还需抗凝治疗的患者，应在 24h 后使用抗凝剂（Ⅰ级推荐，B 级证据）。严重脑水肿和颅内压增高是急性重症脑梗死的常见并发症，是死亡的主要原因之一。推荐意见：卧床，避免和处理引起颅内压增高的因素，如头颈部过度扭曲、激动、用力、发热、癫痫、呼吸道不通畅、咳嗽、便秘等（Ⅰ级推荐）；可使用甘露醇静脉滴注（Ⅰ级推荐，C 级证据）；必要时也可用甘油果糖或呋塞米等（Ⅱ级推荐，

B 级证据）；对于发病 48h 内，60 岁以下的恶性大脑中动脉梗死伴严重颅内压增高、内科治疗不满意且无禁忌证者，可请脑外科会诊考虑是否行减压术（Ⅰ级推荐，A 级证据）；对压迫脑干的大面积小脑梗死患者可请脑外科会诊协助处理（Ⅲ级推荐，C 级证据）。

胆固醇水平与缺血性脑卒中相关性较大。降低胆固醇水平主要通过行为生活方式改变和使用他汀类药物。包括各种降脂治疗（包括他汀类药物、氯贝特、烟酸、胆汁酸多价螯合剂、饮食）的大型荟萃分析显示，只有他汀类药物可以降低脑卒中的危险，他汀类药物可以预防全身动脉粥样硬化性病变的进展，降低脑卒中复发风险。

病案分析

王某，男，61 岁。因右侧肢体活动不利 6 小时入院。患者于 20 日晨起时发现右侧肢体力弱，逐渐加重至不能独立行走，伴有头晕头痛，遂由家人送往医院。入院时症见右侧肢体活动不利，伸舌右偏，言语缓慢，舌黯红，苔白腻，脉弦滑。既往有高血压病史 10 年，糖尿病病史 5 年，未规律服药。专科检查：神志清楚，言语不利，找词困难，右侧上下肢肌力Ⅲ级，肌张力增高，腱反射活跃，右侧巴宾斯基征阳性。心电图检查：电轴左偏，经头颅 CT 检查排除脑出血，经 MRI 证实为脑梗死。

入院后虽经治疗，但病情逐渐加重，两天后出现倦怠嗜睡，言语不利，语不达意，右侧上下肢肌力 0 级，右侧口角下垂，大便 3 日未解，舌红，苔黄厚腻，脉弦滑。

中医诊断：中风 中脏腑（痰热闭窍证）

西医诊断：脑梗死急性期

中医治法：清热化痰，醒神开窍

方　　药：

1. 安宫牛黄丸每天 1 粒，研碎温水调匀后鼻饲，连用 3 天。

2. 中药处方

羚羊角粉 0.6g^{（冲服）}	菊花 10g	石决明 30g^{（先下）}	天竺黄 6g
胆南星 6g	全瓜蒌 30g	生大黄 10g^{（后下）}	石菖蒲 10g
郁金 10g	丹参 20g		

3 剂，水煎服，每日 1 剂，分三次鼻饲。

服药 3 天后，患者神志转清，大便每日 1~2 次，病情趋于稳定。

病案点评：

本病案为老年男性患者，急性静态起病，渐进加重，以半身不遂、口舌歪斜、言语謇涩为主要症状，符合中风病诊断，具有缺血性中风的临床特点。发病时无神识昏蒙，属中经络风痰阻络证。虽经治疗，风邪未息，痰热内生，气机阻滞，腑气不畅，演变为痰热腑实证，痰热蒙蔽清窍，神机失用而出现嗜睡等症状，由中经络向中脏腑转化。治疗当以祛邪为主，既通腑泄热，又化痰开窍，选羚羊汤合星蒌承气汤加减化裁，以奏清热化痰，醒神开窍之功。中风急性期应注意了解患者的大便情况，如发现大便干或秘结，应及时予以通腑之剂；同时，应密切观察患者神志变化，如发现神思恍惚，及时醒神开窍，防止向中脏腑转化。

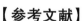

【参考文献】

1. 单书健，陈子华. 古今名医临证金鉴［M］. 北京：中国中医药出版社，1999. 367.

2. 任继学. 三谈中风病因病机与救治［J］. 中国医药学报，1998，13（5）：48.

3. 中华医学会神经病学分会脑血管病学组. 中国急性缺血性脑卒中诊治指南2010［J］. 中华神经科杂志，2010，43（2）：146-153.

4. 中华医学会神经病学分会脑血管病学组. 中国缺血性脑卒中和短暂性脑缺血发作二级预防指南2010［J］. 中华神经科杂志，2010，43（2）：154-160.

第五节 痴 呆

 培训目标

  要求住院医师具备本病的病情评估与治疗能力；熟悉中医病因病机、辨证分型及分证论治方法；能够根据疾病分期和证候演变规律制订治疗方案，并指导患者接受规范有效的康复训练。

问题导入

  1. 如何进行痴呆的临床诊断？

  2. 痴呆的病理性质及其病机转化过程？

  3. 痴呆的治疗原则是什么？

一、临床诊断

  1. 记忆障碍，包括短期记忆障碍（如间隔5分钟后不能复述3个词或3件物品名称）和长期记忆障碍（如不能回忆本人的经历或一些常识）。

  2. 认知损害，包括失语（如找词困难或命名困难）、失用（如观念运动性使用及运动性使用）、失认（如视觉和触觉性失认）、执行功能（如抽象思维、推理、判断损害等）一项或一项以上损害。

  3. 上述两类认知功能障碍明显影响了职业和社交活动，或与个人以往相比明显减退。

  4. 起病隐匿，发展缓慢，渐进加重，病程一般较长。但也有少数病例为突然起病，或波动样、阶梯样进展，常有中风、眩晕、脑外伤等病史。

  神经生理学检查、日常活动能力量表、MRI或脑脊液检查等有助于痴呆的临床诊断。

二、病证鉴别

  痴呆需与郁证、癫病相鉴别，见表3-5-1。

表 3-5-1　痴呆与郁证、癫病鉴别要点

	痴呆	郁证	癫病
病因病机	髓海渐空，元神失养；或邪扰清窍，神机失用	肝失疏泄、脾失健运、心失所养、脏腑阴阳气血失调	肝气郁结，肝失条达，气郁生痰；或心脾气结，郁而生痰，痰气互结，蒙蔽神机
主症	记忆减退、时空混淆、计算不能等智能障碍为主	心境不佳、表情淡漠、少言寡语、思维迟缓等抑郁症状为主	沉默寡言、感情淡漠、语无伦次，或喃喃自语、静而少动等精神失常症状为主
兼症	失语、失用、失认等认知损害或伴精神行为症状等	胸胁胀满，或伴疼痛，或易怒易哭等	肢体困乏，烦而不眠，秽洁不分，不思饮食等
舌苔脉象	舌淡苔白或腻；脉沉细或弦滑	舌质淡或红，苔白或黄；脉弦数或弦滑	舌淡或淡红；脉弦滑或沉细无力

三、病机转化

痴呆的病位在脑，与心肝脾肾功能失调密切相关。病理性质有虚实之分，以虚为本，实为标，临床上多见虚实夹杂之证。本虚为脾肾亏虚，气血不足，髓海不充，导致神明失养。正虚日久，气血亏乏，脏腑功能失调，气血运行不畅，或积湿为痰，或留滞为瘀，加重病情，出现虚中夹实证。标实为痰、瘀、火、毒内阻，上扰清窍。痰瘀日久可损及心脾肝肾气血阴精，致脑髓渐空，转化为虚或见虚实夹杂。若痰热瘀积，日久生毒，损伤脑络，可致病情恶化而成毒盛正衰之证。平台期多见虚证，一般病情稳定。波动期常见虚实夹杂，心肝火旺、痰瘀互阻，病情时轻时重。下滑期多因外感六淫、情志相激，或再发卒中等因素，而使认知损害加重。此时证候由虚转实，病情由波动而转为恶化。见图3-5-1。

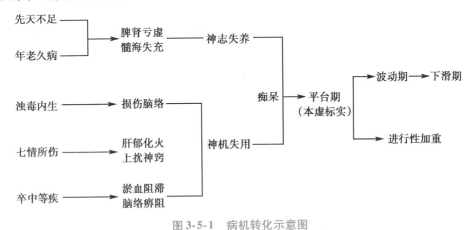

图 3-5-1　病机转化示意图

四、辨 证 论 治

（一）治则治法

本病虚证当补肾健脾以养髓，重在培补先天之肾精和后天之脾气，尤以补肾生精为

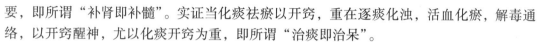

要，即所谓"补肾即补髓"。实证当化痰祛瘀以开窍，重在逐痰化浊，活血化瘀，解毒通络，以开窍醒神，尤以化痰开窍为重，即所谓"治痰即治呆"。

（二）分证论治

本病多数与衰老、先天禀赋不足、后天脾胃失养、情志所伤、浊邪留滞等有关，少数病例与中风、外感、创伤等有关。由阴精、气血亏损，髓海失充，元神失养，或痰、瘀、火、毒内阻，上扰清窍所致。平台期常见髓海不足、脾肾亏虚、气血不足证，波动期常见痰浊蒙窍、瘀阻脑络、心肝火旺证，下滑期主见毒损脑络证。髓海不足证常伴腰酸骨软，步行艰难，舌瘦色淡，脉沉细；脾肾亏虚证伴见腰膝酸软，肌肉萎缩，食少纳呆，气短懒言，口涎外溢或四肢不温，泄泻，舌淡体胖；气血不足证多伴见倦怠嗜卧，神疲乏力，面唇无华，爪甲苍白，纳呆食少，大便溏薄，舌淡胖有齿痕，脉细弱；痰浊蒙窍证多伴见脾虚或气虚痰盛之象，如面色㿠白或苍白无泽，气短乏力，舌胖脉细滑；瘀阻脑络证多伴见血瘀气滞，经脉挛急或不通之象，如头痛难愈，面色晦黯，舌紫瘀斑，脉细弦或涩等；心肝火旺证常伴见头晕头痛，心烦易怒，口苦目干，咽干，口燥，口臭，口疮，尿赤，便干等热毒内盛之象；毒损脑络证常伴见痰毒、热毒、瘀毒壅盛之象，表情呆滞，双目无神，不识事物，或兼面色晦黯、秽浊如蒙污垢，或兼面红微赤，口气臭秽，口中黏涎秽浊，溲赤便干或二便失禁，或见肢体麻木，手足颤动，舌强语謇，烦躁不安甚则狂躁，举动不经，言辞颠倒等。

痴呆的分证论治详见表3-5-2。

表3-5-2　痴呆分证论治简表

证候	治法	推荐方	常用加减
髓海不足	滋补肝肾 生髓养脑	七福饮	肾精不足、心火亢旺可用六味地黄丸加丹参、莲子心、菖蒲；痰热扰心，可用清心滚痰丸
脾肾亏虚	温补脾肾 养元安神	还少丹	舌苔黄腻，不思饮食，中焦有蕴热，宜温胆汤加味
气血不足	益气健脾 养血安神	归脾汤	脾虚及肾，加熟地黄、山茱萸、肉苁蓉、巴戟天、茴香
痰浊蒙窍	化痰开窍 养心安神	洗心汤	肝郁化火，心烦躁动，言语颠三倒四，歌笑不休，甚至反喜污秽，宜用转呆汤
瘀阻脑络	活血化瘀 通窍醒神	通窍活血汤	病久气血不足，加当归、生地黄、党参、黄芪；血瘀化热，肝胃火逆，头痛，呕恶，加钩藤、菊花、夏枯草、竹茹
心肝火旺	清心平肝 安神定志	天麻钩藤饮	口齿不清去玄参，加菖蒲、郁金；便秘加生大黄或玄参、生首乌、玄明粉；痰热盛加天竺黄、郁金、胆南星清热化痰
毒损脑络	清热解毒 通络达邪	黄连解毒汤合用安宫牛黄丸	痰热日久结为浊毒，应用大剂清热解毒之品，同时加用天竺黄、石菖蒲、郁金、胆南星；热结便秘，可加大黄、瓜蒌；热毒入营，神志错乱，可加生地黄、玄参、水牛角粉或羚羊角粉、生地黄、牡丹皮或全蝎、蜈蚣

（三）临证备要

遣方用药时注意鹿角胶、龟板胶、阿胶宜烊化冲服；羚羊角用量不宜过大，一般 1～5g，内服煎汤，或 1～3g，单煎 2 小时以上，磨汁或研粉服，每次 0.3～0.6g，临床多用羚羊角粉冲服。炒杏仁用量不超过 10g，半夏不宜超过 9g；用附子通阳扶正时用量不宜超过 15g；运用通腑泻热法时注意大黄用量，不宜过量，以通便为度，防止耗伤正气，生大黄宜后下，一般用量在 10～15g；全蝎、蜈蚣均有毒，用量不宜过大，全蝎煎服 3～6g，研末吞服 0.6～1g，蜈蚣煎服 3～5g，研末吞服 0.6～1g；安宫牛黄丸常用量为每日 1 丸，温开水调匀后口服或鼻饲，如痰热较甚，可每 12 小时鼻饲 1 丸，连续服用 3 日。

本病治疗以补虚为主，治疗应重在温补脾肾，尤需重视补肾生精，同时根据痰、瘀、火、毒轻重而分别兼以化痰、平肝、通络、解毒，以开窍益智为目的。治疗同时，重视精神调理、智能训练及生活护理。长期的临床实践证明，在疾病早期把中医辨证施治的个体化治疗与西药靶向治疗结合起来，不仅能改善痴呆患者的症状，而且能延缓病情发展。

（四）其他疗法

1. 中成药治疗

（1）清开灵注射液：清热解毒，醒神开窍。适应于痴呆属毒损脑络者。

（2）复方丹参滴丸：活血化瘀、芳香开窍、理气止痛。适应痴呆属瘀血阻窍者。

（3）安脑丸：清热解毒、豁痰开窍、镇痉熄风。适用于痴呆属痰热闭窍者。

（4）苏合香丸：芳香开窍，行气止痛。适用于痰浊蒙窍所致的痴呆。

2. 针灸治疗　临床上比较常用的是针灸联合多种特色疗法，如针刺配合灸法，针刺联合穴位注射，针药并用，头针体针相配合，耳穴，电针，激光治疗及配合中西医药物治疗的中西医结合方案等，能改善患者的脑血流量，在患者的智能恢复和提高生活质量方面疗效显著。

（1）针灸并用：取水沟、百会、大椎、风池、外关透内关、太溪、悬钟。大椎、水沟、内关透外关行强刺激；太溪、悬钟、大椎用补法；风池行平补平泻手法。针刺结束后用艾条灸百会、大椎 3～5 分钟，以局部皮肤潮红为度。

（2）针刺联合穴位注射：针刺取百会、强间、脑户、水沟为主，配神门、通里、三阴交。神志欠清加脑干、脑点；烦躁加大陵；流涎加地仓；构音障碍或吞咽困难加上廉泉。穴位注射取穴分 2 组，交替进行，哑门、肝俞、肾俞；大椎、风池、足三里。于每次针刺后再行穴位注射，每穴注射乙酰谷酰胺 1ml。隔日治疗 1 次，15 次为 1 疗程。

（3）针药并用：针刺取百会透四神聪、人中、风池、曲池、合谷、足三里、太溪、肾俞、脾俞，同时配合补阳还五汤以扩张脑血管，改善微循环，提高组织耐氧的能力，降低纤维蛋白原。

3. 康复训练　痴呆患者在进行药物治疗的同时，要重视精神调理、智能训练及生活护理，使之逐渐恢复或掌握一定的生活和工作技能。

五、名 医 经 验

1. 张伯礼　痴呆是脏腑功能衰退而导致的疾病，本病多因肾脏亏损所致，但亦有痰湿内阻、气虚血瘀、虚实相间之证。病位在脑，与肾、脾、心、肝等功能失调有关，病理性质为本虚标实，以五脏虚衰，气血亏损，髓海空虚，心神失养，清阳不升，脑窍失养为本；瘀血、痰浊内阻，浊阴不降，上蒙清窍为病之标。临床多虚实交错，病症错杂，虚瘀痰互见。此病的治疗既要强调肾虚为本，又要注重各个脏腑之间的联系，兼顾其他四脏之虚，调整各个脏腑之间的协同作用，多法联合应用。在补肾填精、补益气血的基础上，配合活血祛瘀、化痰开窍、通腑泄浊等诸法共用，辨证施治，随症加减，灵活运用。治疗大法为解郁散结、补虚益损，具体主要采用养心、补肾、健脾、活血化瘀、化痰开窍等治法，同时在用药上不可忽视血肉有情之品的应用。

2. 傅仁杰　痴呆病的发生，以肝肾精血亏损、气血衰少，髓海不足为本，以肝阳化风，心火亢盛，痰湿蒙窍，肝郁不遂为标，临床辨证分为虚实两大类，虚证以虚为主，实证多虚中夹实。虚证之髓海不足证治宜补肾、填精、益髓为主，佐以化瘀通络、开窍醒神之品，方用补肾益髓汤加减；虚证之肝肾亏损证治宜滋补肝肾，佐以熄风安神定智，方用定智汤加减。实证分肝阳上亢、心火亢盛、湿痰阻络、气郁血虚等证。肝阳上亢证治宜平肝熄风、育阴潜阳、醒神开窍，方用天麻钩藤汤、镇肝熄风汤加减；心火亢盛证治宜泻火清心为主，佐以化瘀通络、醒神开窍，方用黄连泻心汤加减；痰湿阻络证治宜标本兼顾，健脾化痰、醒神开窍，方用转呆汤合指迷汤加减；气郁血虚证，治宜理气和血、醒神开窍，方用逍遥散合甘麦大枣汤加减。

 知识拓展

西医的阿尔茨海默病可参考本病辨证论治。

阿尔茨海默病是一种神经系统的变性疾病，是痴呆最常见的原因，其病理特征为老年斑、神经元纤维缠结、海马锥体细胞颗粒空泡变性及神经元缺失，临床表现为认知和记忆功能不断恶化，日常生活能力进行性减退，并有各种神经精神症状和行为障碍。

阿尔茨海默病主要分为老年前期型、老年型、非典型或混合型、其他或待分类的阿尔茨海默病。为研究方便也可分为下列几型：家族型、早发型（发病年龄 <60 岁）、21 号染色体三联体型、合并其他变性病（如帕金森病）。

目前阿尔茨海默病的治疗主要有一般支持治疗、心理社会治疗和药物治疗。一般支持治疗主要是给予扩张血管、改善脑血液供应、神经营养和抗氧化治疗，心理社会治疗是对药物治疗的补充，药物治疗主要有胆碱酯酶抑制剂和 NMDA 受体拮抗剂。胆碱酯酶抑制剂通过抑制胆碱酯酶而抑制乙酰胆碱降解并提高活性，改善神经递质的传递功能。石杉碱甲经临床证实是一种高效、可逆的胆碱酯酶抑制剂。NMDA 受体拮抗剂也可作为一种药物治疗手段，研究表明，调控退化的谷氨酸能神经元的突触活性有望治疗阿尔茨海默病。在治疗的同时还需要加强护理，防治并发症，如营养不良、继发感染和深静脉血栓形成等。

 病案分析

患者，男，76 岁，雨水节气初诊。近 3 年来出现健忘，烦躁，不欲与人交谈，表情呆板，反应迟钝，有时语言表达不能切题。右下肢外侧麻木，右手中指僵硬，活动不利。食纳尚可，大便质软欠畅，日行约 7~8 次，小便尚可。舌质黯红，苔薄黄，脉象弦滑。有高血压、高脂血症、冠心病病史二十余年。生化检查：TC：9186mmol/L，LDL-C：4169mmol/L，UA：498μmol/L，UREA：10176mmol/L。心电示：心肌缺血。

中医诊断：痴呆（肝肾亏虚，痰浊蒙窍证）

西医诊断：阿尔茨海默病

中医治法：滋肾养肝，化痰消瘀

方　　药：

何首乌 15g	制黄精 12g	枸杞子 10g	炙女贞子 10g
桑椹子 12g	丹参 15g	决明子 15g	生地 12g
续断 15g	郁金 10g	桃仁 10g	鬼箭羽 15g
炙水蛭 3g	胆南星 10g	栀子 10g^{（炒黑）}	

7剂，水煎服，每日1剂，分两次服

此方加减服药6个月，病情渐趋稳定，精神反应良好，言语应答切题，健忘改善，头稍昏，纳仍差，大便次数减为每日2次，排便通畅。舌质紫，舌苔淡黄腻，脉细滑。

病案点评：

本病案为老年男性患者，慢性起病，渐见加重，以健忘、烦躁、表情呆板、反应迟钝为主症，符合痴呆的临床诊断，具有肝肾亏虚的特点，肾阴不足，虚火内生，炼液为痰，痰浊壅塞脉道，滞而为瘀，痰瘀相互影响，相兼为患，故宜滋肾养肝、化痰消瘀。方中何首乌、黄精合用为君药，具滋肾填精之效；水蛭为臣药，具逐血破结软坚之效，化瘀而不伤正；佐以僵蚕、鬼箭羽，化痰祛瘀；方中合并宣郁通经汤，旨在疏郁滞，理血脉，通经络。全方意在虚实并治，消补兼施，标本兼顾，共奏滋肾养肝、化痰消瘀之效。

【参考文献】

1. 张伯礼，王晓辉. 祖国医学对老年性痴呆的认识和治疗策略［J］. 中华老年多器官疾病杂志，2007，2（6）：10-11.
2. 傅仁杰. 脑血管性痴呆的辨证与治疗经验［J］. 北京中医，1988. 5：27-28.
3. 田金洲，时晶，苗迎春. 阿尔茨海默病的流行病学特点及其对公共卫生观念的影响［J］. 湖北中医学院学报，2009，11（1）：3-7.
4. 吴江. 神经病学［M］. 北京：人民卫生出版社. 2012. 335-336.
5. 霍介格，姜颖. 周仲瑛教授疑难病案选析［J］. 吉林中医药，2005.1：12.

第六节　颤　　证

 培训目标

住院医师应具备本病的临床诊断和鉴别诊断能力；掌握颤证中医病机转化核心内容；掌握本病分证论治方法；熟悉本病病证结合的诊疗思路，依据证候演变规律制订治疗方案；了解相关辅助检查的临床意义。

1. 颤证的临床特征有哪些？
2. 颤证的治疗为何经常使用虫类药，常用哪些药物？
3. 颤证晚期会出现哪些并发症，如何治疗？

一、临床诊断

1. 具有头部及肢体颤抖、摇动，不能自制的特定临床表现，轻者只表现为肢体发僵，头部或肢体轻微震颤，或可以自制；重者头部震摇较剧，肢体颤动不已，四肢强急，甚至表现为扭转痉挛。

2. 常伴动作笨拙、活动减少、多汗流涎、语言缓慢不清、烦躁不寐、神识呆滞、大便秘结、嗅觉减退等。

3. 好发于中老年人，男性稍多于女性，一般起病隐袭，逐渐加重，不能自行缓解。部分病人发病与情志有关，或继发于脑部病变。

具备以上临床表现，结合年龄、起病形式即可诊断颤证。

帕金森病是颤证中的代表性疾病，其诊断目前主要依据临床症状和体征作出，而理化检查主要用于本病的鉴别诊断。研究表明，正电子发射断层成像术（positron emission tomography，PET）、单光子发射计算机断层成像术（single photon emission computed tomography，SPECT）以及高效液相色谱等检查，可能有助于帕金森病的早期诊断。肝豆状核变性是一常染色体隐性遗传所致铜代谢障碍性疾病，临床多表现为明显的肢体震颤，可通过眼角膜色素环（Kayser-Fleischer ring，K-FR）检查，血清铜、铜氧化酶、铜蓝蛋白和24小时尿铜测定等铜生化检查或基因检测，帮助临床诊断或确诊；由甲状腺功能亢进引起的肢体震颤，则可以通过甲状腺功能的检测而得到确诊。临床可采用统一帕金森病评定量表（unified parkinson's disease rating scale，UPDRS）评估帕金森病患者的病情程度。神经心理学量表如简易精神状态检查表（mini-mental state examination，MMSE）、蒙特利尔认知评估量表（Montreal cognitive assessment，MoCA），汉密尔顿抑郁量表（Hamilton depression scale，HAMD）和汉密尔顿焦虑量表（Hamilton anxiety scale，HAMA）可用于颤证患者认知及抑郁、焦虑状态的评估。

二、病证鉴别

颤证需与瘛疭相鉴别，见表3-6-1。

表3-6-1　颤证与瘛疭鉴别要点

	颤证	瘛疭
起病特点	多隐袭起病，渐进加重	多急性起病，可伴短阵间歇
病程时间	病程较长	病程较短
主症特点	手足屈伸牵引，弛纵交替，动作幅度较大	头颈、手足不自主颤动、振摇，动作幅度小，频率快
伴随症状	常伴动作笨拙、活动减少、多汗流涎、语言缓慢不清	常伴发热、神昏、两目上视

三、病 机 转 化

颤证的病位在脑髓、筋脉,与肝、脾、肾关系密切;基本病机为肝风内动,筋脉失养;病性总属本虚标实,临床以虚实夹杂多见,本虚为气血阴精亏虚;标实为风、火、痰、瘀留滞。风以阴虚生风为主,也有阳亢风动或痰热化风者。痰或因脾虚不能运化水湿而成,或热邪煎熬津液所致。痰邪多与肝风或热邪兼夹为患,闭阻气机,致使肌肉筋脉失养,或化热生风致颤。火有实火、虚火之分。虚火为阴虚生热化火,实火为五志过极化火,火热耗灼阴津,扰动筋脉不宁。久病多瘀,瘀血常与痰浊合而为病,阻滞经脉,影响气血运行,致筋脉肌肉失养而致颤。本病标本之间相互影响,风、火、痰、瘀可因虚而生,反过来,上述实邪又进一步耗伤阴津气血,加重虚证,虚虚实实,变生诸证。此外,风、火、痰、瘀之间也可相互作用,并可兼夹及转化。颤证病机转化示意图见图3-6-1。

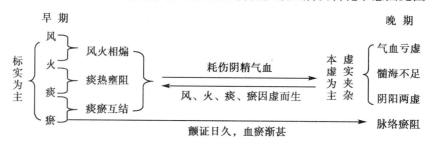

图 3-6-1　病机转化示意图

四、辨 证 论 治

（一）治则治法

治疗原则为扶正祛邪,标本兼顾。病程早期,本虚之象多不明显,常见风火相煽、痰热壅阻、痰瘀互结之标实证,治疗当以清热、化痰、熄风为主,兼以通络;颤证日久,其肝肾亏虚、气血不足,阴阳两虚等本虚之象逐渐突出,且久病入络,血脉瘀滞,筋脉失濡,治疗当滋补肝肾,益气养血,调补阴阳,活血通脉为主,兼以熄风。由于本病多在本虚的基础上出现标实表现,因此在治疗上更应重视补虚,强调补益肝肾。本证病程长,治疗不能速效,临证投药时,不可频频更方易法。

（二）分证论治

本病一般分为风阳内动、痰热风动、气血亏虚、血瘀风动、髓海不足、阳气虚衰六类证候。风阳内动证、痰热动风证多见于颤证初期,以肝、脾受损,肝风内动,痰浊瘀血等标实为主,其中风阳内动证以肢体颤动粗大,不能自制,面赤烦躁,舌红苔薄黄,脉弦为其特点;痰热动风证以肢体震颤,胸脘痞闷,口苦口黏,舌红苔黄腻,脉滑数为其主要表现。此时病程短、正气不衰、邪气不盛,经积极治疗可使风火平熄,痰消瘀除,气血得充,筋脉得养,颤证尚可缓解。如若早期失治误治可致机体阴精气血进一步耗伤,导致气血亏虚、脉络瘀滞、真阴亏耗或阴损及阳,表现为气血亏虚证、血瘀风动证、髓海不足证和阳气虚衰证等颤证晚期证候者,属于颤证之顽疾,多难根治,预后较差。气血亏虚证以肢体颤抖,神疲乏力,动则气短,心悸健忘,舌淡苔白,脉沉细弱为其特点;血瘀风动证多以肢颤头摇,面色晦黯,肌肤甲错,舌质紫黯或夹瘀斑,脉弦涩为其临床特征;髓海不足证则主要表现为头摇肢抖，腰膝酸软，头晕耳鸣，失眠健忘，舌质红，舌苔薄白，脉沉细等；阳气虚衰证则以肢体颤动，筋脉拘挛，畏寒肢冷，腰酸膝软，舌淡苔白，脉沉细为其重要特征。

颤证的分证论治详见表3-6-2。

表3-6-2　颤证分证论治简表

	治法	推荐方	常用加减
风阳内动	镇肝熄风舒筋止颤	天麻钩藤饮合镇肝熄风汤加减	焦虑心烦，加龙胆草、夏枯草；眩晕耳鸣，加知母、黄柏、牡丹皮
痰热风动	清热化痰平肝熄风	导痰汤合羚角钩藤汤加减	胸闷恶心，咯吐痰涎，加煨皂角、白芥子；急躁易怒，加天竺黄、牡丹皮、郁金
气血亏虚	益气养血濡养筋脉	人参养营汤加减	心悸、失眠、健忘，加炒枣仁、柏子仁；肢体疼痛麻木，加鸡血藤、丹参、桃仁
血瘀风动	活血化瘀柔肝通络	血府逐瘀汤加减	肢体僵硬失灵，加蜈蚣、鸡血藤；便干便秘，加大黄、芒硝、枳实
髓海不足	填精补髓育阴熄风	龟鹿二仙膏合大定风珠加减	肢体麻木，拘急强直，加木瓜、僵蚕、白芍；神识呆滞，加石菖蒲、远志
阳气虚衰	补肾助阳温煦筋脉	右归丸加减	大便稀溏，加干姜、肉豆蔻；颤动不止，加僵蚕、全蝎、地龙

（三）临证备要

颤证病位在脑髓、筋脉，一般多有痰浊、瘀血阻滞经脉，气血不畅的临床表现，据"血行风自灭"之理，临证运用养血活血、化痰祛瘀通脉之品对减轻震颤往往可收良效。常选用当归、白芍、鸡血藤、川芎、红花、桃仁、丹参等养血活血；石菖蒲、白僵蚕、胆南星、天竺黄等消解顽痰。白芍乃养血濡筋，缓急止颤的良药，宜重用至15～30g。

颤证属"风病"范畴，临床对各证型的治疗均可在辨证的基础上配合熄风之法。临床每遇颤证日久，邪伏较深，其他熄风之药不能奏效时，往往使用虫类药可获良效。正如叶天士所言："久病邪正混处其间，草木不能见效，当以虫蚁疏通逐邪。"虫类药不但熄风定颤，且有搜风通络之功，常用虫类药物有蜈蚣、地龙、全蝎、僵蚕等，然虫类药物作用峻猛，耗气伤阴，一般不宜单独使用，多配以益气养阴，滋补肝肾之法。服药方法以焙研为末吞服为佳，入煎剂效逊。此外，羚羊角在颤证的临床治疗中有肯定的疗效，久颤不愈者可配合应用，但其价格较贵，临证时可用山羊角代替。但对于肝豆状核变性引起的震颤患者，则不可使用上述金石类熄风药（如龙骨、牡蛎、珍珠母等）和虫类药，因此类药物含铜量较高，服后往往加重病情。

颤证病情延绵，治疗难取速效，需告知病人应长期坚持治疗；临证时宜守法守方，不可频繁更方易法，欲过分求速反易致病情复杂，变证丛生。

（四）常见变证的治疗

1. 便秘　如大便干结，口干舌燥，或伴头晕耳鸣，面红心烦，舌干红，脉细数或沉而无力者选用增液承气汤加减，以滋阴增液，泄热通便。如大便秘结，畏寒肢冷，小便清长，舌淡苔白，脉沉迟者可予济川煎加减，以温补肾阳，润肠通便。

2. 郁证　如急躁易怒，胸胁胀满，目赤头痛，眩晕耳鸣，舌红，苔黄，脉弦数者，可予丹栀逍遥散加减，以疏肝解郁，清肝泻火；如精神抑郁，性情急躁，面色晦黯，胸胁刺痛，痛有定处，舌质紫黯或夹瘀斑，脉弦涩者，可予四物化郁汤，以补血活血，解郁安神。

（五）其他疗法

1. 中成药治疗

（1）天麻钩藤颗粒：平肝熄风，清热安神。适用于颤证风阳内动证。

（2）六味地黄丸：滋阴补肾。适用于颤证肾阴不足证。

（3）全天麻胶囊：平肝熄风。适用于颤证风阳内动证。

（4）血府逐瘀胶囊：活血化瘀，行气止痛。适用于颤证血瘀风动证。

2. 针灸推拿

（1）针灸：针灸治疗本病取得了较确切的临床疗效，本病多为本虚标实之证，治疗主张补虚泻实，调节脏腑。治疗方法也由传统的毫针转向多种针具及方法综合应用，临床治疗多以头针为主，综合应用体针、腹针、梅花针、三棱针、灸疗等多种器具和治疗方法。针刺头部穴位不仅可以激发头部经气，调节头部阴阳，并因十四经脉直接或间接通向头部，平衡全身气血和阴阳，改善全身症状。

（2）推拿：对于缓解早期出现的僵直效果较好，推拿可松解肌筋，解除僵硬。临证时动作宜轻柔和缓，要对颈、腰、四肢各关节及肌肉进行推拿，维持关节的活动幅度。

3. 康复训练

（1）放松锻炼：放松和深呼吸锻炼有助于减轻帕金森病患者心理紧张，减轻在公共场所行动不便、动作缓慢及肢体震颤等症状。

（2）关节运动范围训练：力求每个关节的活动都要到位，注意避免过度的牵拉。

（3）平衡训练：加强姿势反射、平衡、运动转移和旋转运动的训练。双足分开站立，向前后左右移动重心，跨步运动并保持平衡；躯干和骨盆左右旋转，并使上肢随之进行大的摆动；重复投扔和拣回物体；运动变换训练包括床上翻身、上下床、从坐到站、床到椅的转换等。

（4）步态训练：关键在于抬高脚尖和跨大步距。患者两眼平视，身体站直，两上肢的协调摆动和下肢起步合拍，跨步要尽量慢而大，两脚分开，两上肢在行走时做前后摆动，同时还要进行转弯和跨越障碍物训练。转弯时要有较大的弧度，避免一只脚与另一只脚交叉。

五、名医经验

1. 颜德馨　颤证多由瘀血作祟，心主血液以养脉，肝主气机疏泄以濡筋，若气滞血瘀，血气不能滋润筋脉，则颤振频发。在颤证治疗上推崇气血学说，在古人"血虚生风"的理论上创立"血瘀生风"的观点，遵循"疏其血气，令其条达而致和平"的重要治疗原则，主张运用活血化瘀、祛风通络之剂治疗颤证。临床习用王清任的血府逐瘀汤、通窍活血汤化裁。血府逐瘀汤的特点是活血化瘀而不伤血，疏肝解郁而不耗气。诸药配合，使血活气行，瘀化热消而肝郁亦解，诸症自愈。临证治疗时，根据患者的表现随症加减，每每能获良效：若肝阳偏亢，则加龙骨、牡蛎、磁石以潜阳熄风；阴虚阳亢则予鳖甲、龟甲等滋阴潜阳之品；瘀血日久可加用搜剔脉络瘀血之水蛭、全蝎、蜈蚣、土鳖虫等。

2. 王永炎　颤证病程漫长，痰湿胶着，凝结不化。痰为顽痰，胶着之痰，阻在脑窍经脉。颤振病病人多数见舌质紫黯，或见瘀点瘀斑，为瘀血内停之表现。瘀血久留不去而成死血，死血留滞新血难生，浊邪不化，运化难复。死血顽痰内停，阻滞脑窍、经隧，灵机不出，筋脉失养，而见震颤、强痉、拘急等症。死血、顽痰留滞，是老年颤证症状产生的直接原因。

震颤、强直、拘痉为风邪内动之象，为虚风内动，为内风暗扇。内风是颤病病变过程贯穿始终的因素之一，且为震颤、强直发作的主要动因。内风旋动在本病病人表现为两种不同的方式。一为内风旋动之象外露，显示明确的风象，而见震颤不止之症。一为"内风暗扇"，不显露明确的风"动"之象，不见震颤，而以肢体僵硬、拘痉，甚则言语发紧之症为主。不同的临床表现，相同的病机，内风旋动是发病的动因。平熄内风主治在肝，治疗上可以镇肝熄风，养血柔肝熄风，滋阴潜阳熄风。应辨证论治，但无论何法，均可加入熄风药物羚羊角，平肝熄风。

熄风、活血、化痰为治疗通则，但治疗颤证的根本在于固本培元。调理脾胃以助后天之本。治以调补、清补为主，药物选用太子参、西洋参、黄芪、茯苓、白术、淮山药等。

 知识拓展

西医学中的帕金森病是中医"颤证"的代表性疾病，此外继发性帕金森综合征、肝豆状核变性、特发性震颤、甲状腺功能亢进等有肢体震颤者均可归属中医颤证范畴。

帕金森病是一种中老年人常见的运动障碍疾病，以静止性震颤、运动迟缓、肌强直和姿势步态异常为主要临床表现。其病理特征为黑质多巴胺能神经元大量丢失，以及残留的神经细胞质内出现嗜酸性包涵体。帕金森病西医治疗主要包括药物治疗、手术治疗、康复治疗、心理治疗等，其中药物治疗应坚持"剂量滴定"、"细水长流、不求全效"的用药原则，用药剂量应以"最小剂量达到满意效果"。药物治疗的目标是延缓疾病进展、控制症状，并尽可能延长症状控制的年限，同时尽量减少药物的副作用和并发症。对长期治疗疗效明显减退，同时出现异动症者并药物治疗难以改善者可考虑手术治疗。脑深部电刺激术是目前手术治疗的主要选择。

继发性帕金森综合征一般有明确的病因，常继发于脑卒中、药物、感染、中毒等。血管性帕金森综合征患者多有高血压、动脉硬化及脑卒中史，以肌强直为主要表现，震颤相对少见，病程呈阶梯样进展，锥体束受损的病理征和典型的神经影像学改变可提供证据；药物性帕金森综合征多有神经安定剂（酚噻嗪类及丁酰苯类）、利血平、胃复安、氟桂利嗪等服药史，考虑该病时，可暂停服用药物，一般症状在数周到 6 个月内即可消失；脑炎后帕金森综合征患者多有脑炎期发热、昏睡等病史，发病年龄较早，病情进展较快。一氧化碳中毒引起的帕金森综合征往往有明确的一氧化碳中毒史，意识障碍恢复后出现帕金森病样症状。

肝豆状核变性是铜代谢障碍导致以脑基底节变性和肝功能损害为主的常染色体隐性遗传病，本病神经系统症状主要表现为意向性或姿势性震颤、构音障碍、肌强直、动作迟缓等。血清铜、尿铜、铜氧化酶及铜蓝蛋白等铜生化检查是本病的重要诊断依据，K-F 环是本病的重要体征。

特发性震颤是以震颤为唯一表现的常见运动障碍性疾病，隐匿起病，缓慢进展，也可长期缓解，可发生于各年龄段，但以40岁以上中、老年人多见，约1/3的患者有家族史。震颤为姿势性或动作性，主要见于上肢远端，下肢很少受累，常影响头部引起点头或摇头，无强直、少动和姿势障碍。多数患者饮酒或服用心得安震颤可显著减轻。

甲状腺功能亢进症是指甲状腺腺体本身产生甲状腺激素过多而引起的甲状腺毒症，其临床表现也可出现肢体颤抖，但多伴有高代谢综合征、突眼、甲状腺肿大等其他症状和体征，甲状腺激素测定可见血清TF3、TF4含量增高，TSH水平减低。

 病案分析

张某某，男，62岁。因渐进性右侧上下肢不自主抖动4年，运动迟缓2年入院。患者4年前出现右上肢轻微颤抖，震颤安静或休息时明显，随意运动时减轻或消失，紧张时加重，入睡后消失，半年后发展至右下肢，此后症状缓慢加重，近2年来出现动作迟缓。外院行颅脑MR检查：未见异常，诊断为帕金森病，先后口服"吡贝地尔"、"金刚烷胺"、"多巴丝肼"等药物治疗，起初症状改善明显，近1年来，自觉药效减退，症状缓慢进展加重，"多巴丝肼"增量至1次1片（250mg），1天3次，效果不显，遂来求治。症见右侧上下肢震颤，抖动不已，右手呈搓丸样动作，持物困难，行走时头部前倾，躯干稍俯屈，上肢摆臂幅度减小，碎步前冲，转身不灵活，颈、背部肌肉僵直明显，眩晕耳鸣，面赤烦躁，语音颤抖，流涎，大便秘结，舌质红，苔薄黄，脉弦紧。

中医诊断：颤证（风阳内动证）

西医诊断：帕金森病

中医治法：镇肝熄风，舒筋止颤

方　　药：天麻钩藤饮合镇肝熄风汤加减

天麻10g	石决明30g^(先煎)	钩藤15g^(后下)	当归10g
熟地黄15g	白芍30g	木瓜15g	桑寄生15g
山茱萸15g	炒酸枣仁30g	茯苓12g	地龙10g
僵蚕10g			

15剂，水煎服，每日1剂，分两次服

服15剂后，诸症均有不同程度减轻，但每于情绪激动时抖动加重，守上方加枸杞子30g、龟板30g（先煎）。继服15剂后病情较稳定，抖动减轻，生活自理能力改善，上方制成中药丸剂，日服3次，每次3g，同时逐渐减少"多巴丝肼"药量至每次半片（125mg），一天3次。3个月后门诊随访，肢体抖动基本消失，生活可以自理。

病案点评：

本病案为老年男性患者，隐袭起病，渐进加重，以肢体震颤、颈背强直、活动减少、表情呆滞、语音颤抖、流涎为主要症状，符合颤证诊断，结合眩晕耳鸣，面赤烦躁，大便秘结，舌质红，苔薄黄，脉弦，具有风阳内动证的临床特点。患者渐入老年，肝肾阴虚，阴虚则阳亢，肝阳化风，上扰清空，则见眩晕耳鸣，面赤烦躁，筋失濡养，不能自持，则见肢体震颤，颈背强直，活动减少，表情呆滞、语音颤抖、流涎等症。治疗当以祛邪为主，选用天麻钩藤饮合镇肝熄风汤加减以镇肝熄风，舒筋止颤。患者服用15剂后，诸症

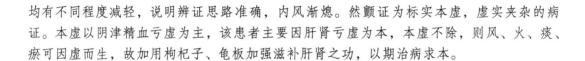

均有不同程度减轻，说明辨证思路准确，内风渐熄。然颤证为标实本虚，虚实夹杂的病证。本虚以阴津精血亏虚为主，该患者主要因肝肾亏虚为本，本虚不除，则风、火、痰、瘀可因虚而生，故加用枸杞子、龟板加强滋补肝肾之功，以期治病求本。

【参考文献】

1. 张小燕，颜乾麟. 颜德馨治疗颤证经验［J］. 中医杂志，2006，47（7）：494-495.
2. 邹忆怀. 王永炎教授治疗颤振病（帕金森氏病）经验探讨［J］. 北京中医药大学学报，1996，19（4）：15-16.

第七节 癫 狂

 培训目标

掌握中医分证论治方法；了解病证结合的诊疗思路；掌握癫狂西医学范畴并能够进行初步诊断。

问题导入

1. 癫狂的病机关键是什么？
2. 治疗癫狂什么时间用活血化瘀法？
3. 如何应用开窍法治疗癫狂？

一、临床诊断

1. 癫病以精神抑郁、表情淡漠、沉默痴呆、语无伦次、静而少动为特征；狂病以精神亢奋，喧扰不宁、毁物打骂、动而多怒为特征。

2. 本病多有七情内伤史和家族史，近期情志不遂，或突遭变故，惊恐而心绪不宁。

3. 不同年龄、不同性别均可发病。

重视病史资料的详细和完整，包括患者的生活经历、性格特征、发病时的心理背景和环境背景，有利于明确诊断。

检查头部 CT/MRI 以排除脑部器质性病变导致的癫狂症状。部分患者可做肝功能、肾功能、血气分析等检查，以排除肝脏、肾脏、呼吸系统疾病引起类似的癫狂症状。

二、病证鉴别

1. 癫证需与郁证相鉴别，见表3-7-1。

表 3-7-1　癫病与郁证鉴别要点

	癫病	郁证
病机	痰气郁结，蒙蔽神机	气机郁滞，脏腑功能失调
主症	沉默痴呆，语无伦次，静而多喜	情绪不稳定，情绪低落、心境异常，或烦躁不宁
兼症	精神抑郁，表情淡漠	易激惹，易怒善哭
神志情况	心神失常的症状极少自行缓解，一般已失去自我控制力，神明逆乱	在精神因素的刺激下呈间歇性发作，不发作时可如常人

2. 癫狂需与痴呆相鉴别，见表 3-7-2。

表 3-7-2　癫狂与痴呆鉴别要点

	癫狂	痴呆
病机	痰气郁结，蒙蔽神机 或痰火上扰，神明失主	髓减脑衰，神机失用，或痰浊瘀血，阻痹脑脉
主症	沉默痴呆、语无伦次、静而多喜 或喧扰不宁、躁妄打骂、动而多怒	记忆障碍：短期记忆和长期记忆障碍
兼症	精神抑郁，表情淡漠 或精神亢奋，毁物打骂	认知障碍：失语、失用、失认
神志智能	神志失常为主要表现	智能低下为突出表现

3. 癫狂需辨癫与狂，见表 3-7-3。

表 3-7-3　癫病、狂病辨别要点

	癫病	狂病
病机	痰气郁结，蒙蔽神机	痰火上扰，神明失主
主症	沉默痴呆、语无伦次、静而多喜	喧扰不宁、躁妄打骂、动而多怒
兼症	精神抑郁，表情淡漠	精神亢奋，毁物打骂
神志情况	多有感知障碍：幻想、幻视、幻听；思维障碍：被害妄想、关系妄想等	情绪高涨，易激惹
舌象	舌红苔白腻或舌淡苔薄白	舌质红绛，苔多黄腻或黄燥而垢，日久见舌质紫黯，有瘀斑或舌红少苔
脉象	弦滑或沉细无力	弦大滑数，日久脉弦细或细涩或细数

三、病机转化

癫狂的病位在心、脑，与肝、胆、脾、肾多个脏腑有关；本病初起多属实证，久则虚实夹杂。癫病多由痰气郁结，蒙蔽神机，久则心脾耗伤，气血不足。狂病多因痰火上扰，神明失主，久则火盛伤阴，心肾失调，癫狂日久多致血瘀阻滞经络，气血不能上荣脑髓。癫病痰气郁而化火，可以转化为狂病；狂病日久，郁火宣泄而痰气留结，又可转化为癫病。气、痰、火、瘀导致阴阳失调，心神被扰，神机逆乱，是本病的主要病机。若失治、误治，或多次复发，则病情往往加重，形神俱坏，难以逆转，见图3-7-1。

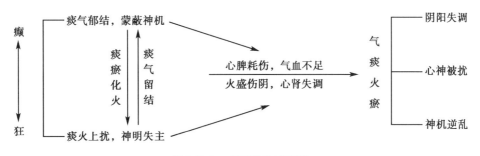

图 3-7-1　病机转化示意图

四、辨证论治

（一）治则治法

治疗总则是调整阴阳，以平为期。癫病主于气与痰，解郁化痰，宁心安神，补气养血为主要治法；狂病多实，为重阳之病，主于痰火，瘀血，治宜降其火，或下其痰，或化其瘀血，后期应予滋养心肝阴液，兼清虚火。

（二）分证论治

精神抑郁，表情淡漠，时时太息，或喃喃自语，多疑多虑，舌质淡红，苔白腻，脉弦滑，为痰气郁结证；见神思恍惚，心悸易惊，肢体困乏，纳呆，舌质淡，苔薄白，脉沉细无力，为心脾两虚证；见两目怒视，面红目赤，突发狂乱无知，骂詈号叫，不避亲疏，毁物伤人，舌质红绛，苔多黄腻或黄燥而垢，脉弦大滑数，为痰火扰神证；如癫狂久延，时作时止，呼之已能自制，有疲惫之象，烦躁不寐，形瘦，五心烦热，舌尖红无苔，有剥裂，脉细数，为火盛阴伤证。

癫狂的分证论治详见表3-7-4。

表 3-7-4　癫狂分证论治简表

证候	治法	推荐方	常用加减
痰气郁结	理气解郁化痰醒神	顺气导痰汤	表情呆钝，苔白腻，先以苏合香丸芳香开窍，继用四七汤加石菖蒲、远志、郁金化痰行气
心脾两虚	健脾益气养心安神	养心汤	悲伤欲哭，加淮小麦、大枣；神气恍惚，心悸易惊，加龙齿、磁石
痰火扰神	清心泻火涤痰醒神	生铁落饮	舌苔黄垢腻者，同时用礞石滚痰丸逐痰泻火，再用安宫牛黄丸清心开窍
火盛阴伤	育阴潜阳交通心肾	二阴煎送服定志丸	舌苔黄腻，质红，加胆南星、天竺黄

（三）临证备要

注意癫狂发病的先兆症状　癫狂患者发病前，往往有精神异常的先兆症状，如患者平素性格内向，心情抑郁，若遇情志不遂或惊恐则出现神情淡漠，沉默不语，或喜怒无常，坐立不安，睡眠障碍，彻夜不寐或嗜睡不寤，或有饮食变化，均应考虑癫狂病的可能，及时去就医，力争早期诊断、早期治疗。

掌握开窍法的应用　本病总由痰闭心窍，蒙蔽神志所致，故开窍法的应用十分重要。癫属痰气为主，可予温开，药用苏合香丸；狂属痰火上扰，可予凉开，药用安宫牛黄丸、至宝丹等。

运用活血化瘀法　癫狂日久，气滞痰凝，影响血运，导致痰瘀胶结，气血凝滞，使脑气与脏腑之气不相接续而成，常用活血化瘀法进行治疗，如破血下瘀用桃仁承气汤，理气活血用血府逐瘀汤、癫狂梦醒汤、通窍活血汤等，痰瘀互结者宜配化痰宣窍之涤痰汤等。

（四）其他疗法

1. 中成药治疗　用礞石滚痰丸降火逐痰。适用于癫狂痰火扰神证。

2. 针灸　癫病采用涤痰开窍、养心安神法。心脾两虚证针灸并用，用补法；痰气郁结证以针刺为主，用泻法或平补平泻。狂病清心降火、宁神定志，只针不灸，痰火扰神证用泻法；火盛伤阴证用平补平泻。

五、名 医 经 验

1. 周康　诊断为精神分裂症的患者中，临床表现为兴奋紊乱，躁扰不宁，幻觉妄想，卧起不安者，屡见不鲜。周康宗伤寒论柴胡加龙骨牡蛎汤证和桂枝去芍药加蜀漆牡蛎龙骨救逆汤证，提出仲景虽指伤寒而言，但有"烦惊"、"谵语"、"惊狂，卧起不安"等精神症状，与现代精神分裂症的临床表现极为相似，为此在上方基础上，加用活血化瘀之药，在临床对某些兴奋紊乱，惊狂不安之精神分裂症进行治疗，取得较好疗效。

在精神科临床常见到某些病人呈周期性发病，多见于未婚女性，其临床症状，大致归纳为两组：一组类似于情感性精神病（躁狂或抑郁状态）；一组类似于精神分裂症，且多在经期前发病。仲景有"热入血室"之训。根据"瘀血发狂"及王清任"癫狂由于气血凝滞"的学说，采用中药活血化瘀治则，组成方剂，临床应用效果较好。

2. 黄文东　黄文东治疗癫证总结出由于心脾素亏，思虑劳倦过度，通过暴受惊恐，药物过敏等诱发因素，导致心胆俱虚，肝阳上扰，痰浊内蕴，窍络不利，出现一系列精神症状，用甘麦大枣汤以养心润燥，甘以缓急；菖蒲、远志、郁金、萱草以豁痰宣窍，疏肝解郁；铁落、胆星以镇惊平肝安神。在治疗过程中，要针对患者的不同特点，做细心的思想工作，调动患者的主观能动性，鼓舞患者与疾病作斗争的信心。

 知识拓展

癫病相当于西医的精神分裂症。精神分裂的临床症状复杂多样，个体之间症状差异很大。常见表现：感知觉障碍：幻听、幻视、幻嗅等；思维障碍：有被害妄想、关系妄想等；情感障碍：不协调性兴奋、易激惹、抑郁及焦虑等；意志和行为障碍：活动减少、离群独处；认知功能障碍：如注意、记忆等。临床分型：偏执型、青春型、紧张型、单纯型、未分化型、分裂症残留型、分裂症衰退期。

药物治疗应系统而规范，强调早期、足量、足疗程，注意单一用药原则和个体化用药原则。一般推荐第二代（非典型）抗精神病药物如奥氮平、利培酮、奎硫平等作为一线药物选用。第一代及非典型抗精神病药物的氯氮平作为二线药物使用。部分急性期患者或疗效欠佳患者可以合用电抽搐治疗。10%～30%精神分裂症患者治疗无效，被称为难治性精神分裂症。在缓解期需加强心理治疗和康复治疗，以促进患者早日回归社会。

狂病相当于西医情感障碍中的躁狂发作及精神分裂症。以情感高涨或易激惹为主要临床相，伴随精力旺盛、言语增多、活动增多，严重时伴有幻觉、妄想、紧张症状等精神病性症状。躁狂发作时间需持续一周以上，一般呈发作性病程，每次发作后进入精神状态正常的间歇缓解期，大多数病人有反复发作倾向。常见表现：情绪高涨和易激惹，思维奔逸，意志增强，其他症状（常有睡眠减少、食欲、性欲增强）。严重时可出现幻觉或妄想等精神病性症状。分类：轻性躁狂症，复发性躁狂。

治疗原则：早期识别、早期治疗、足量足疗程治疗、全程治疗；采取综合治疗，包括药物治疗、物理治疗、心理社会干预和危机干预，以改善治疗依从性；长期治疗，躁狂发作复发率很高，需要树立长期治疗的理念；患者和家属共同参与治疗，因需要家庭给予患者支持、帮助。在药物治疗基础上加上心理治疗，提高依从性、减少复发。

 病案分析

患者，男，30岁。因时有喃喃自语5年，神思恍惚3个月就诊。就诊时间：清明后5天。患者于5年前开始出现喃喃自语，多疑虑，时有抑郁，时时太息，表情淡漠，甚至秽洁不分，在某心理医院诊断为"精神分裂症"，经治疗病情时有好转。近3个月开始出现神思恍惚，心悸易惊，倦怠乏力，纳呆，畏寒肢冷。为寻中医药治疗而来我院门诊就医。除见以上症状外，可见幻听，有被害妄想，大便溏，舌淡，苔薄白，脉沉细无力。患者平素性格内向，既往史无明确记载。母亲患"精神分裂症"。头MRI检查未见异常。

中医诊断：癫病（心脾两虚证）

西医诊断：精神分裂症

中医治法：健脾益气，养心安神

方　　药：养心汤加减

黄芪 30g	茯苓 15g	茯神 15g	当归 15g
川芎 15g	炙甘草 10g	半夏曲 15g	柏子仁 20g
酸枣仁 30g	远志 10g	五味子 10g	党参 20g
肉桂 5g	巴戟天 15g	仙茅 10g	香附 15g

7剂，水煎服取汁400ml，分3次口服，每天2次

以上方加减治疗6个月，喃喃自语、神思恍惚、幻听、被害妄想症状消失，饮食正常，二便调，改为丸剂巩固疗效。

病案点评：

本病案为年轻男性患者，慢性起病，病情时轻时重，主要表现为精神症状，既往被诊断为"精神分裂症"，母亲也患有本病，符合癫狂（癫病）诊断。近3个月表现为神思恍惚，心悸易惊，倦怠乏力，纳呆，属心脾两虚证。发病原因在于先天禀赋异常，平素性格

内向，肝气被郁，脾失健运而生痰浊，痰郁气结，蒙蔽神窍而发病，日久气血生化乏源，心脾两虚。治疗当以健脾益气，养心安神为主，兼以理气温阳。选养心汤加减化裁。

（病案来源于长春中医药大学附属医院门诊）

【参考文献】

1. 史宇广，单书健. 当代名医临证精华［M］. 北京：中医古籍出版社，1992. 4-5.

2. 上海中医学院附属龙华医院. 黄文东医案［M］. 第 2 版. 上海：上海科学技术出版社，2008. 176-177.

3. 中华医学会. 临床诊疗指南-精神病学分册［M］. 北京：人民卫生出版社，2006. 51-54.

第八节　痫　病

 培训目标

　　要求住院医师具备本病的诊断与治疗能力；掌握痫病中医分证论治及方药；熟悉痫病用药特点及诊疗思路。

问题导入

　　1. 癫痫持续状态的治疗原则是什么？

　　2. 痫病的阳痫及阴痫怎样区别、怎样治疗？

　　3. 痫病的用药特点是什么？

一、临床诊断

（一）疾病诊断

1. 临床以突然意识丧失，甚则仆倒，不省人事，强直抽搐，口吐涎沫，两目上视或口中怪叫，移时苏醒，醒后一如常人为特征。

2. 主症　典型发作：突然昏倒，不省人事，两目上视，四肢抽搐，口吐涎沫，或有异常叫声等。其他类型发作：仅有突然呆木，两眼瞪视，呼之不应，或头部下垂，肢软无力，面色苍白等。局限性发作：可见多种形式，如口、眼、手等局部抽搐而无突然昏倒，或凝视，或语言障碍，或无意识动作等，多数在数秒钟或数分钟即止。

3. 先兆症状　多数在发作前有先兆症状，如眩晕、胸闷等。

4. 发作突然，醒后如常人，醒后对发作时情况一无所知，反复发作。

5. 痫病患者多有家族史、诱因（惊恐、劳累、情志过极）；任何年龄均可发病，但原发性癫痫多在儿童期、青春期或青年期。

6. 辅助检查

（1）脑电图：是最有效的检查工具，发作期阳性率为80%。普通脑电图在发作期描

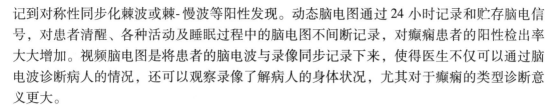

记到对称性同步化棘波或棘-慢波等阳性发现。动态脑电图通过 24 小时记录和贮存脑电信号，对患者清醒、各种活动及睡眠过程中的脑电图不间断记录，对癫痫患者的阳性检出率大大增加。视频脑电图是将患者的脑电波与录像同步记录下来，使得医生不仅可以通过脑电波诊断病人的情况，还可以观察录像了解病人的身体状况，尤其对于癫痫的类型诊断意义更大。

（2）CT 或 MRI：有助于癫痫脑部病变的检出率，尤其继发性癫痫的诊断。

具备以上临床表现，结合起病形式、诱因、先兆症状即可诊断痫病。结合相关检查（脑电图、头颅 CT 或 MRI）可明确诊断。

（二）病期诊断

1. 发作期　本次发作开始到本次发作结束通常持续数秒到数分钟。

2. 休止期　本次发作结束到下次发作开始的时间。

二、病证鉴别

1. 痫病的阴痫、阳痫之间的鉴别，见表3-8-1。

表 3-8-1　痫病的阴痫、阳痫之间的鉴别要点

	阳痫	阴痫
主症特点	发病急，口吐涎沫，黏稠舌质绛红，脉弦滑数	发作时面色晦黯青灰而黄，手足清冷，双眼半开半合，舌淡，苔白腻，脉多沉迟或沉细
肢体病变	项背强直，四肢抽搐	僵卧，拘急，或抽搐发作
神识昏蒙	短暂，移动时可自行苏醒	短暂，移动时可自行苏醒
伴随症状	面色潮红、紫红，继之转为青紫或苍白，口唇青紫，牙关紧闭，两目上视	一般口不啼叫，或声音微小。也有仅见呆木无知，不闻不见，不动不语

2. 痫病需与中风、厥证、痉证相鉴别，见表3-8-2。

表 3-8-2　痫病与中风、厥证、痉证鉴别要点

	痫病	厥证	痉证	中风
主症特点	阵发性神志异常，仆地时常口中做猪羊叫声，四肢抽搐，口吐白沫	突然昏仆，不省人事	四肢抽搐，项背强直角弓反张	突然昏仆，不省人事，口舌歪斜，言謇，偏身麻木
肢体病变	无	无	四肢，项背	偏瘫
神识昏蒙	短暂，移动时可自行苏醒	短暂	抽搐之后出现	常有，时间较长
伴随症状	轻度头晕，乏力等	面色苍白，四肢厥冷	发热、头痛等	头痛、眩晕

三、病 机 转 化

痫病的病位在心、脑,与肝、脾、肾密切相关。病因为先天遗传、后天所伤,基本病机为顽痰闭阻心窍,肝经风火内动,气机逆乱,元神失控。其病理因素总以痰为主,每由风、火触动,痰瘀内阻,蒙蔽清窍而发病。以心脑神机失用为本,风、火、痰、瘀致病为标。病机转化见图3-8-1。

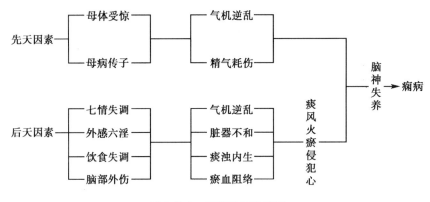

图 3-8-1　病机转化示意图

四、辨 证 论 治

（一）治则治法

宜分标本虚实。发作期以治标为主,着重清泻肝火,豁痰息风,开窍定痫;休止期则补虚以治其本,宜益气养血,健脾化痰,滋补肝肾,宁心安神。

（二）分证论治

风、火、痰、瘀是痫病常见的证候要素,如:来势急骤,神昏猝倒,不省人事,口噤牙紧,颈项强直,四肢抽搐者,属风证;发作时口吐涎沫,气粗痰鸣,呆木无知,发作后情志错乱,幻听,幻觉,错觉,或有梦游者,属痰证;猝倒啼叫,面赤身热,口流血沫,平素或发作后大便秘结,口臭苔黄,属热证;发作时面色潮红、紫红,继则青紫,口唇紫绀,或有颅脑外伤、产伤史属瘀证。临床上以二、三个证候要素组合为最多见。痫病常见风痰闭阻证、痰火扰神证、瘀阻脑络证、心脾两虚证、心肾亏虚证。痫病的分证论治详见表3-8-3。

表 3-8-3　痫病分证论治简表

证候	治法	推荐方	常用加减
风痰闭阻证	涤痰熄风开窍定痫	定痫丸	眩晕、目斜视者,加生龙牡、磁石、珍珠母;肝火盛,龙胆草、黄芩、木通;胁胀嗳气,加柴胡、枳壳、陈皮
痰火扰神证	清热泻火化痰开窍	龙胆泻肝汤合涤痰汤加减	有肝火动风之势,加天麻、钩藤、地龙、全蝎
瘀阻脑络证	活血化瘀熄风通络	通窍活血汤加减	痰涎偏盛者,加半夏、胆南星、竹茹;气虚血瘀者,加黄芪赤风汤送服龙马自来丹

证候	治法	推荐方	常用加减
心脾两虚证	补益气血 健脾养心	六君子汤合归 脾汤加减	痰浊盛而恶心呕吐者，加胆南星、姜竹茹、栝楼、菖蒲、旋覆花；便溏者，加薏苡仁、炒扁豆、炮姜；夜游者，加生龙骨、生牡蛎、生铁落
心肾亏虚证	补益心肾 潜阳安神	左归丸合天王 补心丹	神思恍惚，持续时间长者，加阿胶、柏子仁、磁石、朱砂；心中烦热者，加炒栀子、莲子心；大便干燥者，加玄参、天花粉、当归、火麻仁

（三）临证备要

痫病的治疗遵循"间者并行、甚者独行"的原则。临床实践证明，本病大多是在发作后进行治疗的，治疗的目的是控制其再发作。发作期应急则治其标，采用豁痰顺气法，顽痰胶固需辛温开导，痰热胶着须化痰降火，其治疗重在风、火、痰、虚四字上。当控制本病的方药取效后不应随便更改，否则往往可导致其大发作。休止期应坚持标本并治，守法守方，持之以恒，服药3~5年后再逐步减量，方能减少发作。

虫类药物具有良好的减轻和控制发作的效果，对各类证候均可在辨证处方中加用，因此类药物入络搜风、止痉化痰，非草木药所能代替。药如全蝎、蜈蚣、地龙、僵蚕等。如取药研粉吞服效果更佳。

（四）其他疗法

1. 中成药治疗

（1）清心滚痰丸：清心涤痰，泻火通便。适用于痰热壅盛的癫痫。

（2）医痫丸：祛风化痰，定痫止搐。适用于各类癫痫反复发作者。

（3）安宫牛黄丸：清热解毒、镇惊开窍。适用于阳痫之发作期。

（4）柏子养心丸：补气，养血，安神。适用于心脾两虚之癫痫休止期。

（5）六味地黄丸：滋阴补肾。适用于肾阴亏虚之癫痫休止期。

2. 静脉药物

（1）清开灵注射液：清热解毒，化痰通络，醒神开窍。适用于阳痫痰热壅盛证的治疗。

（2）醒脑静注射液：清热泻火，凉血解毒，开窍醒脑。适用于阳痫痰火扰神证的治疗。

（3）参麦注射液：益气固脱，养阴生津。适用于阴痫心脾两虚证的治疗。

（4）参附注射液：益气温阳，回阳救逆。适用于阴痫心肾亏虚证的治疗。

3. 针灸治疗 癫痫大发作可针刺人中、百会、风池、合谷等穴，癫痫持续状态者可针刺百会、印堂、人中、内关、神门、会阴等穴。

五、名医经验

1. 郑绍周 "重化痰邪"是中医治疗痫病的特点。临床治疗本病要抓住风、火、痰、瘀病理特点，重化痰邪，以豁痰熄风、豁痰开窍、豁痰镇惊、健脾化痰、软化老痰为法，结合具体病情进行辨证加减，组方遣药要功大力专，随证化裁，效则守方。久病入络，当选用全虫、水蛭、蜈蚣等虫类药以化瘀通络，"虫以动其瘀"。由于本病病机虚实夹杂，且病程多长，临床症状复杂多端，治疗时应结合病人的体质和病程，突出个体化，对病人要加强生活护理，注重移情易性，配合针灸理疗，共奏疗效。

2. 张学文　认为癫痫的中医病机主要是脏气不平，气机逆乱，风阳内扇，夹痰蒙蔽清窍，治疗当以化痰熄风、化瘀通窍为主。

 知识拓展

1. 2005 年国际抗癫痫联盟（ILAE）对癫痫的定义作了修订，其推荐的定义为：癫痫是一种脑部疾患，特点是持续存在能产生癫痫发作的脑部持久性改变，并出现相应的神经生物学、认知、心理学以及社会等方面的后果。诊断癫痫至少需要一次的癫痫发作。因此，正确理解 ILAE 的癫痫定义，对癫痫诊断具有重要意义。癫痫是一组由已知或未知病因所引起，脑部神经元高度同步化，且常具自限性的异常放电所导致的综合征。以反复、发作性、短暂性、通常为刻板性的中枢神经系统功能失常为特征。

2. 脑电图（EEG）的意义　EEG 是辅助癫痫诊断最重要又最普及的客观手段。常规EEG 在我国已比较普及，但常规 EEG 对癫痫病人检测的异常率很低，一般在 10% ~30%。目前国际通用的规范化 EEG，由于其适当延长描图时间，包括各种诱发试验，特别是睡眠诱发，必要时加作蝶骨电极描记，因此明显提高了癫痫放电的检出率，可使阳性率提高至80% 左右，并使癫痫诊断的准确率明显提高，值得在临床上、特别是基层单位推广。

3. 癫痫需与晕厥、癔症样发作、发作性睡病、基底动脉型偏头痛、短暂性脑缺血发作、低血糖症鉴别。

4. 根据发作类型和综合征分类选择药物是癫痫治疗的基本原则。

5. 目前癫痫主要依靠药物治疗，用药的原则为：①确定是否用药；②正确选择药物；③掌握药物的用法；④严密观察不良反应；⑤尽可能单药治疗；⑥合理的联合用药；⑦增药可快，减药一定要慢，不易随意减量及停药，换药应有过渡期一般 5 ~7 天，停药应遵循慢和逐渐减量的原则。

6. 癫痫持续状态的患者需要紧急处理，若不及时治疗可因高热、循环衰竭、电解质紊乱或神经元毒性损害导致永久性脑损害，致残率和死亡率均很高。治疗的原则在于保持稳定的生命体征和进行心肺功能支持；终止持续状态的发作，减少对脑神经原的损害；寻找并尽可能地根除病因及诱因；处理并发症。

 病案分析

刘某，女，21 岁，大学生，大雪后，初诊。足月剖宫产，无外伤史，无脑炎史，常因紧张或惊吓诱发，发作前常自觉胸闷头晕，发作时突然出现意识丧失，抽搐、全身骨骼肌持续收缩后出现松弛，口中怪叫，吐痰涎，数分钟后神清，抽搐停止，醒后一如常人，此后时有发作。发作期脑电图检查示：广泛性多棘—慢综合波。休止期复查脑电图提示：广泛性、持续性 θ 波。长期服用氯硝西泮片 2mg，每晚 1 次，丙戊酸钠片，每次 0.2g，每日 3 次，仍未完全控制发作。遂求中医诊治。舌脉象：舌淡苔白腻，脉弦滑。

中医诊断：痫病（风痰内阻证）

西医诊断：癫痫（全面强直阵挛发作）

中医治法：涤痰息风，开窍定痫

方 药：

天麻 10g	陈皮 10g	法半夏 12g	远志 12g
茯苓 20g	川贝母 15g	胆南星 15g	石菖蒲 15g
琥珀 5g	苍术 12g	炙甘草 6g	生龙骨 20g[先煎]
丹参 12g	全蝎 10g	磁石 20g[先煎]	僵蚕 10g

10 剂，水煎服，每日 1 剂，分两次服

连服 10 剂，发作次数明显减少。其后宗原方略作加减调治。半年后复诊，癫痫近月来未再发作，复查脑电图示：脑电图未见异常。

病案点评：

本例患者病位主要在心，涉及肝、脾、脑，病理因素主要有风、痰，证属风痰内阻。治以涤痰息风，开窍定痫，兼以安神定志。方中半夏、陈皮、茯苓、贝母祛痰降逆而开痰气之结。全蝎、僵蚕、天麻熄风定搐而解痉。丹参、菖蒲、远志豁痰开窍而通神明，磁石、龙骨镇静安神，诸药相伍，则顽疾渐愈。

【参考文献】

1. 郭会军. 郑绍周治疗癫痫经验 [J]. 光明中医，2012，32（5）：557-559.
2. 刘绪银. 化痰熄风、化瘀通窍治疗癫痫——国医大师张学文治疗脑病经验之五 [J]. 中医临床研究，2011，3（19）：23.

第四章

脾 胃 病 证

第一节 概 论

脾为太阴湿土之脏，喜温燥而恶寒湿，得阳气温煦则运化健旺。胃喜润恶燥，不仅需要阳气的蒸化，更需要阴液的濡养。若脾的运化水谷精微功能减退，则运化吸收功能失常，出现便溏、腹胀、倦怠、消瘦等病变；运化水湿功能失调，可产生湿、痰、饮等病理产物，发生泄泻等病证。若胃受纳、腐熟水谷及通降功能失常，则发生纳差、胃痛、痞满、大便秘结等；若胃气失降而上逆，可致嗳气、恶心、呕吐、呃逆等。本章纳入胃痛（吐酸、嘈杂）、痞满、呕吐、呃逆、噎膈（反胃）、腹痛、痢疾、泄泻、便秘九个病证。脾胃系疾病相当于消化系统疾病，如急慢性胃炎、消化道溃疡、功能性消化不良、肠易激综合征、溃疡性结肠炎、幽门梗阻、胃黏膜脱垂、急慢性胰腺炎、细菌性痢疾、食管癌、胃癌等。

一、四诊枢要

（一）望诊

望形体的强弱，身体强壮者骨骼粗大，肌肉充实，皮肤润泽，筋强力壮等，说明脾胃功能强健，气血充实；身体衰弱者肌肉瘦削，皮肤枯槁，爪甲不荣，筋弱无力等，说明脾胃虚弱，内脏脆弱，气血不足。望形体胖瘦，见肥而能食，为脾胃强劲；肥而食少，脾胃气虚。消瘦多因脾胃虚弱、气血亏虚，或病气消耗所致。瘦而食多，多属于中焦有火；瘦而食少，中气虚弱。噎膈、胃痛等久不能食而见消瘦。脾胃虚弱，气血不足者，可见毛发枯槁发黄，或稀疏脱发。气血充盛则面色红润；脾胃虚弱，纳呆少食者，见面色萎黄无光泽；胃痛或腹痛者面色痛苦；寒邪客胃或腹泻重者见面色苍白；肝郁气滞者见面色忧郁凝重；肝火上炎者见面色红赤，气血不足；久病或湿浊犯胃者见面色秽浊黧黑。胃热者见面部红疹或生疮，或见鼻端色赤，牙龈、鼻腔出血等。舌质淡嫩、舌苔偏少提示脾胃功能降低；舌苔厚腻提示脾不运湿，黄腻苔为湿热壅滞，白腐苔为寒湿内盛；舌色偏白，提示脾胃虚弱，气血不足；舌边齿痕，提示脾虚或气虚；镜面舌为胃阴枯竭，胃气衰败的表现；舌苔中剥，多为胃阴不足。

（二）问诊

问诊包括既往病史，现病史，家族史，传染病史等。如胃痛问诊，详细询问胃痛的诱因、发病时间、缓解因素、持续时间、病程、伴随症状，家族相关疾病情况，用药情况

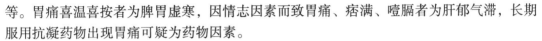

等。胃痛喜温喜按者为脾胃虚寒，因情志因素而致胃痛、痞满、噎膈者为肝郁气滞，长期服用抗凝药物出现胃痛可疑为药物因素。

（三）闻诊

呕吐、嗳气、呃逆、肠鸣是脾胃系疾病听诊的重要信息。如呕吐徐缓，声音微弱，呕吐黏稠黄水，或酸或苦者，多属实热证，常因热伤胃津，胃失濡养所致。呕吐呈喷射状者，多为热扰神明，或头颅外伤等。呕吐酸腐味食糜，多因暴饮暴食，或过食肥甘所致。朝食暮吐、暮食朝吐者，为脾胃阳虚证，口干欲饮，饮后则吐者，为水逆，因饮邪停胃、胃气上逆所致。嗳气酸腐伴有腹胀者多为实证，嗳气低沉兼纳呆食少者多为虚证。呃逆频作高亢有力，多为实证；呃逆声低无力，多为虚证。肠鸣增多亢进，脘腹痞满，大便泄泻者，多因感受风寒湿邪；肠鸣阵阵，伴腹痛欲泻，泻后痛减，胸胁满闷者，为肝脾不调。肠鸣稀少，或因实热蕴结胃肠，气机受阻；或肝脾不调，气机郁滞；或脾肺气虚，传导无力；或阴寒凝滞等。大便溏无臭者，为脾胃虚寒；大便稀臭、秽浊难闻，伴肛门灼热者，为肠道湿热。

二、检查要点

脾胃系疾病在诊断过程中应当充分利用上消化道内镜、结肠镜等检查的优势，明确诊断。

1. 原则上，凡是食管、胃、十二指肠的疾病，诊断不清时均可行上消化道内镜检查。如原因不明的反复胃痛、痞满、呕吐、噎膈等病证。上消化道内镜适应证如下：

（1）疑有上消化道的炎症、溃疡、肿瘤、息肉或异物等。

（2）原因不明的上消化道出血，急诊胃镜检查。

（3）咽下困难、吞咽疼痛、胸骨后烧灼感，疑有"食管性胸痛"者。

（4）与胃有关的全身症状，如不明原因的贫血、消瘦、左锁骨上淋巴结肿大等。

（5）溃疡、萎缩性胃炎、癌前病变等上消化道疾病的定期复查及药物治疗前后、或手术后疗效评价，或消化道手术吻合口病变。

（6）上消化道肿瘤的类型、分期、浸润范围的检查。

（7）内镜下治疗上消化道疾病。

2. 对原因不明的反复便秘、腹泻、腹痛等病证，当行结肠镜检查。结肠镜检查适应证如下：

（1）原因不明的下腹部疼痛、下消化道出血、腹部肿块、慢性腹泻、低位肠梗阻等。

（2）疑有良性或恶性结肠肿瘤、慢性肠道炎症性疾病。

（3）结肠癌术前确定病变范围，术后复查。

（4）结肠息肉内镜下治疗及术后复查。

三、辨治思路

脾主运化，主升清，藏精气而不泻；胃主受纳腐熟，主降浊，传化物而不藏。脾胃同居中焦，为后天之本，为气血之源，又与肝肾关系密切。对脾胃系病证，当从寒热虚实、气血、脏腑多方面辨治，又各有偏重。脾胃常因内伤饮食、外感六淫、情志失调、素体不足等原因，造成脾失健运、胃失和降、肝失条达、大肠传导失司，从而导致寒热错杂、虚实互见的证候。其中，多因素致病为脾胃病的病因特点，脾胃易寒易热为产生脾胃病寒热错杂的病理基础。辨治脾胃病应首辨寒热、虚实，再辨气血、脏腑。

1. 从虚实辨治，尤重后天之本　民以食为天，人以脾为本。李东垣言"百病皆由脾胃衰而生也"。脾胃的运化功能正常，水谷精微得以正常化生和传输，则营卫充盛。卫气强，护卫肌表有力，外邪不易侵袭；营气充，则脏腑得以调和，内邪不易自生。脾胃功能旺盛，则可充养营卫气血，又可调节气机，运化水湿。故脾胃病的治疗，虽有虚实之别，但当以健运脾胃为基本治则，脾脏当补脾、运脾、醒脾；胃腑当降逆、消积、导滞。

2. 从寒热辨治，尤重寒热错杂　临床纯热、纯寒、纯虚、纯实均极少见，脾胃夹湿、寒热错杂为脾胃病的常见证候。今时之人或饮食不节，或妄用泻剂，或思虑过多，日久耗伤脾气脾失健运，水湿停滞，化生痰湿，故脾虚夹湿为基本病机。病及太阴、阳明，常发生寒化、热化。对于寒热错杂证，应遵守寒热并用的治疗原则。

3. 从脏腑辨治，尤重调肝理脾　《金匮要略》："见肝之病，知肝传脾，当先实脾。"论述了肝脾之间的关系，即"肝木疏脾土""脾土营肝木"。病理上，肝脾互相影响，互相传变，肝既有病，可及脾；脾受损，肝易乘侮。肝气之亢与郁，脾气之虚与实，互相影响。故治疗当调肝理脾，肝脾同治。临床又以肝脾不和、肝胃不和为肝脾失调的两大基本证候。脾胃病治疗，以调肝理脾最为有效，"调肝"包括调情志、调饮食、调气机、调升降等；"理脾"包括健脾和胃、醒脾祛浊、补脾消积、芳香化湿等。

4. 从气血辨治，尤重调气行血　叶天士《临证指南医案》云："经主气，络主血"，"初病气结在经，久病血伤入络"。胃为多气多血之脏，病久则胃络瘀滞。早期气机郁滞则行气导滞，后期络瘀则祛瘀通络。通络法又有养血活血、搜剔经络、破血逐瘀等治法。

第二节　胃　痛

 培训目标

要求住院医师掌握胃痛的核心病机和辨治原则，鉴别胃痛寒热虚实证候的辨别，以及中医分证论治方药；熟悉胃痛的鉴别诊断和病机转化；了解运用西医学技术在胃痛中的运用，体现病证结合的诊疗思路。了解吐酸和嘈杂的分型论治。

问题导入

1. 如何辨别胃痛的寒、热、虚、实证候？
2. 胃痛辨治的关键是什么？
3. 如何更好地结合西医学技术辨治胃痛？

一、临床诊断

1. 上腹胃脘部近心窝处发生疼痛，有胀痛、刺痛、隐痛、剧痛等不同疼痛性质，可伴有上腹部压痛。

2. 常伴食欲不振，腹胀，恶心呕吐，嘈杂，泛酸，嗳气等上消化道症状。

3. 多有反复发作病史，发病前多有明显的诱因，如天气变化、情志不畅、劳累、饮食不当等。

4. 胃镜、上消化道钡餐等理化检查有明确的胃十二指肠疾病，并排除其他引起上腹部疼痛的疾病。

二、病证鉴别

胃痛与真心痛、胁痛鉴别，见表4-2-1。

表4-2-1 胃痛、真心痛、胁痛病证鉴别

	胃痛	真心痛	胁痛
病变部位	胃脘部近心窝处	当胸而痛	胁部疼痛
疼痛特征	有胀痛、刺痛、隐痛、剧痛等不同疼痛性质	多刺痛，有压榨感，动辄加重，痛引肩背	胀痛及窜痛为主
伴随症状	常伴食欲不振，腹胀，恶心呕吐，嘈杂，泛酸，嗳气等上消化道症状	常伴心悸气短、汗出肢冷	可伴发热恶寒、或目黄肤黄，或胸闷太息
预后	排除恶性疾病可能，预后尚可	起病较急，病情危急	排除恶性疾病可能，预后尚可

三、病机转化

胃痛初起以实证为主，常由外邪、饮食、情志所致，以气机郁滞为主，病位较浅，多在气分；日久由经入络，气郁血瘀，病位较深，多为气血同病。胃痛病延日久，寒邪损伤脾阳，湿热耗气伤津，食伤脾胃，肝气郁滞而木郁乘脾土，多见虚实夹杂证，亦有因后天脾胃不足，致脾胃虚证，表现为胃阴虚和脾胃阳虚之虚寒证。而郁滞是贯穿胃痛的始终，是其关键病机。胃痛病机转化见图4-2-1。

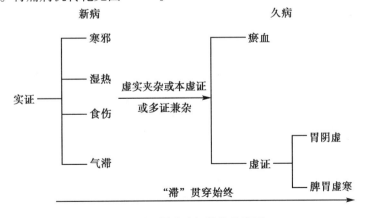

图4-2-1 胃痛病机转化示意图

四、辨 证 论 治

（一）治则治法

胃痛治疗，以"通"为关键，治则以"和胃止痛"为要，立足于一个"通"字。清代高士宗所说："通之之法，各有不同，调气以和血，调血以和气，通也；上逆者使之下行，中结者，使之旁达，亦通也；虚者使之助通，寒者使之温通……"故治疗不能局限于狭义的通法，应审证求因，辨证施治。邪盛以祛邪为急，正虚以扶正为先，虚实夹杂者，则当祛邪扶正并举。胃寒者，散寒即所谓通；食积者，消食即所谓通；气滞者，理气即所谓通；湿阻者，化湿即所谓通；热郁者，泄热即所谓通；血瘀者，化瘀即所谓通；阴虚者，养阴益胃即所谓通；阳虚者，温运脾阳即所谓通。叶天士有云："通字须究气血阴阳"，只有根据不同病机而采取相应治法，才能把握"通"法的运用要义。

（二）分证论治

胃属六腑之一，属阳土，喜润恶燥，宜通而不宜滞，其气以和降为顺，胃痛初起多由情志郁结，肝气犯胃，气机阻滞而痛；或外感寒邪，寒凝气血，不通而痛；或饮食不节，胃腑失于和降而痛。病程日久，气郁化火，或湿而化热，热灼胃腑而痛；或久病入络，胃腑络脉瘀阻而痛。本病病机关键为胃气郁滞，失于和降，不通则痛。病位在胃，与肝脾密切相关，可涉及胆、肾。病理性质有虚实寒热之异，且可相互转化或兼夹，实者多属不通而痛，可由气滞、寒凝、食积、热郁、湿阻、血瘀引起；虚者多属不荣而痛，如脾胃阳虚或久病阴伤者所致。虚实中又有寒热的不同，如饮食寒凉所致者，属于实寒证；中焦阳虚所致者，属于虚寒证。气郁化火或湿热内侵所致者，属于实热证，阴虚内热者属虚热证。胃痛的分证论治详见表4-2-2。

表4-2-2　胃痛分证论治简表

证候	治法	推荐方	常用加减
寒邪客胃	温胃散寒 行气止痛	香苏散合良附丸	伴风寒表证者，可加藿香、生姜、葱白等；伴胸脘痞闷、纳呆者，可加枳实、鸡内金、法半夏、神曲等
饮食伤胃	消食导滞 和胃止痛	保和丸	米面食滞者，可加谷芽、麦芽；肉食积滞者，重用山楂，可加鸡内金；胃脘胀痛而便秘者，可合用小承气汤或改用枳实导滞丸
肝气犯胃	疏肝理气 和胃止痛	柴胡疏肝散	痛甚者，可加川楝子、延胡索；嗳气频频者，可加沉香、刀豆壳、旋覆花；泛酸者，可加乌贼骨、煅瓦楞子
湿热中阻	清热化湿 理气和胃	黄连平胃散	胃热炽甚者，可加栀子、蒲公英等；大便不畅者，可加冬瓜子；恶心呕吐者，可加竹茹、旋覆花等
瘀血停胃	化瘀通络 理气和胃	丹参饮合失笑散	久病正虚者，可加党参、黄芪、太子参、仙鹤草等；黑便者，可加三七、白及；若呕血黑便，面色萎黄，四肢不温，舌淡脉弱无力者，可加用黄土汤

续表

证候	治法	推荐方	常用加减
胃阴亏虚	养阴益胃 和中止痛	一贯煎合芍 药甘草汤	胃脘胀痛者，可加厚朴花、玫瑰花、佛手、绿萼梅、香橼等；大便干燥者，加瓜蒌仁、火麻仁、郁李仁等；阴虚胃热者，可加石斛、知母、黄连等
脾胃虚寒	温中健脾 和胃止痛	黄芪建中汤	泛吐清水，加干姜、半夏、茯苓、陈皮；虚寒较甚，呕吐，肢冷者，可合附子理中汤；无泛吐清水或手足不温者，可改用香砂六君子汤

（三）临证备要

明确诊断，掌握预后 明确诊断是采取正确治疗的前提。胃痛所对应的相关疾病整体预后较好，但萎缩性胃炎、反流性食管炎、胃溃疡等疾病有潜在恶变的可能性，应根据病变的轻重程度，及时复查，明确病情的转归，及时更改治疗方案。慢性胃炎伴重度异型增生患者需及时行内镜或手术治疗；消化性溃疡注意有无合并出血、穿孔、幽门梗阻或癌变者，如出血量大者应以中西医结合治疗为主。

判断病情的特点，注意急则治其标，缓则治其本 胃痛治疗上应注意辨证辨病相结合，辨证时必须注意辨别病情的轻重缓急，病性的寒热虚实，审察气血阴阳，观察整个病程中的症情转化，做到随证化裁。同时，采用理化检查以明确疾病诊断，病证结合，进一步判断疾病的特点，既不延误病情，又能针对性地指导治疗。如对于消化性溃疡，考虑到其致病因素主要为胃酸，在辨证施治的基础上可配合使用制酸护膜、生肌愈疡的药物，如白及、乌贼骨、瓦楞子、浙贝母等；对于萎缩性胃炎，应注意濡润柔养，兼以活血通络，切勿刚燥太过；对于胃食管反流病，则应注意泄肝和胃降逆。

同时，治疗应遵循急则治其标，缓则治其本的原则。风寒犯胃、饮食积滞、情志所伤者，病势多急，应急则治标，予温胃散寒、消食导滞、疏肝理气；素体脾虚、久病伤正、气阴两伤者，病势多缓，应缓则治本，予健脾助运、益气扶正、养阴益胃等法。若疼痛剧烈的患者（主要是胃十二指肠溃疡），出现发热、腹肌紧张、腹部压痛、反跳痛等症状体征，应注意胃肠穿孔，应及时转外科治疗。

注意祛除病因，用药以止痛为先 导致胃痛的病因很多，祛除致病因素是缓解疼痛的有效方法，所以在胃痛的辨治过程中要详辨病因，注意祛除病因和止痛为先的有机结合。胃痛的发病一般有诱因可寻，要详细了解以利于审因论治。如寒凝气滞，治当散寒止痛；饮食停滞，治当消食导滞；情志不畅，治当疏和气机；湿邪阻滞，治当化湿和中；中焦郁热，治当清热和中；因虚致痛，治当补虚止痛，注意气虚、阳虚和阴虚之别。又不论病因如何，中焦气机的郁滞，不通则痛，是胃痛的病机关键，故在辨证用药基础上，适当加入理气和胃、缓急止痛之品，如延胡索、炒白芍等，有助于症状的缓解。

（四）常见变证的治疗

胃痛常见变证有吐血、呕吐、腹痛等。当完善相关检查，予以鉴别，呕吐、腹痛治疗见本章的呕吐、腹痛章节；吐血治疗见气血津液病证的血证部分。

（五）其他疗法

1. 中成药治疗

（1）气滞胃痛颗粒：疏肝理气，和胃止痛。适用于情志不畅，肝气犯胃所引起的胃痛连胁，嘈杂恶心等症。

（2）温胃舒：温中健脾。适用于脾胃虚寒，脘腹冷痛，呕吐泄泻，手足不温之胃痛。

（3）达立通颗粒：清热解郁，和胃降逆，通利消滞。适用于肝胃郁热所致痞满证，症见胃脘胀满、嗳气、纳差、胃中灼热、嘈杂泛酸、脘腹疼痛、口干口苦；运动障碍型功能性消化不良见上述症状者。

（4）荆花胃康胶丸：理气散寒、清热化瘀。适用于寒热错杂症，气滞血瘀所致的胃脘胀闷、疼痛、嗳气、反酸、嘈杂、口苦；十二指肠溃疡见上述证候者。

（5）摩罗丹：和胃降逆，健脾消胀，通络定痛。用于慢性萎缩性胃炎及胃疼，胀满，痞闷，纳呆，嗳气，烧心等症。

2. 针灸　针灸以取足阳明、手厥阴、足太阴经、任脉穴为主。主要穴位：足三里、梁丘、公孙、内关、中脘。配穴：胃寒者加梁门；胃热者加内庭；肝郁者加期门、太冲；脾胃虚寒者加气海、脾俞；胃阴不足者加三阴交、太溪；血瘀者加血海、膈俞。胃寒及脾胃虚寒宜加灸。

五、名医经验

1. 李乾构　脾虚气滞是胃痛的基本病机，所以治疗胃痛以四君子汤为基础方。四君子汤具有益气健脾的功能，为补气的基础方，主治脾胃气虚证。适用于食少便溏，面色萎黄，四肢无力，舌质淡红，脉象细软或沉缓，使脾胃之气健旺，脾的运化功能恢复正常，气血可滋生。随症加减，痞满嗳气用旋覆代赭汤加降香；胃痛挛急用芍药甘草汤；纳呆用陈皮、半夏曲、木香、砂仁；疼痛喜按用桂枝、白芍、延胡索、木香；烧心反酸加吴茱萸、黄连、海螵蛸、煅瓦楞子；呃逆加木香、乌药；便秘加酒大黄、芒硝；失眠加酸枣仁、夜交藤；腹泻加炒薏苡仁、炒山药、诃子肉、地榆炭。临床还要辨证与辨病结合，幽门螺杆菌感染加黄连、蒲公英抑菌；反流加旋覆花、代赭石增加降逆之力；胃溃疡加白芷、乌贼骨和浙贝母促进溃疡愈合；胃镜下见黏膜有出血点加仙鹤草、三七粉止血等。

2. 周仲瑛　阴虚胃痛应采用酸甘化阴，同时应配用温凉柔润。酸与甘合，不但可以加强养阴的作用，而且还能化阴生津。因为酸能敛阴生津，甘能益胃滋阴，酸甘配伍，一敛一滋，则可两济其阴，相互合用，更能促进脾胃生化阴液的功能，即酸得甘助而生阴。同时由于某些酸与甘味药有"酸先入肝，甘先入脾"的特征，因此，酸甘化阴法尤以补养脾胃津液和补肝阴为其特长。

　知识拓展

1. 结合胃镜病理特点选用药物　胃镜病理检查为中医辨证施治提供了更客观、更丰富的临床资料，治疗时应结合胃镜病理特点。如伴有幽门螺杆菌感染，特别是根除失败的患者，在西医标准根除 Hp 治疗方案的基础上，我们可以积极配合中药治疗，一般可采取扶正祛邪的方法，如黄连、黄芩和党参、干姜同用，以提高幽门螺杆菌的根除率；对于慢性萎缩性胃炎伴有肠化或异型增生者，在辨证论治的基础上，注意益气活血，并适当选用生薏仁、莪术、白花蛇舌草、半枝莲、仙鹤草等药物；伴有食管、胃黏膜糜烂者，在配伍乌贼骨、白及等制酸护膜的基础上，酌情选用地榆、仙鹤草、炒苡仁、参三七等药物。

2. 消化性溃疡的西医治疗　消化性溃疡的发病与胃、十二指肠局部黏膜损伤和保护因子失去平衡相关。治疗以控制胃酸分泌和保护黏膜为主要措施。主要药物分为两类：一类是减少损伤因素的药物，如抗酸药、H_2 受体阻断剂、胃壁细胞质子泵抑制剂和胆碱能受体拮抗药；另一类是加强保护因素的药物，有胃黏膜保护剂和抗胃蛋白酶作用的制剂，如前列腺素衍生物、铋剂等。另外，HP 感染是消化性溃疡的主要病因，清除 HP 有助于溃疡的愈合，且能减少复发，改变消化性溃疡的自然病程。

 病案分析

患者，男，52 岁，就诊节气：白露。主诉：胃脘隐痛 10 年余。患者 10 余年来反复出现胃脘胀痛，连及两胁，每于生气、发怒后明显，伴有胃脘嘈杂不适，早饱，时有嗳气、反酸、恶心，胃纳差，乏力，大便时溏，眠差多梦。1 月前胃镜及病理检查提示慢性萎缩性胃炎、重度不典型增生。舌质黯红苔白，脉弦细。

中医诊断：胃脘痛（肝郁脾虚，兼气滞血瘀证）

西医诊断：慢性萎缩性胃炎

中医治法：疏肝健脾，理气化瘀

方　　药：逍遥散合枳术丸加减

柴胡 10g	当归 10g	白芍 10g	甘草 5g
党参 15g	茯苓 15g	炒白术 15g	生薏苡仁 30g
香附 10g	枳壳 10g	木香 10g	清半夏 10g
厚朴 10g	苏梗 15g		

水煎服，每日 1 剂，分两次服

服药 2 周后患者复诊，诉药后诸症明显好转。

病案点评：

慢性萎缩性胃炎合并重度不典型增生是临床常见疑难脾胃病，且属癌前病变。本病与情志失和密切相关，患者平素多因情志不畅导致肝气郁结。肝主疏泄气机，脾主运化水谷，脾胃之运化功能，必得肝木之疏泄，才能纳化升降如常。故《黄帝内经》曰："土得木而达之"。《临证指南医案》曰："木能疏土而脾滞以行。"若肝气郁结，肝木乘脾土，则脾胃运化失健，中焦气机升降失调，从而产生气滞、食停、湿（痰）阻、寒凝、火郁、血瘀等各种病理产物，久则形成慢性萎缩性胃炎。张声生治疗本例患者以疏肝健脾立法，以逍遥散合枳术丸为基本方加减。方中柴胡、香附、当归、白芍疏肝柔肝，党参、炒白术、甘草健脾益气，生薏苡仁、茯苓、清半夏健脾祛湿，枳壳、木香、厚朴、苏梗理气调中。

【参考文献】

1. 中华中医药学会脾胃病分会. 慢性萎缩性胃炎中医诊疗共识意见（2009 年）.
2. 中华中医药学会脾胃病分会. 慢性浅表性胃炎中医诊疗共识意见（2009 年）.

3. 朱培一，汪红兵，张琳. 李乾构治疗胃痛经验［J］. 中国中医基础杂志，2011，17（9）：973-974.
4. 董建华. 临证治验［M］. 北京：中国友谊出版社，1986. 327-328.
5. 张声生，李乾构. 名医重脾胃［M］. 上海：上海科学技术出版社，2014. 148-149.
6. 张声生. 脾胃病［M］. 第2版. 北京：人民卫生出版社，2008.85.
7. 周滔，张声生. 张声生教授运用调肝理脾法治疗疑难脾胃病的临床经验［J］. 中华中医药杂志，2013，28（1）：131-133.

附　吐酸

吐酸以症状诊断，胃中酸水上泛，或随即咽下，或吐出，常与胃痛兼见。

一、治　则　治　法

吐酸与肝胃相关，有寒热之分，以热证多见，属热者，多由肝郁化热犯胃所致；因寒者，多因脾胃虚弱，肝气以强凌弱犯胃而成。但总以肝气犯胃、胃失和降为基本病机。

二、分　证　论　治

酸为肝味，故本病治之以从肝而论为根本，分寒热论治，见表4-2-3。

表4-2-3　吐酸分证论治简表

证候	治法	推荐方	常用加减
热证	清泻肝火 和胃降逆	左金丸	加黄芩、山栀子清泄肝热；加乌贼骨、煅瓦楞子制酸
寒证	温中散寒 和胃制酸	香砂六君子汤	加干姜、吴茱萸温中散寒；加黄芪、桂枝温建中阳；加灶心黄土、阿胶益脾养血

三、临　证　备　要

反酸常见于西医的胃食管反流病。其经验用药如下：海螵蛸、煅瓦楞子、煅龙骨、煅牡蛎：和胃制酸；黄连、吴茱萸：出自《丹溪心法》左金丸，治疗肝经火郁，吞吐酸水，胁痛，少腹挛急等症。二药配伍，反佐以辛开苦降，清泻肝火、降逆止呕、和胃制酸，为治疗胃反流病所致灼热烧心要药，临床常用治寒热错杂证；旋覆花、代赭石：出自《伤寒论》旋覆代赭汤，两药相须为用，一宣一降，共奏重镇降逆、降气止噫、下气消痞之功，为治胃气上逆的有效药对；柴胡、枳实：出自四逆散，能起到疏肝调畅气机，行气导滞的作用，现代药理研究证实其具有恢复胃肠动力的功效。

【参考文献】

1. 张声生，李乾构. 名医重脾胃［M］. 上海：上海科学技术出版社，2014. 151-152.

附　嘈杂

嘈杂以症状诊断，胃中空虚，似饥非饥，似辣非辣，似痛非痛，莫可名状，时作时止，常与胃痛、吞酸兼见。《丹溪心法·嘈杂》曰："嘈杂，是痰因火动，治痰为先"、"食郁有热"。

一、治则治法

本病病位在胃，有虚实之分，实证以胃热多见，虚证可见胃虚证和血虚证。

二、分证论治

嘈杂的分证论治，见表4-2-4。

表4-2-4 嘈杂分证论治简表

证候	治法	推荐方	常用加减
胃热	清热和中	黄连温胆汤	加柴胡、白芍、枳实调肝理脾；加龙胆草、黄芩清泄肝热
胃虚	健脾和胃	香砂六君子汤	加黄芪、桂枝、生姜、大枣温中益气；加石斛、麦冬、玉竹、生地滋养胃阴
血虚	益气养血	归脾汤	加陈皮、砂仁醒脾开胃

第三节 痞 满

 培训目标

要求住院医师具备独立诊治痞满的能力，掌握中医病因病机和辨证论治的方法；了解病证结合的诊疗思路；熟悉痞满的鉴别诊断；能够根据证候演变规律制订个体化的诊疗计划；能指导患者进行饮食起居调护；了解痞满的临床路径及现代研究进展。

问题导入

1. 痞满的治疗为什么常辅以理气通导之剂？
2. 痞满日久的治疗为什么要重视温清并用，辛开苦降？

一、临床诊断

1. 临床表现以胃脘痞塞，满闷不舒为主要症状，并有按之柔软，压之不痛，望无胀形的特点。

2. 起病缓慢，时轻时重，呈反复发作的慢性过程。

3. 发病常与饮食、情志、起居、寒温失调等诱因有关。

上消化道钡餐造影、胃液分析、纤维或电子胃镜检查、胃黏膜活检、B超、Hp检测、粪便潜血试验等有助于本病的诊断。同时除外胃癌及肝胆胰疾病等其他病证中出现的痞满症状。应用上消化道钡餐造影检查可观察胃排空情况，有无胃下垂等；内镜检查以发现胃及十二指肠炎症、溃疡、糜烂、肿瘤等器质性病变。

二、病证鉴别

1. 痞满需与胃痛、鼓胀、胸痹鉴别，见表 4-3-1。

表 4-3-1　痞满与胃痛、鼓胀、胸痹的鉴别要点

	痞满	胃痛	鼓胀	胸痹
主症特点	自觉心下痞塞，胸膈胀满，触之无形，按之柔软，压之无痛	上腹胃脘部近心窝处疼痛	腹部胀大如鼓，皮色苍黄，脉络暴露	胸部疼痛，胸闷，短气，甚者胸痛彻背，喘息不得卧
病位	胃脘	胃脘	大腹	膻中或心前区
兼症	胸膈满闷，饮食减少，得食则胀，嗳气则舒	胀满，胃脘部压痛，嘈杂，泛酸，恶心呕吐	腹部胀满，按之腹皮绷急，乏力，纳差，尿少，出血	面色苍白、唇甲青紫、汗出肢冷
病机	中焦气机不利，脾胃升降失职	胃气郁滞，胃失和降	肝脾肾功能失调，气滞、血瘀、水停腹中	胸阳痹阻，心脉瘀阻，心脉失养
病理性质	虚、实或虚实夹杂	虚、实或虚实夹杂	本虚标实	本虚标实

2. 痞满需辨虚实，见表 4-3-2。

表 4-3-2　痞满辨虚实

	虚	实
病因病机	脾胃气虚，无力运化，或胃阴不足，失于濡养	外邪所犯，食滞内停，痰湿中阻，湿热内蕴，气机失调
主症	痞满不能食，或食少不化，大便溏薄，痞满时减，喜揉喜按	痞满能食，大便闭结 痞满不减，按之满甚
舌象	舌淡苔白	舌红苔黄厚腻
脉象	脉虚无力	脉实有力

3. 痞满需辨寒热，见表 4-3-3。

表 4-3-3　痞满辨寒热

	寒	热
临床表现	痞满绵绵，得热则舒，口淡不渴，渴不欲饮	痞满急迫，渴喜冷饮
舌象	舌淡苔白	舌红苔黄
脉象	脉沉	脉数

三、病机转化

痞满以中焦气机不利，脾胃升降失职为基本病机。病位主要在胃，与肝、脾关系密切。痞满的成因有虚实之分，实证由外邪入里，食滞内停，痰湿中阻，气机阻滞所致；虚由脾胃虚弱，中虚不运引起。

痞满病机转化主要有以下几种：一是虚实转化，实邪所以内阻，多为中虚不运，升降无力，反之，中焦转运无力，最易招致实邪的侵扰，两者常常互为因果。二是寒热转化，寒热之间可相互转化，亦可形成寒热错杂之证。三是各种病邪之间的转化，如食积、痰阻可致气滞，气滞日久，还可深入血分，形成复合或兼夹证候。

痞满日久不愈，气血运行不畅，脉络瘀滞，血络损伤，可见吐血、黑便，亦可产生胃痛、积聚或噎膈等变证。见图4-3-1。

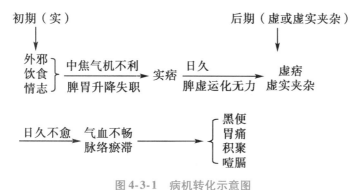

图 4-3-1 病机转化示意图

四、辨证论治

（一）治则治法

以调理脾胃升降、行气消痞除满为基本原则。治疗时宜标本兼顾，实者泻之，分别采用消食导滞，除湿化痰，理气解郁，清热祛湿等法；虚则补之，采用健脾益胃，补中益气，或养阴益胃等法。应注意：

1. 痞满常为虚实夹杂之候，治疗时常补消并用。

2. 痞满以中焦气机阻滞为本，在审因论治的同时，应辅以理气通导之剂，但不可过用香燥，以免耗伤津液，对于虚证，尤当慎重。

3. 病久见瘀血内停之征象时，可结合活血化瘀之品。

（二）分证论治

痞满有虚实之异，有邪者为实，无邪者为虚，因此首当辨别邪之有无。如伤寒表邪未解，邪气内陷，阻遏中焦所成之痞属有邪；食饮无度，积谷难消，阻滞胃脘所成之痞属有邪；情志不遂，气机郁滞，升降失调而成之痞属有邪。若脾胃气虚，运化无力，升降失司所成之痞，则属虚证。

痞满需辨虚实寒热。若痞满不能食，或食少不化，大便溏薄者为虚；痞满能食，大便闭结者为实。痞满时减，喜揉喜按者为虚；痞满不减，按之满甚者为实。痞满急迫，渴喜冷饮，苔黄，脉数者为热；痞满绵绵，得热则舒，口淡不渴，苔白，脉沉者属寒。

痞满的分证论治详见表4-3-4。

表 4-3-4　痞满分证论治简表

证候	治法	推荐方	常用加减
饮食内停	消食和胃 行气消痞	保和丸	食积较重，脘腹胀满者，加枳实、厚朴；食积化热，大便秘结者，加大黄、槟榔
痰湿中阻	除湿化痰 理气和中	二陈平胃汤	可加前胡、桔梗、枳实以助化痰理气；口苦、苔黄者，可用黄连温胆汤
湿热阻胃	清热化湿 和胃消痞	泻心汤合连朴饮	恶心呕吐者，加竹茹、生姜、旋覆花；纳呆不食者，加鸡内金、谷芽、麦芽
肝胃不和	疏肝解郁 和胃消痞	越鞠丸合枳术丸	气郁明显，加柴胡、郁金、厚朴；郁而化火，口苦而干加黄连、黄芩
脾胃虚弱	补气健脾 升清降浊	补中益气汤	脾阳不振，手足不温，加附子、干姜；湿浊较甚，舌苔厚腻，加制半夏、茯苓
胃阴不足	养阴益胃 调中消痞	益胃汤	津伤较重，加石斛、花粉；腹胀较重，加枳壳、厚朴花；食滞者，加谷芽、麦芽；便秘者，加火麻仁、玄参

（三）临证备要

痞满以中焦气机阻滞为本，在辨证论治的同时，须辅以理气通导之剂，但不可过用香燥，以免耗伤津液。见瘀血内停之征象时，可配以活血化瘀之品。对脾胃虚弱出现的纳呆食少、稍食即胀满不适、胃脘痞塞可选黄芪益气、白术健脾使中州得健，运化有权，黄芪、白术用量均小，一防峻补气滞助热，二防壅滞中焦影响脾胃升降、运化。血瘀热毒必以气滞为先，可选用砂仁、枳实、木香行中焦之气，恢复脾胃升降，助瘀血行散，三药芳香醒脾，可增加纳食。瘀血是癌前病变的重要发病环节，可选用丹参、莪术化瘀生新，使新留之瘀血得化，宿瘀得去，络脉气血运行正常。针对热毒内蕴，可选用白花蛇舌草、蒲公英清热解毒又不至于太过寒凉，还可抑杀幽门螺杆菌。珍珠粉生肌护膜，制酸止血。脾胃气滞甚加炒莱菔子理气；病久肝郁加川楝子、香橼、佛手疏肝；热毒甚加半枝莲清热解毒；瘀血重加桃红理血；气虚甚加太子参益气；病久阴伤加沙参、麦冬养阴。

（四）常见变证的治疗

1. 呕血或黑便　痞满日久不愈，气血运行不畅，脉络瘀滞，血络损伤，可见吐血、黑便，应积极救治。胃热壅盛，吐血色红或紫黯，口臭，便秘，舌红，苔黄腻者，治以泻心汤合十灰散加减；吐血色红或紫黯，口苦胁痛，心烦易怒，寐少梦多，烦躁，舌质红绛，脉弦数者，以龙胆泻肝汤加减；若属气虚血溢，血色黯淡，神疲乏力，心悸气短，面色苍白，舌质淡，脉细弱者，以归脾汤加减治疗。

2. 积聚　痞满日久不愈，气血运行不畅，脉络瘀滞，亦可产生积聚或噎膈等变证。痰气交阻证，情志抑郁时则加重，呕吐痰涎，口干咽燥，大便艰涩，舌质红，苔薄腻，脉弦滑，可辨证选用四七汤、温胆汤、导痰汤等加减治疗；若属瘀血内结，痛有定处，形体消瘦，肌肤枯燥，面色黯黑，舌质紫黯，脉细涩者，可用血府逐瘀汤加减；伴有口干咽燥，渴喜冷饮，大便干结，五心烦热。形体消瘦，肌肤枯燥，舌质红而干，或带裂纹，脉弦细数，以沙参麦冬汤加减；若腹中胀满，大便不通，胃肠热盛，可用大黄甘草汤泻热存

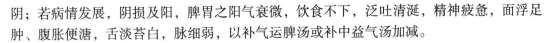

阴；若病情发展，阴损及阳，脾胃之阳气衰微，饮食不下，泛吐清涎，精神疲惫，面浮足肿、腹胀便溏，舌淡苔白，脉细弱，以补气运脾汤或补中益气汤加减。

（五）其他疗法

1. 中成药治疗

（1）香连丸：清热化湿，理气和中。适用于痞满湿热阻胃证。

（2）参苓白术散：补脾益气，化湿止泻。适用于痞满脾胃虚弱证。

（3）保和丸：消食导滞。适用于痞满饮食内停证。

2. 推拿疗法　患者仰卧位，双膝屈曲，医生立患者右侧，左手重叠在右手上，在胃脘部按顺时针、逆时针方向各按摩 50～100 次，再用振动法按上述顺序反复 5 次，然后按中脘、气海、天枢，再按足三里、阳陵泉、三阴交。

3. 敷贴法

（1）木香、乳香、没药、五灵脂、蒲黄各 10g，共为细末，取药末适量，以温开水调如糊状，分别涂于胃脘部处及脐部，外用纱布固定。适用于瘀血停滞型。

（2）玄明粉 6g、郁金 12g、栀子 9g、香附 10g、大黄 6g 和黄芩 9g，共研细末，以水调如膏状，外敷胃脘部，盖以纱布，胶布固定。适用于热邪蕴胃型。

4. 敷脐疗法

（1）人参、附子、肉桂、炮姜各适量，共研为细末，以温开水调如膏状敷脐。每日换药 1 次，10 次为 1 疗程。

（2）沉香 30g、白术 45g、食盐适量，前两味药研为极细粉末。先用 75% 酒精棉球消毒神阙，趁湿填入药粉。另将食盐炒热，布包外熨。每天换药 1 次，10 次为 1 疗程。

五、名医经验

1. 董建华　治疗痞满主用通降，慎用开破。伤寒所致痞满，治宜宣泄；杂病所致病满，治宜辛通。病机总为气滞中焦，通降失司所致，治疗必须着眼于"通"字，"六腑以通为用"。通则不滞，不为胀为满。而通之之法、各有不同。而用药宜分上焦、中焦、下焦和气滞所属脏腑，还要区别药性的寒热温凉，用之才能恰当。痞胀病在上中焦，则用柴胡、郁金、降香、绿萼梅、八月札、路路通等；胀在中焦，多选陈皮、香橼皮、佛手、枳壳；胀在下焦，多取芍药、槟榔、川楝子、小茴香等。病在肝经，多取柴胡、娑罗子等。病在脾胃经则陈皮、大腹皮等。

2. 沈舒文　以半夏、黄连配枳实，消痞散结治痞满。在半夏泻心汤、枳术丸的基础上取其核心配伍衍化而来，治疗脾胃虚弱，寒热互结之痞满。取半夏、黄连、枳实，作为配伍组药之核心，用于治疗慢性萎缩性胃炎寒热互结，脾胃气滞之胃脘痞满。若病发于脾胃气虚，见胃脘痞满，不思饮食，倦怠乏力者，常配香砂六君子汤。

以小陷胸汤配苏梗，开结降气治食管炎。反流性食管炎若胸骨后不适，胃脘痞满，反流，口苦，为痰热互结，胃气逆阻，用小陷胸汤配苏梗形成配伍组药开痰结、降胃气治疗。若胸骨后有灼热感，口干不欲饮，为胃阴不足，自拟滋胃汤（太子参、麦冬、石斛）以润为降，反酸配刺猬皮制酸和胃。

3. 栗德林　痞满治疗过程中，病程比较长，发展比较慢，病情经常反复，所以寒热错杂比较多，而且慢性萎缩性胃炎，表现的痞满症状更为严重和顽固。临床用半夏泻心汤治疗痞满寒热错杂证以及萎缩性胃炎甚多。方用半夏泻心汤加减，出现痞满、腹胀较重的，加枳壳、厚朴、大腹皮、炒莱菔子；恶心呕吐的，加竹茹、旋覆花；中焦虚寒、畏寒腹痛的，加制附子和吴茱萸；对下利湿邪较重，苔厚腻的，加茯苓、车前子；脘痞纳呆或者纳差的，用焦三仙、鸡内金。创制了延参健胃胶囊（人参、半夏、黄连、干姜、延胡索、黄芩、甘草），有效地治疗慢性萎缩性胃炎。寒热互用以和其阴阳，苦辛并进以调其升降，补泻兼施以顾其虚实，是其配伍特点。寒去热清，升降复常，则痞满可除、呕利自愈。

 ## 知识拓展

功能性消化不良（FD）的治疗强调个体化的整体治疗原则，建立良好的医患沟通和信任，注意饮食调节和精神、心理因素的影响。在药物选择时应注意：

（1）充分了解药物的疗效与安全性，如甲氧氯普胺的锥体外系不良反应，5-羟色胺受体拮抗剂阿洛司琼的缺血性肠炎及便秘等，西沙必利的心血管不良反应；

（2）重视合理使用精神心理药物；

（3）注意 FD 与 IBS、GERD 等重叠的情况并给予相应治疗；

（4）对于难治性 FD 应检查诊断是否正确，是否存在隐患，重新评估药物选择是否合适等。

根除 Hp 可改善胃黏膜病理组织学状况，预防消化性溃疡的发生，可有效地治疗非萎缩性胃炎，防止萎缩和肠上皮化生的进展，在很大程度上可降低胃癌的发生率。在仔细评估患者利益和风险的情况下，可以考虑对 Hp 阳性的 FD 患者进行 Hp 根除治疗。

慢性胃炎缺乏特异性的临床表现，多数表现为胃肠道的消化不良症状，如上腹部的饱胀、无规律隐痛、嗳气、胃灼热感、食欲减退、进食后上腹部不适加重等，少数患者可伴有乏力及体重减轻等。伴有胃黏膜糜烂时，大便潜血可呈阳性，呕血和黑便较为少见，少数患者伴有消瘦、贫血。胃镜可见：①充血性红斑：呈斑片状、斑点状或条状；②黏膜水肿：黏膜肿胀，柔软而湿润，色泽发亮，发光性强，黏膜皱襞增厚，胃小凹结构明显，水肿黏膜较正常苍白；③附着性黏液：附着性黏液由破坏的黏膜组织、炎性渗出物和黏液组成，附着在黏膜上不易剥脱、脱落后黏膜表面常发红或有糜烂；④糜烂和出血：黏膜外的出血如渗血常伴有糜烂，黏膜内的出血可分为陈旧出血和新鲜出血，出血是炎症较重的表现。

萎缩性胃炎胃镜可见：黏膜颜色改变：多呈灰、灰白或灰黄色，同一部位深浅可不一致，境界常不清，范围或大或小，萎缩范围内也可能残留红色小斑；黏膜下血管显露：轻者为黯红色的细小血管网，重者可见蓝色的树枝状的大血管；黏膜皱襞细小或消失；增生或肠腺化生：黏膜粗糙或呈颗粒状或结节状改变，黏膜下血管显露特征可被掩盖。

检测 Hp 的方法主要有 5 种：快速尿素酶法、织切片染色、细菌培养、尿素呼吸试验、血清抗体测定，后两种方法属无创性检查。前四种方法检测阳性提示有 Hp 的现症感染，而血清抗体测定阳性提示既有可能是现症感染，也有可能是既往曾经感染，多用于流行病学的研究。

病案分析

患者，女，60 岁，发病节气：秋分。患者有慢性浅表性胃炎病史 10 余年，曾反复发作胃脘部胀满不适，中西医治疗症状减轻。自去年 2 月至今消瘦 15kg，近日做胃镜检查示：慢性萎缩性胃炎伴肠上皮化生，活动性浅表性胃炎，Hp（＋）。近日胃脘部痞胀不适

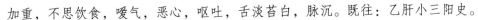

加重，不思饮食，嗳气，恶心，呕吐，舌淡苔白，脉沉。既往：乙肝小三阳史。

中医诊断：痞满（胃虚气逆证）

西医诊断：慢性萎缩性胃炎，活动性浅表性胃炎

中医治法：益气消痞，和胃降逆

方　　药：旋覆代赭汤加减

旋覆花 15g(包)	代赭石 30g	枳实 15g	半夏 9g
云苓 15g	陈皮 10g	炒麦芽 20g	党参 15g
大腹皮 15g	生姜 6g	炙甘草 6g	

3 剂，水煎服，每日 1 剂，分两次服

病案点评：

本案患者以胃脘部胀满不适为主症，故诊断为痞满。患者慢性浅表性胃炎病史 10 余年，导致脾胃渐虚，影响脾胃之升降，导致中焦气机不利，脾胃升降失职，渐见胃脘部痞胀不适；由于脾胃升降失常，胃气不降而上逆，故见嗳气、恶心、呕吐；脾胃虚弱，胃的受纳、腐熟功能降低，故见不思饮食。气虚无力鼓动血脉，血不上荣于舌，而见舌淡苔白，脉沉。综合脉症，辨证属胃虚气逆证。方用旋覆代赭汤加减。方中旋覆花性温而能下气消痰，降逆止呕，故为君药。代赭石甘寒质重，降逆下气，助旋覆花的降逆化痰而止呕为臣药，两者可组成代赭石散，二药配伍，寒热并用，乃为降逆止呕常用药对；生姜辛温祛痰，散结降逆止呕；半夏辛温燥湿化痰，降逆和胃，两药合用，协助君、臣药增强其降逆止呕之功。胃气虚弱，以党参、甘草益气补中以疗胃虚，防金石之品伤胃，二者为佐药。枳实能破气除痞，与炒麦芽相伍，也同为佐药，健脾消食除痞。陈皮、茯苓、大腹皮，共奏理气健脾燥湿之功，佐以上五味行气之品，使此方补而不滞。炙甘草调和诸药兼使药之用，并顾护胃气。患者胃镜、胃黏膜活检、Hp 检测已明确诊断，还应做腹部 B 超和肝功能化验，排除肝脏病变，必要时可行腹部 CT。

【参考文献】

1. 王永炎，杜怀棠，田德禄. 中国百年百名中医临床家丛书-董建华 [M]. 中国中医药出版社，2001. 171-172.
2. 朴胜华. 栗德林教授治疗慢性萎缩性胃炎临床经验 [J]. 中医药学报，2003 (5)：21-22.
3. 栗德林，朴胜华. 寒热错杂证探微 [J]. 中医药学报，2003 (6)：15-17.
4. 邱冬妮，钟良. 功能性消化不良诊治的进展 [J]. 上海医药，2010，31 (5)：202.

第四节　呕　　吐

 培训目标

要求住院医师掌握呕吐的中医分证论治方法及方药；熟悉病因病机和病证鉴别，了解常见变证治疗。

1. 呕吐出现呕血如何进行辨治?
2. 呕吐为什么临床上有时不能见吐止吐,有时还要因势利导?

一、临床诊断

1. 以呕吐宿食、痰涎、水液或黄绿色液体,或干呕而无物为主症,一日数次或数日一次不等,持续或反复发作。

2. 常伴有脘腹不适,恶心纳呆,泛酸嘈杂等胃失和降之表现。

3. 起病或急或缓,常先有恶心欲吐之感,多由饮食、情志、寒温不适、嗅到不良气味等因素而诱发,也有由服用药物、误食毒物等所致者。

临床上可行电子胃镜、上消化道钡餐检查了解胃及十二指肠黏膜及蠕动功能的改变。若呕吐不止,伴有腹胀、矢气减少或无大便,应做腹部透视及腹部 B 超,以排除肠梗阻。若面色萎黄,呕吐不止,伴有尿少、浮肿,应及时检查肾功能,以排除肾衰竭、尿毒症所致呕吐。若暴吐呈喷射状,应行头颅 CT 或 MRI 检查以排除颅内占位病变。伴腹痛者也可行腹部 B 超,必要时结合血常规、血尿淀粉酶检查了解胆囊及胰腺的情况。呕吐不止者,需监测电解质,防止出现电解质紊乱。育龄期妇女应查尿妊娠试验排除早孕反应。

二、病证鉴别

1. 呕吐与反胃、噎膈相鉴别,见表4-4-1。

表 4-4-1　呕吐与反胃、噎膈鉴别要点

	呕吐	反胃	噎膈
起病特点	实证呕吐起病较急,虚证呕吐无一定规律	大多起病缓慢,病情反复	大多起病隐匿,进行性加重
病因病机	胃失和降,胃气上逆	脾胃虚寒,胃中无火,不能腐熟水谷	内伤所致痰、气、瘀交结,食管狭窄或津伤血耗,食管失于濡润,饮食难下
主症	饮食、痰涎、水液等胃内之物从胃中上涌,自口中吐出	朝食暮吐、暮食朝吐,终至完谷尽吐出而始感舒畅,吐物为不消化的隔夜宿食	进食梗噎不顺或食不得入,或食入即吐,甚则因噎废食
病位	胃	胃	食管或贲门

2. 呕吐物的鉴别,见表4-4-2。

表4-4-2　呕吐物的鉴别

	呕吐物性状和气味
饮食停滞	呕吐物酸腐量多，气味难闻
胆热犯胃	呕吐苦水或黄水
肝热犯胃	呕吐酸水或绿水
痰饮中阻	呕吐物为浊痰涎沫
胃气亏虚	呕吐清水，量少

三、病机转化

呕吐的病机为胃失和降、胃气上逆。病变脏腑在胃，涉及肝、脾，其病理表现不外虚实两类，实证因外邪、食滞、痰饮、肝气等原因，导致胃气郁滞，失于通降，气逆作呕；虚证为脾胃气阴亏虚，运化失常，不能和降，又有阳虚、阴虚之别。一般初病多实。若呕吐日久，损伤脾胃，脾胃虚弱，可由实转虚。亦有脾胃素虚，复因饮食所伤，而出现虚实夹杂之证。暴病呕吐一般多属邪实，治疗较易，预后良好。若呕吐不止，饮食难进，易生变证，预后不良。见图4-4-1。

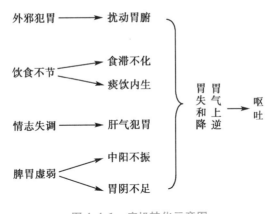

图4-4-1　病机转化示意图

四、辨证论治

（一）治则治法

呕吐总的病机因胃气上逆所致，故治以和胃降逆为原则，结合具体证候辨证论治。

偏于邪实者，治宜祛邪为主，邪去则呕吐自止，分别采用解表、消食、化痰、解郁等法。偏于正虚者，治宜扶正为主，正复则呕吐自愈，分别采用健运脾胃、益气养阴等法，辅以降逆止呕之药，最终实现正复、胃和、呕止之效。虚实兼夹者当审其标本缓急主次而治之。

（二）分证论治

呕吐分证论治应首辨虚实，实证呕吐多由外邪、饮食、情志所致，起病较急，病程较短，呕吐量多，甚则呕吐如喷，吐物多伴酸腐臭秽，或伴表证，脉实有力。虚证呕吐，常因脾胃虚寒、胃阴不足所致，起病缓慢，或见于病后，病程较长，吐物不多，酸臭不甚，呕吐无力，常伴有精神萎靡，倦怠乏力等虚弱证候，脉弱无力。其次要根据呕吐物特点辨别致病原因。呕吐的分证论治详见表4-4-3。

表4-4-3 呕吐分证论治简表

证候	治法	推荐方	常用加减
外邪犯胃	疏邪解表化浊和中	藿香正气散	脘胀嗳腐，加神曲、莱菔子；风邪偏重，寒热无汗者，加荆芥、防风
饮食停滞	消食导滞和胃止呕	保和丸	因肉食而吐者，重用山楂；因米食而吐者，加谷芽；因面食而吐者，重用莱菔子，加麦芽；因酒食而吐者，加蔻仁、葛花，重用神曲；因食鱼、蟹而吐者，加苏叶、生姜
痰饮内阻	温中祛痰和胃降逆	小半夏汤合苓桂术甘汤	脘闷不思饮食，加白蔻仁、砂仁；胸膈烦闷，口苦，失眠，恶心呕吐，可去桂枝，加黄连、陈皮
肝气犯胃	疏肝和胃降逆止呕	半夏厚朴汤合左金丸	心烦口渴，可加竹茹、黄芩、芦根；大便秘结者，可合用大柴胡汤
脾胃虚寒	温中健脾和胃降逆	理中汤	呕吐清水，四肢清冷，可加桂枝、附子；少气乏力，可合用补中益气汤
胃阴不足	滋阴养胃降逆止呕	麦门冬汤	五心烦热，加石斛、天花粉、知母养阴清热；便秘，加火麻仁、瓜蒌仁、白蜜

（三）临证备要

"止呕要药"——半夏 《金匮要略》治呕吐，有大小半夏汤。朱良春评价为："半夏生用止呕之功始著。"但在煎服方法上则需特别注意。半夏生用，入煎剂需单味先煎30分钟，至口尝无辣麻感后再下余药。若加入生姜同捣而后入药煎煮效果更好。

"食入即吐"专方——大黄甘草汤 《金匮要略·呕吐哕下利病脉证治》云："食入即吐者，大黄甘草汤主之。"方中仅用大黄9g、甘草6g两味药，治疗"食入即吐"之难治之症，每能收到很好的疗效。临床应用时重点抓住"食入即吐"这个主症，不必拘于热象之有无。

不可见吐止吐 由于呕吐既是病态，又是祛除胃中病邪的保护性反应。因此遇到因伤食、停饮、积痰，或误吞毒物所致的欲吐不能吐或吐而未净者，应当因势利导，给予探吐，以助祛除病邪，不可一概采用止吐之法。

（四）常见变证的治疗

呕吐伴有呕血或伴有黑便时，应进一步检查，明确出血原因，可参照血证治疗。

（五）其他疗法

1. 中成药治疗

（1）藿香正气水：解表化湿，理气和中。适用于外感风寒、内伤湿滞所致的呕吐泄泻、发热恶寒、头痛身重、脘腹疼痛等症。

（2）越鞠保和丸：疏气解郁，和胃消食。适用于食积郁滞，湿浊内生，脘腹胀痛，呕吐，下痢等。

（3）香砂养胃丸：温中和胃。适用于胃阳不足，湿阻气滞所致不思饮食，呕吐酸水，胃脘满闷，四肢倦怠。

2. 针灸

（1）针刺或灸中脘、内关等穴。

（2）耳针可选胃、肝、交感、皮质下、神门等，用于神经性呕吐。

五、名医经验

徐景藩　胃病患者常出现呕吐，如由痰饮所致，其呕吐特点是：吐出多量液体．兼有未消化的食物，轻则数日一呕，重者每日呕吐。此由中焦阳气不振，水谷不归正化，水反为湿，湿停成饮。此症常见于胃、十二指肠球部溃疡而伴有幽门不完全性梗阻。凡有胃下垂者，尤易并发此疾。治疗常用小半夏汤合茯苓泽泻汤加减。茯苓和泽泻各用 20 ~ 30g。可加通草增强通利之功，加蛞蝓以祛瘀通络，或再加红花活血以助其药力。一般服药数剂后，呕吐止而小溲增多，诸症亦随之而改善。治疗呕吐药物的煎服方法亦很重要。汤剂要浓煎，最好每剂药煎 2 次，合并浓缩成 150 ~ 200ml。待病人在吐后约 20 ~ 30 分钟温服，半小时内勿进食、勿饮水。服药后取右侧卧位，腰臀部稍垫高。如病人呕吐较频，可令其在服药前先嚼生姜片，舌上知辛辣后吐出姜渣，随即服药半匙，可防其吐出药液。或令病人嚼生姜，同时针刺内关穴。关于半夏与生姜二药，仲景治呕吐每以半夏为主要药物；生姜《千金方》誉之为治呕吐的"圣药"，半夏与生姜的药量多寡需根据病情，并参考配用药物的作用而确定。半夏煎煮时间宜长些。治呕吐用生姜一般为 10g，吐甚而胃寒盛者用 20 ~ 30g，煮时不宜过久，沸后 20 分钟即可。一般宜温服，如用量较大者，药宜稍冷服下。

 知识拓展

呕吐常见于西医学的神经性呕吐、急性胃炎、胃黏膜脱垂症、贲门痉挛、幽门痉挛、不完全性幽门梗阻、十二指肠壅积症等疾病，以及肠梗阻、急性胰腺炎、急性胆囊炎、尿毒症、颅脑疾病、心源性呕吐等疾病中的呕吐症状。

1. 神经性呕吐　是一组自发或故意诱发反复呕吐的心理障碍。常与心情不愉快、心理紧张、内心冲突有关，无器质性病变，可有害怕发胖和减轻体重的想法，但因总进食量不减少，故体重无明显减轻。部分病人具有癔症性人格，表现为自我中心，好表演，易受暗示等。

2. 急性胃炎　急性起病，可表现为上腹部疼痛，恶心，呕吐，出血等。内镜检查可见胃黏膜充血、水肿、出血、糜烂（可伴有浅表溃疡）等一过性病变。病理组织学特征为胃黏膜固有层见到以中性粒细胞为主的炎症细胞浸润。

3. 胃黏膜脱垂症　常见胃脘疼痛不规则，可伴见上腹部饱胀，恶心，呕吐，上消化道出血，每因进食或右侧卧位加重，呕吐后或左侧卧位可减轻。钡餐检查在十二指肠球底部可见伞状的、蕈状的或菜花样的凹陷缺损。

4. 贲门痉挛　食入即吐，甚至汤水难入，内镜检查排除占位病变和癌变。此病属中医"噎膈"病范畴，参照相关章节论治。

5. 幽门痉挛、不完全性幽门梗阻　以呕吐宿食，朝食暮吐、暮食朝吐为特点，梗阻者腹部可见胃型及蠕动波，内镜检查排除占位病变和癌变。此病属中医"反胃"病范畴，参照相关章节论治。

6. 十二指肠壅积症　指各种原因引起的十二指肠阻塞，致阻塞部位的近端扩张、食糜壅积。呕吐多在饭后出现，吐物含有胆汁，侧卧、俯卧、胸膝位时症状可减轻。

7. 肠梗阻、急性胰腺炎、急性胆囊炎、尿毒症、颅脑疾病、心源性呕吐　以原发病症状为主要表现，呕吐为发病过程中的伴随症状。小肠下部梗阻者吐物有粪臭味；急性胰腺炎者呕吐伴发热、剧烈腹痛和血尿淀粉酶升高；急性胆囊炎者呕吐伴右胁部绞痛，墨菲征阳性；尿毒症者呕吐同时伴有肾衰竭，酸碱平衡失调，电解质紊乱，呼气有氨味；颅脑疾病者呕吐呈喷射状，伴明显头痛，眩晕或颈项强直；心源性呕吐多见于急性心肌梗死或急性充血性心力衰竭患者。上述疾病均应首先治疗原发病。

病案分析

王某，女，18岁。就诊节气：惊蛰。患呕吐已1年余，食后胃中不舒，渐渐吐出不消化物，无酸味，吐尽方舒，吐后又觉饥嘈，略进饮食，泛吐如前。形体消瘦，大便艰难（X线胃肠检查无异常发现），口干，舌质红，脉细弱。由于精神刺激，饥饱失调，引起久吐不止，导致气阴两虚，上逆之气，从肝而出，损伤脾胃。

中医诊断：呕吐（肝气犯胃证）

中医治法：顺气降逆，泻肝养胃

方　　药：

煅赭石12g	北沙参9g	麦冬9g	川楝子9g
半夏9g	陈皮6g	姜竹茹9g	谷芽12g
枳壳4.5g			

3剂，水煎服，每日1剂，分两次服

服药3剂，呕吐略减，胃嘈如前，前方再加黄连1.5g，又继续服药2周，呕吐已止，大便亦通，饮食渐进，胃中较舒，但神疲，舌红无苔，脉细。可见脾胃已伤，气阴未复，再与益气生津、健脾和胃之法，方用《金匮》麦门冬汤加减，巩固疗效，并注意饮食不宜过量，以防复发。

病案点评：

1. 患者肝气犯胃，久吐伤正，虚实夹杂。治疗先以泄肝降逆止呕为主，兼以养胃，治标以控制病情；终以益气生津，健脾和胃，治本而复正收工。本案临证思路清晰，治疗重点突出，用药灵巧，既有守法坚持，也有随证更方，疗效显著。

2. 本病案主要诊疗过程，患者虽年轻女性，但病程日久，体质虚弱，经检查排除了器质性疾病，考虑发病有精神刺激因素，肝气犯胃，胃气上逆；又因长期呕吐，气阴两伤，故本证虚实夹杂，治疗早期遵循急则治标，标本兼治，后期治本为主，恢复正气。

【参考文献】

1. 刘沈林. 徐景藩治疗胃病痰饮中阻引起呕吐的经验［J］. 江苏中医，1994，15（7）：5-6.
2. 上海中医药大学中医文献研究所. 内科名家黄文东学术经验集［M］. 上海：上海中医药大学出版社，1994.

第五节　噎　膈

培训目标

　　要求住院医师掌握本病的概念和临床特征，主要病因及基本病机；掌握中医分证论治方法；了解疾病虚实演变规律及病证结合的诊疗思路；能够与相关疾病鉴别诊断并正确判读实验室指标及影像报告，指导患者日常护理及饮食情志调摄。

问题导入

　　1. "噎膈"与"食管癌"的关系？
　　2. 噎膈病机多兼有瘀血、顽痰、气滞、热郁多因素，常用的化瘀散结、化痰消积、顺气降逆、清热和胃的中药有哪些？
　　3. 哪些西医疾病可出现吞咽困难的表现？

一、临床诊断

　　1. 初起咽部或食管内有异物感，进食时有停滞感，继则咽下梗噎，甚至食不得入或食入即吐。
　　2. 常伴有胃脘不适，胸膈疼痛，甚则形体瘦，肌肤甲错，精神疲惫等。
　　3. 轻症患者主要为胸骨后不适，烧灼感或疼痛，食物通过有滞留感或轻度梗阻感，咽部干燥或有紧缩感。重症患者见持续性、进行性吞咽困难，咽下梗阻即吐，吐出黏液或白色泡沫黏痰，严重时伴有胸骨后或背部肩胛区持续性钝痛，进行性消瘦。
　　4. 病人常有情志不畅、酒食不节、年老肾虚等病史。
　　具备以上临床表现，结合起病形式、诱因、年龄即可诊断噎膈。结合影像学检查（上消化道钡餐 X 线或食管镜检）可明确诊断。
　　上消化道钡餐 X 线检查可显示食管或贲门部痉挛、狭窄、肿瘤等病变。食管镜检作组织病理活检，或食管脱落细胞检查，可明确病变部位及性质。

二、病证鉴别

　　1. 噎膈需与反胃相鉴别，见表 4-5-1。

表 4-5-1　噎膈与反胃鉴别要点

	噎膈	反胃
基本病机	痰、气、瘀互结于食管，阻塞食管、胃脘	阳虚有寒，难于腐熟
症状	吞咽困难，初无呕吐，后期格拒，阻塞不下，食入即吐	饮食能顺利下咽到胃，但经久复出，朝食暮吐，暮食朝吐
病情	重	轻
预后	不良	良

2. 噎膈需与梅核气相鉴别，见表 4-5-2。

表 4-5-2　噎膈与梅核气鉴别要点

	噎膈	梅核气
共同点	均有咽中梗塞不适的症状	
病因	有形之痰、气、瘀阻结于食管	无形之痰、气阻于咽喉
症状	饮食咽下梗塞，甚则食不得入	自觉咽中如有物梗阻，吐之不出，咽之不下，但饮食咽下顺利

三、病机转化

噎膈的发生，以饮食因素较为多见，与情志以及久病年老亦有关，致使气、痰、瘀互结，阻于食道，而使食管狭窄。病位在于食道，属胃气所主，故其病变脏腑关键在胃，又与肝、脾、肾有密切关系，因三脏与胃、食道皆有经络联系，脾为胃行其津液，若脾失健运，可聚湿生痰，阻于食道。胃气之和降，赖肝之条达，若肝失疏泄，则胃失和降，气机郁滞，甚则气滞血瘀，食管狭窄。中焦脾胃赖肾阴、肾阳的濡养和温煦，若肾阴不足，失于濡养，食管干涩，均可发为噎膈。病理性质总属本虚标实。病初以标实为主，为痰气交阻于食道胃腑，故吞咽时梗噎不顺，格塞难下；继则痰、气、瘀三者交互搏结，胃之通降阻塞，饮食难下；久则气郁化火，或瘀痰生热，伤阴耗液，病情由标实转为正虚，而以津亏热结为主。如阴津日益枯槁，胃失濡养；或阴损及阳，脾肾阳气衰败，痰气郁结倍甚，病人晚期，证情危重。见图 4-5-1。

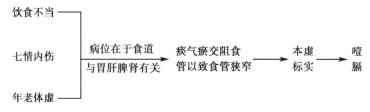

图 4-5-1　病机转化示意图

四、辨证论治

（一）治则治法

噎膈初起以标实为主，重在治标，以理气、化痰、消瘀为法，并可少佐滋阴养血润燥之品。后期以正虚为主，重在扶正，以滋阴养血，益气温阳为法，也可少佐理气、化痰、消瘀之药。在临床上还应注意治标当顾护津液，不可过用辛散香燥之品；治本应保护胃气，不宜多用滋腻之品。

（二）分证论治

噎膈属于"内科四大证"，临床上分痰气交阻、津亏热结、瘀血内结、气虚阳微四种证候。详见表4-5-3。

表4-5-3 噎膈病分证论治简表

证候	治法	推荐方	常用加减
痰气交阻	开郁化痰 润燥降气	启膈散	嗳气呕吐明显者，加旋覆花、代赭石；泛吐痰涎甚多者，加半夏、陈皮；大便不通者，加生大黄、莱菔子
津亏热结	滋养津液 泻热散结	五汁安中饮合 沙参麦冬汤	胃火炽盛，格拒不入，用黄芩、黄连、栀子、竹茹、枇杷叶、芦根、天花粉；肠腑失润，大便干结，坚如羊矢者，加火麻仁、全瓜蒌
瘀血内结	破结行瘀 滋阴养血	通幽汤	瘀阻显著者，加三棱、莪术、炙穿山甲；呕吐痰涎加莱菔子、生姜汁；气虚加党参、黄芪
气虚阳微	温补脾肾 益气回阳	补气运脾汤	呕吐不止者，加旋覆花、代赭石；阳伤及阴，口干咽燥，形体消瘦，大便干燥者，可加石斛、麦冬、沙参；肾阳虚明显，加鹿角胶、肉苁蓉

（三）临证备要

本病治疗，除根据具体病情立法用药外，还必须注意顾护津液及胃气。疾病初期，阴津未必不损，故治疗当顾护津液，辛散香燥之药不可多用，以免生变。后期津液枯槁，阴血亏损，法当滋阴补血。但滋腻之品亦不可过用，当顾护胃气，防滋腻太过，有碍于脾胃，胃气一绝，则诸药罔效。所以养阴，可选用沙参、麦冬、天花粉、玉竹等，慎用生地黄、熟地黄之辈，以防腻胃碍气，并配合生白术、生山药、木香、砂仁等健脾益气，芳香开胃。

早期诊断，确定病性，选择治法。噎膈的病变范围较广，故应及早做相关检查，明确疾病的性质。食管痉挛属于功能性疾病，治疗以调理气机、和胃降逆为主。食管炎、贲门炎属于炎症性疾病，治予理气和胃，清热解毒之法。食管癌、贲门癌则为恶性肿瘤，早期无转移及严重并发症，应积极采用手术治疗，配合中药益气扶正、化痰活血、解毒散结。因为疾病性质不同，治疗方法不同，预后转归也不同，须把握病性，采用相应的治疗方法，提高临床疗效。

（四）其他疗法

1. 中成药治疗

（1）噎膈丸：补益肺肾，润燥生津，通咽利膈。适用于津亏热结证。

（2）消癌平丸：益气破瘀，解毒散结。适用于瘀血内结证。

2. 针灸推拿

（1）针灸：适于噎膈各证型应用，起到理气、化痰、消瘀的作用。针对痰气交阻证患者，泻法针刺内关、肝俞、期门、丰隆、中脘、公孙以解郁顺气、和胃化痰，开利食道。津亏热结证患者需针用补法刺三阴交、阴陵泉、足三里、内庭、太溪、膻中以滋养津液、泻热散结。瘀血内结证针用泻法或平补平泻法针刺膈俞、血海、三阴交、足三里，服药即吐加内关。气虚阳微证补法针脾俞、肾俞治本，补脾益肾。灸气海、关元，补元气，助元阳。

（2）穴位注射：膈俞、足三里、太冲。选用生理盐水、阿托品、维生素 B_6 等注射液，每次 2 ~ 3 穴，每穴 0.5 ~ 1ml，每日 1 次。或用少量抗癌药物。

3. 预后护理　因疼痛难忍，咽下困难者，可给服 1% 普鲁卡因溶液，每次 10ml（注意有无过敏反应），以缓解症状，便于进食。估计患者可能发展至滴水不下时，宜早日插入软胃管保证饮食入胃。饮食宜细软、多汁，可选用乳类、蛋类、肉糜、碎菜等，禁忌辛辣、煎烤及烟酒刺激之品。晚期患者可采用胃造瘘术，由胃瘘补给营养。

五、名医经验

1. 张泽生　认为噎膈之因多与忧思恼怒，酒食不节有关。其认为，纯用草木之品，难以见功，药饵外更须注意内观静养，忌辛辣，远烟酒，戒郁怒。噎膈属于气火偏甚者有之，属于阴凝者亦不少；亦有阴伤及阳者，多见于本证的后期。故对本证的辨治，应全面分析，权衡轻重为法。治疗噎膈，急者开其道，化痰、理气、行瘀、降火以治其标，缓则甘凉濡润，和胃降逆或甘温益气，斡旋中阳以治其本。正气尚强，攻其邪，正气虚弱，则功补兼施或攻补间用。

2. 董建华　善用通降法治疗食管炎、贲门失弛缓症、食管神经官能症等病变引起噎膈。其认为噎膈初期病机多由痰气交阻，食道不利，闭塞胸膈。治宜理气和胃，化痰降逆，开郁畅膈。常用药物有清半夏、陈皮、苏梗、香附、全瓜蒌、竹茹、枳壳、丁香、佛手等。湿热内结，日久化火生痰亦可致噎膈。治宜化痰降气，清热泻火。常用药物有瓜蒌、竹茹、海浮石、黄芩、山栀、芦根、橘皮、清半夏、枳壳等。其对噎膈病变过程认为是"必有瘀血顽痰逆气阻隔胃气"，临床症见吞咽梗阻，胸膈刺痛，痛处固定，呕吐痰涎，肌肤甲错，面色灰黯，舌黯青紫，脉细涩。治宜化瘀祛痰，力气散结，和胃通降。常用药物有海浮石、全瓜蒌、竹茹、丹参、赤芍、当归、旋覆花、苏梗、枳壳等。噎膈之证病位在食道，虽属胃气所主，但与肺脏有关，病理上肺胃受损，相互影响。痰气阻滞，郁久化热，肺胃热盛，闭阻胸膈，食道失润。临床上常从肺胃同治，清降并用治疗本型病证。

 知识拓展

1. 食管癌病人术后并发症

（1）乳糜胸：患者术后 2 天起，有大量乳白色或淡黄色液体从引流管流出，流量超过 500ml，流出液经检查为阳性可确诊；

（2）吻合口瘘：患者术后体温超过 38℃，心率超过 100 次/分。有大量脓性液体或消化液从切口和引流管流出，经胃镜检查存在瘘口；

（3）吻合口狭窄：患者术后出现恶心、呕吐，经检查吻合口狭窄确诊；

（4）胃瘫：术后进食，患者出现恶心呕吐、心悸、胸闷等，有大量胃液流出，经检查，胃蠕动无力，胃扩张，幽门部通畅；

（5）呼吸衰竭：患者术后伴有胸闷、气促，不断下降的动脉血氧分压；

（6）肺部感染：经诊断，肺部异常，采取 X 线片证实存在感染；

（7）膈疝：患者表现为胸痛、胸闷、气促，经检查胸腔存在多个小液平或较大液平。

2. 由于腔镜技术发展至今不过十几年的历史，在新兴的微创食管癌手术的应用中，出现了很多的手术方式。按照进入胸腔的体位分为：左侧卧位和俯卧位。左侧卧位使得入路更接近于开放手术的视角，对于胸外科医生更加熟悉；而俯卧位的入路则可以让肺组织自然下垂，从而省去术中放置肺挡的操作孔。按照进行食管胃吻合的部位分为：胸腔内吻合和颈部吻合。早期的食管腔镜手术都将吻合口放在颈部，原因很多，包括：胸腔内放置吻合器砧板比较困难；一旦发生吻合口瘘，颈部较为容易处理；不在胸部进行小开胸的操作等。而在近期，随着微创食管癌手术技术的不断成熟，在上述原因逐步得到解决的情况下，越来越多的外科医生更倾向于胸内吻合，这是因为，在颈部吻合更容易发生喉返神经麻痹，术后的反流及肺炎更难于控制，并且术后吻合口狭窄的发生率也较高。按照是否进入胸腔又可分为：经胸腔入路和经膈肌入路。一些国外的中心会采用经膈肌入路，即便是在开放手术的术式中也是如此，并认为这两种术式的 5 年生存率没有统计学差别。但是经膈肌入路的最大问题是无法进行胸腔（纵隔）的淋巴结清扫，虽然食管癌手术是否需要进行扩大的清扫这一观念尚在争议中，但更多的临床医生倾向于需要清扫。并且对于经膈肌入路，气管损伤和主动脉及食管固有动脉出血是风险很高的并发症。

3. 噎膈护理　加强粮食保管，防霉，不吃霉烂食物和酸菜。对嗜好腌制品者，要求做到作腌菜的蔬菜应新鲜干净、质量好，腌制时加足量的食盐，最好低于 15%，在 3 周内食用，腌菜的缸盆要洗干净，置于阴凉处。饮食要少食多餐，食量逐渐增加，可进食一些高营养、高蛋白、易消化的软食，如肝泥、蒸蛋、豆腐、乳酸酪、有营养的汤等，多食新鲜蔬菜，如萝卜、豆芽、丝瓜等。新鲜蔬菜中含有一种干扰素诱生剂，能抑制肿瘤的发生。放疗、化疗者可增加一些抗肿瘤的食物，如慈菇、菱角及增加机体免疫力的食物，如香菇、蘑菇等。避免海腥发物、刺激及煎炸、烧烤等硬的食物，以及碳酸饮料。禁烟、酒。胃代食管术后，饮食宜少量多餐，避免睡前躺着进食，进食后务必慢走或端坐 30min，防止逆流，裤带不宜系得太紧，进食后避免有低头弯腰的动作。情志调和与饮食得当是本病稳定的关键，因此要保持精神乐观，生活起居有规律，养花、听音乐、看书报及电视，避免劳累。适当参加体育锻炼，可做气功，打太极拳等。

 病案分析

病案一

患者，男，59 岁。发病节气：白露。患者无明显诱因出现吞咽不畅，协和医院行胃镜检查示：食管下段溃疡隆起性占位。病理结果示：中分化鳞癌。诊断为：食管癌。因患者为食管癌局部晚期，故无法手术切除，于该院行放射治疗。就诊时症见：口干，吞咽疼痛，吐黏涎，余一般状况可。舌质红，苔白腻，脉数。

中医诊断：噎膈（痰气交阻证）

西医诊断：食管癌

中医治法：开郁化痰润燥，清热解毒活血

方　药：

金银花 15g	蒲公英 20g	丹参 15g	威灵仙 15g
北沙参 20g	天花粉 10g	醋延胡索 15g	茯苓 20g
姜半夏 9g	浙贝母 15g	黄连 6g	竹茹 12g

生姜5片　　　大枣5枚

14剂，水煎服，每日1剂，分两次服

服药后，适逢患者放疗结束，症状有所减轻。症见：进食梗噎减轻，乏力，汗多，咽部不适，大便干，余可。舌质红，苔腻，脉滑。治以活血化瘀，行气化痰为主，佐以益气健脾。后复查胸部CT，病灶明显缩小，无明显症状，病情趋于稳定。

病案点评：

本病案为中老年男性患者，以口干，吞咽疼痛，吐黏涎为主要症状，符合噎膈病诊断。胃镜检查示：食管下段溃疡隆起性占位。病理结果示：中分化鳞癌。明确诊断为食管癌。治疗当以治标为主，配合放疗治疗食管鳞癌的有效方法，中西医结合，既开郁化痰润燥，又清热解毒活血，选启膈散加减化裁。放疗期间应注意了解患者白细胞值。二诊放疗结束，患者有气虚的表现，故主药以太子参、生白术、茯苓健脾益气，补虚为主。

病案二

患者，男，71岁。患者初起吞咽困难，胸骨后痛，曾呕血数次，色鲜或紫，一次约50ml，均经止血、输液而缓解。胃镜检查示食管下段浸润性癌（约5cm范围），经病理（食管活检）诊断为食管癌。患者拒绝手术，惧于放化疗而来诊，苔薄润，脉弦滑。辨为气滞血瘀痰凝结于食道而成噎膈。因气火有余，克脾犯肺，血随气升则呕血。治以理气平肝，润肺散结，活血化瘀，和胃降逆为主。处以虎七粉（壁虎70条、三七粉50g，壁虎研细面，合三七粉至匀，空腹服）每次4g，日2次冲服。同时配服汤剂：党参10g、代赭石30g、夏枯草30g、白花蛇舌草30g、丹参30g、瓦楞子30g、仙鹤草30g、神曲30g、川贝母18g、姜半夏18g、茯苓18g、山慈菇15g、当归15g、牡蛎15g。服药6剂，症状得减，胃纳好转，精神渐佳。3个月后能食软饭，胸骨后疼痛基本消失。

【参考文献】

1. 张亚密，方瑜. 中医内科学笔记图解［M］. 北京：化学工业出版社，2009.86.

2. 夏锦堂. 中医内述要［M］. 上海：上海中医药大学出版社，2006.68.

3. 王光辉. 中医内科临证备要［M］. 北京：中医古籍出版社：2006.99.

4. 王志利，宋召喜. 食管癌术后并发症的原因及诊治体会［J］. 中国实用医药，2013，8（36）：79-80.

5. 姜宏景. 微创食管癌切除术进展［J］. 中国肿瘤临床，2010，37（14）：834-835.

6. 刘娜. 食管癌（噎膈）中医护理［J］. 中国医药指南，2011，9（32）：442-443.

7. 邵荣世. 张泽生老中医治疗噎膈的经验［J］. 江苏中医杂志，1983，2：9-12.

8. 杨晋翔. 董氏通降法在噎膈治疗中的应用［J］. 中医杂志，1996，37（11）：661-662.

9. 秦英刚. 花宝金教授中西医结合治疗食道癌经验［J］. 中医学报，2012，27（11）：1390-1391.

10. 崔应珉. 痛证名家要方·癌肿痛［M］. 北京：世界图书出版公司. 1998

附　反胃

反胃是指饮食入胃，宿谷不化，经过良久，由胃返出之病。本病的病因多由饮食不当，饥饱无常，或嗜食生冷，损及脾阳，或忧愁思虑，有伤脾胃，中焦阳气不振，寒从内生，致脾胃虚寒，不能腐熟水谷，饮食入胃，停留不化，逆而向上，终至尽吐而出。该病多缓起，以朝食暮吐，暮食朝吐为主要症状，进食后尤甚，呕吐物多为未经消化的宿食，或伴痰涎血缕，严重者亦可呕血。患者可兼有胃脘疼痛，吐酸，嘈杂，食欲不振，食后胃脘痞胀等症状，后期每因呕吐而不愿进食，日见消瘦，面色微黄，倦怠无力。西医学的胃、十二指肠溃疡病，胃、十二指肠憩室，急慢性胃炎，胃黏膜脱垂症，十二指肠郁积症，胃部肿瘤，胃神经症等，凡并发胃幽门部痉挛、水肿、狭窄，或胃动力紊乱引起胃排空障碍，而在临床上出现脘腹痞胀，宿食不化，朝食暮吐，暮食朝吐等症状者，均可参照本病。

一、治 则 治 法

治疗原则在于温中健脾，降逆和胃。若反复呕吐，津气并虚，可加益气养阴之品；日久不愈，宜加温补肾阳之法。

二、分 证 论 治

反胃病的分证论治详见表4-5-4。

表4-5-4　反胃病分证论治简表

证候	治法	推荐方	常用加减
脾胃虚寒	温中健脾 降气和胃	丁香透膈散	胃虚气逆，呕吐甚者加旋覆花、代赭石；肾阳虚弱加附子、肉桂；吐甚而气阴耗伤者，去丁香、砂仁、蔻仁，加沙参、麦冬
脾肾阳虚	健脾温肾 和胃降逆	桂附理中汤	胃寒者，加高良姜、吴茱萸；湿盛者，加半夏、佩兰、砂仁

三、临 证 备 要

反胃之证，可由胃痛、嘈杂、泛酸等证演变而来，病初多表现为单纯的脾胃虚寒或胃中即热，较易治疗。患病日久，反胃频繁，除影响进食外，还可损伤胃阴，常在脾胃虚寒的同时并见气血、阴液亏虚，或可见寒热错杂，合并痰、血积结，较难治疗。久治不效，应警惕癌变可能。

第六节　呃　　逆

 培训目标

要求住院医师掌握呃逆治疗原则、中医分证论治；熟悉病因病机、病证鉴别及常用方剂；了解其他疗法及预后转归。

问题导入

1. 呃逆与嗳气如何鉴别？
2. 顽固性呃逆为什么要注重理气活血？

一、临床诊断

1. 以气逆上冲，喉间呃呃连声，声短而频，不能自止为主症，其呃声或高或低，或疏或密，间歇时间不定。

2. 常伴有胸膈痞闷，脘中不适，情绪不安等症状。

3. 多有受凉、饮食不调、情志不畅等诱发因素，起病多较急。

呃逆诊断以临床表现为主，诊断并不困难，但必要时可行胃肠钡剂 X 线透视、内镜检查、肝肾功能及 B 超、CT 检查，有助于进一步明确诊断。

二、病证鉴别

呃逆与干呕、嗳气相鉴别，见表4-6-1。

表 4-6-1　呃逆与干呕、嗳气鉴别要点

	呃逆	干呕	嗳气
主症特点	喉间呃呃连声，声短而频，不能自制	有声无物的呕吐	沉缓嗳气声，常伴酸腐气味，食后多发，即"饱食之气"
病因病机	胃气上逆动膈，喉间气逆，发出呃呃之声	胃气上逆冲咽而出，发出呕吐之声	胃气上逆冲咽，发出沉缓嗳气之声
病位	膈	胃肠	胃肠

三、病机转化

呃逆总由胃气上逆动膈而成。病位在膈，病变关键脏腑在胃，并与肺、肝、肾、脾有关。手太阴肺之经脉，还循胃口，上膈、贯肺，且膈位于肺、胃之间，肺胃气逆，可致膈间气机不利，逆气上出于喉间，而生呃逆；肺胃之气的和降尚有赖于肾气摄纳功能的正常，若久病及肾，肾失摄纳，则肺胃之气不能顺降，上逆动膈发为呃逆；气机调畅与否还赖于肝之条达，若肝气怫郁，横逆犯胃，气逆动膈；或脾失健运，痰饮湿浊内停，胃气被遏，气逆动膈，均成呃逆。见图4-6-1。

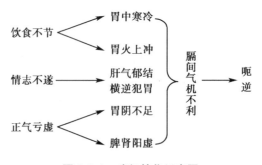

图 4-6-1　病机转化示意图

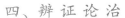

四、辨证论治

（一）治则治法

呃逆一证，以理气和胃、降逆平呃为基本治法。平呃要分清寒热虚实，分别施以祛寒、清热、补虚、泻实之法，并辅以降逆平呃之剂，以利膈间之气。对于重危病证中出现的呃逆，急当大补元气，救护胃气。

（二）分证论治

呃逆治疗要首辨虚实，再辨寒热；如呃逆声高，气涌有力，连续发作，多属实证；呃逆时断时续，气怯声低乏力，多属虚证。呃声洪亮，冲逆而出，多属热证；呃声沉缓有力，得寒则甚，得热则减，多属寒证。呃逆的分证论治详见表4-6-2。

表 4-6-2 呃逆的分证论治简表

证候	治法	推荐方	常用加减
胃中寒冷	温中散寒 降逆止呃	丁香散	寒气较重，脘腹胀痛，加吴茱萸、肉桂；寒凝食滞，脘闷嗳腐，加莱菔子、槟榔；气逆较甚，呃逆频作者，加刀豆子、旋覆花、代赭石
胃火上逆	清热和胃 降逆止呃	竹叶石膏汤	便秘，加大黄、枳实、厚朴；胃气不虚，可去人参，加柿蒂、竹茹
气机郁滞	顺气解郁 和胃降逆	五磨饮子	肝郁明显，加香附、郁金；心烦口苦，加栀子、黄连
脾胃阳虚	温补脾胃 和中降逆	理中丸	寒甚者，加附子；呃声难续，气短乏力，中气大亏，可用补中益气汤；病久及肾，肾失摄纳，腰膝酸软，呃声难续者，可用金匮肾气丸、七味都气丸
胃阴不足	益气养阴 和胃止呃	益胃汤合橘皮竹茹汤	咽喉不利，加石斛、芦根；神疲乏力，加西洋参、山药

（三）临证备要

治疗呃逆勿忘宣通肺气　手太阴之脉还循胃口，上膈，属肺。肺胃之气又同主于降，故两脏在功能上相互促进，在病理变化时亦互为影响。膈居肺胃之间，当致病因素乘袭肺胃之时，易使膈间之气不畅，而发呃逆。《内经》中早有取嚏使肺及膈间之气通，以助胃气复降的治法。《医部全录·呃门》陈梦雷注："阳明所受谷气，欲从肺而表达，肺气逆还于胃，气并相逆，复出于胃，故为哕。以草刺鼻，取嚏以通肺，肺气疏通，则谷气得以转输而哕逆止矣。"故治疗呃逆一定要注意治肺。

顽固性呃逆勿忘活血　呃逆一证，总由胃气上逆动膈而成，故临床治疗时总以理气、降气为法。但久病及瘀，由于气为血帅，久呃气机不畅日久，必影响血运而生瘀血。所以临床治疗久治不愈的顽固性呃逆，除理气和胃，降逆平呃之外，还需加以活血祛瘀，如逐瘀汤之属，亦可少佐通络之品，如地龙、蜈蚣等。

（四）常见变证的治疗

呃逆之证，轻重预后差别极大，偶然性呃逆，大都病情轻浅，只需简易治疗，可不药而愈。持续性呃逆，则服药可使渐平。若慢性虚弱性疾病，出现呃逆者，每为病势转向严重的表现。尤其是重病后期，正气甚虚，呃逆不止，呃声低微，气不得续，饮食不进，脉沉细伏，多属胃气将绝，元气欲脱的危候，极易生变，可参照脱证及时救治。

（五）其他疗法

1. 针灸按摩

（1）针刺足三里、内关、膈俞或指压攒竹穴。

（2）耳针可选胃、交感、神门等穴。

（3）按摩合谷、人迎、翳风、天突，任选一穴。

2. 外治法

（1）取嚏法：用胡椒粉刺激使打喷嚏。

（2）导引法：口含温开水，手指按塞耳鼻，然后吞咽温开水，稍等片刻放开手指，如一次不效，可行 2～3 次。

（3）深吸气后屏气法：患者深吸气后迅速用力屏气，然后缓缓呼气即可。此法可反复使用，多用于由精神刺激和进食过快引发者。

（4）按压眼球法：患者闭目，术者将双手拇指置于患者双侧眼球上，按顺时针方向适度揉压眼球上部，直到呃逆停止。青光眼、高度近视患者忌用，心脏病患者慎用。

五、名 医 经 验

单兆伟　呃逆的病机主要为胃失和降、胃气上逆动膈。脾升胃降，升降相因，脾气不升可引起胃气不降，同样胃失和降亦可影响脾的功能。治疗呃逆，尤其是久治不愈的顽固性呃逆，应始终注意通降胃气，同时宜稍佐升提脾气之品。呃逆还与肺气的宣通有密切的联系，故常加入宣肺之桔梗、杏仁等宣通肺气，同时配伍代赭石、旋覆花、陈皮、厚朴花等，以降上逆之胃气。其中也寓"升"之意，如此降中有升，升降相因，则逆气可降。

 知识拓展

1. 自限性呃逆　见于健康人群。常发生于进食过快、过饱，或食物过冷、过热、过度辛辣，酗酒或大量喝碳酸饮料等。气温急剧变化，情感因素刺激也可触发。

2. 持续性呃逆

（1）神经性呃逆：见于颅内疾患。多见于急性脑血管病，其中尤其以重症脑出血、脑室出血以及大面积脑梗死、脑干梗死、延髓背外侧综合征和小脑卒中等为多见。颅内其他疾患如炎症、肿瘤、多发性硬化以及颅后凹病变、外伤等直接或间接累及延髓呼吸中枢以及各种原因所致的脑水肿、颅内高压等均可为呃逆的原因。临床上一般有明确的原发病病史，查体可见神经系统症状及体征。脑脊液检查可发现异常，脑电图、CT、MRI 或脑血管造影有助于明确诊断。

（2）中毒性呃逆：可见于酒精中毒、环内烷、铅、巴比妥类中毒，或服用甲基多巴、皮质激素药物等；全身感染而伴有显著毒血症者，如伤寒等；尿毒症的晚期、电解质平衡紊乱等可引起呃逆。诊断依据有毒物接触史，近期服药史以及原发疾病的病史，结合有关检查，特别应注意有无水电解质紊乱酸碱失衡的情况。

（3）精神性呃逆：见于癔症、神经症患者，可因精神刺激而诱发频繁性呃逆。

3. 周围性呃逆

（1）胸部疾病：可见于胸腔脏器如肺、支气管、食管、心脏等到的疾患。临床上可见胸肺疾病的临床表现如咳嗽、咳痰、胸痛等，查体可见相应疾病的体征，X线可见肺部疾患、胸膜病变、纵隔病变等的特异性改变，必要时可行CT、MRI等进一步明确诊断。

（2）膈肌病变：见于各种类型的膈疝、膈胸膜炎等，X线有助于明确诊断。

（3）腹部病变：见于膈下脓肿，及肝、胆、胰等疾病。临床上可见相应疾病的症状及体征。B超、CT、MRI有助于明确诊断。

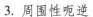 病案分析

患者，男，69岁。就诊节气：霜降。患者既往患多发性脑梗死，于春分时无明显诱因出现连续频繁性呃逆，尤以夜间为重，给以针灸、耳针治疗呃逆不止，并呈阵发性加重，有时出现憋气、呼吸暂停现象。经和胃化痰、降逆止呕之旋覆代赭汤合丁香柿蒂汤不效，予肌注654-2及穴位阿托品封闭后呃逆才暂时稍有缓解，但1~2小时后仍呃逆续作。治疗近半年呃逆不愈，特来诊治。视病人肥胖体质，口唇紫绀，舌质黯红，舌边有瘀斑，舌苔黄厚而滑，脉涩。

中医诊断：呃逆

西医诊断：神经性呃逆

中医辨证：肝胃不和，痰瘀内阻

中医治法：活血化瘀，疏肝和胃，降逆化痰

方　　药：

归尾10g	赤芍10g	川芎10g	桃仁10g
红花10g	柴胡10g	枳壳10g	桂枝10g
牛膝10g	旋覆花10g	代赭石（先下）30g	胆星10g
半夏10g	厚朴10g	熟军6g	

3剂，水煎服，每日1剂，分两次服

服上方3剂后，呃逆明显好转，夜间已能入眠，时有间歇性呃逆，宗上方继服4剂后呃逆完全停止，患者精神、饮食、大便、睡眠均佳，全身无不适。

病案点评：

顽固性呃逆一证在临床常见，仅采用和胃降逆之法，效果不佳。其他如针灸、耳针等，对轻者有效，而重者几乎无效。采用活血化瘀解郁之法，则收到明显效果。抓住患者瘀血痰阻之主证，用桃红四物汤活血化瘀，四逆散行气解郁，尤以牛膝通利血脉，引血下行，桂枝通阳气，旋覆花下气消痰，降逆除噫，代赭石体重而沉降，善镇冲逆，半夏祛痰散结，降逆和胃，胆星豁痰定惊。全方共奏活血化瘀、化痰、降逆和胃之效，使肝气舒，胃气和，呃逆止。

【参考文献】

1. 郑凯，沈洪. 单兆伟运用"通降胃气"理论治疗脾胃病经验［J］. 上海中医药杂志，2013，47（7）：20-22.

2. 张鸿泰. 程士德教授治疗顽固性呃逆验案 [J]. 北京中医药大学学报, 1994, 17 (3): 35.

<h1 style="text-align:center">第七节 腹 痛</h1>

培训目标

要求住院医师通过培训能够系统地掌握腹痛临床特征、病因病机及分证论治方法，熟练操作消化系统查体，能够与相关疾病鉴别诊断并正确判读实验室指标及影像报告，达到独立从事诊治腹痛的临床医疗服务的能力。

问题导入

1. 如何通过四诊合参对腹痛患者进行临床诊断？
2. 治疗急性腹痛患者一定要首选止痛之法吗？

<h2 style="text-align:center">一、临 床 诊 断</h2>

1. 凡是以胃脘以下，耻骨毛际以上部位的疼痛为主要表现者，即为腹痛。腹痛起病有急有缓，其痛发或加剧常与饮食、情志、受凉等因素有关。若病因外感，突然剧痛，伴发症状明显者，属于急性腹痛；病因内伤，起病缓慢，痛势缠绵者，则为慢性腹痛。

2. 注意与腹痛相关病因，脏腑经络相关的症状。若涉及肠腑，可伴有腹泻或便秘；寒凝肝脉痛在少腹，常牵引睾丸疼痛；膀胱湿热可见腹部牵引前阴，小便淋沥，尿道灼痛；蛔虫作痛多伴嘈杂吐涎，时作时止；瘀血腹痛常有外伤或手术史；少阳表里同病腹痛可见痛连腰背，伴恶寒发热，恶心呕吐。

急性腹痛应做血常规，血、尿淀粉酶检查，腹部 X 线、消化道钡餐造影、B 超、胃肠内镜检查等，以助明确病变部位和性质；必要时可行腹部 CT 检查以排除外科、妇科疾病以及腹部占位性病变。

<h2 style="text-align:center">二、病 证 鉴 别</h2>

1. 腹痛需与胃痛相鉴别，见表4-7-1。

表4-7-1　腹痛与胃痛鉴别要点

	腹痛	胃痛
部位	胃脘以下，耻骨毛际以上	心下胃脘处
病因病机	脏腑气机阻滞，气血运行不畅，经脉痹阻，不通则通或脏腑经脉失养，不荣而痛。	外邪、饮食、情志、脾胃素虚，胃气阻滞，胃失和降，不通则痛。

2. 腹痛需与外科、妇科之腹痛症状相鉴别，见表4-7-2。

表 4-7-2 腹痛与外科、妇科之腹痛症状鉴别要点

	腹痛	外科腹痛	妇科腹痛
临床表现	胃脘以下疼痛,多伴有便秘、泄泻、腹胀等,常先发热后腹痛,疼痛一般不剧,压痛不显。	先腹痛后发热,疼痛剧烈,痛有定处,压痛明显,见腹痛拒按,腹肌紧张。	腹痛多在小腹,与经、带、胎、产有关,如痛经、先兆流产、宫外孕、输卵管破裂等。

三、病机转化

腹痛多因外感时邪,饮食不节,情志失调,跌仆手术及禀赋不足,导致气机郁滞,脉络痹阻或经脉失养,而致不通则痛或不荣则痛。腹痛的病变脏腑主要在脾、胃、肝、大小肠,并与足少阳、足三阴、手足阳明、冲、任、带脉等相关。基本病机为气机郁滞,脉络痹阻,不通则痛;或经脉失养,不荣则痛。腹痛的病理性质有寒热、虚实之分。病理因素主要有寒凝、热郁、食积、气滞、血瘀。见图 4-7-1。

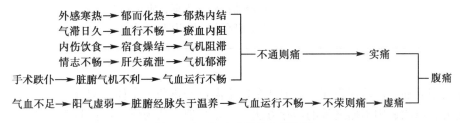

图 4-7-1 腹痛病机转化示意图

四、辨证论治

（一）治则治法

腹痛总与"不通则痛"有关,且腑以通为顺,以降为和,故治疗腹痛以"通"字立法,但通法并非单纯泻下,应在辨明寒热虚实而辨证用药的基础上,辅以理气通导之品,标本兼治。用药不可过用香燥,应中病即止,特别是虚痛,应以温中补虚、益气养血为法。此外由于"久痛入络",对于缠绵不愈的腹痛,加入辛润活血之剂,尤为必要。

（二）分证论治

腹痛因外感时邪,饮食不节,情志失调者,导致气机郁滞,脉络痹阻为不通则痛,常见为寒邪内阻证,湿热阻滞证,饮食停滞证,气机郁滞证和瘀血内阻证;禀赋不足者,导致经脉失养,为不荣则痛,常见为中脏虚寒证。

腹痛病的分证论治详见表 4-7-3。

表 4-7-3 腹痛病分证论治简表

证候	治法	推荐方	常用加减
寒邪内阻	温里散寒理气止痛	良附丸合正气天香散	若夏日感受寒湿,伴见恶心呕吐,胸闷,纳呆,身重,倦怠,舌苔白腻者,可加藿香、苍术、厚朴、蔻仁、半夏

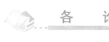

证候	治法	推荐方	常用加减
湿热阻滞	通腑泄热 行气导滞	大承气汤	若燥热不甚，湿热偏重，大便不爽，可去芒硝，加栀子、黄芩；痛引两胁，柴胡、白芍、郁金、青皮、陈皮
饮食停滞	消食导滞 理气止痛	枳实导滞丸	若腹痛胀满者，加厚朴、木香；兼见大便自利，恶心呕吐者，去大黄，加陈皮、半夏、苍术
气机郁滞	疏肝解郁 理气止痛	柴胡疏肝散	气滞较重，胁肋胀痛，加川楝子、郁金；痛引少腹睾丸，加橘核、荔枝核、川楝子；肝郁日久化热者，加牡丹皮、栀子、川楝子
瘀血内阻	活血化瘀 和络止痛	少腹逐瘀汤	腹部术后作痛加泽兰、红花；跌仆损伤作痛加丹参、王不留行，或吞服三七粉、云南白药
中脏虚寒	温中补虚 缓急止痛	小建中汤	疼痛不止加吴茱萸、干姜、川椒、乌药温里散寒止痛；若胃气虚寒，脐中冷痛，连及少腹，加胡芦巴、川椒、荜澄茄；血气虚弱，腹中拘急冷痛，困倦，短气，纳少，自汗者，加当归、黄芪

（三）临证备要

灵活运用温通之法治疗腹痛。温通法是以辛温或辛热药为主体，配合其他药物，借能动能通之力，以收通则不痛之效的治疗方法。一是与理气药为伍，如良附丸中高良姜与香附同用，温中与理气相辅相成，用于寒凝而致气滞引起的腹痛十分相宜。而是与养阴补血药相合，刚柔相济，也可发挥温通止痛的作用，如当归四逆汤中桂枝、细辛与当归、白芍同用。三是与活血祛瘀药配用，如少腹逐瘀汤，在活血化瘀的同时使用小茴香、干姜、肉桂等辛香温热之品，来化解滞留于少腹的瘀血。四是与补气药相配，温阳与补气相得益彰，如附子理中汤，对中虚脏寒的腹痛切中病机。五是与甘缓药同用，常用甘草、大枣、饴糖等味甘之品，使其温通而不燥烈，缓急止痛而不碍邪。

运用清热通腑法治疗急性热证腹痛。清热通腑法是以清热解毒药（如银花、黄连、黄芩等）与通腑药（如大黄、虎杖、枳实、芒硝等）为主体，借以通则不痛为法，现代用来治疗急慢性胰腺炎取得良好疗效。对于不完全性肠梗阻患者，可予调胃承气汤加减，加用木香、槟榔等理气之品，收理气通腑之效。本法应用，中病即止，不可过用，以免伤阴太过。

虫证引起的腹痛。若属蛔虫寄生于人体肠道，导致脾胃健运功能失常，气机郁滞，出现脐腹阵痛，手足厥冷，泛吐清涎等蛔厥症状者，可选乌梅丸等辨证加减。绦虫属古籍所载的寸白虫病。寸白虫寄生于肠道，吸食水谷精微，扰乱脾胃运化，而引起大便排出白色节片，肛痒，腹痛，或腹胀，乏力，食欲亢进等症。治疗以杀虫驱虫为主，同时佐以泻下药促进虫体排出。驱虫可予槟榔、南瓜子、仙鹤草等，驱虫后，可适当予党参、白术等调理脾胃以善后，经3~4月后未再排出节片，可视为治愈，反之，再有节片排出，当重复驱虫治疗。

（四）其他疗法

1. 中成药治疗

（1）保和丸（颗粒、片）：消食，导滞，和胃。适用于饮食停滞所致的嗳腐吞酸，不欲饮食，脘腹胀满疼痛。

（2）补中益气丸：补中益气，升阳举陷。适用于脾胃虚弱、中气下陷所致的体倦乏力、食少腹胀、腹痛绵绵、便溏久泻、肛门下坠。

（3）气滞胃痛颗粒（片）或胃苏颗粒：疏肝理气，和胃止痛。适用于气机郁滞所致腹痛走窜，胃脘胀痛者。

（4）元胡止痛片：理气，活血，止痛。适用于气滞血瘀所致的腹痛。

（5）三九胃泰颗粒：清热燥湿，行气活血，柔肝止痛。适用于湿热壅滞所致的脘腹疼痛、饱胀反酸、恶心呕吐、嘈杂纳减；或浅表性胃炎见上述证候者。

2. 针灸治疗

（1）基本治疗：以通调腑气，缓急止痛为治法，选取足三里、中脘、天枢、三阴交为主穴。寒邪内积者加神阙、关元；湿热壅滞者加配阴陵泉、内庭；气滞血瘀者加曲泉、血海；脾阳不振者加脾俞、胃俞、章门。

（2）其他治疗：可用选天枢、足三里穴位注射。用异丙嗪和阿托品各 50mg 混合，每穴注入 0.5ml 药液，每日 1 次。

五、名医经验

1. 倪珠英　认为小儿功能性腹痛的基本病因病机为外感风寒或寒湿之邪侵入腹中、或饮食所伤、情志失调等多因素所致中焦气机升降失常，经脉气血瘀滞，不通则痛；或患儿中阳素虚，不能温养脏腑而痛。其病位在脾胃、肠腑，涉及肝脏。审因论治以祛除病因、调畅气机、疏通经脉为治疗大法，灵活运用其"抑木扶土"理论（即在治疗小儿脾胃病证时，无论有无肝经见证，都习用抑肝疏肝之品，寄望于抑木以扶土），在辨证施治基础上，喜从肝论治及善用风药。临证凡见腹痛，多用芍药甘草汤加疏肝理气祛风之品。

2. 史载祥　善用大建中汤治疗寒性腹痛，在临床上应用时要抓住病机的关键是中焦阳虚，阴寒内盛。而识证尤为重要，需抓住证候特点：一是腹痛的程度比较重，而且涉及部位广泛，"心胸中大寒痛，上下痛而不可触近"，说明疼痛部位可以上及心胸，下连脘腹，而且痛不可触；二是可表现为游走性疼痛，部位不固定；三是疼痛呈发作性，时发时止；四是阳微阴盛的表现，如形寒、怕冷、手足厥冷、嗜卧懒言、脉象沉微等；五是中气已伤的表现，如不能饮食、恶心、呕吐、腹泻等。临证时上述证候不必悉具，只要符合中焦阳虚阴盛的病机，便可放胆应用。另外饴糖不易求，可改用大剂甘草和百合代替，甘草性味甘平，归心、肺、脾、胃经，功用补脾益气、润肺止咳、缓急止痛，多用至 8～12g；百合性味甘微寒，归肺、心经，功用润肺止咳、清心安神，多用至 30g；经过临床验证，大剂甘草合百合确能起到饴糖一样温补中气之效。

　知识拓展

肠易激综合征（irritable bowel syndrome，IBS）与中医"腹痛"、"便秘"、"泄泻"关系密切。IBS 是一种以长期或反复发作的腹痛、腹胀，伴排便习惯和大便性状异常而又缺乏形态学、细菌学和生化指标异常的肠功能障碍性综合征。全球人群中有 10%～20% 的成人和青少年具有符合的症状，女性多于男性。症状常反复发生，经常与其他功能性肠病有症状重叠。IBS 是机体应激反应与心理因素相互作用的结果，不同的个体都可能涉及遗传、环境、心理、社会和胃肠感染等因素，导致胃肠动力改变、内脏高敏感、脑—肠轴相互作用的紊乱、自主神经和激素的变化等。伴有精神障碍（如恐慌、焦虑、创伤后应激紊乱等）、睡眠障碍和心理应对障碍的患者，应激性生活事件常可导致症状的加重，但目前对心理因素与该病之间的确切联系还不十分清楚。治疗时，应依据患者症状的严重程度、症状类型和发作频率，遵循个体化的原则，采取综合性的治疗措施。所谓的综合治疗应包括精神心理行为干预治疗、饮食调整和药物治疗，患者的治疗方法和对药物的选择应因人而异，对症处理。

 ## 病案分析

病案

患者，男性，65岁。6个半月前无明显诱因出现进食中胃脘部不适感，开始为偶发，持续数秒钟，可自行缓解。后出现进食后上腹部及右上腹部疼痛，呈刀割样，每次持续数秒到两分钟，平卧时可加快缓解，2个月前疼痛转移到左下腹，呈绞痛样，每次持续5～8s，50～60次/天，向腰背部、胸部放射。入院后做胃镜示：复合性溃疡，萎缩性胃炎。肠镜示：末段回肠、盲肠近段、升结肠溃疡性质待定。诊断为腹痛原因待查：肠结核？Crohn病？结肠肿瘤？症见腹痛阵发，呈刀割样，向胸背部放射，夜间疼痛程度加重，需注射吗啡镇痛，平时口服奥施康定20mg/d，腹痛发作时可见隆起的肠型，恶心，不能进食，胃管鼻饲营养液，查体：极度消瘦，精神尚可，全腹压痛（+），无反跳痛，肠鸣音7次/分。舌质偏红，苔黄厚腻，脉沉弦紧。

中医诊断：腹痛（寒邪内阻证）

西医诊断：肠结核？Crohn病？

中医治法：益气温中，散寒止痛

方 药：

川椒15g	干姜15g	甘草15g	党参15g
百合30g	沙参15g	丹参30g	当归15g
乳香4g	没药4g	桂枝20g	赤芍15g
大枣20g	白芍15g		

7剂，水煎服，每日1剂，分两次服

服上方3剂后腹痛大减，吗啡用量维持不变，压痛已不明显，上方去生姜，加茯苓15g，又服5剂。患者腹痛明显减轻，仅局限于胃脘部隐隐灼痛，活动如常，奥施康定改为10mg/d，可进少量流质饮食。

病案点评：

本患者内镜检查发现胃、肠多发溃疡病变，已基本除外肿瘤，诊断考虑为肠结核？Crohn病？对于诊断未明的腹痛，辨证为中焦阴寒内盛，上逆心胸，故见腹痛阵发，上连胸背，发作时可见隆起的肠型；因寒凝气滞，血行不畅，故兼有刀割样痛，夜间痛等瘀血之象；形体消瘦，恶心，不能食，说明中气已伤，纳谷不能。脉沉弦紧，为里寒。治当益气温中，散寒止痛。故用川椒、干姜温中散寒，降逆止呕；党参、大枣温补中气，丹参、赤芍、当归、乳香、没药以祛瘀止痛，桂枝温通经脉，因药房饴糖时缺不备，用大剂甘草合百合代替。诸药合用，使中气得复，寒邪得去，气血通畅，则疼痛可去。

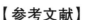

【参考文献】

1. 陈治水，张万岱，危北海，等. 肠易激综合征中西医结合诊治方案（草案）［J］. 中国中西医结合消化杂志，2005，13（1）：65-67.
2. 刘果，王新月. 王新月治疗腹泻型肠易激综合征经验［J］. 中医杂志，2010，51（1）：23-24.
3. 孙红文. 培土泄木法治疗腹泻型肠易激综合征疗效观察［J］. 现代中西医结合杂志 2011，20（1）：56-57.
4. 刘新光. 肠易激综合征与罗马Ⅲ诊断标准［J］. 胃肠病学，2006，12（11）：736-738.
5. 李春岩. 史载祥教授应用大建中汤治疗寒性腹痛经验［J］. 中国中医急症，2013，22（2）：244-245.
6. 涂一世，刘晓鹰. 倪珠英诊治小儿功能性腹痛经验［J］. 中医杂志，2011，52（21）：1820-1821.

第八节 泄 泻

 培训目标

要求住院医师具有运用中医病证结合思维独立诊治泄泻的能力，掌握中医辨证论治泄泻的方法，能够根据病情制订个体化的中医诊疗方案。能向患者宣传泄泻的预防和护理知识，指导患者进行饮食起居调护。了解泄泻的中西医研究进展，并能结合临床提出研究方向和思路。

问题导入

1. 如何辨别和防治暴泻危证？
2. 久泻该如何辨证？
3. 如何指导和管理泄泻病人的饮食？

一、临床诊断

1. 临床表现 粪质稀溏，或完谷不化，或如水样，大便次数增多，每日三五次，甚至十余次，为本病的主要特征。

2. 常伴腹痛、腹胀、肠鸣、纳呆等症状。

3. 暴泻者病程短，多因暴饮暴食或误食不洁食物后骤然起病。久泻者病程较长，多有反复发作病史，常由外邪、饮食、情志等因素而诱发。

4. 本病多发于夏秋季节，但一年四季均可发病。

具备以上临床表现，结合起病形式、诱因及伴随症状、发病季节等即可诊断泄泻。

粪便常规检查：粪便常规检查简便易行，临床价值高。肉眼观察粪便性状即可对腹泻种类和病因有一个大致判断；显微镜下脓细胞、红细胞、虫卵、滋养体、包囊、卵囊、脂肪球等的发现有助于明确病因；粪便细菌培养及药敏实验对于感染性腹泻的病因确定和临床治疗用药有重要的指导价值；对于病因不明确的慢性腹泻，消化内镜（结肠镜、小肠镜、胃镜）

检查应作为常规，并结合血糖、肾功能、甲状腺功能、消化系统肿瘤标志物、血清激素（如血管活性肠肽等）水平测定以及 X 线、钡餐、CT、彩超等影像学检查以帮助明确病因。

二、病证鉴别

1. 泄泻需与霍乱、痢疾相鉴别，见表 4-8-1。

表 4-8-1　泄泻与霍乱、痢疾鉴别要点

	泄泻	霍乱	痢疾
主症特点	排便次数增多，粪便稀溏，甚如水样	上吐下泻并作	腹痛、里急后重、痢下赤白脓血
病史特点	多发于夏秋季节，发病有缓有急，常有饮食不节（洁）史，可聚集发病	起病急，变化快，病情凶险，多有流行发病现象	夏秋季多见，起病急剧或反复发作，迁延不愈，多有饮食不洁史，或有传染现象
起病特点	饮食不慎后短时间内出现腹胀腹痛，旋即腹泻	突发腹痛，旋即吐泻交作，少数病例可无腹痛	急性多先有发热恶寒，随后出现腹痛、腹泻
泻下之物	多清稀，甚则如水样，或泻下完谷不化	多为夹有大便的黄色粪水，或如米泔而不甚臭秽	多为黄色稀便，后转为黏液脓血便
伴随症状	可有腹痛，一般不著，泻后痛减，且常与肠鸣同时存在，或兼有呕吐	常伴恶寒发热、腹中绞痛、转筋，重者见面色苍白、目眶凹陷、汗出肢冷	可伴有恶寒发热，腹痛便后不减，后重感明显，重症可见神昏

2. 泄泻需辨暴泻、久泻，见表 4-8-2。

表 4-8-2　暴泻、久泻鉴别要点

	暴泻	久泻
病理特点	以湿盛为主	以脾虚多见
泄泻特点	次数频多，泻下清稀，甚则如水样	常呈间歇性发作，泻下稀溏
起病特点	常因感受外邪、饮食不洁（节）而发，起病较急	常因饮食不当、劳倦过度、情志失调而复发，起病较缓
病程	较短，有自愈倾向	较长，迁延日久

3. 泄泻需辨虚实，见表 4-8-3。

表 4-8-3　虚证泄泻、实证泄泻辨别要点

	实证泄泻	虚证泄泻
病机	湿邪内盛、脾运不及	脏腑失调、脾运失健
泄泻特点	泻势急迫，泻下清稀如水或溏垢不爽	泻势较缓，泻下稀溏或糊状
腹痛特点	痛势急迫，拒按，泻后痛减	腹痛不甚，喜温喜按
病程	一般较短	较长，反复发作
伴随症状	一般全身虚性症状不著	常有神疲乏力、四肢不温等虚证表现

4. 泄泻需辨寒热，见表4-8-4。

表4-8-4 寒证泄泻、热证泄泻辨别要点

	寒证泄泻	热证泄泻
基本病机	寒湿内盛	湿热内壅
大便特点	大便清稀，或完谷不化	大便色黄褐而臭
泻下特点	一般不急，泻后得舒	泻下急迫，泻而不爽
伴随症状	腹痛肠鸣，遇寒加重，得温则减，脘闷食少，或兼有恶寒发热，鼻塞头痛等	腹痛得温不减，烦热口渴，小便短赤，肛门灼热等

三、病机转化

泄泻的病因虽然复杂，但无外乎虚实两方面的原因所致。虚者或由先天禀赋不足、或由后天饮食起居失宜、或病后失治所致脏腑亏虚；实者多因外邪、饮食、情志所生。病位在脾胃与大、小肠，与肝、肾二脏密切相关，但关键在脾，脾运失职则小肠无以泌别清浊，大肠无以传化糟粕，而肝、肾二脏也均是通过影响脾的功能而导致泄泻的发生。因此，泄泻的病机关键在于"脾病湿盛"。脾主运化，喜燥恶湿；大小肠司分清泌浊、传导；肝主疏泄，调节脾运；肾主命门之火，能暖脾助运，腐熟水谷。病理性质有虚有实，有寒有热，有阴有阳；急性暴泻多属实证，慢性久泻多属虚证或虚实夹杂。由于泄泻总体来说是由于津液的代谢失常，水湿内停所致，而湿为阴邪，易伤阳气，故泄泻多属寒证（实寒、虚寒）和阴盛阳衰证，但是临床亦可出现热证，如湿热、暑湿困脾，食积化热等，亦可由于久泻、暴泻导致阴液耗伤或者热邪伤阴等而出现阴虚见证。

急性暴泻多因湿盛伤脾，或食滞生湿，壅滞中焦，脾失健运，小肠分清泌浊和大肠传化失司，水谷清浊不分，出现泄泻。又外感之湿邪常可兼夹寒、热、暑等病邪，或内生湿邪从阴化寒、从阳化热，从而出现寒湿、湿热、暑湿等证。慢性久泻多因脾虚运化无力，水谷不化精微，津液转输敷布失常，湿浊内生，清浊混杂而下，发生泄泻，其他如肝气乘脾导致脾运不及或肾阳虚衰导致脾阳不足、气化无力所引起的泄泻，也多在脾虚的基础上产生。脾虚失运，可导致湿盛于内，而湿盛于内又可影响脾的运化，故脾虚与湿盛是互相影响，互为因果，因此暴泻迁延可由实转虚变为久泻，久泻受邪可因虚致实出现暴泻。另外暴泻不止，耗气伤阴，体弱者可出现痉、厥、闭、脱等危证。具体病机转化见图4-8-1。

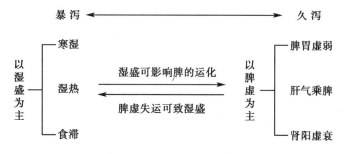

图4-8-1 病机转化示意图

四、辨证论治

（一）治法治则

泄泻的治疗大法为"运脾化湿"。急性泄泻多以湿盛为主，重在化湿，佐以分利，参以淡渗。根据寒湿和湿热的不同，分别采用温化寒湿与清化湿热之法。夹有表邪者，佐以疏解；夹有暑邪者，佐以清暑；兼有伤食者，佐以消导。久泻以脾虚为主，当健脾祛湿。因肝气乘脾者，宜抑肝扶脾；因肾阳虚衰者，宜温肾健脾；若为寒热错杂，或虚实并见者，当温清并用，虚实兼顾。

（二）分证论治

暴泻临床以寒湿、湿热（暑湿）、食滞等证型较为多见，久泻则以脾（气）虚、肝郁、肾（阳）虚等证型为多，并且上述证型之间可以相互转化或相兼为病。寒湿证以泄泻清稀，甚则如水样，脘闷食少，腹痛肠鸣为特征，若兼外感风寒，则兼有表证；食滞证以腹痛肠鸣，泻下粪便臭如败卵，泻后痛减，舌苔垢浊或厚腻，脉滑为特征；脾（气）虚证以大便时溏时泻，迁延反复，食少神疲，面色萎黄，舌淡苔白，脉细弱为特征；肾（阳）虚证以黎明之前脐腹作痛，肠鸣即泻，完谷不化，伴形寒肢冷，腰膝酸软，舌淡苔白，脉沉细为特征。泄泻的分证论治详见表4-8-5。

表4-8-5　泄泻分证论简表

证候	治法	推荐方	常用加减
寒湿	芳香化湿解表散寒	藿香正气散	表寒重，加荆芥、防风；外感寒湿，饮食生冷者，可加服纯阳正气丸；湿邪偏重，可改用胃苓汤
湿热	清热利湿运脾止泻	葛根芩连汤	若有表证，加金银花、连翘、薄荷；湿邪偏重，加藿香、厚朴、茯苓、猪苓、泽泻、灯心草；暑湿泄泻，可用新加香薷饮合六一散
食滞	消食导滞和胃止泻	保和丸	若食积较重，加大黄、枳实、槟榔，或用枳实导滞丸；食积化热，加黄连、山栀；呕吐甚者，加生姜、刀豆子、竹茹
脾虚湿盛	健脾益气化湿止泻	参苓白术散	脾阳虚衰，阴寒内盛，亦可用附子理中汤或理中丸；中气下陷，或兼有脱肛者，可用补中益气汤，并重用黄芪、党参
肝气乘脾	抑肝扶脾行气止泻	痛泻要方	肝体过虚，加用当归、枸杞；肝用不足，加柴胡、青蒿；脾虚甚，加党参、茯苓、扁豆、鸡内金
肾阳虚衰	温肾健脾固涩止泻	四神丸	脐腹冷痛可加附子理中丸；若泻下滑脱不禁，或虚坐努责，可改用真人养脏汤；若脾虚肾寒不著，反见心烦嘈杂，大便夹有黏冻，可改服乌梅丸方

（三）临证备要

预防调护　要加强锻炼，增强体质，使脾气旺盛，则不易受邪。加强食品卫生和饮用水的管理，防止污染。饮食应有节制，不暴饮暴食，不吃腐败变质的食物，不喝生水，生吃瓜果要洗净，养成饭前便后洗手的习惯。生活起居应有规律，防止外邪侵袭，夏季切勿

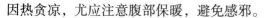

因热贪凉，尤应注意腹部保暖，避免感邪。

饮食管理　泄泻病人应给予流质或半流质饮食，饮食宜新鲜、清淡、易于消化而富有营养，忌食辛辣炙煿、肥甘厚味。急性暴泻易伤津耗气，可予淡盐水、米粥等以养胃生津。若属虚寒泄泻，亦可予以淡姜汤饮之，以温振脾阳，调和胃气。肝气乘脾泄泻者，应注意调畅情志，尽量消除紧张情绪，尤忌怒时进食。

注意"风药"的临床应用　脾气不升是久泻的主要病机之一，风药轻扬升散，同气相召，脾气上升，运化乃健，泄泻可止。湿是形成泄泻的病理要素之一，湿见风则干，风药具有燥湿之性。湿邪已祛，脾运得复，清气上升，泄泻自止。风药尚具有促进肝之阳气升发的作用，肝气升发条达，疏泄乃治。从西医学观点来看，风药尚具有抗过敏作用，而慢性泄泻者多与结肠过敏有关，故而有效。临床常用药有藿香、葛根、荆芥、防风、桔梗、白芷、藁本、升麻、柴胡、蝉蜕、羌活等。方剂可选藿香正气散、荆防败毒散、羌活胜湿汤等，运用得当，效果明显。

虚实夹杂者，寒热并用　久泻纯虚纯实者少，虚实夹杂者多，脾虚与湿盛是本病的两个方面。脾气虚弱，清阳不升，运化失常则生飧泄，治疗可用参苓白术散、理中汤等；若脾虚生湿，或外邪内侵，引动内湿，则虚中夹实，治当辨其湿邪夹热与夹寒之不同，临床一般以肠腑湿热最为常见，治疗当理中清肠，寒热并用，加用败酱草、红藤、黄柏、猪苓、茯苓等；寒湿偏重者则用苍术、厚朴、肉桂、陈皮、白术等。

掌握通法在久泻中的运用时机　泄泻一证，其病位在肠腑，大肠为"传导之官"，小肠为"受盛之官"，前者司"变化"，后者主"化物"，一旦肠腑发生病变，必然"变化"无权，"化物"不能，于是曲肠盘旋之处易形成积滞痰饮浊毒。久则中焦脾胃渐亏，难以运化，积饮痰浊愈甚，或陈积未去，新积又生。故此，诸法罔效者，多有痰饮浊毒积滞肠腑。倡导攻邪已病的张从正提倡以攻为补，"损有余即补不足"，而且"下中自有补"，"不补之中有真补存焉"。当代医家韦献贵认为："久泻亦肠间病，肠以腑为阳，腑病多滞多实，故久泻多有滞，滞不除则泻不止。"因此，攻除积滞痰饮浊毒，攻补兼施，掌握好攻补的孰多孰少，乃为治疗难治性泄泻的出奇制胜之法。

久泻使用化瘀之法，值得重视：辨证上应注意血瘀征象的有无。王清任的诸逐瘀汤，结合临床，变通使用得当，往往可以获效。

（四）常见变证的治疗

1. 痉证　久病体弱者易见，多于暴泻久泻后出现，常伴高热，因吐泻较甚，津液亡失，筋脉失濡，致项背强直，四肢麻木，抽搐或筋惕肉瞤，直视口噤，头目昏眩，自汗，神疲气短，或低热，舌质淡或舌红少苔，脉细数等，可用四物汤和大定风珠加减以滋阴养血，息风止痉；或循经选穴，多取督脉、膀胱经穴位，用强刺激手法。

2. 厥证　暴泻久泻，可致气随液耗，阳随阴消，神明无主而出现猝然昏倒，不省人事，或口噤拳握，四肢逆冷等，发病前多有头昏、乏力、纳差等表现，可灌服参附汤或芪附汤以益气固本，同时可灌服热糖水或热茶。患者苏醒后，可口服四味回阳饮。

3. 闭证　感受湿热毒邪，可入里攻心，扰乱心神，致神昏谵语，高热腹痛，泻下不止，甚至出血发斑。可予紫雪丹、安宫牛黄丸化水灌服或鼻饲，也可用热毒宁、清开灵、醒脑静等静脉滴注，另外也可用黄连解毒汤、清瘟败毒饮等清热解毒类方剂口服或灌肠。

4. 脱证　发病前多有烦躁不安或意识欠清，突然大汗淋漓，或汗出如油，精神疲惫，四肢厥冷，声短息微，脉微欲绝，或脉大无力，舌卷无津者，宜生脉散加附子，急煎顿服。汗多时还可加生龙骨、生牡蛎、麻黄根等止汗之品。

（五）其他疗法

1. 中成药

（1）藿香正气丸：散寒化湿。适用于四时外感寒湿而致急性泄泻，或兼有腹胀呕吐者。

（2）香连丸：清热化湿。适用于湿热泄泻。

（3）参苓白术颗粒（丸）：健脾益气，化湿止泻。适用于脾胃虚弱之泄泻。

（4）保和丸：消食导滞。适用于食滞胃肠之泄泻。

（5）四神丸：温肾健脾，固涩止泻。适用于脾肾阳衰之久泻不止。

（6）固肠止泻丸：调和肝脾，涩肠止痛。适用于肝脾不和，泻痢腹痛者。

2. 针灸推拿

（1）针灸：暴泻以除湿导滞，通调腑气为法。以足阳明、足太阴经穴为主，针刺上巨虚（双）、天枢（双）、足三里（双）。久泻以健脾温肾，固本止泻为法。以任脉、足阳明胃经穴及背俞穴为主，艾灸上脘、天枢（双）、关元、足三里（双）。

（2）推拿：患者仰卧，医者用一指禅推法由中脘缓慢向下推至关元穴，接着用摩振法于腹部摩振约15分钟，再按揉中脘、天枢、神阙、气海、关元、上巨虚、足三里，每穴约半分钟。患者俯卧位，先以一指禅推法或㨰法由膀胱经脾俞开始缓慢向下，推或㨰至大肠俞，往返3~5遍，然后按揉脾俞、胃俞、肾俞、大肠俞，至长强穴再用擦法施于尾骶部。一般每天1次，2周后改为隔日1次，4周为1个疗程。适用于脾虚泄泻。

（3）外治法：附子、肉桂、党参、山药、当归、金樱子各20g，鹿茸10g。共研为细末，用陈醋和匀加工制成膏剂备用。治疗时先将神阙穴消毒，然后取该药2g填于其中，再用胶布封闭。2~4天换药1次，7次为1疗程。本方具有温肾、健脾、散寒、止泻等功能，适用于多种泄泻证型。

五、名 医 经 验

1. 胡建华　慢性腹泻的治疗，不但要顾及脾肾之本，还要注意虚中夹实，必须标本兼顾。故临床常用党参、白术、炙甘草以益气健脾；辅茯苓以和中化湿；气虚偏重则加用黄芪，但兼见气滞湿阻，食后胃脘胀闷则避而不用；对于温中止泻，一般选用炮姜；理气多用广木香，以助脾胃之运化；在升清止泻方面，一般先用炒防风，取其兼有"风以胜湿"之意，进而可用升麻以升举清阳之气，其力较防风为强。若肠中湿热留恋，而且便下夹有黏者，秦皮为必用之品，既能苦化湿热，又可清肠止痢；如黏冻色白，可配苍术之温燥以化寒湿，如黏冻色黄，则加用黄连、黄芩以清化湿热，尤以黄连更为常用，因其尚有"厚肠"之功；如为急性发作，下痢脓血，或有里急后重者，则用白头翁、败酱草以清热解毒。对于肝木乘脾者，用痛泻要方抑肝扶脾，不可妄投龙胆草、山栀等苦寒泻肝之品，宜用白芍以柔养肝体，抑制肝用。如出现五更泻，则需温补脾肾之阳，可用淫羊藿、补骨脂等补阳温肾。久泻者多有血瘀之症，可适当加入莪术、赤芍、红花等活血化瘀，但对桃仁、当归等有润肠作用的活血化瘀药物则避之不用。在使用固涩药的同时，常与陈皮、木香等理气药配合使用，以求止泻而不留寇。

2. 谢昌仁　风药在慢性泄泻的治疗中尤多效用，风药具有胜湿止泻作用，又能鼓舞胃气，振奋脾胃功能，健运升清，还可以祛肠中之风，使肠腑传化正常。因此，风药为治疗慢性泄泻的要药。重视寒温并用，以川连配炮姜治疗泄泻，川连苦寒，能燥湿健脾厚肠壁，并清化湿热；炮姜辛温，温运和中止泻。二药合用，取川连健胃理肠，炮姜和中止泻，同时川连制炮姜之温，炮姜化川连之寒，使之苦而不寒，温而不燥。二药用量相等，一般各用3g，临证时可根据病情偏寒偏热而酌情加减。可使用地榆炭、槐花炭、炮姜炭，三炭合用，消除大便黏液。大便黏液之成因，有寒湿与湿热之区别，皆与肠腑不清有关。古人用榆槐连治肠风脏毒，用榆槐清热理肠，炮姜炭散寒祛湿，亦含寒温并用之意。提出了脾阴不足之泄泻的论治，主症为病久体羸，泄泻反复发作，纳谷不香，口干欲饮，舌红苔少，脉细。治疗宜健脾助运，参苓白术散加减。久泻患者脾阴不足并不少见，久泻则阴伤。若与滋补，易于腻滞，阻碍脾气，又可造成润药滑肠之弊，故脾贵运不贵补；若用香燥，则更伤脾阴，正气难复，只宜平补淡渗，健脾助运，使脾胃功能恢复，泄泻得止，脾阴亦自然恢复。

 知识拓展

据 WHO 估计，全球每天有数千万人罹患腹泻病，每年发生腹泻病达 17 亿例次，其中有 220 万例患者因严重腹泻而死亡。我国是发展中国家，感染性腹泻病的发病率一直位居肠道传染病的首位。近年来，在腹泻病的预防和诊治研究方面取得不少进展，病毒性腹泻的病原学研究、新的致腹泻病原体的发现、取代粪便常规检查的 WBC 酯酶检测、基于细菌毒力编码基因的分子生物学诊断、WHO 推荐的低渗补液方案、肠黏膜保护剂、抗分泌药物、新型肠道抗微生物制剂和肠道微生态制剂的应用，以及腹泻病疫苗研发等，都取得了长足发展。近十年来，我国儿科学和消化病学领域的专家，针对儿童腹泻病、功能性腹泻病和炎症性肠病（inflammatory bowel disease，IBD）等，制定了多部指南和共识。《中华人民共和国传染病防治法》规定，霍乱为甲类传染病；细菌性和阿米巴痢疾、伤寒和副伤寒为乙类传染病；除霍乱、细菌性和阿米巴痢疾、伤寒和副伤寒以外的感染性腹泻，称为其他感染性腹泻，为丙类传染病。2011—2012 年，在 39 种法定报告传染病的报告病例数中，其他感染性腹泻居第 4 位，细菌性和阿米巴痢疾居第 7 位。

肠易激综合征（Irritable Bowel Syndrome，IBS）是一种世界范围内的多发病，但病因和发病机制尚不十分清楚。现有研究结果显示 IBS 的发病与下列因素有关：

（1）胃肠道动力异常。部分腹泻型 IBS 表现为胃肠通过时间缩短、结肠收缩增强等肠道动力亢进。

（2）内脏敏感性增高。直肠气囊扩张试验表明 IBS 患者痛阈下降，对直肠扩张等机械性刺激敏感性增高。

（3）中枢神经系统感知异常。功能性磁共振研究表明，IBS 患者对直肠气囊扩张刺激所引起大脑反应区与正常人有所不同，且腹泻型 IBS 与便秘型 IBS 之间的大脑反应区也有所不同。

（4）脑—肠轴调节异常。中枢神经系统对肠道传入信号的处理及对肠神经系统的调节异常可能与 IBS 的症状有关。

（5）肠道感染与炎症反应。有研究表明肠道急性细菌感染后部分患者发展为 IBS，肠道感染引起的黏膜炎症反应、通透性增加及免疫功能激活与 IBS 发病的关系值得进一步研究。

（6）精神心理异常。部分 IBS 患者存在焦虑、紧张、抑郁、失眠等精神心理异常，精神心理应激也可诱发或加重 IBS 症状，说明精神心理因素与 IBS 有密切的关系。

 病案分析

患者，男，33 岁，就诊节气：惊蛰。4 个月前，因大渴食柿 3 个，并饮茶过骤，致患泄泻，每日 4～5 次入院。入院症见泄泻清稀，甚则如水样，日 4～5 次，时有腹痛，脘闷食少，苔白腻，脉濡缓。既往否认高血压、糖尿病等病史。专科检查：腹软，中下腹轻微压痛，无反跳痛，肝脾肋下未及，肠鸣音活跃。

经服西药，便数虽减，但停药即复发，缠绵数月不愈。每晨 4～5 时许，即腹鸣腹泻，纳食减少，心慌，身倦，小便稍少但不黄，腹部喜热熨。面色欠泽，言语清晰，语言尚不低微。腹部按之不痛，未见异常。舌苔微白湿润，脉象左手沉滑，右手沉细，两尺无力，右尺较甚。

中医诊断：泄泻　久泻（脾肾阳衰证）

西医诊断：慢性腹泻

中医治法：健脾化湿，补肾助阳

方　　药：参苓白术散合四神丸加减

野合参 12g	茯苓 12g	白术 9g	炒山药 9g
炒薏苡仁 9g	炙甘草 6g	吴茱萸 6g	肉豆蔻 6g
五味子 5g	制附子 5g	干姜 5g	紫肉桂 3g

3 剂，水煎服，每日 1 剂，分两次服。

进上药后，诸症减轻，精神渐振，清晨已不泻。10 剂后泄泻停止，体力增加，食纳旺盛，工作效率提高。

病案点评：

患者因暴食生冷，饮茶过骤而伤脾胃，致患泄泻，经服西药治疗后仍反复发作，缠绵数月不愈，脾病日久乘肾，土来克水，则肾亦虚，肾虚下焦不固，黎明将交阳分之时，则泄泻。每日 4～5 次，时有腹痛、腹胀，符合泄泻的诊断；泄泻反复发作，病程较长，应属于久泻范畴。每晨 4～5 时许，即腹鸣腹泻，纳食减少，身倦，腹部按之不痛，喜热熨，面色欠泽，舌苔微白湿润，脉象左手沉滑，右手沉细，两尺无力，右尺较甚乃脾肾阳气虚衰之征，故辨证为脾肾阳衰证。治疗当以健运脾气、补火暖土为要，佐以化湿利湿。然补虚不可纯用甘温，因甘能助湿，久泻不可分利太过，恐有重伤阴液之弊。故以四神丸补命门之火，参苓白术散健脾渗湿，附子、肉桂、干姜助阳以散寒湿。

【参考文献】

1. 袁灿兴. 胡建华治疗慢性泄泻的经验 [J]. 辽宁中医杂志, 1997, 24 (10): 444-445.

2. 周玉麟. 名老中医谢昌仁治疗慢性泄泻经验 [J]. 四川中医, 2002, 20 (11): 3-4.

3. Kosek M，Bern C，Guerrant RL. The global burden of diarrhoeal disease. As estimated from studies published between 1992 and 2000 ［J］. Bulletin of the World Health Organ，2003，81：197-204.

4. Thielman NM，Guerrant RL. Clinical practice. Acute infectious diarrhea ［J］. N Engl J Med，2004，350：38-47.

5. 林玫，董柏青. 感染性腹泻流行病学研究现况 ［J］. 中国热带医学，2008，8：675-677.

6. 缪晓辉. 对感染性腹泻的新认识 ［J］. 中华传染病杂志，2006，24：217-219.

7. Pawlowski SW，Warren CA，Guerrant R. Diagnosis and treatment of acute or persistent diarrhea ［J］. Gastroenterology，2009，136：1874-1886.

8. 中华医学会儿科学分会消化学组，中华医学会儿科学分会感染学组，中华儿科杂志编辑委员会. 儿童腹泻病诊断治疗原则的专家共识 ［J］. 中华儿科杂志，2009，47：634-636.

9. 中华医学会消化病学分会炎症性肠病协作组. 中国炎症性肠病诊断治疗规范的共识意见 ［J］. 中华内科杂志，2008，47：73-79.

10. 中华人民共和国国家卫生和计划生育委员会. 2012 年度全国法定传染病疫情概况（2013-03-15）.

11. 中华医学会消化病学分会胃肠动力学组. 肠易激综合征诊断和治疗的共识意见（2007，长沙）［J］. 中华消化杂志，2008，28：38-40.

12. 张伯礼. 中医内科学 ［M］. 北京：人民卫生出版社，2012.

第九节 痢 疾

 培训目标

要求住院医师具备独立诊治痢疾的能力，具备中西医结合抢救痢疾重症和中毒性痢疾的能力；熟悉病因病机及转化和辨证论治的方法；了解中西医痢疾概念的内涵及病证结合的诊疗思路；并指导患者进行传染病预防和调护。

问题导入

1. 如何理解"调气则后重自除，行血则便脓自愈"？
2. 痢疾的治疗为什么说赤痢重用血药，白痢重用气药？
3. 疫毒痢来势迅猛，如何针对病情采取措施进行抢救？

一、临床诊断

1. 临床表现以腹痛、里急后重、大便次数增多、泻下赤白脓血便为主症。

2. 暴痢起病急，病程短，可伴有恶寒、发热等症；久痢起病缓慢，反复发作，迁延不愈；疫毒痢病情严重而病势凶险，以儿童为多见，起病急骤，在腹痛、腹泻尚未出现之时，即有高热神疲，四肢厥冷，面色青灰，呼吸浅表，神昏惊厥，而痢下、呕吐并不一定严重。

3. 多有饮食不洁史。急性起病多发生在夏秋之交，久痢则四季皆可发生。

4. 痢疾重者全腹可有压痛、尤以左下腹压痛明显；左下腹可触及条索状的乙状结肠。重型和中毒性痢疾可出现血压下降。

血常规检查可示白细胞及中性粒细胞增多，慢性细菌性痢疾患者血常规可见轻度贫血。大便常规及培养可见大量脓细胞和红细胞，并有巨噬细胞，培养出致病菌是确诊的关键。肠阿米巴病的新鲜大便可有阿米巴滋养体或包囊。乙状结肠镜检查可见急性期肠黏膜弥漫性充血、水肿、大量渗出、有浅表溃疡，有时有假膜形成。慢性期的肠黏膜呈颗粒状，可见溃疡或息肉形成。慢性期患者，可见肠道痉挛、动力改变、袋形消失、肠腔狭窄、肠黏膜增厚，或呈节段状。

X线钡剂、结肠镜检查有助于溃疡性结肠炎、克罗恩病、放射性肠炎的诊断，亦可排除直肠肿瘤等疾病。

二、病证鉴别

1. 痢疾需与泄泻相鉴别，见表4-9-1。

表4-9-1　痢疾与泄泻的鉴别要点

	痢疾	泄泻
病因	外感时邪疫毒，内伤饮食	感受外邪，饮食所伤，情志失调，禀赋不足，久病脏腑虚弱
病机	邪蕴肠腑，气血壅滞，肠道传导失司	脾虚湿盛，肠道分清泌浊、传导功能失司
主症	大便次数增多，腹痛，里急后重，痢下赤白黏冻	排便次数增多，粪质稀溏或完谷不化，甚至泻出如水样
里急后重	有	无
赤白脓血便	有	无
腹痛	有	可有可无
腹痛特点	腹痛伴里急后重感，便后痛不减	腹痛多伴腹胀肠鸣，少有里急后重感，便后多痛减

2. 痢疾需辨久暴、查虚实，见表4-9-2。

表4-9-2　痢疾辨久暴、虚实

	暴痢	久痢
主症	起病急，病程短，腹痛胀满，痛而拒按，痛时窘迫欲便，便后里急后重暂时减轻	发病缓，病程长，腹痛绵绵，痛而喜按，便后里急后重不减，坠胀甚者为虚，反复发作之休息痢，常为虚中夹实
病理性质	实	虚、虚中夹实

3. 痢疾需辨寒热气血，见表4-9-3。

表 4-9-3　痢疾辨寒热气血

	热	寒	气	血
主症	便出脓血，色鲜红，甚至紫黑，浓厚黏稠腥臭，腹痛，里急后重感明显	大便赤白清稀，白多赤少，清淡无臭，腹痛喜按，里急后重感不明显	下痢白多赤少，邪伤气分	下痢赤多白少，或以血为主
兼症	口渴喜冷，口臭，小便黄或短赤	面白肢冷形寒	腹胀食少，倦怠嗜卧	或兼热邪伤及血分
舌象	舌红苔黄腻	舌淡苔白	舌苔厚腻	舌质红绛
脉象	脉滑数	脉沉细	脉濡软或虚弱	脉滑数

三、病机转化

　　痢疾的病机主要为邪蕴肠腑，气血壅滞，传导失司，脂络受伤。病位在肠，与脾胃密切相关，日久及肾。病理因素以湿热疫毒为主，病理性质有寒热虚实之分。本病初期多为实证，外感湿热或饮食不节，湿热内蕴，成湿热痢；疫毒内侵，毒盛于里，发为疫毒痢；外感寒凉或过食生冷，中阳受阻，寒湿内蕴，而成寒湿痢。下痢日久，可由实转虚或虚实夹杂。疫毒之邪或湿热伤及阴血，成阴虚痢；脾胃素虚又感受寒湿之气，损伤中阳，易患虚寒痢；如湿热、疫毒之气上攻于胃，或久痢伤正，胃虚气逆，成噤口痢，实属危象。如痢疾失治迁延，正虚邪敛，或治疗不当，收涩太早，关门留寇，可发展为休息痢。见图 4-9-1。

　　痢疾下痢有粪者轻，无粪者重，痢色如鱼脑，如猪肝，如赤豆汁，下痢纯血或如屋漏者重。能食者轻，不能食者重。下痢兼见发热不休，口渴烦躁，气急息粗，神昏谵语，或见腹胀如鼓者，多是疫毒痢及湿热痢邪毒炽盛，热入营血，邪陷心肝之重证，应及时救治，防止发展为内闭外脱证。

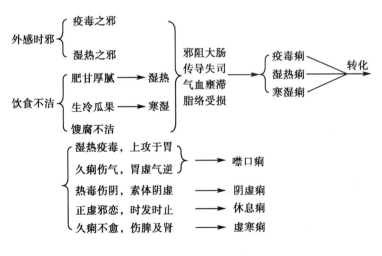

图 4-9-1　病机转化示意图

四、辨证论治

(一)治则治法

痢疾的治疗，应根据其病证的寒热、虚实、久暴而确定治疗原则。热痢清之，寒痢温之，初痢实则通之，久痢虚则补之，寒热交错者清温并用，虚实夹杂者攻补兼施。赤痢重用血药，白痢重用气药。痢疾初起以实证、热证多见，宜清热化湿解毒。久痢多虚证、寒证，宜温中补虚，调补脾胃，兼以清肠收涩固脱。

下痢兼有表证者，宜合解表剂，外疏内通；夹食滞可配合消导药。辨证治疗过程中，始终注意顾护胃气。对于古今医家提出的有关治疗痢疾之禁忌，如忌过早补涩，忌峻下攻伐，忌分利小便等，可供临床参考借鉴。"调气则后重自除，行血则便脓自愈"，痢疾为病，气血凝滞于肠间，脂膜血络损伤，气机阻滞，治疗上还应重视调理脾胃之气机，除通利大肠之滞气外，还应佐以行血、和血、凉血之品。

(二)分证论治

湿热痢以痢下赤白脓血，肛门灼热，小便短赤，舌苔黄腻，脉滑数为特征；疫毒痢以起病急，痢下鲜紫脓血，腹痛剧烈，里急后重明显，壮热，恶心呕吐，头痛烦躁，甚者神昏惊厥为特征；寒湿痢以痢下白多赤少，或为纯白冻，伴饮食乏味，脘腹胀闷，头身困重为特征；阴虚痢以痢下赤白脓血，或鲜血黏稠，脐腹灼痛，虚坐努责，心烦口干，舌红绛，苔少，脉细数为特征；虚寒痢以痢下稀薄，带有白冻，或滑脱不禁，腹部隐痛，四肢不温，腰膝酸软为特征。休息痢以下痢时发时止，迁延不愈，常因饮食不当、受凉、劳累而发为特征。

痢疾初起之时忌用收涩止泻之品，以免关门留寇。若痢疾复发，病势由缓转急，以湿滞邪毒内盛为主，治疗应急则治其标，以祛邪导滞为首务；若久痢虚证，脾胃亏损，阳气不振，甚至脾肾两虚，关门不固，滑脱不禁者，则应重以温补之法，兼以收涩固摄，不可攻伐，以免重伤正气。总之，应权衡邪正，既重视余邪积滞未尽之一面，又要时刻顾护正气，特别应以顾护胃气贯穿于治痢疾的始终。

痢疾的分证论治详见表4-9-4。

表4-9-4　痢疾分证论治简表

证候	治法	推荐方	常用加减
湿热痢	清肠化湿 调气行血	芍药汤	热重于湿，加白头翁、秦皮、黄柏；瘀热较重，加地榆、丹皮、苦参；湿重于热者，去当归，加苍术、茯苓、厚朴、陈皮
疫毒痢	清热解毒 凉血除积	白头翁汤	热毒深入心营，用犀角地黄汤、紫雪丹；暴痢致脱，见面色苍白，汗出肢冷，唇舌紫黯，尿少，脉微欲绝，急服独参汤或参附汤，加用参麦注射液
寒湿痢	温中燥湿 调气和血	胃苓汤	痢下白中兼赤者，加当归、芍药；脾虚纳呆者加白术、神曲；寒积内停，见腹痛，痢下滞而不爽，加大黄、槟榔，配炮姜、肉桂

续表

证候	治法	推荐方	常用加减
阴虚痢	养阴和营 清肠化湿	驻车丸	口渴、尿少、舌干者，可加沙参、石斛；如痢下血多者，可加丹皮、旱莲草；若湿热未清，有口苦、肛门灼热者，可加白头翁、秦皮
虚寒痢	温补脾肾 涩肠固脱	桃花汤合 真人养脏汤	少气脱肛，加黄芪、柴胡、升麻、党参
休息痢	温中清肠 调气化滞	连理汤	肾阳虚衰，关门不固者，加肉桂、熟附子、吴茱萸、五味子、肉豆蔻；脾阳虚极，肠中寒积不化，用温脾汤加减；寒热错杂者，可用乌梅丸加减

（三）临证备要

痢久多湿滞毒邪胶结，病势渐而由浅入深，病情反复，可采用内外同治的方法。病位离肛门远者，可选用中药灌肠剂；病位离肛门较近者，可选用中药栓剂。灌肠常用药：白头翁、苦参、银花、黄柏、地榆、马齿苋、石榴皮。如白头翁、苦参、银花、黄柏、滑石各60g，加水浓煎成200ml，保留灌肠。

若噤口痢呕吐频繁，胃阴耗伤，舌红绛而干，脉细数，可酌加西洋参3～6g、麦冬6～12g、石斛6～12g、芦根15～30g扶阴养胃；或人参3～10g与姜汁炒黄连2～5g同煎，频频呷之，再吐再呷，以开噤为止。若患者服药时屡饮屡吐，可先予少量玉枢丹置口中，随口水缓缓咽下，然后再服它药。本证也可用田螺捣烂，加入麝香0.03～0.1g，纳入脐中以引热下行。

马齿苋临床可量大，100～150g，加水煎服，每日两次，可用于热毒血痢；石榴皮加水煎服，每日代茶频饮，可用于治疗休息痢；紫皮大蒜30g，去皮煮粥，每日早晚各1次；苍耳草煎20～30g，捣碎，水煎服，适用于红白痢疾。

桃花汤主治寒湿下利，脏气不固，故用赤石脂收涩止泻，干姜温阳散寒。后世以桃花汤去粳米，加黄连、当归，用于湿热下利。可见，有脓血便时，固涩药并非绝对禁忌，如果出现大便稀溏，且次数较多，仍可酌情使用固涩药。

对于具有传染性的细菌性及阿米巴痢疾，应采取积极有效的预防措施，以控制痢疾的传播和流行。在痢疾流行季节，可适当食用生蒜瓣，亦可食用马齿苋、绿豆，煎汤饮用。

（四）常见变证的治疗

1. 噤口痢　如湿热、疫毒之气上攻于胃，胃虚气逆，噤口不食，表现为入口即吐的噤口痢，实属危象。噤口痢有虚有实。实者宜用开噤散苦辛通降，泄热和胃。若汤剂不受，可先用玉枢丹磨制汁少量与服。虚证宜健脾和胃，方用六君子汤加石菖蒲、姜汁以醒脾开胃。若下痢无度，饮食不进，肢冷脉微，为病情危重，急用独参汤或参附汤或参附注射液以益气回阳固脱。

2. 疫毒痢重症　下痢兼见发热不休，口渴烦躁，气急息粗，甚或神昏谵语，虽见下痢次数减少，而反见腹胀如鼓者，常见于疫毒痢及湿热痢邪毒炽盛，热入营血，邪陷心肝之重证。若见神昏谵语，甚则痉厥，舌质红，苔黄燥，脉细数者，属热毒深入心营，用犀角地黄汤、紫雪丹以清营凉血，开窍止痉；若暴痢致脱，症见面色苍白，汗出肢冷，唇舌紫黯，尿少，脉微欲绝者，应急服独参汤或参附汤，加用参麦注射液益气固脱。

（五）其他疗法

1. 中成药治疗

（1）加味香连丸：祛湿清热，化滞止痢。适用于湿热凝结的急性痢疾。

（2）槐角丸：祛湿清热，行气活血。适用于痢疾湿热壅肠，气滞血瘀者。

（3）木香槟榔丸：行气导滞，泄热通便。适用于痢疾气滞血瘀证。

2. 隔药灸治疗溃疡性结肠炎　隔药灸治疗溃疡性结肠炎，可以起到调和气血、健脾利湿的作用。患者取仰卧位，暴露腹部，选穴天枢（双）、气海、关元等，将做好的药饼放在待灸穴位，点燃艾段上部后置药饼上施灸。

3. 敷脐疗法

（1）吴茱萸粉 3g，米醋 5ml 调和，加温 40℃左右，外敷脐部。每 12 小时更换 1 次。适用于痢疾寒湿型。

（2）猪苓、地龙、针砂、生姜汁各适量。前 3 味共为细末，以生姜汁调成膏状，敷于脐部，每日 1 次，适用于痢疾湿热型。

（3）乳香、没药、米粉各适量，共为细末，陈醋调如膏状，敷脐，每日换药 1 次。适用于腹痛明显者。

4. 足浴疗法　葛根 50g、白扁豆 100g、车前草 150g，水煎 20～30 分钟去渣取液，放入浴盆内，兑适量温开水，水温 30℃左右，浸泡脚 30～60 分钟，每日 2～3 次。

5. 中药保留灌肠

（1）溃结清：由麝香、牛黄、珍珠、血竭、枯矾、白及、青黛、红花等组成。每次用溃结清粉 12g，加白开水 100ml，调成稀糊状，待温后保留灌肠。

（2）锡类散、云南白药、生肌散各 1g，置于 30℃的温水中混合均匀。先用温水 500ml 清洁灌肠，再用此药保留灌肠。

（3）白头翁、白花蛇舌草、救必应各 30g，川黄连、赤芍、白芍各 15g，煎水 200ml，每晚睡前保留灌肠。

（4）明矾合剂：明矾、苍术、苦参、槐花各 15g，大黄 10g，煎水保留灌肠。

（5）青黛散：青黛、黄柏、珍珠、枯矾、儿茶等为细末，加水混合均匀，每晚睡前保留灌肠。

五、名医经验

1. 董建华　治疗久痢六法：一为调肝理气，扶脾助运；二为芳香化湿，燥湿泄浊；三为清热利湿，理肠导滞；四为活血化瘀，通络止痛；五为健脾益气，升阳止泻；六为温肾暖脾，涩肠固脱。

2. 关幼波　治疗急性痢疾当清热利湿，解毒导滞为主，以通为用，适当佐以调和气血之品；慢性痢疾，多为湿热不净、中阳不足、食滞不化，只要不是正气太虚，均应先行清解导滞通下。关幼波治疗此病，自拟治痢疾基本方，药物组成：白头翁、大黄炭、秦皮、黄芩、生地炭、当归、香附、丹皮、焦槟榔、阿胶珠各 10g，白芍 15g，白茅根 30g，木香 6g。治以清热利湿，导滞通下。加减：热势较盛者加蒲公英、马齿苋、赤芍以解毒和营；湿重，纳呆，苔白腻加藿香、苡米以健脾利湿。

关幼波对"痢无补法"有独特的见解——湿热积滞存，通因通用循；正虚湿热阻，先攻而后补；攻补要辨证，异病治法同等。治疗痢疾，除了尊崇"痢无补法"外，认为所谓

"无补法"并非一律排除补法，而是正确地处理正与邪的关系，合理而正确地使用下法与补法。或先攻后补，或攻补兼施。而补法，除了补气、补脾、补胃外，还包括对脾胃功能的调理。所以"痢无补法"除了强调"通因通用"的作用之外，还要求正确、及时、辨证地使用攻法与补法。

 知识拓展

中毒性菌痢的西医治疗，选择敏感抗菌药物，联合用药，静脉给药，待病情好转后改口服。喹诺酮类可作为首选药物。环丙沙星，左氧氟沙星，加替沙星等，利福平对痢疾杆菌也有一定杀灭作用。

（1）控制高热与惊厥：退热用物理降温，1%温盐水1000ml流动灌肠，或酌加退热剂。

躁动不安或反复惊厥者，采用冬眠疗法，氯丙嗪和异丙嗪1~2mg/kg，肌注，2~4小时可重复一次，共2~3次。必要时加苯巴比妥钠盐，5mg/kg肌注，或水合氯醛，40~60mg/kg/次，灌肠，或安定0.3mg/kg/次，肌注或缓慢静推。

（2）循环衰竭的治疗：①扩充有效血容量；②纠正酸中毒；③强心治疗；④解除血管痉挛；⑤维持酸碱平衡；⑥应用糖皮质激素。

（3）防治脑水肿与呼吸衰竭：东莨菪碱或山莨菪碱的应用，既改善微循环，又有镇静作用。

脱水剂：20%甘露醇或25%山梨醇1.0mg/kg/次，4~6小时一次，可与50%葡萄糖交替使用。地塞米松：0.5~1.0mg/kg/次加入莫菲滴管中静滴，必要时4~6小时重复一次。

吸氧，慎用呼吸中枢兴奋剂，必要时气管内插管与气管切开，用人工呼吸器。

慢性菌痢的治疗当出现肠道菌群失衡时，切忌滥用抗菌药物，立即停止耐药抗菌药物使用，改用乳酶生或乳酸杆菌，以利肠道厌氧菌生长。加用B族维生素、维生素C、叶酸等，或者口服左旋咪唑，或肌注转移因子等免疫调节剂，以加强疗效。

对于肠道黏膜病变经久不愈者，采用保留灌肠法，可用1:5000呋喃西林液150ml，或加氢化可的松100mg，或5%~10%大蒜溶液150ml加强的松20mg及0.25%普鲁卡因10ml，保留灌肠。

炎症性肠病的诊断要求全面的病史回顾及体格检查，各种检查包括血液、粪便、内镜活检及影像学检查。规定炎症性肠病的诊断标准为：①出现典型的临床表现为临床疑诊；②临床表现加影像学或内镜检查支持为拟诊；③拟诊的基础上，溃疡性结肠炎（UC）应排除慢性血吸虫病、阿米巴病、肠结核、缺血性肠炎、放射性肠炎、克罗恩病（CD）；CD则排除慢性肠道感染（小肠结核、阿米巴病、耶尔森菌感染）、性病性淋巴肉芽肿、放线菌病、肠道淋巴瘤、慢性憩室炎、缺血性结肠炎、UC，在结核流行区域，结核杆菌培养阴性（活检或肠切除）；④拟诊基础上，排除上述疾病，再加上典型的组织病理学表现即为确诊。

炎症性肠病需长期联合用药控制疾病发作，应注意药物的相互作用及不良反应，治疗原则是根据疾病类型（UC还是CD）、病变部位和表型、病情轻重、并发症的有无、病期，确定个体化、合理的治疗方案。溃疡性结肠炎活动期的治疗目标是尽快控制炎症，缓解症状。重度 UC 一般病变范围较广，病情发展较快，需及时处理，给药剂量要足；应使患者卧床休息、补充电解质，以防水盐平衡紊乱；便血量大、Hb < 90/L 和持续出血不止者应考虑输血；营养不良、病情较重者可予肠外营养；顽固性 UC 亦可考虑其他免疫抑制剂。慎用解痉剂和止泻剂，以避免诱发中毒性巨结肠。缓解期的治疗除初发病例、轻症远段结肠炎患者症状完全缓解后，可停药观察外，所有患者完全缓解后均应继续维持治疗。

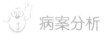

病案分析

患者，男，40 岁，发病节气：处暑。患者平时常在小酒店及小吃摊点暴饮暴食，曾有多次食后腹泻史，自服黄连素或庆大霉素后缓解，一直未予重视。昨晚在外饮酒进餐后于半夜出现腹痛拘急，随即腹泻 6 次，初为不成形，甚如水样，后见大便夹有赤白黏冻，伴有发热，里急后重，便后腹痛不减，恶心，无呕吐，无便血。既往无其他内科疾病史。

体格检查：神清，T 37.9℃，BP 110/70mmHg，P 100 次/分，两肺正常，HR 100 次/分，律齐，腹部平软，全腹散在压痛，无反跳痛及肌紧张，麦氏点压痛（－），肝脾肋下未及。舌质苔黄腻，脉滑数。

实验室检查：血常规：WBC 12.6×10^9/L，N 82%。大便常规：WBC ＋＋＋，RBC ＋。

中医诊断：痢疾（湿热痢）

西医诊断：细菌性痢疾

中医治法：清肠化湿，调气和血

方　　药：芍药汤加味

白芍 15g	当归 12g	黄连 6g	黄芩 9g
大黄 3g	木香 9g	槟榔 15g	肉桂 3g
白头翁 30g	熟米仁 30g	半夏 9g	陈皮 9g
生甘草 6g			

3 剂，水煎服，每日 1 剂，分两次服

病案点评：

患者虽然以往有反复多次腹泻病史，但本次发病除腹泻腹痛外，尚有大便夹有黏冻，同时伴有里急后重，故应诊断为痢疾。患者急性起病，病程极短，为新痢，尽管既往曾有多次腹泻史，但未有脏腑亏虚的表现，故可明确属实证。症见便下赤白黏冻，发热，舌苔黄腻等一派热象，但无壮热口渴、神昏惊厥等疫毒伤人之象，故辨证当属湿热痢。因饮食不洁，饮酒醇甘，以致湿热蕴蒸，壅滞肠中，气机不畅，传导失常，故见腹痛拘急，里急后重，便后腹痛不减；湿热熏灼，肠中血络受损，气血壅滞，腐败为脓血，故见下利赤白黏冻；湿热中阻，胃失和降，故有恶心；里热较盛，邪正交争，故有发热；舌苔黄腻，脉滑数，均为湿热内蕴之征。治宜清肠化湿，调气和血。

本证为实证痢疾，应忌用收涩止泻之品，以免关门留寇。此外，因痢疾最忌利小便而伤阴，如泽泻、车前子等化湿而分利小便的药物也应尽量少用。同时，做大便培养以明确细菌感染的种类。

若湿热胶结肠中不解，而成积滞壅塞，症见腹痛拒按，痢下涩滞，时时登厕，所下极少，苔老黄垢腻等，治当破积通腑，行气导滞。若湿热内壅，热邪转盛，热蕴成毒，以致湿毒内陷心营，出现高热、烦躁、神昏、痢下脓血等症，当按疫毒痢为治。若痢下无度，邪盛正虚，正不胜邪，可见面色苍白，四肢厥逆，汗出喘促，脉微欲绝等阳气欲脱之证，治当回阳救逆。

【参考文献】

1. 张伯礼，薛博瑜. 中医内科学［M］. 北京：人民卫生出版社，2012.
2. 朱世僧. 近代名老中医经验集［M］. 北京：中国中医药出版社. 2011.
3. 徐春军. 关幼波教授治疗痢疾的临床经验［J］. 中国中西医结合脾胃杂志，1996，4（4）：230.
4. 薛林云，欧阳钦. 世界胃肠病组织推荐的 IBD 全球实践指南［J］. 国际消化病杂志，2010，30（4）：195-197.

第十节 便 秘

 培训目标

要求住院医师具有运用中医病证结合思维独立诊治便秘的能力，掌握中医辨证论治便秘的方法，能够根据病情制订个体化的诊疗方案。能指导患者进行饮食起居调护。熟悉便秘的针灸、按摩、敷贴及灌肠等外治方法。了解便秘的现代研究进展。

问题导入

1. 老年人便秘有何特点？应如何治疗？
2. 便秘的治疗中如何正确理解和运用通法？

一、临床诊断

1. 主要表现为排便次数减少，排便周期延长；或粪质干硬，排出困难；或粪质虽不干硬，但排出无力，艰涩不畅。

2. 常伴腹胀、腹痛、口臭、脘闷嗳气、食欲不振、头晕、神疲乏力、夜寐不安、心烦等。

3. 查体时腹肌软，左下腹有时可扪及条索状粪块，排便后可消失。腹部可有压痛，但无反跳痛。肠鸣音活跃或减弱。

4. 多为缓慢起病，病程多迁延反复。发病常与外邪、饮食、情志、劳倦、久病失调、坐卧少动、年老体弱、腹部手术及神经系统损伤等因素有关。

根据以上临床表现，结合病史、诱因等即可诊断便秘。

对初诊的慢性便秘者应在详细采集病史和进行体格检查的基础上有针对性地选择辅助检查。肛门直肠指检简易、方便，可确定是否有粪便嵌塞、肛门狭窄、直肠脱垂、直肠肿块等病变，并可了解肛门括约肌的肌力状况。大便常规和隐血试验应作为常规检查，可提供结肠、直肠和肛门器质性病变的线索。电子结肠镜检查可观察结肠和直肠黏膜情况，排除器质性病变。腹部 X 线平片能显示肠腔扩张、粪便存留和气液平面等，可以确定是否存在肠梗阻及梗阻部位。消化道钡餐可显示钡剂在胃肠内运行的情况，以了解胃肠运动功能状态。钡剂灌肠可发现巨结肠、肿瘤等器质性病变。肠道动力及肛门直肠功能的检测（胃肠传输试验、肛门直肠测压法、排粪造影、球囊逼出试验、肛门测压结合腔内超声检查、会阴神经潜伏期或肌电图检查等）所获得的数据虽不是慢性便秘临床诊断所必需的资料，但对科学评估肠道与肛门直肠功能、便秘分型、药物和其他治疗方法的选择与疗效的评估是必要的。

二、病证鉴别

1. 便秘需与肠结相鉴别，见表 4-10-1。

表 4-10-1 便秘与肠结鉴别要点

	便秘	肠结
主症特点	大便排出不畅，粪质多干结	腹部疼痛拒按，大便难以排出
基本病机	大肠传导失常	大肠通降受阻
起病特点	多为慢性久病	多为急性起病
伴随症状	可伴腹胀，纳差，恶心欲呕，有矢气，肠鸣音正常或减弱	腹胀痛较明显，重者可吐出粪便，极少或无矢气，肠鸣音亢进或消失

2. 便秘需辨实秘与虚秘，见表 4-10-2。

表 4-10-2 实秘、虚秘辨别要点

	实秘	虚秘
病机	邪滞肠胃，壅塞不通	气血阴阳亏虚，肠失濡润或推动无力
排便特点	大便多较干结，欲便不得出或排出艰涩不畅，或便而不爽，腹部胀痛较明显，便后减轻	大便干或不干，排出困难，排便时间明显延长，便后可出现乏力、头晕等表现，腹部胀痛不明显
腹部切诊	腹胀绷急而拒按	腹胀软而不拒按
伴随症状	伴有热结、寒凝、气滞等实证表现	伴有气血阴阳亏虚等虚证表现
舌脉征象	苔厚，脉实而有力	舌质淡，苔薄，脉细弱无力

三、病机转化

便秘的病因归纳起来有药食不当、情志失调、劳逸过度、年老体虚、感受外邪、病后、产后以及腹部手术后等。病机主要是热结、气滞、寒凝、气血阴阳亏虚，导致大肠传导功能失常，病位主要在大肠，同时与肺、脾、胃、肝、肾等脏腑关系密切。便秘的病性可概括为寒、热、虚、实四个方面。阴寒积滞者，为冷秘或寒秘；燥热内结于肠胃者，属热秘；气血阴阳亏虚者，为虚秘；气机郁滞者，为气秘。四者之中，又以虚实为纲，热秘、气秘、冷秘属实；气血阴阳不足的便秘属虚。而寒、热、虚、实之间，常又相互兼夹或相互转化。如热秘久延不愈，津液渐耗，损及肾阴，致阴津亏虚，肠失濡润，病情由实转虚。气机郁滞，久而化火，则气滞与热结并存。气血不足者，多易受饮食所伤或情志刺激，则可虚实相兼。阳虚阴寒凝结者，如温燥太过，津液被耗，或病久阳损及阴，则可见阴阳俱虚之证。具体病机转化见图4-10-1。

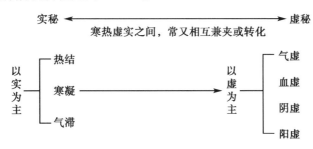

图4-10-1 病机转化示意图

四、辨证论治

（一）治法治则

便秘的治疗以通下为原则，并根据不同的病因病机选取相应的治疗方法。实证以祛邪为主，根据热秘、冷秘、气秘之不同，分别施以泻热、温通、理气之法，辅以导滞之品，使邪去便通；虚秘以养正为先，按阴阳气血亏虚的不同，给予滋阴养血、益气温阳等法，使正盛便通，并酌配润下之药，标本兼治。另外各型都应重视调畅气机，针对不同病机分别予以降气导滞、益气升提、宣降肺气等治法。

（二）分证论治

热结、寒凝、气滞、气虚、血虚、阴虚、阳虚是便秘常见的证候要素，如：燥热内结证以大便干燥坚硬，排便时肛门有灼热感，苔见黄厚而燥为特征；阴寒内结证以大便干结，排出艰难苔见白润而滑为特征；气机郁滞证以粪质不甚干结，欲便不出，胁腹作胀为特征；阴、血虚证以便干如羊屎或栗状，舌红少津，无苔或苔少为特征。实秘可分为热秘、气秘、冷秘三个独立证型，而虚秘可分为气虚便秘、血虚便秘、阴虚便秘、阳虚便秘四个独立证型。

便秘的分证论治详见表4-10-3。

表4-10-3 便秘分证论治简表

证候	治法	推荐方	常用加减
热秘	泻热导滞润肠通便	麻子仁丸	大便干结而坚硬，加芒硝；口舌干燥，津伤较甚，加生地、玄参、麦冬；肺热气逆者，加瓜蒌仁、黄芩、苏子
气秘	顺气导滞降逆通便	六磨汤	气郁化火，加栀子、芦荟；兼痰湿者，加皂角子、葶苈子、泽泻；气滞血瘀，加红花、赤芍、桃仁
冷秘	温里散寒通便止痛	温脾汤合半硫丸	胀痛明显，加枳实、厚朴、木香；腹部冷痛，手足不温，加高良姜、花椒、小茴香；心腹绞痛，口噤暴厥，可用三物备急丸

证候	治法	推荐方	常用加减
气虚便秘	补脾益肺润肠通便	黄芪汤	排便困难，腹部坠胀，可合用补中益气汤；气短懒言，多汗少动，加用生脉散；脘腹痞满，纳呆便溏，加扁豆、生苡仁、砂仁，或重用生白术
血虚便秘	养血滋阴润燥通便	润肠丸	大便干结如羊屎，加蜂蜜、柏子仁、黑芝麻；兼气虚，可加黄芪、人参；兼阴虚，可加知母、玄参
阴虚便秘	滋阴增液润肠通便	增液汤	口干面红，心烦盗汗，加芍药、玉竹；便结甚者加麻仁、柏子仁、瓜蒌仁；阴亏燥结，热盛伤津，可用增液承气汤
阳虚便秘	补肾温阳润肠通便	济川煎	神疲纳差、自汗者，重用黄芪、党参、白术；腹中冷痛，便意频频，排出困难，加肉桂、附子；老人虚冷便秘，可合用半硫丸

（三）临证备要

预防调护　应注意避免过食辛辣、油炸、寒凉和生冷之品，勿过度吸烟与饮酒，多吃粗粮蔬菜、水果，多饮水。避免久坐少动，适度增加活动量，以疏通气血；养成定时排便的习惯，避免过度情志刺激，保持精神舒畅。对于年老体弱者，及便秘日久的患者，排便时应避免过度努挣，以防引起肛裂、痔疾。

通法的应用　便秘是由于大肠传导失司，腑气不畅而糟粕难出所致，因此只要是能使大肠传导功能恢复正常，腑气通畅而糟粕得以顺利排出的方法均可称为通下之法。而导致大肠传导失司的原因则是多种多样的，归纳起来主要有胃肠积热、气机郁滞、气血津液亏虚和阴寒凝滞几个方面，治疗上也应根据寒、热、虚、实和脏腑病位之不同分别采取温下、寒下、润下、通下等法。寒下法用于胃肠积热，燥屎内结之实证，但气滞较甚者，则需配理气之品，体素虚弱者，则可佐扶正之味，攻补兼施。实证中如有下焦阳虚阴盛者，则不宜徒用攻下，以防更损阳气，但若单用温阳之法，又会便结难开，故宜温阳与攻下并投，方可奏效。润下法适用于肠燥津亏证，也可用于其他证型见大便艰涩难解者，有"增液行舟"之功，且此证又多伴气血不足，故常需配伍益气养血之品。无论虚秘还是实秘，均存在腑气不通，因此通降腑气，顺气导滞之法常与其他治法同用，重在使腑气得通，糟粕得出，则全身气机易于恢复调畅。肺失宣肃者，宜宣降肺气以通腑气。脾气下陷者，宜升清气以降腑气。肝郁气滞者，宜疏肝理气以行腑气。命门火衰者，宜补火暖土以助运通。以上所述，均为通法，临证应仔细斟酌，单以硝黄攻下之法为通法者，实为管窥。

老年便秘的证治特点　老年人或真阳亏损，温煦无权，阴邪凝结，或阴亏血燥，大肠津枯，无力行舟，均易导致便秘，且多属虚证，治疗以扶正为主，多用温通或润通之法。但临床常有虚实互见，寒热错杂者，故既不宜一见老人便秘就云补虚，又不可猛进攻伐之剂，而犯虚虚实实之戒，变生他证。另外，对于服药不效者，应配合针灸、按摩、外导和食疗等方法综合调治。

产后便秘的辨证治疗　产后失血过多，血虚津亏，肠道失润，或气虚失运，或阴虚火燥导致便秘。治疗以养血润燥为主，用当归（生用）、肉苁蓉等品，并根据气、阴、血偏虚程度，或兼有内热，或兼有血瘀，或阳明腑实之异而随证变通。如兼有血瘀，可用桃仁、红花等活血之品。由于产后大便秘涩以虚者为多，故不宜妄投苦寒通下之品，以免徒伤阳气，重伤阴液。但又不可拘泥于产后多虚，而畏用攻下，对确系燥热结滞肠道，便结难下者，亦可攻下通腑，但药量不宜过大。产后攻邪宜中病即止，见邪去即转予扶正，所谓"勿拘于产后，勿忘于产后也"。

白术益脾亦润便　脾胃气虚证由于运化失职，传导失常可致便秘，脾阴不足，肠道干燥，亦可致便秘。生白术对这两种情况的便秘均有较好的疗效。小剂量生白术有健脾益气的作用，大剂量生白术具有润肠通便的作用，且没有腹痛泻下无度、继发性便秘等副作用，若配枳实效果更佳。

泻下药不可久用　六腑以通为用，大便干结，排便困难，可用下法，但应在辨证论治的基础上以润下为基础，个别证型虽可暂用攻下之药，也以缓下为宜，以大便软为度，不得一见便秘，便用大黄、芒硝、番泻叶、芦荟之属。久服此类药物会伤及脾胃之气，造成继发性便秘，使泻下药物的用量越来越大，或出现胃脘不舒等证，因此临床上应用泻下法应该辨证施治，中病即止。

（四）常见变证的治疗

肛裂、痔疮、便血

便秘日久常可诱发肛裂、痔疮、便血、脱肛等，可用痔疮膏外涂或痔疮栓纳肛，五倍子汤或苦参汤熏洗等外治法治疗，必要时可考虑手术治疗。

（五）其他疗法

1. 单方、验方

（1）蜂蜜 30g，凉开水冲服。

（2）生何首乌 30~60g，水煎服。

（3）鸡血藤 60g，水煎服。

（4）草决明子炒研粉，每次 5~10g 开水冲服。

（5）苏麻粥（《古今图书集成医部全录·大小便门》录《得效方》）：麻子仁、苏子，二味研烂，水滤取汁，煮粥食之。

（6）菠菜取汁饮之（《证治汇补》）。

2. 中成药治疗

（1）麻仁润肠丸：润肠通便。适用于肠道实热证。

（2）黄连上清丸：疏风清热，泻火止痛。适用于邪火有余、肠道实热证。

（3）枳实导滞丸：消积导滞，清利湿热。适用于湿滞食积、肠道气滞证。

（4）苁蓉润肠口服液：益气养阴，健脾滋肾，润肠通便。用于气阴两虚，脾肾不足，大肠失于濡润而致的虚证便秘。

（5）五仁润肠丸：润肠通便。适用于老年体弱，津亏血少便秘。

（6）便通胶囊：健脾益肾，润肠通便。适用于脾肾不足，肠腑气滞所致的便秘。

3. 针灸疗法　以调理肠胃，行滞通便为法。取穴以大肠俞、募、下合穴为主。多选用大肠俞、天枢、支沟等穴，实秘用泻法，虚秘用补法。

耳针疗法常用胃、大肠、小肠、直肠、交感、皮质下、三焦等穴位，一次取 3~4 个穴位，中等刺激，每日 1 次，两耳交替进行，每天按压 10 次，每次 3 分钟。

4. 外治法

（1）灌肠疗法：番泻叶 30g 水煎成 150~200ml，或大黄 10g 加沸水 150~200ml，浸泡 10 分钟后，加玄明粉搅拌至完全溶解，去渣，药液温度控制在 40℃。患者取左侧卧位，暴露臀部，将肛管插入 10～15cm 后徐徐注入药液，保留 20 分钟后，排出大便，如无效，间隔 3～4 小时重复灌肠。适用于腹痛、腹胀等便秘急症，有硬便嵌塞肠道，数日不下的患者。

（2）火熨法（《证治汇补》）：用大黄 30g、巴豆 15g 为末、葱白 10 枚，酒曲和咸饼，加麝香 0.9g，贴脐上，布护火熨，觉肠中响甚去之。

（3）敷贴疗法：实证多用大黄粉、甘遂末、芒硝等，虚寒证多用附子、丁香、胡椒、乌头等。将药物研末，用一定的溶媒（黄酒或陈醋）调成膏状或者糊状，敷贴固定于腹部，可取中脘、神阙、关元、气海等穴，每日 1 次，以便通为度。

5. 生物反馈疗法　在模拟排便的情况下将气囊塞入直肠并充气，再试图将其排出，同时观察肛门内外括约肌的压力和肌电活动，让患者了解哪些指标不正常，然后通过增加腹压，用力排便，协调肛门内外括约肌运动等训练，观察上述指标的变化，并不断调整、训练，学会有意识地控制收缩的障碍、肛门矛盾收缩或肛门不恰当的松弛，从而达到调整机体、防治疾病的目的。适用于出口梗阻型便秘。

五、名医经验

1. 董建华　认为便秘成因复杂，肠胃燥热、津液耗伤、情志失调、气机郁滞、劳倦内伤、年老体弱、气血不足等均可导致大肠功能失常，常涉及脾、肺、肝、肾等多个脏腑。而辨治便秘时，应根据便秘之成因，审因论治，涉及多个脏腑者，整体论治，或益胃生津，或滋补肾阴，或温养肾阳，或宣肺降气，或健脾助运，或疏肝理气，或补气养血等等。如肠腑自病，通降传导失司，法当通下；津亏肠燥，法当润下而勿妄攻；气滞不行，理气导滞通腑；气血亏虚，传送无力，益气养血；肾司二便，培元补肾。

2. 孟澍江　常于辨证论治的同时注重疏理肺、脾、肝三脏之气机：在肺宜开上痹，选轻苦微辛之品，微辛以开气痹，微苦以降肺气，肺气得通，气机得畅，胃气因和，肠腑得通而便秘自除，尤以紫菀为常用，认为其辛散苦降，温和柔润，既可开宣肺闭，又可润肠，治疗便秘兼有肺气闭塞者尤良；在脾以补为通，对因年老体弱或中气虚弱，推动乏力所致便秘者，强调不得肆行攻下，而需以调补中焦为主，兼以疏通气机以恢复脾胃升降之机，脾胃气机得复，便秘自愈，习用参、术等健脾益气，砂仁、白豆蔻、木香等以温中行气；在肝疏畅气机，认为便秘一症，病虽在脾胃，固以疏理条达肠腑气机为主，但亦不可忽视肝之调畅作用，脾胃功能之调畅，多赖于肝气之疏通，故治疗时虽宜宣通肠腑气机，但亦须重视调畅肝胆气机。习用四逆散加减，以疏肝理气，肝气得疏，气机得畅，肠腑得以畅通，不治便秘而便秘自愈。

 知识拓展

慢性便秘（Chronic Constipation）是临床常见病和多发病。随着饮食结构改变、生活节奏加快和社会心理因素影响，慢性便秘患病率有上升趋势。对社区人群进行的流行病学研究显示，我国成人慢性便秘患病率为 4%～6%，并随年龄增长而升高，60 岁以上人群慢性便秘患病率可高达 22%。女性患病率高于男性，男女患病率之比为 1:1.22～1:4.56，慢性便秘常见病因与相关因素，见表 4-10-4。

表 4-10-4 慢性便秘常见病因与相关因素

病因	相关因素
功能性疾病	功能性便秘、功能性排便障碍、便秘型肠易激综合征
器质性疾病	肠道疾病（结肠肿瘤、憩室、肠腔狭窄或梗阻、巨结肠、结直肠术后、肠扭转、直肠膨出、直肠脱垂、痔、肛裂、肛周脓肿和瘘管、肛提肌综合征、痉挛性肛门直肠痛）；内分泌和代谢性疾病（严重脱水、糖尿病、甲状腺功能减退、甲状旁腺功能亢进、多发内分泌腺瘤、重金属中毒、高钙血症、高或低镁血症、低钾血症、卟啉病、慢性肾病、尿毒症）；神经系统疾病（自主神经病变、脑血管疾病、认知障碍或痴呆、多发性硬化、帕金森病、脊髓损伤）；肌肉疾病（淀粉样变性、皮肌炎、硬皮病、系统性硬化）
药物	抗抑郁药、抗癫痫药、抗组胺药、抗震颤麻痹药、抗精神病药、解痉药、钙拮抗剂、利尿剂、单胺氧化酶抑制剂、阿片类药、拟交感神经药、含铝或钙的抗酸药、钙剂、铁剂、止泻药、非甾体抗炎药

功能性便秘的分型：根据功能性便秘患者肠道动力和肛门直肠功能改变特点将功能性便秘分为 4 型，可根据临床特点进行初步判断。

（1）慢传输型便秘：结肠传输延缓，主要症状为排便次数减少、粪便干硬、排便费力。

（2）排便障碍型便秘：即功能性排便障碍，既往称之为出口梗阻型便秘，主要表现为排便费力、排便不尽感、排便时肛门直肠堵塞感、排便费时、需要手法辅助排便等。诊断应在符合功能性便秘的基础上有肛门直肠排便功能异常的客观证据，分为不协调性排便和直肠推进力不足 2 个亚型。

（3）混合型便秘：患者存在结肠传输延缓和肛门直肠排便障碍的证据。

（4）正常传输型便秘：IBS-C 多属于这一型，患者的腹痛、腹部不适与便秘相关。

便秘的药物治疗可遵循 2010 年世界胃肠组织便秘指南，见表 4-10-5。

表 4-10-5 便秘治疗药物的循证医学证据

药物类别	代表药物	证据等级和推荐水平
容积性泻药	欧车前	Ⅱ级，B级
	聚卡波非钙	Ⅲ级，C级
	麦麸	Ⅲ级，C级
	甲基纤维素	Ⅲ级，C级
渗透性泻药	聚乙二醇	Ⅰ级，A级
	乳果糖	Ⅱ级，B级
刺激性泻药	比沙可啶	Ⅱ级，B级
	番泻叶	Ⅲ级，C级
促动力药	普芦卡必利	Ⅰ级，A级

病案分析

患者，女，67岁，就诊节气：芒种。自诉便秘20年，1周排便1次，长年服用果导片等药治疗，每次排便需15分钟以上。平素脘腹胀满，兼见头晕失眠，记忆力减退，食欲不佳等。电子直肠镜检查，见直肠黏膜脱垂、松弛呈螺纹状。干硬粪球夹在直肠瓣中无法排出。指诊发现患者的提肛收缩和力排功能均较差。患者 6 年前患脑梗死。舌胖大，色淡黯、苔白腻，脉沉细。

中医诊断：便秘（气虚秘）

西医诊断：功能性便秘

中医治法：益气通腑，化痰开窍

方　　药：自拟益气通腑汤合温胆汤加减

生白术 60g	黄芪 40g	厚朴 18g	当归 20g
白芍 30g	川楝子 15g	火麻仁 30g	远志 10g
石菖蒲 10g	胆南星 10g	法半夏 10g	枳实 10g
茯苓 30g	瓜蒌仁 30g	益智仁 15g	炒酸枣仁 15g

7 剂，水煎服，每日 1 剂，分两次服

并嘱患者每日适度活动，以手掌心按摩神阙穴，每次 10 分钟，每日 2～3 次，以加强肠蠕动。

服药后患者诉症状改善明显，停用泻药，大便 2 日 1 次，唯自觉下肢酸软怕凉。在前方基础上加强补肾温阳的药物，继服 14 剂后患者基本可保持每日排便。

病案点评：

患者平素倦怠少动，食纳不佳，为脾气亏虚之候。睡眠不佳，记忆力减退为阴血不足之象，血虚肠道失于濡养则排便艰涩难下。电子直肠镜下见直肠黏膜内脱垂，符合中气下陷的病机。加之患者有脑梗死病史，舌黯苔腻，有痰瘀之象，因此考虑此患者病机关键在于气虚肠涩，痰瘀互阻。故方中以白术为君药，重用 60g，配合黄芪、茯苓健运脾胃，益气生血。白术具有双向调节的作用，对于脾虚便秘效果较好。脾虚肝乘，中焦气机不利，故见腹胀，当归配白芍以柔肝体，养血润肠，川楝子疏肝理气以助肝用，配合枳实、厚朴理气消胀。患者既往有脑梗死史，肾虚脑髓失养，则肠腑运动失约。故方中配合远志、酸枣仁等以化痰开窍，养血润肠，滋养脑髓。老年便秘多为虚证，但经年不愈常夹痰湿、瘀血，随症可加活血通络，化痰开窍的中药，使气血调畅，肠腑通降有司，则糟粕可出，顽秘可愈，本例虽未用活血之品，但气行则血行，痰去则络通，并配合活动和穴位按摩以疏通气血。二诊益气健脾已使大便得通，但一诊用药稍偏寒凉致肾阳不足又显，故加肉苁蓉、续断温补肾阳，以助脾运。

【参考文献】

1. 田海河. 董建华教授辨治便秘的经验 [J]. 中国乡村医药，1995，2（8）：362-363.

2. 李明，谢忠礼，牛崇峰. 孟澍江治疗便秘理气 3 法 [J]. 中医杂志，2001，42（2）：82-83.

3. 中华中医药学会脾胃病分会. 慢性便秘中医诊疗共识意见 [J]. 北京中医药，2011，30（1）：3-4.

4. 中华医学会消化病学分会胃肠动力学组，中华医学会外科学分会结直肠肛门外科学组. 中国慢性便秘诊治指南（2013 年，武汉）[J]. 中华消化杂志，2013，33（5）：291-293.

5. 白邈. 赵宝明治疗便秘经验 [J]. 中医杂志，2012，53（23）：2047-2048.

第五章

肝胆病证

第一节 概　论

肝位于右胁，胆附于肝，肝胆有经脉络属而互为表里。肝主疏泄，能使人的气机调畅，气血和匀，经络畅通，故而促进其他脏腑进行正常的生理活动。肝主藏血，有贮藏血液和调节血量的作用。肝主筋，能维持全身筋膜关节的正常运动。肝开窍于目，目受肝血滋养乃能视物。胆附于肝，与肝相为表里。胆汁由肝之余气溢入于胆，积聚而成，有帮助水谷消化的作用。

肝胆疾病，是指肝胆及其经脉的疾病。肝胆的病理表现主要是气机的流畅、血液的储藏调节和胆汁疏泄功能的异常。若肝气失疏，络脉失和，常使两胁肝脉阻滞，而致胁痛；气血壅结，肝体失和，腹内结块，形成积聚；湿邪壅滞，肝胆疏泄不利，胆汁泛溢，则发黄疸；肝郁日久，气滞血瘀，血瘀水停，以致气血水瘀结于内，形成鼓胀；肝郁气滞，痰瘀互结，颈前喉节两旁结块肿大，则为瘿病。如疟邪伏于少阳，出入营卫，邪正相争，发为疟疾。肝胆病证相当于消化系统疾病及部分内分泌系统疾病，如肝硬化腹水、病毒性肝炎、原发性肝癌、胆囊炎、胆石症、甲状腺功能亢进症等。

一、四诊枢要

在肝胆病证的辨治过程中，望诊、切诊（按诊）对于判断脏腑阴阳气血盛衰和疾病预后十分重要。望诊应结合全身与局部的望诊系统检查，尤其注意望皮肤及望腹部。切诊除包括脉诊外，应注意按诊的应用，如按肌肤、按手足、按腹等。黄疸以目黄、身黄、小便黄为诊断依据。若皮肤黄色鲜明，伴热证、实证诊为阳黄；若黄色晦黯或黧黑，伴虚证、寒证诊为阴黄；而黄色如金，高热甚至神昏者诊为急黄。腹胀大如鼓，皮色苍黄，脉络暴露诊为鼓胀。按之空空然，叩之如鼓，是为气鼓；状如蛙腹，按之如囊裹水，伴下肢浮肿，是为水鼓；腹部青筋显露，面颈部赤丝血缕，是为血鼓。经前下结喉处生瘤，逐渐长大，是为瘿瘤。除此之外，还应注意观察患者是否有肝病面容、肝掌、蜘蛛痣等体征，均可提示有肝胆系统的异常。应注意围绕主诉进行系统询问，包括发病诱因、起病时间、进展快慢及症状轻重，从而辨缓急、虚实。

二、检查要点

肝胆系病证的临床诊断须结合生化及超声、影像检查，包括肝功能、血清病毒学相关指标检查、B超、CT、MRI等，必要时进行腹腔穿刺液检查、腹腔镜、肝脏穿刺等，从而对疾病确诊具有重要意义。

肝穿刺是肝穿刺活体组织检查术的简称，在B超、CT的定位和引导下经皮肤穿刺，或在腹腔镜的监视下直接穿刺。穿刺获取肝脏标本一般约10~25mg，经过处理后作病理组织学、免疫组化等染色，在显微镜下观察肝脏组织和细胞形态。肝穿刺病理学检查主要用于各种肝脏疾病的鉴别诊断，如鉴别黄疸的性质和产生的原因，了解肝脏病变的程度和活动性，提供各型病毒性肝炎的病原学诊断依据，发现早期、静止期或尚在代偿期的肝硬化，判别临床疗效，尤其在确定肝纤维化严重程度上是国际公认的"金标准"。

肝胆CT也是临床常用的检查，不但能直接显示病灶大小、形态，还能显示病灶本身密度及其周围及腹膜后淋巴结的大小，是一种较准确又无损伤的检查方法。若进行CT血管成像，灌注成像，或要排除肿瘤、炎症等则需注射造影剂增强显像。

三、辨治思路

由于肝胆系病证虚实错综，先后演变发展阶段不同，故临床表现的证型不一，临床辨证应充分运用八纲辨证、脏腑辨证、气血津液辨证、六经辨证、卫气营血辨证、三焦辨证等以辨起病缓急、在气在血、病证虚实。同时临证还应辨证结合辨病，配合针对性药物。如属病毒性肝炎，可用疏肝运脾、化湿行瘀、清热解毒等治法，选择具有抗病毒、改善肝功能、调节免疫及抗纤维化作用的药物。若为湿阻，肝胆气机失于通降，当清利肝胆。若为气滞湿阻证，多在腹水形成早期。水湿与邪热互结，往往有合并感染存在，常易发生变证。若瘀血阻络应防并发大出血。若湿热疫毒炽盛，病情重笃，常可危及生命，诱发肝昏迷。

肝胆系病证与其他脏腑关系密切。脏腑辨证是肝胆病最常用的辨证方法。肝气不调，肝木侮土，可致肝脾不和。肾藏精，脾生血，肝藏血，肝失濡养则致肝阳上亢，血不养筋则可血虚生风。肝郁化火，上扰神明，则出现神志症状。

常用的治法有疏肝理气，清肝利胆，平肝潜阳，活血化瘀、滋养肝肾。临床上根据夹湿、夹痰，及兼有其他脏腑的关系不同，常与其他治法协同应用。由于肝胆系病证常导致脾、肾、脑的受损，疾病后期往往正虚邪盛，危机四伏，病情可迅速变化，导致大量出血、昏迷、虚脱多种危重症候，此时宜中西医结合及时处理，切不可不顾病情变化，墨守成规，贻误病情。

第二节　胁　痛

培训目标

要求住院医师掌握本病诊断要点与辨证施治；熟悉该病的鉴别诊断及临床特点；了解该病的病因病机。

问题导入

1. 肝硬化患者出现胁痛应该怎样处理及辨证施治？
2. 不同的疾病出现胁痛应该是先辨病还是先辨证？

一、临床诊断

1. 以胁肋部一侧或两侧疼痛为主要表现；
2. 疼痛性质可表现为胀痛、刺痛、窜痛、隐痛，多为拒按，间有喜按者；
3. 可伴有胸闷、腹胀、口苦纳呆、嗳气及恶心等症状；
4. 反复发作的病史。

西医学可进行血常规、肝功能、腹部B超、腹部CT等检查有助于疾病的诊断。

二、病证鉴别

胁痛可与胸痛、胃痛相鉴别，见表5-2-1。

表5-2-1 胸痛、胃痛与胁痛的鉴别要点

	胸痛	胃痛	胁痛
部位	整个胸部	上腹中部胃脘部	胁肋部
主证	胸部疼痛	胃脘部疼痛	胁肋疼痛
兼证	心悸短气，咳嗽喘息，痰多等心肺病证候	恶心嗳气，吞酸；嘈杂等胃失和降的症状	恶心，口苦等肝胆病症状
实验室检查	心电图、胸片	电子胃镜	腹部B超

三、病机转化

胁痛的病位在肝胆，涉及脾、胃、肾等多个脏腑；基本病机主要是肝络失和，其病理变化主要有"不通则痛"与"不荣则痛"两类。病性属有虚有实，而以实证多见。实证中主要以气滞、血瘀、湿热为主，肝气郁结、瘀血阻滞胁络、湿热壅滞、肝胆疏泄不利均导致气机阻滞，不通则痛，而成胁痛。虚证主要是以阴血亏虚，水不涵木，肝络失养，不荣则痛，而成胁痛。虚实之间可相互转化，临床可见虚实夹杂证。见图5-2-1。

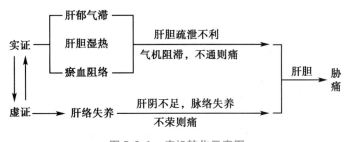

图5-2-1 病机转化示意图

四、辨证论治

(一) 治则治法

胁痛病机主要分为"不通则痛"与"不荣则痛"二者。前者为实证，治则主要是以疏肝通络止痛为主，采用理气、活血、清利湿热之法，遵循"通则不痛"的机理；后者为虚证，治则主要是以补益肝阴，滋养肝络为主，采用滋阴养血柔肝之法，遵循"荣则不痛"的机理。

(二) 分证论治

胁痛主要分为实证和虚证，其中实证主要是因肝气郁结、瘀血阻滞胁络、湿热壅滞、肝胆疏泄不利均导致气机阻滞发为胁痛，因此实证主要分为肝郁气滞证、瘀血阻络证及肝胆湿热证。虚证主要是以阴血亏虚，肝络失养发为胁痛，主要有肝络失养证。胁痛的分证论治详见表5-2-2。

表5-2-2 胁痛分证论治简表

证候	治法	推荐方	常用加减
肝郁气滞	疏肝理气	柴胡疏肝散	痛甚，加青皮、延胡索；化火，去川芎，加丹皮、夏枯草
瘀血阻络	祛瘀通络	血府逐瘀汤	瘀肿重，加穿山甲；胁下有癥块，加三棱、莪术
肝胆湿热	清热利湿	龙胆泻肝汤	便秘，加大黄、芒硝；发黄，加茵陈、黄柏、金钱草等
肝络失养	养阴柔肝	一贯煎	两目干涩，加草决明、女贞子，头晕，加钩藤、天麻、菊花

(三) 临证备要

治疗胁痛宜采用柔肝疏肝之品，切忌辛燥伤肝之类　肝脏为刚脏，体阴而用阳，治疗时宜柔肝不宜伐肝，多采用轻灵平和之品，如苏梗、香附、香橼、佛手、砂仁等，切忌伤肝的中药，如姜半夏、蒲黄、桑寄生、山慈菇等，可出现肝区不适、疼痛，肝功异常；超量服用川楝子、黄药子、蓖麻子、雷公藤等，可致药物性肝损害等。

龙胆泻肝汤中关于"关木通"的应用　马兜铃科的关木通具有肾毒性，现在改用无毒或小毒的毛茛科的川木通或通草代替关木通。川木通一般用量为3~6g。

(四) 其他疗法

1. 中成药治疗

(1) 当飞利肝宁片：清热利湿，益肝退黄。适用于湿热郁蒸而致的黄疸，急性黄疸型肝炎，传染性肝炎，慢性肝炎而见湿热证候者。

(2) 茵栀黄口服液：清热解毒，利湿退黄。适用于湿热毒邪内蕴所致急性、迁延性、慢性肝炎和重症肝炎（Ⅰ型）。也可用于其他型重症肝炎的综合治疗。

2. 针灸　胁部为足少阳胆经、足厥阴肝经、足太阴脾经所过之处。辨证取穴，主要分为：治疗来源于肝脏的胁痛，应疏肝理气、通络止痛；治疗来源于胆腑的胁痛，应疏肝利胆、行气止痛。

五、名医经验

1. 关幼波　认为慢性肝病以正气虚（包括肝脾肾气血津液等）为主要病因，正不抗邪，湿热再侵，造成因虚致病。日久肝阴不足，肝肾同源又致肾阴不足，故慢性肝炎的治疗，以扶正祛邪，调理气血为主。"肝为万病之贼，五脏之气，唯肝气最活，善于他脏"，慢性肝病主要是湿热久滞，其损害部位主要是肝脾肾三脏。根据张仲景《金匮要略》："夫治未病者，见肝之病，知肝传脾，当先实脾。"在治疗肝病时，注意调未病之脾，目的在使脾脏正气充实，防治肝病蔓延。而慢性肝病的病理实质主要是肝阴虚、肝血虚、血虚血瘀、痰湿阻于血络所致，提倡活血化痰的治则一定要贯穿治疗的始终。

2. 危北海　根据肝脏本身的生理和病理特点，取法于《内经》，提出"甘缓"、"辛散"、"酸泻"应为治肝本脏之总则。肝脏或肝经疾病，可由肝本脏而生，也可由他脏通过"母病及子"、"子盗母气"等方式累及肝脏而为病的肝病发病机理。对于非酒精性脂肪肝的治疗，以疏肝平肝健脾运脾为主要治疗原则，以理气、补气、活血、化痰以及清热解毒为主要治疗方法。

 知识拓展

胁痛是临床的常见病证，可见于西医学的多种疾病中，如急慢性肝炎、胆囊炎、胆结石、胆道蛔虫、肋间神经痛等。

肝脏炎症坏死，最终进展肝纤维化、肝硬化是慢性肝炎进展的主要病理学基础，因而如能有效抑制肝组织炎症，延缓肝纤维及肝硬化。目前临床上应用的保肝药物繁多，选好保肝药物，对慢性肝炎的治疗尤为重要。

1. 缓解炎症的药物　主要的药物为肾上腺皮质激素、甘草酸制剂。激素具有较强的抗炎作用，但长期应用会出现大量副作用，如消化道出血、骨质疏松、糖代谢异常等，甚至可能导致肝炎病毒复制活跃，因此病毒性肝炎患者慎用。甘草酸制剂包括药物有甘利欣、美能等，其主要成分为甘草酸，具有类似激素样的作用，有不同程度的抗炎、抗过敏、保持细胞膜的稳定性及免疫调节作用。在肝细胞损害严重时可选用，但应注意类激素作用，如水钠潴留等，在消化性溃疡、糖尿病、肾功不全患者上慎用。

2. 护肝解毒药物　包括维生素类药、促进肝脏解毒的药物、促进能量代谢的药物、提高血清白蛋白、改善氨基酸代谢的药物。慢性肝炎，特别是肝硬化患者常有多种维生素的缺乏，可适当补充维生素B、C、E、K等，维生素E有抗氧化作用，维生素K可以减少凝血酶原时间。促进肝脏解毒的药物临床使用较多的有肝泰乐（葡醛内酯），阿拓莫兰（还原型谷胱甘肽）、凯西莱、水飞蓟素等。其中肝泰乐能与肝内的毒物结合形成无毒的或低毒的物质经尿排出；阿拓莫兰及凯西莱具有保护肝细胞，加快肝脏解毒的作用；水飞蓟素具有清除自由基、稳定肝细胞膜的作用。促进能量代谢的药物主要有三磷酸腺苷、辅酶A、肌苷等，它参与细胞内的能量代谢和蛋白质合成，促进肝细胞修复和再生。白蛋白、新鲜血浆、复方支链氨基酸注射液等能提高白蛋白、增加凝血因子、改善氨基酸代谢，具有促进肝细胞再生、增加机体的抗感染能力，主要应用于肝硬化低蛋白血症、肝性脑病等。

 病案分析

患者，男，60岁，就诊节气芒种，初诊。

患者平素少言，近1月出现两胁部刺痛，痛处拒按，入夜痛甚，胁肋下可触及癥块，乏力，纳少，尿量偏少，大便稀，舌质紫黯，脉象沉涩。查体：面色晦黯，腹部略膨隆，移动性浊音（－），双下肢不肿。辅助检查：肝功能：AST 200IU/L，ALT 150IU/L，ALB 28g/L，TBIL 27.1μmol/L，DBIL 17.1μmol/L，PT、APTT 大致正常。腹部超声提示肝脏弥漫性病变，少量腹水。既往史慢性乙型肝炎病史 30 余年，未规律治疗。2 年前行肝穿检查诊断肝纤维化。

中医诊断：胁痛（瘀血阻络证）

西医诊断：慢性乙型病毒性肝炎肝纤维化

中医治法：祛瘀通络

方　　药：血府逐瘀汤加减

| 当归20g | 桃仁10g | 红花5g | 枳壳15g |
| 赤芍20g | 柴胡15g | 川芎15g | 牛膝10g |

水煎服，每日1剂，分两次服

病案点评：

本病例是一位中老年患者，既往慢性乙肝病史 30 余年，以两胁部刺痛为主要症状，属于"胁痛"范畴。结合主要表现为刺痛，舌质紫黯，脉象沉涩，均为瘀血阻络证之象。该患者平素少言，肝气瘀滞，引起血行不畅而瘀血停留，久则瘀血阻滞胁络，不通则痛，而成胁痛。故《临证指南医案·胁痛》曰："久病在络，气血皆窒。"因此该患者胁痛，属瘀血阻络证，治疗原则：活血化瘀通络。

（首都医科大学附属北京中医医院门诊病历）

【参考文献】

1. 李仪奎. 中药药理实验方法学［M］. 上海：上海科学技术出版社，1991，528-531.
2. 吕媛媛，薛博瑜. 关幼波治疗慢性肝病经验［J］. 河南中医. 2013，33（4）：521-522.
3. 刘蕊洁，王雅琪. 危北海论治非酒精性脂肪肝经验［J］. 河北中医. 2011，33（10）：1449-1450.
4. 徐启桓. 慢性肝炎护肝治疗现状［J］. 广东医学. 2006，27（8）：1122-1123.

附　胆胀

胆胀是指胆腑气郁，胆失通降所引起的以右胁胀痛为主要临床表现的一种疾病。胆胀病始见于《内经》。《灵枢·胀论》载："胆胀者，胁下痛胀，口中苦，善太息。"

一、治则治法

胆胀的治疗原则为疏肝利胆，和降通腑。

二、分证论治

胆胀病病机主要是气滞、湿热、胆石、瘀血等导致胆腑气郁，胆液失于通降，发为胆胀。病位在胆腑，与肝胃关系最为密切，分证论治见表5-2-3。

表 5-2-3 胆胀病分证论治简表

证候	治法	推荐方	常用加减
肝胆气郁	疏肝利胆 理气通降	柴胡疏肝散	大便干结，加大黄、槟榔；口苦心烦，加黄芩、栀子
气滞血瘀	疏肝利胆 理气活血	四逆散合失笑散	痛甚，加青皮、延胡索；化火，加丹皮
肝胆湿热	清热利湿 疏肝利胆	茵陈蒿汤	便秘，加大黄、芒硝；发黄，加黄柏、金钱草
阴虚郁滞	滋阴清热 疏肝利胆	一贯煎	两目干涩，加草决明、女贞子；头晕，加钩藤、天麻、菊花
阳虚郁滞	温阳益气 疏肝利胆	理中汤	胆石者，加金钱草、鸡内金

三、临证备要

胆胀患者可分为两种类型：情志类型，体质类型。前者病胆胀者平素肝胆脾胃失调，情志状态以恼怒型和多思型为主。后者病胆胀者，体质以阴虚质、气血瘀滞质和痰湿质为多。素体阴虚，肝阴不足，肝胆气机升降失调而作胀。

从通降论治胆胀：本病病位在胆，涉及肝胃等，胆为六腑之一，以降为顺，以通为用，且胆汁下行，胆腑清净，不致郁遏上逆为患。若胆腑通降失司，则气机不畅，日久化瘀、化火伤阴。故调气活血，利胆通降为治疗本病的基本治则。

【参考文献】

1. 赵志付. 论胆胀病 [J]. 中国医药学报. 1990，5（3）：3-7.
2. 杨晋翔. 董建华教授从通降论治胆胀 [J]. 山西中医. 1989，5（5）：6-7.

第三节 黄 疸

 培训目标

要求住院医师掌握本病诊断与鉴别诊断以及中医分证论治方法；熟悉中医辨病与辨证相结合的临床思路，能够应用中医思维方式制订合理有效的治疗与调护方案。

问题导入

1. 黄疸与萎黄如何鉴别？阳黄、阴黄、急黄、虚黄临床与病机特点有何联系与不同？
2. 黄疸发病与哪些脏腑相关？基本治法是什么？
3. 黄疸目前临床常用的治法有哪些？

一、临床诊断

1. 目黄、身黄、尿黄。以目睛发黄为主。因为目睛发黄是最早出现、消退最晚，而且是最易发现的指征之一。

2. 患病初期，常有类似胃肠感冒的症状，三五日以后，才逐渐出现目黄，随之溲黄与身黄。急黄表现为黄疸起病急骤，身黄迅即加深，伴见高热，甚或出现内陷心包、神昏痉厥等危候。

3. 有饮食不节或饮食不洁、肝炎接触或使用化学制品、药物等病史。

4. 血常规、尿常规检查，血生化肝功能检查，如血清总胆红素、尿胆红素、尿胆原、直接或间接胆红素、转氨酶测定，B超、CT、胆囊造影等，以及肝炎病毒学指标、自身免疫性肝病检测指标等，有助于黄疸诊断，并有利于区别细胞性黄疸（病毒性肝炎等）、梗阻性黄疸（肝胆及胰腺肿瘤、胆石症等）、溶血性黄疸。

二、病证鉴别

1. 黄疸与萎黄相鉴别，见表 5-3-1。

表 5-3-1　黄疸与萎黄鉴别要点

	黄疸	萎黄
病因	感受时疫毒邪、饮食所伤、脾胃虚弱、瘀血、砂石阻滞	大失血或重病之后
病机要点	湿浊阻滞，胆液外溢	气血不足，血不华色
目黄	目黄、身黄、溲黄	颜面皮肤萎黄不华，无目黄
兼症	恶心呕吐，腹胀纳呆，大便不调	眩晕、气短、心悸

2. 阳黄、阴黄与急黄相鉴别，见表 5-3-2。

表 5-3-2　阳黄、阴黄与急黄鉴别要点

	阳黄	阴黄	急黄
病因	湿热	寒湿	热毒
病机要点	湿热瘀滞	寒湿瘀滞	热毒炽盛，迫及营血
证候特征	黄色鲜明如橘色，伴口干发热，小便短赤，大便秘结，舌苔黄腻，脉弦数	黄色晦黯如烟熏，伴脘闷腹胀，畏寒神疲、口淡不渴，舌质淡，苔白腻，脉濡缓或沉迟	黄色如金，发病迅速，伴神昏、谵语、衄血、便血，肌肤瘀斑，舌质红绛，苔黄燥
预后	治疗及时，预后良好	病情缠绵，不易速愈	病情凶险，预后多差

三、病机转化

黄疸的病位在脾、胃、肝、胆，病性有虚有实，初病多实，久病多虚。发病与湿邪内郁相关。急黄为感受湿热疫毒为患，热毒炽盛，迫及营血，病情急重；阳黄为中阳偏盛，湿从热化，湿热瘀滞，"瘀热以行"，或肝胆郁热，胆汁外溢所致；阴黄为中阳不足，湿从

寒化，寒湿瘀滞为患，或脾胃虚弱，血败不荣于色所致。总之，黄疸形成的病机，可概括为湿热瘀滞、肝胆郁热与脾虚血败，不荣于色三个方面。见图5-3-1。

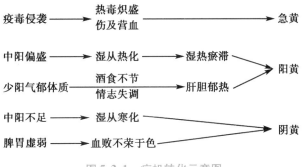

图 5-3-1　病机转化示意图

四、辨证论治

（一）治则治法

黄疸初期以实证为主，治疗重在攻逐体内邪气，据其邪气特性，采用相应的治疗方法。阳黄证以清热利湿为主，通利二便是驱逐体内湿邪的主要途径。阳黄证无论湿热之轻重，苦寒攻下法的应用均有利于黄疸的消退，但须中病即止，以防损伤脾阳。急黄证的治疗以清热解毒凉血为主，并随病证变化，灵活应用攻下、开窍之法。阴黄证治疗则依据寒湿或血瘀的病机特点，可采用温化寒湿、化瘀退黄治法。而虚黄的治疗则以健脾生血为原则。久病黄疸的治疗，更当重视健脾疏肝、活血化瘀，以避免黄疸进一步发为积聚、鼓胀等顽症。

（二）分证论治

湿、毒、虚、瘀是黄疸的主要证候要素。阳黄可分为湿热兼表、热重于湿、湿重于热、肝胆郁热。湿热兼表，多见于黄疸初起，双目白睛微黄或不明显，小便黄，伴恶寒发热等表证；热重于湿以身目俱黄，黄色鲜明，发热口渴为特征；湿重于热也表现为身目俱黄，但黄色不如热重者鲜明，可见头身困重等；肝胆郁热以身目发黄鲜明，右胁剧痛放射至肩背，壮热或寒热往来为特征。阴黄可分为寒湿证和脾虚证，寒湿证以身目俱黄，黄色晦黯，或如烟熏为特征；脾虚证以身目发黄，黄色较淡而不鲜明，肢体倦怠乏力为特征。急黄以发病迅速，身目俱黄，其色如金，高热烦渴甚至发生神昏痉厥为特征。

黄疸的分证论治详见表5-3-3。

表 5-3-3　黄疸分证论治简表

	证候	治法	推荐方	常用加减
阳黄	湿热兼表	清热化湿佐以解表	麻黄连轺赤小豆汤合甘露消毒丹	热重者，加金银花、栀子
	热重于湿	清热利湿佐以泻下	茵陈蒿汤	恶心呕吐，加陈皮、竹茹

	证候	治法	推荐方	常用加减
阳黄	湿重于热	利湿化浊佐以清热	茵陈五苓散	头身困重，加藿香、白芷；脘腹痞闷，加半夏、木香、枳壳、厚朴；呕恶便溏，加陈皮、半夏、苍术；食欲不振，加炒麦芽、鸡内金
	胆腑郁热	泄热化湿利胆退黄	大柴胡汤	砂石阻塞，加虎杖、金钱草、鸡内金、郁金；蛔虫阻滞胆道，选乌梅丸加茵陈、栀子；内有癥积，可加鳖甲、牡蛎、三七等，或配合鳖甲煎丸、三甲散
阴黄	寒湿证	健脾和胃温化寒湿	茵陈术附汤	脾虚甚，加黄芪、苍术、薏苡仁；便溏，加苍术、车前子、茯苓；胁痛，加元胡、香附、郁金、赤芍
	脾虚证	补养气血健脾退黄	黄芪建中汤	精不化血，加鹿角胶、阿胶、女贞子、旱莲草；纳呆、腹胀便溏，加苍术、白术、山药；胁肋疼痛，加香附、元胡、郁金；面色无华，爪甲色淡，尿赤者，加党参、阿胶、血余炭，或合用归脾汤
	急黄	清热解毒凉血开窍	犀角散	神昏谵语、手足抽搐，加安宫牛黄丸或至宝丹；吐血、衄血、便血、瘀斑，加地榆炭、茜草、侧柏叶、白茅根、紫草；大便不通，加大黄、枳实、槟榔；小便不利、腹水，加大腹皮、茯苓、泽泻、葫芦皮

（三）临证备要

茵陈蒿是治疗黄疸的专药，可用于多种原因所致的黄疸，用量一般为30~50g。此外，青叶胆、金钱草、虎杖、郁金、败酱草、车前草等均有退黄之效，临床可酌情选用。

大黄治疗黄疸，古方常用。清代温病学家吴又更认为"退黄以大黄为专攻"，主张较大剂量应用大黄。实践证明，在治疗阳黄时，大黄确有很好的疗效，大便干结时，可加玄明粉；大便溏时，可用制大黄。

黄疸多湿热邪毒所致，今人有"治黄需解毒，毒去黄易除"之说。除了茵陈、山栀子、大黄、虎杖以外，蒲公英、连翘、板蓝根、大青叶、白花蛇舌草等清热解毒药或金钱草、车前草等利湿解毒药，临床也很常用。

黄疸多湿热瘀滞，《金匮要略》认为"瘀热以行，脾色必黄"，所以黄疸治疗当重视活血化瘀或凉血散血。丹参、茜草、丹皮、赤白芍等，临床常用。所谓"治黄需活血，血行黄易灭"，就是在强调黄疸活血化瘀治法的重要。

黄疸病位在脾胃肝胆，久病黄疸表现为肝郁脾虚者也不少见。所以治疗黄疸应该重视疏肝柔肝，调理气血，健脾护胃。同时应该注意扶正益气、化瘀散结、祛邪解毒，方剂可用当归补血汤、当归芍药散、鳖甲煎丸、三甲散等，以防治病情进展到积聚以致引发鼓胀。

虚黄为黄疸的特殊类型，可见于进食蚕豆，或药毒所伤引发，常见面色无华，乏力体倦，小便赤褐色，多虚，当用小建中汤等调补。

（四）常见变证的治疗

1. 鼓胀　气、血、水瘀积于腹内，常表现为腹大如鼓、皮色苍黄、腹壁青筋暴露，常伴有胁下或腹部痞块，四肢枯瘦等症，舌黯有瘀斑，舌苔腻或舌淡胖，苔白，脉弦滑或细弱，初期以理气和血，利水行湿为法，可以木香顺气散为主方；中期以益气活血，行气利水为法，可用四君子汤合调营饮为主方；晚期当重视并发症，出血者，可用泻心汤或大黄、白及、三七粉凉开水调为糊状，慢慢吐服；神昏者，可用至宝丹或苏合香丸以醒神开窍。

2. 积聚　胁下可有癥积，固定不移，胸胁刺痛，拒按，舌黯或淡黯，有瘀斑，脉涩，可用鳖甲煎丸以活血散瘀，软坚散结，如有气血亏虚可合用当归补血汤，或人参养荣汤。

（五）其他疗法

1. 中成药

（1）茵栀黄口服液：清热解毒，利湿退黄。适用于湿热毒邪内蕴所致急性、迁延性、慢性肝炎和重症肝炎（Ⅰ型）。也可用于其他型重症肝炎的综合治疗。

（2）清肝利胆胶囊：清利肝胆湿热。适用于肝郁气滞、肝胆湿热未清等症。

（3）茵陈五苓丸：清湿热，利小便。适用于肝胆湿热，脾肺郁结引起的湿热黄疸，脘腹胀满，小便不利。

（4）乙肝解毒胶囊：清热解毒，疏肝利胆。适用于乙型肝炎，辨证属于肝胆湿热内蕴者。

2. 针灸　针刺以足三里、阳陵泉、行间、胆囊穴、至阳等为主，发热者可加曲池；湿浊重者可加阴陵泉、地机；胁痛者可加日月、期门；恶心呕吐者可加内关、中脘。多用泻法，留针30min，每日1次，14天1疗程。

五、名医经验

1. 关幼波　黄疸系湿热入于血分，痰湿瘀阻血脉，胆液外溢而发病。治疗应重辨证、分虚实，后期扶正祛邪为原则，而解毒活血化痰为常用之法。提出"治黄必治血，血行黄易却；治黄需解毒，解毒黄易除；治黄要治痰，痰化黄易散"。药如生黄芪、茵陈、藿香、杏仁、橘红、柴胡、赤芍、白芍、当归、香附、泽兰、金钱草、车前草、白茅根、藕节、蒲公英、猪苓等，为其临床常用。

2. 徐景藩　"疸必有湿，无湿不成疸"。提出黄疸与"湿"、"热"有关。认为湿可从热化，亦可从寒化，纯寒不多，多寒热夹杂。以"肝之余气泄于胆，聚而成精"，故而清肝必须利胆，清肝必须清胆。十日之内当以祛邪为主，十日以上未退反重者，即使瘀热邪盛，也当顾护正气，邪正兼调。但湿热未尽时，不可过用甘温或滋腻，以免敛邪。而苦寒有损胃气，滋腻有碍祛邪，不能不重视。另外，解毒与治血，包括凉血、活血、养血法，临床也较为常用。

3. 王再谟　利湿是黄疸的基本治法，主张根据病人的身体素质、感邪情况及湿邪的兼夹情况而辨证论治。湿热者，清热解毒，佐以凉血活血，方用茵陈蒿汤、黄连解毒汤、甘露消毒丹加减；疫毒壅盛者，以清热解毒，凉血开窍为主，方用神犀丹、犀角地黄汤、安宫牛黄丸等；寒湿者，当温阳化气，佐以活血，方用茵陈五苓散、茵陈理中汤、胃苓汤等加减；而瘀血黄疸，以疏肝解郁，活血化瘀，软坚散结为主，佐以养肝益脾，方用复元活血汤、大黄䗪虫丸、化癥回生丹等加减；血亏黄疸，当合益气养血，方用黄芪建中汤、圣愈汤等加减。认为活血化瘀法当贯穿黄疸治疗始终。

 知识拓展

1. 甲型病毒性肝炎　甲型病毒性肝炎起病前可有进食未煮熟贝壳产品，如毛蚶等；或有与甲型肝炎患者密切接触史等；起病一般较急，有畏寒、发热；恶心、呕吐等消化道症状，血清 ALT 显著升高；有黄疸、血清总胆红素升高；血清学检查，抗 HAV IgM 抗体阳性或恢复期血清 HAV IgG 抗体较急性期有 4 倍以上升高。治疗甲肝无特效疗法，以休息和对症治疗为主。

2. 乙型病毒性肝炎　乙型病毒性肝炎根据流行病学资料（如与乙肝患者密切接触史，输血史等）、临床表现（如乏力、恶心、呕吐、黄疸、皮肤瘙痒等）和实验室检查（如 AST、ALT、胆红素升高，HB-sAg、HBeAg、抗 HBc-IgM 阳性）等很容易诊断出 HBV 感染。急性乙肝一般具有自限性，95% 以上的患者经过充分休息、适当的营养和应用一般护肝药物后即可痊愈。慢性乙肝的总治疗目标是最大限度地抑制 HBV，减轻肝细胞炎症坏死及肝纤维化，延缓和减少肝脏失代偿、肝硬化、HCC 及其并发症的发生。治疗方法包括抗病毒、免疫调节、抗炎和抗氧化、抗纤维化对症治疗，其中抗病毒治疗为关键。

3. 丙型病毒性肝炎　丙型病毒性肝炎的诊断需要综合流行病学资料、临床表现和病原学检查等，并与其他疾病鉴别。如近期有 HCV 暴露史，临床上急性肝炎的症状、体征，ALT 升高，血清抗 HCV 阳性，血清 HCV RNA 阳性，可诊断为急性丙型肝炎；如 HCV RNA 阳性持续半年以上，并有反复 ALT 异常，可诊断为慢性丙型肝炎。治疗目标是清除 HCV，防止 HCV 急性感染慢性化或长期抑制 HCV 的复制，减轻肝组织炎症反应，阻止慢性 HCV 感染患者肝硬化、肝癌的发生。

 病案分析

王某，男，36 岁。因目黄、身黄、小便黄 7 天来诊。患者平素体虚，食少便溏，近期困倦加重，7 天前发现目黄、身黄、小便黄，身黄比较鲜明，伴有食欲不振，肢体酸困，舌黯略红，舌苔腻略黄，脉细滑。肝功能化验：总胆红素 60.2μmol/L，ALT 86IU/L，AST 120IU/L。B 超示肝脏肿大。

中医诊断：黄疸阳黄（脾虚湿热瘀滞证）

西医诊断：病毒性肝炎

中医治法：清热利湿，活血化瘀，健脾和胃

方　　药：茵陈五苓散加减

茵陈 25g	炒苍术 15g	炒白术 15g	藿香 9g
茯苓 15g	猪苓 15g	陈皮 9g	姜半夏 12g
丹参 15g	炒白芍 15g	白花蛇舌草 15g	炙甘草 6g

3 剂，水煎服，每天 1 剂，分两次温服

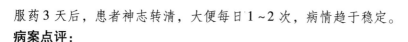

服药 3 天后，患者神志转清，大便每日 1~2 次，病情趋于稳定。

病案点评：

本病案为青年男性患者，平素为太阴脾虚体质，急性起病，表现为目黄、身黄、小便黄，具备黄疸病典型临床表现，应该诊断为黄疸，身黄比较鲜明，符合阳黄的临床特点。临床表现以脾胃为中心，本虚标实，标实为主，本虚证为脾虚，标实证为湿热瘀滞。治疗当以祛邪为主，清利湿热，并针对"瘀热以行"病机，给予活血化瘀治疗，兼以健脾和胃。方用茵陈五苓散加减。谨防进一步伤脾，以避免病情慢性化，使病归缠绵。

【参考文献】

1. 周仲瑛，蔡淦. 中医内科学 ［M］. 第 2 版. 北京：人民卫生出版社，2008. 413-414.

2. 田德禄. 中医内科学 ［M］. 北京：中国中医药出版社，2012. 298-305.

3. 陈灏珠，林果为，王吉耀. 实用内科学 ［M］. 第 14 版. 北京：人民卫生出版社，2013. 421-442.

附　萎黄

萎黄是由于大失血，或久病重病，或虫积日久之后，气血不足，血不华色，以肌肤干萎而黄为主要症状的一种疾病，通常还可伴有眩晕、气短、心悸等症，一般无目黄、小便黄、小便不利。

一、治则治法

萎黄证候以虚为治疗重点，益气养血为其常用治法。

二、分证论治

萎黄辨证气血亏虚，临床常表现为面黄、周身肌肤淡黄，干萎无华，倦怠乏力，或伴有眩晕，心悸，舌淡，苔薄白，脉濡细。治当以益气养血为法，方药以黄芪建中汤或人参养荣汤为主。若兼见阳虚，表现为畏寒喜暖，四肢不温，可加干姜、制附子、肉桂等温阳药；若兼见阴虚，表现为口干咽燥、五心烦热、方中桂枝可减量，适当加用熟地黄、山茱萸、阿胶、沙参、麦冬等滋阴药；由钩虫病引起者，还应给予驱虫治疗，可酌情选用雷丸、榧子、槟榔、百部等驱虫药。

三、临证备要

萎黄辨证以气血亏虚为重点，或有脾虚，所以治疗以益气养血为主，当重视健脾。兼阴虚者滋阴；兼阳虚者温阳。缘于虫疾者，重视驱虫。另外，积极治疗原发疾病，对纠正气虚亏虚，也具有重要意义。

第四节　积　聚

培训目标

　　要求住院医师具备本病的急诊评估与救治能力；掌握中医分证论治方法；了解病证结合的诊疗思路；能够制订规范的治疗方案。

问题导入

　　1. 掌握积聚的概念、积与聚的区别、病位、病机、病性。

　　2. 熟悉积聚的诊断、辨证要点、治疗原则与治法及分证论治。

　　3. 了解积聚的西医学范畴、相关检查、鉴别要点、转归预后和临证要点。

一、临床诊断

（一）疾病诊断

1. 腹腔内有可扪及的包块。

2. 常有腹部胀闷或疼痛不适等症状。

3. 常有情志失调、饮食不节、感受寒邪或黄疸、虫毒等病史。

腹部 X 片、B 超、CT、MBI、病理组织活检及有关血液检查有助于明确相关疾病的诊断。

（二）病类诊断

1. 积证　积属有形，结块固定不移，痛有定处，病在血分，是为脏病。

2. 聚证　聚属无形，包块聚散无常，痛有定处，病在气分，是为腑病。

（三）病期诊断

　　1. 初期　正气未至大虚，邪气虽实而不甚。表现为积块较小，质地较软，虽有胀痛不适，而一般情况尚较好。

　　2. 中期　正气渐衰而邪气渐甚，表现为积块增大，质地较硬，持续疼痛，舌质紫黯或有瘀点、瘀斑，并有饮食日少，倦怠乏力，面色渐黯，形体逐渐消瘦等。

　　3. 末期　正气大虚，而邪气实甚，表现为积块较大，质地坚硬，疼痛剧烈，舌质青紫或淡紫，有瘀点、瘀斑，并有饮食大减，神疲乏力，面色萎黄或黧黑，明显消瘦等衰弱表现。

二、病证鉴别

　　1. 积聚需与痞满相鉴别，见表5-4-1。

表 5-4-1 积聚与痞满鉴别要点

	积聚	痞满
起病特点	病位在肝脾	病位在胃
体征	有气聚胀急之形，有结块可扪及	无气聚胀急之形，无块状物可扪及

2. 积聚需与鼓胀相鉴别，见表 5-4-2。

表 5-4-2 积聚与鼓胀鉴别要点

	积聚	鼓胀
起病特点	腹内有积块	腹内有积块，更有水液停聚，肚腹胀大
主症	腹内结块，或痛或胀，有自觉症状	肚腹胀大，按之如鼓

三、病机转化

积聚病的病位在于肝脾。因肝主疏泄，司藏血；脾主运化，司统血。其发生主要关系到肝、脾、胃、肠等脏腑。因情志、饮食、寒湿、病后等原因，引起肝气不畅，脾运失职，肝脾失调，气血涩滞，壅塞不通，形成腹内结块，导致积聚。积聚的形成，总与正气亏虚有关。聚证病性多属实证，病程较短，预后良好。少数聚证日久不愈，可以由气入血转化成积证。积证初起，病理性质多实，日久病势较深，正气耗伤，可转为虚实夹杂之证。病至后期，气血衰少，身体羸弱，则以正虚为主。病机主要是气机阻滞，瘀血内结。病理因素虽有寒邪、湿热、痰浊、食滞、虫积等，但主要是气滞血瘀。聚证以气滞为多，积证以血瘀为主。见图 5-4-1。

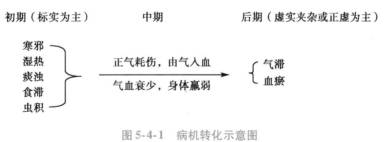

图 5-4-1 病机转化示意图

四、辨证论治

（一）治则治法

1. 区分不同阶段，掌握攻补分寸 积证可根据病程、临床表现，分作初期、中期、末期 3 个阶段。初期属邪实，积块不大，软而不坚，正气尚未大虚，应予消散，治宜行气活血、软坚消积为主；中期邪实正虚，积块渐大，质渐坚硬，正气渐伤，邪盛正虚，治宜消补兼施；后期以正虚为主，积块坚硬，形瘦神疲，正气伤残，应予养正除积，治宜扶正培本为主，酌加理气、化瘀、消积之品，切勿攻伐太过。

2. 聚证重调气，积证重活血 聚证病在气分，以疏肝理气、行气消聚为基本治则，重在调气；积证病在血分，以活血化瘀、软坚散结为基本治则，重在活血。

（二）分证论治

积聚的辨证必须根据病史长短、邪正盛衰以及伴随症状，辨其虚实之主次。聚证多实证。积证初起，正气未虚，以邪实为主；中期，积块较硬，正气渐伤，邪实正虚；后期日久，瘀结不去，则以正虚为主。积聚的分证论治详见表5-4-3。

表5-4-3　积聚分证论治简表

证候	治法	推荐方	常用加减
肝气郁结	疏肝解郁行气散结	逍遥散合木香顺气散	瘀象，加延胡索、莪术；寒湿中阻，加苍术、厚朴、砂仁、桂心
食滞痰阻	理气化痰导滞散结	六磨汤	蛔虫结聚，加鹤虱、雷丸、使君子；痰湿食滞，加苍术、厚朴、陈皮、甘草、山楂、六神曲
气滞血阻	理气消积活血散瘀	柴胡疏肝散合金铃子散	燥热口干，加牡丹皮、栀子、赤芍、黄芩；腹冷畏寒，加肉桂、吴茱萸、当归
瘀血内结	祛瘀软坚健脾益气	膈下逐瘀汤、鳖甲煎丸合六君子汤	积块疼痛明显，加五灵脂、延胡索、佛手；痰瘀互结，加白芥子、半夏、苍术
正虚瘀结	补益气血活血化瘀	八珍汤合化积丸	阴伤较甚，加生地黄、北沙参、枸杞、石斛；牙龈出血、鼻衄，加栀子、牡丹皮、白茅根、茜草、三七；畏寒肢肿，加黄芪、附子、肉桂、泽泻

（三）临证备要

临床上治疗癥积，应重视其邪正兼夹的特点，癥积按初中末三个阶段，可分为气滞血阻、瘀血内结、正虚瘀结三个证候，但在临床中，往往可兼有寒、湿、热、痰等病理表现。其中，兼郁热、湿热者较为多见。正气亏虚亦有偏于阴虚、血虚、气虚、阳虚的不同。临证应根据邪气兼夹与阴阳气血亏虚的差异，相应调整治法方药。

积聚治疗上始终要注意顾护正气，攻伐药物不可过用《素问·六元正纪大论》说："大积大聚，其可犯也，衰其大半而止。"聚证以实证居多，但如反复发作，脾气易损，应适当予以培脾运中。积证系日积月累而成，其消亦缓，切不可急功近利。如过用、久用攻伐之品，易于损正伤胃；过用香燥理气之品，则易耗气伤阴蕴热，加重病情。《医宗必读·积聚》提出"屡攻屡补，以平为期"的原则，颇有深意。

（四）其他疗法

1. 单方验方

（1）肿节风15g，水煎服。可用于脘腹部、右上腹及下腹部的多种肿瘤。

（2）藤梨根、生薏苡仁、连苗荸荠各30g，每日1剂，水煎服；或龙葵、黄毛耳草各15g，白花蛇舌草、蜀羊泉各30g，每日1剂，水煎分3次服；或浙江三根汤：藤梨根、水杨梅根、虎杖根各30g，水煎服。用于脘腹积块（胃癌）。

（3）三棱、莪术各15g，水煎服；或三白草、大蓟、地骨皮各30g，水煎服；或双半煎：半边莲、半枝莲、薏苡仁、天胡荽各20g，水煎服。可用于右上腹积块（肝癌）。

（4）苦参、生熟薏苡仁、煅牡蛎、土茯苓、紫参、生地、地榆，各30g，水煎服；或白花蛇舌草、菝葜、垂盆草、土茯苓各30g，水煎服；或蒲公英、半枝莲各24g，白花蛇舌草、金银花藤、野葡萄根各30g，露蜂房9g，蜈蚣2条，水煎服。另用牛黄醒消丸，每次服1.5g，每日2次。可用于下腹之积块（肠癌）。

2. 中成药

（1）鳖甲煎丸：消痞化积、活血化瘀、疏肝解郁。适用于积聚之血瘀肝郁证。

（2）大黄䗪虫丸：活血破瘀、通经消癥。适用于瘀血内停所致的癥瘕。

（3）养正消积胶囊：健脾益肾、化瘀解毒。适用于脾肾两虚瘀毒内阻型原发性肝癌。

<h2 style="text-align:center">五、名医经验</h2>

1. 李寿山 认为慢性肝炎是疫毒湿浊之邪侵犯机体，内伏血中，着肝附脾，久则影响肝之疏泄及脾之运化，进而导致湿热蕴结，疫毒留恋，出现黄疸和"乙肝"病毒持续存在；正气虚损，阴阳失衡，免疫功能紊乱或低下，使脏腑、气血、津液的功能失调而变生诸证。从而表现出正虚邪恋，虚实夹杂的临床特点。在治疗上讲究病证结合，从整体论治，而不拘泥于一脏一腑。辨证时首先应详辨邪正的盛衰；其次，要辨明患者自身体质之阴阳。慢性活动性肝炎多从芳香化浊、活血化瘀论治，并要辨明患者体质之阴阳，素体阳盛者，治宜清热解毒、芳香化湿；素体阳虚者，治宜化湿通阳、健脾疏肝；素体阴虚者，治宜益气养血、育阴软坚、活血化瘀。慢性迁延性肝炎多从降脂抗纤入手，化痰开瘀，防治肝纤维化。

2. 关幼波 认为脂肪肝由气机运行郁滞，湿痰内生，湿痰入血，积于肝脏，壅滞肝胆，血行不畅，痰瘀互结，阻滞肝络而成病。初病在脉，久而由脉及络，发生传变，肝络损伤，肝体失养，久渐枯萎，形成肝纤维化、肝硬化。治疗应从痰瘀论治，调气化痰活血。治"痰"，痰气同治；治"瘀"，气血两调。痰气同治惯用杏仁与橘红、旋覆花与生赭石这两组对药。常用调理气血的药，如白芍、柴胡、赤芍、泽兰、香附、白术、当归、黄精、藕节、丹参等，其中泽兰与藕节是常用对药。

 病案分析

常某，女，30岁，工人。易怒多思，稍不如意，即愤愤不平，抑郁难解，素日食欲不振，常觉脘腹满闷，若有物内停，久而胀痛难忍，至今已两年余。家人忧心如焚，经友介绍，强步登门求诊。诊见病者面容消瘦，精神怠惰，触按腹部有块状物，稍软，不移动，刺痛拒按，并兼胸腰胀满，不思饮食等症。余诊其脉，六部搏指应手，沉弦有力，舌质紫黯，少苔。

中医诊断：积证（气滞血阻证）

西医诊断：腹部包块性质待定

中医治法：疏肝破积，温经通络

方　　药：大七气汤加减

白芍12g	青皮10g	香附10g	桂枝6g
延胡索10g	木香6g	鸡血藤12g	三棱9g
莪术10g	陈皮9g		

水煎服，每日1剂，分两次服

二诊：服上方2剂，矢气频频，腹中作声，腹胀大减，惟积块疼痛，脉较前稍有缓象，再按原方加党参、白术兼扶正气。

三诊：服上方3剂，药后精神好转，食纳增加，积块略消，痛减，脉转和缓。再服健脾理气、散寒消积之剂。共进药十余剂，积块渐消，脘腹舒畅，面色好转，食欲增加，积年之疾，至此告愈。

病案点评：

本案为气滞血阻，内有实邪之证，治拟疏肝破积，温经通络，方取大七气汤加减。二诊气机有疏通之象，脉转缓，宗以前法，加党参、白术以健脾益气，助行气消积之功。三诊病势转缓，再予健脾理气、散寒消积之剂以善其后。治疗过程中，除了运用理气破坚之品外，还有补中、温运阳气之药，冀其荣卫流通，元气恢复。如此，则积去痛止虚固。

【参考文献】

1. 于家军，李戈，李志民. 李寿山教授治疗慢性肝炎的经验［J］. 辽宁中医杂志，1999，26（11）：483-484.
2. 齐京，王新颖，徐春军. 关幼波中医药防治脂肪肝学术思想及临床经验［J］. 北京中医药［J］，2012，31（11）：824-826.
3. 许玉山. 许玉山医案［M］. 太原：山西人民出版社，1983.

第五节　鼓　　胀

 培训目标

要求住院医师了解鼓胀病相关的病因病机，掌握中医辨治方法及中、西医手段合理诊治鼓胀的临床技术，达到改善患者症状、提高生存质量的目的。

问题导入

1. 对于鼓胀而言，"阳虚易治，阴虚难调"，那么对于阴虚水停一证，如何权衡利水与滋阴？

2. 如何理解鼓胀阴虚不忌热药？

3. 根据鼓胀的临床特点，其与肝硬化腹水症状、治疗相近，试将中西医对于腹水的治疗方法、疗效进行比较。

一、临床诊断

1. 主要临床表现　初起脘腹作胀，食后尤甚。继而腹部胀满如鼓，重者腹壁青筋显露，脐孔突起。

2. 伴随症状 常伴乏力、纳差、尿少及齿衄、鼻衄、皮肤紫斑等出血现象，可见面色萎黄、黄疸、手掌殷红、面颈胸部红丝赤缕、血痣及蟹爪纹。

3. 本病常有酒食不节、情志内伤、虫毒感染或黄疸、胁痛、癥积等病史。

腹腔穿刺液检查、血清病毒学相关指标检查、肝功能、B超、CT、MRI、腹腔镜、肝脏穿刺等检查有助于腹水原因的鉴别。

二、病证鉴别

1. 鼓胀需与水肿相鉴别，见表5-5-1。

表5-5-1 鼓胀与水肿鉴别要点

	鼓胀	水肿
病变脏腑	肝、脾、肾	肺、脾、肾
基本病机	气、血、水互结于腹	水液潴留，泛溢肌肤
主症	腹部胀大	眼睑、头面、肢体浮肿
兼症	可见面色青晦 面颈部有血痣赤缕 胁下癥积坚硬 腹皮青筋显露	可见面色㿠白 腰酸倦怠等

2. 气鼓、水鼓、血鼓相鉴别，见表5-5-2。

表5-5-2 气鼓与水鼓、血鼓鉴别要点

	气鼓	水鼓	血鼓
病机	肝郁气滞	阳气不振 水湿内停	肝脾血瘀
腹部望诊	腹部膨隆	腹部胀满膨大， 或状如蛙腹	腹部坚满 青筋暴露
腹部切诊	叩之如鼓	叩之如囊裹水	腹内有积块
其他兼症	嗳气或矢气则舒	可伴下肢浮肿	可见面部赤丝血缕 腹内积块痛如针刺

三、病机转化

鼓胀的基本病理变化总属肝脾肾受损，气滞、血瘀、水停腹中。病变脏器主要在肝脾，久则及肾。喻嘉言曾概括为："胀病亦不外水裹、气结、血瘀"。气、血、水三者既各有侧重，又常相互为因，错杂同病。病理性质总属本虚标实。初起，肝脾先伤，肝失疏泄，脾失健运，两者互为影响，乃至气滞湿阻，清浊相混，此时以实为主；进而湿浊内蕴中焦，阻滞气机，既可郁而化热，而致水热蕴结，亦可因湿从寒化，出现水湿困脾；久则气血凝滞，隧道壅塞，瘀结水留更甚。肝脾日虚，病延及肾，肾火虚衰，不但无力温助脾阳，蒸化水湿，且开阖失司，气化不利，而致阳虚水盛；若阳伤及阴，或湿热耗伤阴津，则见肝肾阴虚，阳无以化，水津失布，故后期以虚为主。至此因肝、脾、肾三脏俱虚，运行蒸化水湿的功能更差，气滞、水停、血瘀三者错杂为患，壅结更甚，其胀日重，由于邪愈盛而正愈虚，故本虚标实，更为错综复杂，病势日益深重，见图 5-5-1。

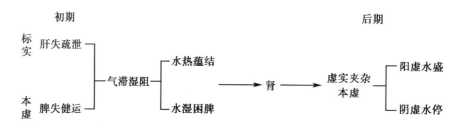

图 5-5-1　病机转化示意图

四、辨 证 论 治

（一）治则治法

根据标本虚实的主次确定相应治法。标实为主者，按气、血、水的偏盛，分别采用行气、活血、祛湿利水，并可暂用攻逐之法，同时配以疏肝健脾；本虚为主者，根据阴阳的不同，分别采取温补脾肾或滋养肝肾法，同时配合行气活血利水。由于本病总属本虚标实错杂，故治当攻补兼施，补虚不忘泻实，泻实不忘补虚。

（二）分证论治

鼓胀病的分证论治详见表 5-5-3。

表 5-5-3　鼓胀病分证论治简表

证候	治法	推荐方	常用加减
气滞湿阻	疏肝理气运脾利湿	柴胡疏肝散合胃苓汤	气滞偏甚，胸脘痞闷，腹胀，嗳气为快，加佛手、沉香、木香；尿少，腹胀，加砂仁、大腹皮、泽泻、车前子；神倦，便溏，酌加党参、附片、干姜、川椒；胁下刺痛，加延胡索、莪术、丹参
水湿困脾	温中健脾行气利水	实脾饮	浮肿较甚，小便短少，加肉桂、猪苓、车前子；胸闷咳喘加葶苈子、紫苏子、半夏；脘闷纳呆，神疲，便溏，下肢浮肿，可加党参、黄芪、山药
水热蕴结	清热利湿攻下逐水	中满分消丸合茵陈蒿汤	小便赤涩不利，加陈葫芦、蟋蟀粉（另吞服）
瘀结水留	活血化瘀行气利水	调营饮	中气下陷，少气懒言，可用补中益气汤；脾虚血亏，心悸气短可用十全大补汤；肾阳虚明显，加鹿角胶、肉苁蓉

续表

证候	治法	推荐方	常用加减
阳虚水盛	温补脾肾 化气利水	附子理苓汤或 济生肾气丸	偏于脾阳虚弱，神疲乏力、少气懒言、纳少、便溏，加黄芪、山药、苡仁、扁豆；偏于肾阳虚衰，面色苍白，怯寒肢冷，腰膝酸冷疼痛，加肉桂、仙茅、淫羊藿
阴虚水停	滋肾柔肝 养阴利水	六味地黄丸合 一贯煎	青筋显露，唇舌紫黯，小便短少，加丹参、益母草、泽兰、马鞭草；兼有潮热，烦躁，酌加地骨皮、白薇、栀子；齿鼻衄血，加鲜茅根、藕节、仙鹤草之类；如阴虚阳浮，症见耳鸣，面赤、颧红，宜加龟甲、鳖甲、牡蛎

（三）临证备要

关于逐水法的应用　鼓胀患者病程较短，正气尚未过度消耗，而腹胀殊甚。腹水不退，尿少便秘，脉实有力者，可酌情使用逐水之法，以缓其苦急，主要适用于水热蕴结和水湿困脾证。常用逐水方药如牵牛子粉、舟车丸、控涎丹、十枣汤等。攻逐药物，一般以2~3 天为1疗程，必要时停 3~5 天后再用。临床应注意：中病即止：在使用过程中，药物剂量不可过大，攻逐时间不可过久，遵循"衰其大半而止"的原则，以免损伤脾胃，引起昏迷、出血之变。严密观察：服药时必须严密观察病情，注意药后反应，加强调护。一旦发现有严重呕吐、腹痛、腹泻者，即应停药，并做相应处理。明确禁忌证：鼓胀日久，正虚体弱；或发热，黄疸日渐加深；或有消化道溃疡，曾并发消化道出血，或见出血倾向者，均不宜使用。

要注意祛邪与扶正的配合　本病患者腹胀腹大，气、血、水壅塞，治疗每用祛邪消胀诸法。若邪实而正虚，在使用行气、活血、利水、攻逐等法时，又常需配合扶正药物。临证还可根据病情采用先攻后补，或先补后攻，或攻补兼施等方法，扶助正气，调理脾胃，减少副作用，增强疗效。

鼓胀"阳虚易治，阴虚难调"　水为阴邪，得阳则化，故阳虚患者使用温阳利水药物，腹水较易消退。若是阴虚型鼓胀，利水易伤阴，滋阴又助湿，治疗颇为棘手。临证可选用甘寒淡渗之品，以达到滋阴生津而不黏腻助湿的效果。亦可在滋阴药中少佐温化之品，既有助于通阳化气，又可防止滋腻太过。

腹水消退后仍须调治　经过治疗，腹水可能消退，但肝脾肾正气未复，气滞血络不畅，腹水仍然可能再起，此时必须抓紧时机，疏肝健脾，活血利水，培补正气，进行善后调理，以巩固疗效。

鼓胀危重症宜中西医结合　及时处理肝硬化后期腹水明显，伴有上消化道大出血，重度黄疸或感染，甚则肝昏迷者，病势重笃，应审察病情，配合有关西医抢救方法及时处理。

（四）常见变证的治疗

鼓胀病后期，肝、脾、肾受损，水湿瘀热互结，正虚邪盛。若药食不当，或复感外邪，病情可迅速恶化，导致大出血、昏迷、虚脱多种危重证候。

由于本病虚实错综，先后演变发展阶段不同，故临床表现的证型不一，一般说来，气滞湿阻证多为腹水形成早期；水热蕴结证为水湿与邪热互结，湿热壅塞，且往往有合并感染存在，常易发生变证；水湿困脾与阳虚水盛，多为由标实转为本虚的两个相关证型；瘀结水留和阴虚水停两证最重，前者经脉瘀阻较著，应防并发大出血，后者为鼓胀之特殊证候，较其他证型更易诱发肝昏迷。

1. 大出血　如见骤然大量呕血，血色鲜红，大便下血，黯红或油黑，多属瘀热互结，热迫血溢，治宜清热凉血，活血止血，方用犀角地黄汤加参三七、仙鹤草、地榆炭、血余炭、大黄炭；若大出血之后，气随血脱，阳气衰微，汗出如油，四肢厥冷，呼吸低弱，脉细微欲绝，治宜扶正固脱，益气摄血，方用大剂独参汤加山茱萸或参附汤加味。

2. 昏迷　如痰热内扰，蒙蔽心窍，症见神识昏迷，烦躁不安，四肢抽搐颤动，口臭、便秘，舌红苔黄，脉弦滑数，治当清热豁痰，开窍息风，方用安宫牛黄丸合龙胆泻肝汤加减，亦可用醒脑静注射液静脉滴注。若为痰浊壅盛，蒙蔽心窍，症见静卧嗜睡，语无伦次，神情淡漠，舌苔厚腻，治当化痰泄浊开窍，方用苏合香丸合菖蒲郁金汤加减。如病情继续恶化，昏迷加深，汗出肤冷，气促撮空，两手抖动，脉细微弱者，为气阴耗竭，正气衰败，急予生脉散、参附龙牡汤以敛阴回阳固脱。

（五）其他疗法

1. 中成药治疗

（1）中满分消丸：健脾行气，利湿清热。适用于脾虚气滞，湿热郁结引起宿食蓄水，脘腹胀痛。

（2）济生肾气丸：温补肾阳，化气行水。适用于肾虚水肿，腰膝酸软，小便不利，畏寒肢冷。

（3）六味地黄丸：滋阴补肾。适用于肾阴亏损，头晕耳鸣，腰膝酸软，骨蒸潮热，盗汗遗精。

2. 中药敷脐疗法　脐对应中医的神阙穴位，中药敷脐可促进肠道蠕动与气体排出，缓解胃肠静脉血瘀，改善内毒素血症，提高利尿效果。

3. 中药煎出液灌肠　可采用温补肾阳、益气活血、健脾利水、清热通腑之法。可选用基本方：补骨脂、桂枝、茯苓、赤芍、大腹皮、生大黄、生山楂等，伴肝性脑病者加栀子、石菖蒲。每剂中药浓煎至 150~200ml，1 天 1 剂，分两次给药。

4. 穴位注射　委中穴常规消毒，用注射针快速刺入，上下提插，得气后注入速尿 10~40mg，出针后按压针孔，勿令出血。1 天 1 次，左右两次委中穴交替注射。

还可在中药、西药内服的基础上，并以黄芪注射液、丹参注射液等量混合进行穴位注射，每穴 1ml，以双肝俞、脾俞、足三里与双胃俞、胆俞、足三里相交替，每周 3 次。

中药在腧穴的贴敷、中药在腧穴进行离子导入、中药注射液在学位注射等疗法，对于肝硬化腹水这一疑难杂症的治疗无疑增加了治疗方法的选择。

五、名医经验

1. 邹良材　使用兰豆枫楮汤治疗阴虚型肝硬化腹水。肝硬化腹水属中医"鼓胀"范畴。其治，历代医家均有"阳虚易治，阴虚难调"之说。其阴虚型的主要见证除大腹胀满外，患者大都面色晦滞，面额、鼻准部多有血缕，时有齿、鼻衄或低热往来，口干肤燥，大便干或溏，小便少而赤，舌苔光或花剥，舌质多红绛，脉多细数。邹良材认为，除湿利水有伤气阴，益肾养阴却嫌碍邪，自拟兰豆枫楮汤加减，每多获效。兰豆枫楮汤由泽兰、黑料豆、路路通、楮实子四味主药组成。其中泽兰，苦辛微温，入肝、脾两经。功能活血行水，"破宿血、消癥瘕"（《本草纲目》）。黑料豆，甘平无毒，入脾、肾两经。功专活血，利水，祛风，解毒，以治水肿胀满。路路通，又名枫实，性味甘平，《纲目拾遗》称其性能通行十二经穴，故治水肿胀满用之，以其能搜逐伏水也。楮实子，性味甘寒，入肝、脾、肾三经，功能滋肾，清肝，明目，治虚劳，目昏，水气浮肿。

2. 朱良春　治疗本病提倡逐水力避攻劫，化瘀务求平和，甘淡补脾，补中去水之法。处方擅用庵闾子、楮实子为主，随证加味，配合复肝胶囊保肝治本、温养疏导。朱良春认为，慢性肝病多见肝肾阴虚为主要病机，随着病程迁延，会使清阳不能敷布，阴精不能归藏，最后导致肝硬化腹水，乃责之阴损及阳或阴阳两竭。所以朱良春治疗此型腹水和治疗早期肝硬化肝肾阴虚型，用一贯煎化裁有所不同。用药不独滋肾养血，多兼顾平调脾胃或甘淡补脾，以助运化功能。同时，根据气滞、血瘀、水阻的偏盛，分别选伍达药且方简效宏，突出庵闾子、楮实子为主药。

3. 李玉奇　经验总结为三点：

（1）滋补肝体、养血育阴：本病的主要病机为肝郁脾虚，耗气损津，阴液干涸，恶血内留，水湿内聚。病机的核心为阴亏、血瘀、湿聚三者俱存。治疗贵在顺其"肝体阴而用阳"之性，补肝体助肝用，当以滋养肝阴，活血化瘀，利水渗湿为法。

（2）凉血止血、化瘀通络。

（3）开门逐邪、化湿利水。

由于本病乃本虚标实之证，病在肝而重在水，消除水湿内壅之腹水，乃治疗中的当务之急。故李玉奇多在方中配用了浮萍、白茅根、泽泻这三味药物。浮萍味辛性寒，归经肺与膀胱，本品可宣可降，能宣肺洁源，通利州都，导热下行以收利水消肿之功。在临床上可单用。李玉奇认为组方宜标本兼治，补中有攻，攻中寓补，利湿之中有养阴之义，止血之中寓化瘀之功；虚火去则血热清、血热宁则血溢止；瘀血去则络脉通，水湿除则腹水消。

 知识拓展

1. 美国肝病学会实践指南肝硬化腹水病人的处理：

腹水指南的推荐意见：

（1）酒精性肝硬化有腹水时首先应戒酒。

（2）肝硬化腹水病人一线治疗包括限钠（88mmol/d）和利尿剂（口服螺内酯和速尿）。

（3）不需限水，除非当血钠＜125mmol/L时。

（4）张力性腹水者先抽腹水，然后开始上述一线治疗。

（5）利尿剂敏感病人应采用上述一线治疗手段，并不是连续放腹水治疗。

（6）肝硬化腹水病人可考虑肝移植。

难治性腹水治疗推荐意见：

（1）对难治性腹水病人可进行连续放腹水治疗。

（2）对于一次放腹水＜4L者，补白蛋白并非必要。大量放腹水时，应于放腹水后补充白蛋白，每升腹水补充8～10g白蛋白。

（3）对难治性腹水病人应考虑肝移植。

（4）经适当选择的病人可考虑作 TIPS（经颈静脉肝内门体分流术）。

（5）不适合作 TIPS 者可考虑腹腔静脉分流。

2. 西医如何治疗肝硬化难治性腹水　腹水是大多数肝硬化病发展至晚期的结果，难治性腹水是指给予大剂量利尿剂、限制钠摄入后仍无显著效果或者治疗后腹水复发。长期大量腹水可对患者呼吸、循环及消化等系统的正常功能产生影响，极易产生自发性腹膜炎、肝肾综合征等严重并发症，预后较差，严重影响患者健康。因此探讨有效的治疗方法，缓解临床症状，提高患者生存质量，延长其生存时间有着重要的临床意义。

腹水超滤浓缩回输术是近年来肝硬化腹水治疗的新型技术，在透析器半透膜远离作用下，主要通过扩散、对流、超滤等步骤滤出内毒素胆红素、尿素氮、炎性介质、肌酐等，有效清除患者体内毒性物质，减少了肝脏及其他脏器受到的损伤。在过滤中，较大分子物质得以保留，减少了患者补体 C、细胞及蛋白质等物质的流失，白蛋白再吸收，血浆清蛋白水平有效提高。腹水超滤浓缩回输不会对血清电解质水平产生较大影响，避免了长期利尿剂使用所导致的肝肾综合征、电解质紊乱等毒副作用在肝硬化难治性腹水治疗中，需要在常规治疗的基础上采用腹水超滤浓缩回输术联合治疗，进而提高患者生命质量，促进患者的康复。

 病案分析

汪某，男，44 岁。发热历半月始退，而腹部亦随之逐渐胀大。近来自汗多，纳谷不香，尿少，腹胀，头昏，大便秘结，每周仅 2 ~ 3 次，睡眠差，脉细弦，苔光剥，舌紫红，舌上和口腔满布糜点。

中医诊断：鼓胀（阴虚湿稽，浮火上炎）

中医治法：清热养阴，淡渗利湿

方　药：

生地 12g	玄参 15g	北沙参 10g	麦冬 6g
木通 3g	玉米须 15g	路路通 10g	车前子 15g(包煎)
淡竹叶 15g	白茅根 30g		

5 剂，水煎服，每日 1 剂，早晚服

服药后，小便量增多，腹胀减轻，但仍有肝区疼痛，纳谷欠香，头昏，乏力，睡眠不熟，大便转为日行一次，自汗尚多，手足心热，脉弦细而数，口舌糜点已脱，舌质紫红，有瘀斑。诊为阴伤未复，水湿稽留。从原方去玄参，加五味子 3g、黑料豆 30g、楮实子 12g、泽兰 10g。10 剂后一直以上方稍作加减进治，患者服药并无间断，3 月后症状已近消失。

病案点评：

本案属阴虚鼓胀。阴虚内热，水湿停留，故用甘寒养阴、淡渗利湿之剂。二诊后加入邹良材经验方兰豆枫楮实汤，药证相合，疗效颇佳。

【参考文献】

1. 林日武. 中药灌肠治疗肝硬化难治性腹水 [J]. 浙江中医结合杂志, 2003, 12 (3): 97.

2. 石磊, 李存敬, 刘敏. 穴位注射配合中药治疗肝硬化腹水 106 例 [J]. 中国民间疗法, 2004, 12 (4): 14-15.

3. 黄秀芳. 中西医结合三联疗法治疗肝硬变腹水疗效观察 [J]. 辽宁中医杂志, 2003, 30 (10): 841.

4. 程志文, 谢冬梅, 杨壮智, 等. 肝硬化腹水中医外治近况 [J]. 中医外治杂志, 2009, 18 (6): 45-47.

5. 邱志济, 朱建平, 马漩卿. 朱良春治疗肝硬化腹水临床经验和用药特色 [J]. 辽宁中医杂志, 2001, 8 (8): 468-469.

6. 高尚社. 国医大师李玉奇教授治疗肝硬化腹水验案赏析 [J]. 中国中医药现代远程教育, 2013, 11 (2): 6-8.

7. 王吉耀. 肝硬化腹水诊治指南评价 [J]. 实用内科杂志, 2007, 27 (8): 563-565.

8. 朱世楷, 尤松鑫. 邹良材肝病诊疗经验 [M]. 南京: 江苏科学技术出版社, 1983.

第六节　疟　　疾

 培训目标

要求住院医师具有独立诊治疟疾病的能力，掌握中医辨证论治疟疾病的方法，熟悉疟疾病危重证的中西医综合治疗方法，能根据病情制订个体化的诊疗方案，具备向患者宣传疟疾病的预防和调护知识。

问题导入

1. 为什么说"疟不离少阳"？如何指导临床治疗？

2. 疟疾病的服药时间有什么特殊性？为什么？

一、临床诊断

1. 临床症状为寒战、高热、出汗，周期性发作，每日或隔日或三日发作一次，间歇期症状消失，形同常人，伴有头痛身楚，恶心呕吐等症。

2. 多发于夏秋季节，居住或近期到过疟疾流行地区，或输入过疟疾患者的血液，反复发作后可出现脾脏肿大。

3. 典型疟疾发作时，血液涂片或骨髓片可找到疟原虫，血白细胞总数正常或偏低。周围血象、脑脊液、X 线检查、尿常规及中段尿检查、尿培养等有助于本病的鉴别诊断。

二、病证鉴别

1. 疟疾需与风温发热、淋证发热鉴别，见表5-6-1。

表 5-6-1　疟疾与风温发热、淋证发热的鉴别要点

	疟疾	风温发热	淋证发热
主症	寒战、高热、出汗，周期性发作，每日或隔日或三日发作一次，间歇期症状消失，形同常人	风温初起，邪在卫分时，可见寒战发热	淋证初起，湿热蕴蒸，邪正相搏，亦常见寒战发热
兼症	伴有头痛身楚，恶心呕吐	多伴有咳嗽气急、胸痛等肺系症状	多兼小便频急，滴沥刺痛，腰部酸胀疼痛等症
病机	邪伏半表半里，邪正斗争	邪犯肺卫	湿热蕴蒸
鉴别要点	寒热往来，汗出热退，休作有时为特征	有肺系症状	小便频数，淋沥涩痛，小腹拘急引痛的泌尿系症状

2. 疟疾需辨寒疟、温疟和瘴疟，见表 5-6-2。

表 5-6-2　疟疾寒疟、温疟和瘴疟的鉴别要点

	温疟	寒疟	瘴疟（热瘴）	瘴疟（冷瘴）
主症	发作时热多寒少，汗出不畅，头痛，骨节酸痛，口渴引饮，便秘尿赤	发作时热少寒多，口不渴，胸闷脘痞，神疲体倦	热甚寒微，或壮热不寒，头痛，肢体烦疼，面红目赤，胸闷呕吐，烦渴喜饮，大便秘结，小便热赤，甚至神昏谵语	寒甚热微，或但寒不热，或呕吐腹泻，甚则嗜睡不语，神志昏蒙
病因病机	阳热素盛，疟邪与营卫相搏，热炽于里	素体阳虚，复感疟邪，寒湿内盛	瘴毒内盛，热邪内陷心包	瘴毒内盛湿浊蒙蔽心窍
舌象	舌红苔黄	舌苔白腻	舌质红绛，苔黄腻或垢黑	舌苔厚腻色白
脉象	脉弦数	脉弦	脉洪数或弦数	脉弦

三、病机转化

疟疾的发生，主要是感受"疟邪"，病机为疟邪侵入人体，伏于半表半里，出入营卫之间，邪正交争而发病。疟疾的病位总属少阳半表半里，故历来有"疟不离少阳"之说。病理性质以邪实为主。由于感受时邪不一或体质差异，可表现不同的病理变化。一般以寒热休作有时的正疟，临床最多见。如素体阳虚寒盛，或感受寒湿诱发，则表现为寒多热少的寒疟。素体阳热偏盛，或感受暑热诱发，多表现为热多寒少之温疟。因感受山岚瘴毒之气而发者为瘴疟，可以出现神昏谵语、痉厥等危重症状，甚至发生内闭外脱。若疫毒热邪深重，内陷心肝，则为热瘴；因湿浊蒙蔽心神者，则为冷瘴。疟邪久留，屡发不已，气血耗伤，每遇劳累而发病，则形成劳疟。或久疟不愈，气血瘀滞，痰浊凝结，壅阻于左胁下而形成疟母，且常兼有气血亏虚之象，表现为邪实正虚。见图 5-6-1。

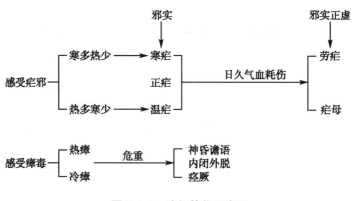

图 5-6-1 病机转化示意图

四、辨 证 论 治

（一）治则治法

疟疾的治疗以祛邪截疟为基本治则，应该区别寒与热的偏盛进行处理。正疟治以祛邪截疟，和解表里，温疟治以清热解表，和解祛邪；寒疟治以和解表里，温阳达邪；热瘴治以解毒除瘴，清热保津；冷瘴治以解毒除瘴，芳化湿浊；劳疟治以益气养血，扶正祛邪。如属疟母，又当祛瘀化痰软坚。

疟疾发作之后，遍身汗出，倦怠思睡，应及时更换内衣，注意休息。未发作之日，可在户外活动，但应避免过劳。对瘴疟则应密切观察，精心护理，及时发现病情变化，准备相应的急救措施。

（二）分证论治

正疟发作症状比较典型，常先有呵欠乏力，继则寒战鼓颌，寒罢则内外皆热，头痛面赤，口渴引饮，终则遍身汗出，热退身凉；温疟发作时热多寒少，汗出不畅，头痛，骨节酸痛，口渴引饮，便秘尿赤；寒疟发作时热少寒多，口不渴，胸闷脘痞，神疲体倦；热瘴发作热甚寒微，或壮热不寒，头痛，肢体烦疼，面红目赤，胸闷呕吐，烦渴喜饮，大便秘结，小便热赤，甚至神昏谵语；冷瘴发作寒甚热微，呕吐腹泻，甚则嗜睡不语，神志昏蒙。劳疟为迁延日久，每遇劳累易发作，发时寒热较轻，面色萎黄，倦怠乏力，短气懒言，纳少自汗为特征。

疟疾的分证论治详见表 5-6-3。

表 5-6-3 疟疾分证论治简表

证候	治法	推荐方	常用加减
正疟	祛邪截疟 和解表里	柴胡截疟饮	加青蒿以加强祛邪截疟；口渴甚者，加葛根、石斛；胸脘痞闷，苔腻者，去人参、大枣，加苍术
温疟	清热解表 和解祛邪	白虎加桂枝汤	加常山以祛邪截疟；津伤较著，口渴引饮者，加生地、麦冬、石斛、玉竹
寒疟	和解表里 温阳达邪	柴胡桂枝干姜汤	但寒不热者，去黄芩；寒郁日久化热，心烦口干，去桂枝、草果，加石膏、知母

续表

证候	治法	推荐方	常用加减
热瘴	解毒除瘴 清热保津	清瘴汤	壮热烦渴者去半夏，加生石膏；热盛津伤，口渴心烦，舌干红少津者，加生地、玄参、石斛、玉竹；神昏痉厥，高热不退者，急用紫雪丹
冷瘴	解毒除瘴 芳化湿浊	加味不换金正气散	嗜睡昏蒙者，可加服苏合香丸；呕吐较著，服玉枢丹。但寒不热，四肢厥冷，脉弱无力，加人参、附子、干姜
劳疟	益气养血 扶正祛邪	何人饮	气虚较著，加黄芪、浮小麦；偏阴虚，下午或夜晚见低热，舌质红绛者，加生地、鳖甲、白薇；胸闷脘痞，大便稀溏，舌苔浊腻者，去首乌，加姜半夏、草果

（三）临证备要

若久疟不愈，痰浊瘀血互结，左胁下形成痞块，为《金匮要略》所称之疟母。治宜软坚散结，祛瘀化痰，方用鳖甲煎丸。兼有气血亏虚者，配合八珍汤或十全大补汤。

青蒿据现代药理研究具有确切抗疟原虫作用，用量稍大，一般用量青蒿 50～80g；配以具有和解少阳、抗疟疾的小柴胡汤以增加抗疟作用，辅以白虎汤退高热。民间常用单方验方，如马鞭草 1～2 两浓煎服；独头大蒜捣烂敷内关；酒炒常山、槟榔、草果仁煎服等。均为发作前 2～3 小时应用。

临床正疟可用小柴胡汤加减；瘴疟需清热、保津、截疟，常以生石膏、知母、玄参、麦冬、柴胡、常山，随症加减。久疟者需滋阴清热，扶养正气以化痰破瘀、软坚散结，常用青蒿鳖甲煎、何人饮、鳖甲煎丸等。

（四）其他疗法

1. 中成药治疗

（1）疟疾五神丹：祛邪截疟，和解表里。适用于疟疾正疟。

（2）清心牛黄丸：解毒除瘴，清热截疟。适用于疟疾热瘴。

（3）鳖甲煎丸：软坚散结，祛瘀化痰。适用于久疟不愈，痰浊瘀血互结，左胁下形成痞块之疟母。

2. 针灸治疗　取大椎、陶道、间使等穴位，于发前 1～2 小时针刺，用强刺激法。

五、名医经验

何克炽　主张大剂量青蒿配小柴胡汤加味治疗疟疾，临床效果明显，基本用药为：青蒿 50～80g、柴胡 10～20g、黄芩 10～20g、法夏 10～20g、人参 15～20g、石膏 60～100g、知母 15～20g、莲米 10～30g、甘草 10g；发热症状重可加秦艽 15～20g、白薇 15～30g；寒战、壮热症状重可加炙首乌 10～15g、草果 10～15g、槟榔 10～20g。青蒿具有确切抗疟原虫作用，用量应稍大；配以具有和解少阳、抗疟疾的小柴胡汤以增加抗疟作用，辅以白虎汤退高热，加秦艽、白薇、制首乌等具有退热截疟作用的中药以增强疗效。理、法、方、药与症相符，效如桴鼓。

知识拓展

疟疾的基础治疗：发作期及退热后 24 小时应卧床休息；要注意水分的补给，对食欲不佳者给予流质或半流质饮食，至恢复期给高蛋白饮食；吐泻不能进食者，则适当补液；有贫血者可辅以铁剂；寒战时注意保暖；大汗应及时用干毛巾或温湿毛巾擦干，并随时更换汗湿的衣被，以免受凉；高热时采用物理降温，过高热患者因高热难忍可药物降温；凶险发热者应严密观察病情，及时发现生命体征的变化，详细记录出入量，做好基础护理；按虫媒传染病做好隔离。患者所用的注射器要洗净消毒。

疟疾凶险发作的抢救原则是：迅速杀灭疟原虫无性体；改善微循环，防止毛细血管内皮细胞崩裂；维持水电平衡；对症治疗。选用快速高效抗疟药可选用：青蒿素注射液、磷酸咯萘啶注射液、磷酸氯喹注射液、二盐酸奎宁注射液。循环功能障碍者，按感染性休克处理，给予皮质激素、莨菪类药、肝素、低分右旋糖酐；高热惊厥者，给予物理、药物降温及镇静止惊；脑水肿应脱水；心衰肺水肿应强心利尿；呼衰应用呼吸兴奋药；肾衰重者可做血液透析。

对青蒿抗疟的研究：

青蒿素的衍生物蒿甲醚，是一种高效低毒的抗疟药物，对间日疟、恶性疟及抗氯喹恶性疟原虫株均有较好的疗效，对脑型恶性疟疾或并发黑尿热病人，用蒿甲醚后可迅速清除病原体，辅以对症处理均可迅速痊愈。蒿甲醚不仅具有快速杀灭疟原虫无性体、毒性低、用量少、在体内滞留时间长等特点，而且还具有抑制蚊胃内卵囊形成的作用。在一定量的药物作用情况下，可阻断疟原虫孢子增殖期的发育，而且时间快。青蒿琥酯是我国生产的抗疟新药，青蒿琥酯对恶性疟疾的一般急性发作及凶险发作均有良好治疗效果，疟原虫的阴转时间短、阴转率高。

其他抗疟中药：

半夏可以和解寒热治疟疾，凡寒热往来，休作有时或无时，心下坚满，或气逆下降，胸腔痞闷，苔腻、脉濡等痰浊内阻之证，均为选用半夏指征，用之常收效甚速。蟾蜍治疗间日疟有较好疗效。穿山甲对间日疟疗效明显。旱莲草（鲜）25g、樟脑2g、麝香少许，共捣如泥，敷内关（双）、大椎，或陶道、劳宫治疗疟疾有较好疗效。

病案分析

患者，男，35 岁。发病节气：处暑。因到中缅边境务工，被当地蚊虫叮咬后，继出现晨 5 时左右先寒战，继之壮热，体温均在 39° 以上，伴心、胸、胃部疼痛十月余；经当地西医查血液涂片找到疟原虫，血白细胞总数正常范围，经西医治疗，现症状为晨 5 时仍寒战、壮热，继大汗出，患者精神欠佳，神志清楚，面色青黄少华，舌红，苔厚黄，脉弦数。

中医诊断：疟疾（正疟）

西医诊断：疟疾

中医治法：祛邪截疟，和解表里

方　　药：青蒿柴胡饮

青蒿 80g	柴胡 20g	黄芩 12g	法夏 12g
人参 15g	秦艽 20g	白薇 25g	制首乌 10g
知母 20g	石膏 60g	莲米 20g	甘草 10g

3 剂，水煎服，每日 1 剂，频服

服上药后，诸症减轻，精神渐振，无寒战高热，痊愈。

病案点评：

患者为外出务工人员，到中缅边境务工受当地蚊虫的叮咬，感染疟原虫而继发疟疾，虽经西医治疗，但因效果不理想而求治于中医。疟邪侵入，伏于少阳半表半里，疟邪与营卫相搏，正邪相争。病邪入与阴争，阴盛阳虚，阳气被遏，故寒战，精神欠佳；出与阳争，阳盛阴虚则壮热；内外皆热，见心、胸、胃部疼痛；化热则见苔黄厚，疟脉自弦，弦数主热盛。本案治疗以大剂量青蒿配小柴胡汤加味治疗，青蒿据现代药理研究具有确切抗疟原虫作用，配以具有和解少阳、抗疟疾作用的小柴胡汤；辅以白虎汤退高热，加秦艽、白薇、制首乌等具有退热截疟作用的中药以增强疗效。

【参考文献】

1. 骆忠元. 已故四川省级名中医何克炽老师重用青蒿治疗疟疾经验 [J]. 中国中医药杂志，2006，4（2）：52.

2. 傅伟忠，黄亚铭，韦海燕，等. 蒿甲醚阻断食蟹猴疟原虫孢子增殖期发育研究 [J]. 中国公共卫生学报，1998，17（5）：257.

3. 余灼辉，苏鲁贤. 青蒿琥酯治疗恶性疟疾 122 例 [J]. 中西医结合实用临床急救，1998，5（6）：285.

4. 唐俊峰，聂根利，杨晓青. 半夏效用发微 [J]. 现代中医药，2006，26（3）：48.

5. 杨福敏，刘井志，姚家荣. 蟾蜍临床应用举隅 [J]. 中国民间疗法，2001，9（12）：43.

6. 王远华，姚春艳，孙照勤，等. 穴位敷药治疗疟疾 45 例 [J]. 陕西中医，1995，16（1）：32.

第六章

肾 系 病 证

第一节 概 论

肾系病证的起病形式可急性起病，也可隐匿发病。如水肿病，风水证为急性起病，而肾水证常隐匿发病，痼疾肾风更是缠绵难愈，常因外感或劳累等诱发病情反复加重。中心病位多在肾与膀胱，或表现为肾气不化，水液代谢障碍，或表现为肾元虚损，肾精不固，或表现为肾络受损，或表现为膀胱气化失司，可涉及脾胃、肝、肺、三焦等多个脏腑。急性起病者多以标实证候为主，病程较长者常表现为虚证，更多虚实夹杂。肾系病证日久不愈，邪毒瘀结，肾元受损，虚损劳衰不断加重，终可致肾元虚衰，气化不行，湿浊邪毒内生，则为关格危候。肾系病证相当于泌尿与生殖系统疾病，包括原发性与继发性肾小球疾病、泌尿系感染、泌尿系结核、泌尿系结石、泌尿系肿瘤以及男性性功能障碍等。

一、四诊枢要

在肾系病证的辨治过程中，望诊对于判断脏腑阴阳气血盛衰和疾病预后十分重要。如眼睑浮肿、颜面浮肿或足踝浮肿，还是全身水肿，甚至出现腹水、胸水，提示着水肿病情的进退。而痼疾肾风久病，出现面色无华，或面色黧黑、面色苍黄，则提示肾元虚衰，湿浊邪毒耗气伤血，渐成关格危候。

闻诊包括听声音、嗅气味，急性病多语声高亢，久病则语声低微。肾病实证、热证者，多小便黄赤，其尿味重，久病虚证、寒证，多小便清长，其尿味薄。重症关格患者，更可表现为口中尿臭，甚至满屋尿骚气味。

问诊应围绕主诉进行系统询问，尤其要注意平素体质、诱发发病或加重的因素，既往治疗过程及其对相关治疗用药的反应。

切诊包括切脉与切胸腹等。肾系久病多沉脉、虚脉，如果表现为弦脉、浮脉、滑脉、数脉，多提示病情进展，标实证突出。尤其是脉见弦大，多肝阳暴张，有病情突变之虞。

二、检查要点

肾系病证的临床诊断常须结合尿液检查、血生化检查、X线、B超检查以及肾脏穿刺病理检查等。肾脏病理检查对于肾小球疾病诊断具有重要意义。

肾脏病理检查，包括光学显微镜、电子显微镜、免疫荧光显微镜检查等。肾脏病理诊断与免疫病理诊断，对于明确肾小球疾病预后转归以及针对性治疗措施的制定，是非常必要的。

肾小球滤过率的测定，有多种方法，但基于血清肌酐测定值，并考虑年龄与性别影响因素的中国简化 MDRD 方程，目前受到重视。对于肾小球疾病而言，仅仅着眼于解决水肿、血尿症状，或减少尿蛋白，是远远不够的。保护肾功能，延缓肾小球滤过率不断进退的病程，才具有战略意义。

尿液检查，可表现为蛋白尿、血尿、脓尿、管型尿等。尿微量白蛋白排泄率检查，有利于发现早期肾病。24 小时尿蛋白定量有利于判断蛋白尿病情轻重。尿红细胞相位差显微镜检查，有利于明确是不是肾性血尿。而尿细菌培养加药敏实验，有利于明确泌尿系感染病原菌，并可指导合理选用抗生素。

X 线、B 超检查也是诊治肾系疾病较常用的检查手段。不仅有利于相关疾病诊断，也有利于分析梗阻性肾病的原因。

三、辨治思路

中医学的八纲辨证、脏腑辨证、气血津液辨证、三阴三阳辨证、卫气营血辨证、三焦辨证等，都可以运用于肾系病证的辨证中。因肾系病证常有外感诱因，表现为表里同病，或卫营同病者，较为多见。因气血相关，津液生化、输布有关肺脾肾多脏，气滞、血瘀、水停等，常同时存在。而三阴三阳辨证方法，是在辨三阴三阳病变基础上，参照患者体质，所进行的方剂辨证。观察发现：太阳卫阳不足或太过体质、少阳气郁体质以及少阴肾虚、太阴脾虚体质，为肾系疾病易感体质，不同致病因素作用于不同体质，即可表现为一系列方证。所以三阴三阳辨证方法，不仅适合于外感病，也可用于肾系疾病临床。

肾系疾病中心病位虽在肾与膀胱，但与脾胃、肝、肺、心、三焦等多脏腑都有密切关系。脏腑辨证是肾系疾病常用的辨证方法。其他的诸种辨证方法最终往往要落实到相应的脏腑。肾系疾病表现为气虚、阴虚、气阴两虚甚至阴阳俱虚，往往也需要结合脏腑定位，而分属肺脾气虚、肺肾阴虚、肝肾阴虚、脾肾气阴两虚、肝脾肾阴阳俱虚等。其他如肝气郁滞、膀胱湿热等，也是肾系病证常见证候。

肾系疾病的辨证，应该明辨本虚标实、轻重缓急。因为肾系疾病多虚实夹杂，病情复杂多变。就本虚而言，有气虚、阴虚、阳虚，也可以表现为气阴两虚、气血两虚、阴阳两虚甚至气血阴阳俱虚；标实证可表现为气滞、血瘀、水湿，还有痰湿、停饮、湿浊以及风寒、风热、风湿、湿热、热毒等。明辨标本虚实，处理好治标与治本的关系，是肾系疾病取得良好疗效的关键。

肾系疾病的辨证治疗，当遵循动态观的原则，如肾风水肿，失治误治，日久邪毒伤肾，虚损劳衰不断加重，则可成肾元虚衰、湿浊邪毒内停之关格。如阴水久病，复感外邪，亦可引起病情急性加重，又可表现为阳水风水泛滥的表现。如热淋失治误治，湿热伤阴耗气，脾肾受伤，可成劳淋。临床上，阴虚火旺遗精，日久不愈，阴损及阳，或久用寒凉，损伤阳气，甚至可导致阳虚或阴阳俱虚阳痿。因此，只有时刻重视病情变化，针对性选方用药，才能取得良好疗效。

应当注意的是，临床应该重视肾穿刺病例检查的结果，但又不能完全受西医疾病诊断的限制。如肾性高血压，多肝阳上亢，但临床也有属于虚阳浮越者，所以不能一味平肝潜阳。泌尿系感染多湿热下注，但也有肝经郁热、心火下移，甚至伴有肾阳亏虚者，不能过用寒凉药物。病证结合，既要强调肾系疾病的核心病机，"谨守病机"，又要重视临床具体

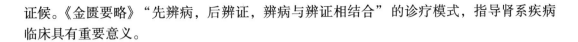

证候。《金匮要略》"先辨病，后辨证，辨病与辨证相结合"的诊疗模式，指导肾系疾病临床具有重要意义。

第二节 水 肿

培训目标

要求住院医师掌握水肿的诊断与鉴别诊断以及中医分证论治方法；熟悉水肿病证结合与阴阳分治的诊疗思路以及现代临床常用中医治法；能够根据水肿病因病机演变规律，明辨病情标本缓急，制订治疗与调护方案。

问题导入

1. 水肿与鼓胀、饮证如何鉴别？阴水与阳水以及肾风、肾水与心水如何鉴别？
2. 水肿病如何辨别其标本缓急？
3. 目前水肿临床常用的中医治法有哪些？

一、临床诊断

1. 具备水肿典型临床表现。轻症可以表现为眼睑或足踝部水肿，以致颜面、胸背、肢体与全身浮肿。严重者可表现为胸水、腹水。

2. 发病特点，可以急性发病，也可呈慢性病程。常继发于乳蛾红肿、疮毒、紫斑等病证，或因久病体虚，继发于消渴病久治不愈者，或久病心痹、咳喘肺胀、胸痹心痛、心悸怔忡等。

3. 相关理化检查有利于水肿诊断与鉴别诊断。如尿液检查表现为蛋白尿、血尿，肾功能检查提示血清肌酐升高、肾小球滤过率降低，则提示为肾脏病水肿；心电图和超声心动检查提示心脏肥大、心功能不全等，则提示为心衰水肿；排除肾脏病水肿与心衰，结合内分泌相关检查，则有利于明确妇女特发性水肿。

二、病证鉴别

1. 水肿需与鼓胀相鉴别，见表6-2-1。

表6-2-1 水肿与鼓胀鉴别要点

	水肿	鼓胀
主症特点	水肿多周身皆肿，先从眼睑或下肢开始，继则延及四肢、全身，严重者可表现为腹水。表现为腹部大，皮色多苍白或晦黯，腹壁无青筋暴露	单腹胀大如鼓，四肢多不肿，反见瘦削，仅后期部分患者伴见轻度肢体浮肿。鼓胀腹胀大，表现为皮色苍黄，腹壁青筋显露

续表

	水肿	鼓胀
发病与病机特点	而水肿可急性起病，也可表现为慢性病程，继发于乳蛾、疮毒、斑毒，或久病消渴，心痹，肺胀，胸痹心痛、心悸怔忡等，乃肺、脾、肾三脏相干为病，三焦气化不利，而导致水液内停，泛滥肌肤	鼓胀继发于黄疸、积聚等病证，是肝、脾、肾功能失调，导致气滞、血瘀、水聚腹中

2. 水肿需与饮证相鉴别，见表6-2-2。

表6-2-2　水肿与饮证鉴别要点

	水肿	饮证
主症特点	水肿可仅见于眼睑与足踝，常可累及全身，其中风水典型表现为眼睑以致颜面浮肿，继而出现胸背、肢体以致全身浮肿、尿多浊沫、尿量减少、血尿等，也可伴有恶寒、发热、咳嗽、咽痛等外感表现	饮证为饮停人体某一局部，其中溢饮典型表现为肢体局部浮肿、沉重、酸痛，尿量未必减少，可伴有恶寒、发热、头身痛、汗出异常等表证
病机特点	水肿是肺脾肾功能失调，三焦气化不利，水液内停，外溢肌肤所致	饮证是肺脾肾功能失调，津液不归正化而为饮，停于人体某一局部

3. 水肿需分辨阳水、阴水，见表6-2-3。

表6-2-3　阳水与阴水鉴别要点

	阳水	阴水
发病与主症特点	一般病程较短，发病多比较急，每成于数日之间，浮肿多由上而下，继及全身，皮肤绷急光亮，兼见烦热、口渴、小便赤涩、大便秘结等表证、热证、实证。风水、皮水等多属此类	病程较长，多慢性起病，或由阳水转化而来，肿多由下而上，继及全身，肿处皮肤松弛，按之凹陷不易恢复，甚则按之如泥，常见神疲乏力，一般无口渴，小便少但不赤涩，大便稀薄等里证、虚证、寒证。如正水、石水等多属此类
病因病机	多因风邪外袭，疮毒内陷，水湿浸渍，或湿热蕴结所致。久延不愈，正气渐伤，可转为阴水	多久病体虚，脾肾亏虚，阳虚水停所致。但若复感外邪，水肿急性加重，当先按阳水治疗

4. 水肿需分辨肾风、肾水、心水，见表6-2-4。

表6-2-4　肾风与肾水、心水鉴别要点

	肾风	肾水	心水
病位与病机特点	中心病位为肾，可继发于外感，或在病程中常因外感风邪等反复诱发水肿加重	中心病位在肾，常见脾虚水停，或脾肾同病，水湿不化	多心肾同病，临床常表现为阳虚水停，上凌心肺，可继发于心痹、心痛、咳喘肺胀等病

续表

	肾风	肾水	心水
临床特点	猝病肾风临床可表现为风水证，外感病后出现眼睑、颜面以致肢体、腹背、全身水肿，尿多浊沫，或有尿少、血尿，常伴有恶风发热、咽痛等，发病急，病程短，相对易治，常可治愈。痼疾肾风，也可以表现为水肿，或在病程中反复因劳累或外感诱发加重，发病隐匿，病程长，相对难治，日久可成肾元虚衰之关格危候	临床表现为颜面、四肢、腹背周身水肿，按之陷下不起，或伴有胸闷、脘腹胀满，尿多浊沫，或尿少，一般无血尿，多隐匿起病，积极治疗，部分可以缓解	临床常表现为可见下肢以致全身水肿，伴见胸闷心痛、气短心悸，或有咳喘，咳逆倚息不能平卧，病程长，病情可急可缓，及早治疗，比较容易取效，但若遇外感、劳倦等，可诱发加重，甚至可致心悸、喘脱之变

三、病机转化

　　水肿为水液代谢失常所致，以肾为中心病位，与肺、脾、三焦、膀胱等多脏腑相关。急性发作者多实证，热证，多为阳水，久病多虚，更多表现为虚实夹杂，本虚标实，部分可表现为阴水。阳水、阴水既存在区别，一定条件下，也可以转化。而就其本虚标实证候而言，本虚证可以表现为气虚、阳虚，也可表现为阴虚、气阴两虚甚或阴阳俱虚，而标实证可表现为风寒、风热、风湿、湿热、热毒、气滞、血瘀、水湿、湿浊证等。见图6-2-1。

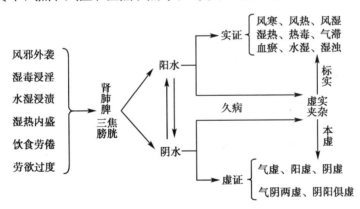

图6-2-1　病机转化示意图

四、辨证论治

（一）治则治法

　　水肿治法，《内经》就有"开鬼门，洁净府，去苑陈莝"三法，《金匮要略》更提出、发汗、利小便"上下分治"的思路，后世医家如张介宾等，则提出了温补脾肾法，或重视行气利水。当代医家普遍重视活血化瘀。针对肾风水肿更提出了"从风论治"的思想，常用祛风除湿、清热解毒等法，重视益气扶正，固肾培元。具体临床应该结合脏腑定位，明辨标本虚实。稳定期标本同治，邪正两顾，急变期治标为主，兼以治本，或先治标后治本。

（二）分证论治

水肿的治疗，一般主张在分辨阳水、阴水的基础上，进一步分证论治。具体临床应该注意明确是肾风、肾水、心水，辨病与辨证相结合。同时注意明辨标本虚实，尤其要注意是否存在相关诸邪，如风寒、风热、风湿以及湿热、热毒等，在明确水湿内停的同时，是否存在气滞、血瘀，或兼有湿浊内停。

水肿的分证论治详见表6-2-5。

表6-2-5　水肿分证论治简表

证候		治法	推荐方	常用加减
阳水	风水泛滥	疏风散邪宣肺行水	越婢加术汤	咽喉肿痛，加金银花、连翘、蒲公英、马勃，或改用银翘散；血尿，加白茅根、小蓟；喘咳加桑白皮、葶苈子
	湿毒浸淫	宣肺解毒利湿消肿	麻黄连翘赤小豆汤合五味消毒饮	皮肤瘙痒、糜烂流水，加地肤子、苦参、白鲜皮、土茯苓、萆薢
	水湿浸渍	健脾化湿通阳利水	五皮饮合五苓散	肿甚，咳喘，加麻黄、杏仁、葶苈子、紫苏叶；乏力体倦，加黄芪、党参，或配合防己黄芪汤；气虚，自汗易感，可用玉屏风散
	湿热壅盛	分利湿热	疏凿饮子	腹满，加紫苏叶、大腹皮、木香、槟榔；尿血加小蓟、白茅根；阴虚水肿，可用猪苓汤；气阴两虚，乏力咽干，心烦，可用清心莲子饮
阴水	脾阳虚弱	温运脾阳利水渗湿	实脾饮	气短乏力，加黄芪；肌肤甲错，舌黯，加丹参、川芎、红花
	肾阳衰微	温肾助阳化气行水	济生肾气丸合真武汤	夜尿频多，加菟丝子、山药、乌药、鸡内金；日久夹瘀加当归、川芎、丹参、红花

（三）临证备要

水肿的辨证，除了应该明辨阳水、阴水以外，还应重视分别病因、病机、病位、病势，明确是肾风水肿，还是肾水、心水，明辨标本、虚实、缓急。

水肿的治疗，根据其脏腑定位，有治肺、调脾、补肾之分。治肺治法，重在宣降肺气，或清热宣肺利水，或散寒宣肺利水，或泻肺降逆利水。健脾治法，包括益气健脾利水，温中健脾利水、健脾行气利水等。补肾治法，当分肾阴、肾阳，或滋肾阴，或补肾阳，或气阴两补，或阴阳两益。临床上，有时还要配合补心气、温心阳、疏利三焦气机等治法。

水肿的证候特点，多虚实夹杂。本虚证包括气虚、阴虚、气阴两虚，甚至阴阳俱虚。标实证包括水停、血瘀、气滞，或夹有外感风热、热毒、风湿、风寒，或有湿热邪毒留恋不去。治疗取效的关键，在于处理好治本与治标的关系。一般来说，病情稳定期，应该治本为主，兼以治本，标本同治，标本兼顾；病情急变期，应该治标为主，兼以治本，或先治标，后治本。至于治本诸法，补气治法尤其重要，可以理解诸种补益治法的基础治法。临床上，可结合脏腑定位，或补气健脾，或补气健脾益肺，或补气健脾益肾，或补气养阴益肾，或补气温阳益肾，或补气滋阴温阳益肾。常用药如黄芪有补气行水作用，常用量

30～60g，有时可用至120g。此即所谓"治水需补气，气足水自去"之意。

水肿常有瘀血表现，活血利水法最为常用。方如桃红四物汤、益肾汤等，药如当归、川芎、丹参、桃仁、红花、姜黄、蒲黄、三七等，为当今临床习用。此即所谓"治水先治血，血行水易解"。更有主张用水蛭、炮山甲、僵蚕、鬼箭羽、海藻、牡蛎等软坚散结药治疗，也是对活血化瘀治法的继承与发展。至于阳气虚衰心水证，则当配合益气或温阳治法。另一方面，水肿还常存在气机阻滞而表现为胸闷脘痞、腹部胀满、大便不畅等，治当重视行气利水治法。方用五皮饮、导水茯苓汤、实脾饮等，可明显提高消肿除满的疗效，即所谓"治水需行气，气顺水不聚"之意。

外感风热、热毒、风湿、风寒等，常是影响肾风水肿病情进展的重要因素。湿热邪毒瘀滞，或风湿之邪内伏，邪伤肾络，更是肾风久治不愈的病理基础。痼疾肾风，水肿久病，肾元虚衰，更可致湿浊邪毒内生。所以，祛风与解毒治法应该贯穿于肾风痼疾病程始终。具体说，祛风治法，当包括疏风清热、疏风散寒、祛风除湿、搜风通络等。解毒治法，当包括疏风清热解毒、清热解毒、利湿解毒、利湿清热解毒、泄浊解毒等。所谓"治水需祛风，风去水自轻"，"治水需解毒，毒去水自除"，即是此意。所谓"从风论治"，或应用雷公藤多苷以及大黄等治疗肾风水肿，就体现了这种精神。

攻逐水饮之法，代表性药物如甘遂、芫花、大戟、牵牛子等，多药性峻烈，容易伤正，应当慎用。一般来说，年轻体壮者，病程较短，肿势较甚，正气尚旺，辨证属于实证者，可抓紧时机，暂行攻下逐水治法，使水邪从大小便而去。具体用法，一般晨起服药，从小剂量用起。并应注意中病即止。水肿消退，即议调补，以善其后。或边攻边补，攻补结合。水肿久病，病程长者，脾肾多虚，此时水肿突出，若强攻之，即使可退水肿于一时，也难求根治。正气受伤，一旦水邪复来，势必更为凶猛，病情反而更可能加重，甚至导致一发而不可收之困局。所以，应该慎用。

（四）常见变证的治疗

1. 关格　肾风水肿久病，邪毒瘀滞伤肾，虚、损、劳、衰不断加重，终可致肾元虚衰，气化不行，湿浊邪毒内生，耗伤气血，阻滞气机升降出入，则可表现为乏力体倦，面色无华，恶心呕吐，或口中尿臭，皮肤瘙痒，二便不利，舌苔浊腻等，在辨证论治的基础上，治当重视和胃泄浊解毒治法，常用方如温胆汤、升降散，或香砂六君子汤、大黄附子汤等。也可配合大黄、地榆炭、蒲公英、煅牡蛎等，保留灌肠。

2. 惊厥　肾风痼疾，或风水重症，常见头晕头痛，面红目赤，心烦易怒，甚至可表现为神昏，视物不清，或暴盲，颈项强急，肢体抽动，便干尿赤，舌质红，脉弦等，治当平肝潜阳，兼以活血利水，常用方如羚羊钩藤汤、四苓汤加减，或送服安宫牛黄丸等，熄风醒神开窍。也可配合吴茱萸外敷涌泉穴等，但应注意局部刺激。

3. 喘脱　水肿重症，尤其是心水重症，可表现为气喘息促，胸闷气短，不能平卧，伴见冷汗淋漓，唇舌紫绀，脉微欲绝等危候，辨证多为心肾阳气心衰，亡阳欲脱，急当给予回阳救逆、益气固脱之法，可用参附龙牡汤加减，气阴两虚者，可用生脉散加味，或用参附注射液、参麦注射液、生脉注射液等。

（五）其他疗法

1. 中成药治疗

（1）五苓胶囊：温阳化气，利湿行水。适用于小便不利，水肿腹胀，呕逆泄泻，渴不思饮等。

（2）阿魏酸哌嗪片：活血化瘀。适用于肾风水肿存在血瘀证者。

（3）雷公藤多苷片：祛风除湿。适用于肾风水肿存在风湿痹阻病机者。

（4）尿毒清颗粒：通腑降浊，健脾利湿，活血化瘀。适用于慢性肾衰辨证属脾虚血瘀湿浊证者。

（5）参附强心丸：益气助阳、强心利水。适用于慢性心衰心悸、气短、喘促、颜面肢体浮肿等症，辨证属于心肾阳衰者。

2. 食疗药膳

（1）玉米须代茶饮：玉米须 30～60g，水煎或开水冲泡，当茶频饮。功能：利尿消肿。

（2）山药莲子薏米粥：山药 30g、白莲子 15g、薏苡仁 30g，文火煮粥食用。功能：健脾摄精、利水渗湿。

（3）黄芪鲤鱼汤：鲤鱼 1 条（约 500g），黄芪 60g、当归 12g、紫苏叶 15g、白芷 6g、陈皮 12g、冬瓜皮 30g，生姜 3 片，米醋 30ml，不加盐，文火清炖，稍加酱油佐味，吃肉喝汤。功能：益气健脾、理气行水。适合于肾风、肾水，辨证属气虚水停、气滞湿阻，表现为久病水肿，尿多浊沫，乏力，或兼腹满、食少者。

3. 针灸疗法

阳水：取穴以肺经、脾经为主。选穴：列缺、合谷、肺俞、偏历、阴陵泉、委阳。针刺用平补平泻法。

阴水：取穴以脾、肾经为主。选穴：脾俞、肾俞、水分、复溜、关元、三阴交、足三里。针刺用补法，或针刺加灸法。

另外，也可采用耳针疗法。取穴：肺、脾、肾、三焦、膀胱、皮质下。方法：每次取 2～3 穴，中等刺激，隔日一次。或用耳穴埋豆法。

应该指出的是，古有"水肿禁针"之说，提示针刺疗法应该慎用，尤其当重视对针具进行严格消毒。

五、名 医 经 验

1. 时振声　肾病综合征水肿的辨证多本虚标实，本虚为肝脾肾虚损，标实为水湿、湿热、气滞、血瘀，应该标本同治。高度水肿经久不消者，若属于脾肾阳虚，应在温运渗利的同时，必佐木香、槟榔、厚朴、大腹皮、陈皮、沉香之类，以助气化，可使尿量明显增多。高度水肿，腹水明显，没有明显阳虚而且腹胀较著者，可予以行气利水法，轻者用大橘皮汤，重者用导水茯苓汤，有行气化水消肿之效。

2. 吕仁和　肾炎水肿治疗，应该分阶段、分层次，辨证论治。一般根据正虚分证型，邪实分证候。肾（气）阳虚型，治以补肾益气培元、活血利湿，常用益气固参汤，药用黄芪、党参、芡实、金樱子、猪苓、茯苓、石韦、益母草、丹参、泽泻、泽兰等；肾（气）阴虚型，治当滋肾养阴、活血利水，常用养阴固肾汤，药用生地、玄参、麦冬、女贞子、旱莲草、猪苓、茯苓、丹参、茜草等。肾炎急性发作，热毒壅郁证候突出者，则重用金银花、连翘、黄芩等，以加强清热解毒之力。

3. 黄文政　水肿虽然中心病位在肾，但与少阳三焦气化功能关系密切，因此治疗应该重视疏利少阳三焦。经验方肾疏宁方，即以清心莲子饮为基础方精简化裁而来。益气常用黄芪、党参、太子参、白术等，养阴常用生地、麦冬、女贞子、旱莲草等，活血化瘀常用丹参、益母草、当归、川芎等；清热解毒常用金银花、连翘、金线重楼等；利湿解毒常用石韦、草薢、萹蓄、瞿麦等；疏利少阳三焦常用柴胡、黄芩、陈皮、半夏、茯苓、车前子等。久病血瘀，更常配合软解散结药物，肾炎二号方即药用黄芪、丹参、益母草、防风、海藻，体现着益气祛风、化瘀散结的治法。

 知识拓展

对于原发性肾小球疾病分型，《中华内科杂志》编委会肾脏病专业组，1992 年 6 月在安徽太平召开会议，强调应力求有临床、病理、病因及功能等方面，对肾小球疾病做出诊断。临床分型和病理分型均应给予足够重视，尤其应重视病理分型对临床治疗的重要意义。因此，提倡开展肾活检，重视肾小管—间质损害与免疫功能变化在肾小球肾炎发病中的重要作用。

原发性肾小球疾病临床分型，主张分为急性肾小球肾炎（急性肾炎）、急进性肾小球肾炎（急进性肾炎）、慢性肾小球肾炎（慢性肾炎）、隐匿性肾小球疾病及肾病综合征 5 个类型。其中，对慢性肾炎，应依靠临床特点和病理表现来诊断，而不宜简单地根据发病时间长短来做出诊断。IgA 肾病作为一种免疫病理学诊断名词，可看作原发性肾小球肾炎之一。而肾病综合征仅可作为症状诊断，应该尽快明确病因和（或）病理诊断。

对原发性肾小球肾病病理分型，一般参照 WHO 标准：分为微小病变型肾病，局灶—节段性病变（局灶—节段性增殖性肾小球肾炎、局灶-节段性坏死性肾小球肾炎、局灶-节段性肾小球硬化），弥漫性肾小球肾炎（膜性肾炎、弥漫增殖性肾炎、硬化性肾炎，其中弥漫增殖型肾炎又包括系膜增殖性肾炎、毛细血管内增殖性肾炎、系膜毛细血管性肾炎、致密沉积物肾炎、新月体性肾小球肾炎），IgA 肾病以及未分类的其他肾小球肾炎。另外，慢性肾脏病诊断，还应该特别重视肾小球滤过率的降低，认真评估肾功能。肾功能评估一般根据肾小球滤过率分为代偿期、失代偿期、衰竭期、尿毒症期四个阶段。

肾小球疾病的治疗，临床最常用糖皮质激素与免疫抑制剂治疗。应该注意规范用药，尽量减少肝肾损害、血液系统与生殖功能损害等副作用。其中，激素治疗的原则，足量，长程，顿服，缓减。配合中药分阶段辨证论治，可以起到减毒增效的作用。而抗凝疗法，可以改善肾病综合征患者高凝状态，可防止血栓形成，临床也较为常用。另外，近年来血管紧张素转换酶抑制剂与血管紧张素转换酶受体Ⅱ拮抗剂，在治疗慢性肾脏病，延缓肾衰进程的方面的作用，为多个著名临床试验证实，所以目前已经被广泛应用于肾脏病临床。利尿药的应用方面，如噻嗪类利尿药以及袢利尿剂呋塞米等，有排钾利尿作用，螺内酯等是保钾利尿剂，应该注意区别应用，或联合应用，以减少其引发电解质紊乱的副作用。低蛋白血症水肿，还常常需要补充胶体液如低分子右旋糖酐注射液，人血白蛋白配合速尿等，渗透利尿。

 病案分析

王某某，男，32 岁，教师。主因颜面及肢体浮肿 3 年余来诊。患者有慢性咽炎病史。3 年前外感后诱发颜面、肢体浮肿，伴见持续性镜下血尿，西医诊断为肾病综合征，肾穿刺病理诊断为重度系膜增生性肾炎伴局灶硬化，经用泼尼松、环磷酰胺、厄贝沙坦等治疗，疗效不明显。近期复因劳累后感冒诱发加重，遂来求诊。刻下症：颜面及下肢水肿，按之陷下不起，伴有乏力体倦，咽干，五心烦热，脘腹胀满，偶有恶心，腰膝酸软，食欲可，睡眠差，大便偏干，夜尿频多，小便黄，尿多浊沫。查咽红，舌质黯，舌尖红，舌苔薄黄略腻，脉细滑略弦。血压140/90mmHg。血红蛋白126g/L，尿蛋白＋＋＋，尿红细胞5～10个/HP。血肌酐136μmol/L，白蛋白29g/L，甘油三酯3.9mmol/L。

中医诊断：水肿肾风瘤疾（气阴两虚，湿热瘀滞，气滞水停证）

西医诊断：慢性肾炎、肾病综合征、慢性肾衰竭代偿期、肾性高血压

中医治法：益气养阴，清热解毒，活血化瘀，行气利水

方　　药：清心莲子饮合猪苓汤加减

生黄芪30g	沙参12g	麦冬12g	地骨皮12g
石莲子12g	柴胡9g	黄芩9g	连翘12g
金银花12g	猪苓15g	茯苓15g	车前子15g^(包煎)
陈皮12g	半夏12g	大腹皮15g	当归12g
川芎12g	丹参30g	白茅根30g	白花蛇舌草30g

14剂，水煎服，每日1剂，分两次服

服药14剂，水肿明显减轻，大便通畅，乏力、腰酸、恶心等症状也有改善。原方出入，坚持服用中药3月余，复查尿蛋白＋，尿红细胞1～4个/HP。血肌酐106μmol/L，白蛋白39g/L，甘油三酯2.9mmol/L。医嘱继续守方治疗。

病案点评：

肺主宣降，为水之上源；脾主运化水湿，为升降之枢；肾司开合，主蒸腾气化。患者为中年教师，有慢性咽炎病史，或为少阴阴虚体质，容易感受风热之邪，风热犯肺，肺失宣降，不能通调水道，下输膀胱，故成水肿；热毒内陷于肾，灼伤肾络，所以伴见镜下血尿。久病不愈，湿热邪毒，留恋不去，瘀滞伤肾，毒损肾络，更容易招惹外邪来犯，进一步损伤肾元，所以病程中反复因外感诱发加重。病程日久，肺脾肾俱受其累，水湿内停，外溢肌肤，内阻气机，中焦气滞，脾胃不和，所以水肿伴见脘腹胀满，或有恶心。气虚，肾元不固，故见乏力体倦，夜尿频多，尿多浊沫；阴虚，心肺火旺，故见咽干，五心烦热，睡眠差，大便偏干，小便色黄。综合舌脉，舌质黯，舌尖红，舌苔薄黄略腻，脉细滑略弦，乃气阴两虚、湿热瘀滞、气滞水停之证。该病例以水肿为主症，中医诊断应为水肿，结合体质特点、病史以及发病情况，判断应该是肾风瘤疾水肿，与普通肾水、心水存在明显不同。其中心病位在肾，与肺、脾胃以及心、肝、三焦均有关系。病性是虚实夹杂，本虚证是气虚、阴虚，标实证包括湿热、血瘀、气滞、水停等。目前病情尚属稳定，但失治误治，病情进一步发展，虚损劳衰不断加重，则可导致肾元虚衰，气化不行，湿浊邪毒内生，可发生关格之变。所以治疗应该标本同治、邪实两顾，时刻以顾护肾元为念。

【参考文献】

1. 戴京璋. 实用中医肾病学 [M]. 北京：人民卫生出版社，2002. 413.

2. 赵进喜，肖永华. 吕仁和临床经验集（第一辑）[M]. 北京：人民军医出版社，2009. 200.

3. 陈灏珠，林果为，王吉耀. 实用内科学（下册）[M]. 北京：人民卫生出版社，2013. 2140-2145.

第三节 淋 证

 培训目标

要求住院医师具备本病的诊断与治疗能力；掌握中医分证论治方法；了解病证结合的诊疗思路；能够根据疾病分类和证候演变规律制订治疗方案，并指导患者进行正确的预防及护理。

问题导入

1. 淋证的主要临床表现及分类是什么？
2. 不同淋证的鉴别要点及治法用药？
3. 如何准确把握淋证发病过程的标本缓急？

一、临 床 诊 断

（一）疾病诊断

1. 临床表现小便频急，淋沥不尽，尿道涩痛，小腹拘急，或痛引腰腹等。

2. 淋证初起发病较急，多因膀胱湿热、砂石结聚、气滞不利等所致；各类淋证反复发作，迁延不愈可致脾肾亏虚，发展为劳淋。此外，各类淋证之间可以相互转化，也可以同时并存。

3. 发病多因不洁性生活、劳累、情志变化、感受外邪所致。

4. 发病人群多见于成年女性。

具备以上临床表现，结合起病诱因、性别、年龄即可诊断淋证。结合尿常规、清洁中段尿培养、泌尿系 B 超、X 线腹部平片等可明确诊断。

尿常规是淋证患者首选的实验室检查方法，必要时须进一步进行清洁中段尿培养、泌尿系 B 超、泌尿系 CT、前列腺液检查等，以明确淋证的病因及诊断。

（二）病类诊断

1. **热淋** 起病急，小便灼热刺痛，或伴有发热、腰痛者。
2. **石淋** 小便排出砂石，或排尿突然中断，尿道窘迫疼痛，或腰腹绞痛者。
3. **气淋** 小腹胀满，小便艰涩疼痛，尿后余沥不尽者。
4. **血淋** 尿血而伴疼痛者。
5. **膏淋** 淋证伴小便浑浊如米泔水或滑腻如膏脂者。
6. **劳淋** 反复发作，尿痛不明显，但淋沥不尽，遇劳则发者。

二、病 证 鉴 别

淋证需与癃闭、尿血相鉴别，见表6-3-1。

表 6-3-1 淋证与癃闭、尿血鉴别要点

	淋证	癃闭	尿血
起病特点	起病较急,好发于成年女性,多因劳累或房事不洁诱发	起病较急,多种原因可诱发,如泌尿系结石、泌尿系肿瘤、前列腺炎等	起病较急,多见于血证患者
病机要点	湿热蕴结下焦,膀胱气化不利	肾、膀胱气化不利	热伤血络、虚火灼络、脾不统血、肾气失固
主症	排尿困难,尿频而疼痛,每日尿量正常甚至明显增多	排尿困难,无尿痛,每日尿量明显减少,甚至点滴全无	排出血尿,但不伴尿道疼痛
体征	常见双输尿管压痛点压痛、双肾区叩击痛阳性	急性尿潴留患者可见膀胱区饱满、叩击呈浊音	出血性疾病(如白血病、血友病等)患者可兼见肢体、躯干部位皮肤出血点

三、病机转化

淋证的病位在膀胱与肾,涉及肝、脾等脏腑。初期以湿热蕴结下焦,膀胱气化不利标实证候为主。本病迁延不愈,则湿热伤及气阴,导致脾肾两虚证候,病情可由实转虚,或邪气未尽,正气渐伤,复感外邪,则易成虚实夹杂之证。湿热与肾虚为本病病因病机关键。病机转化见图 6-3-1。

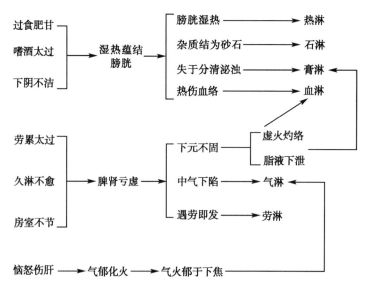

图 6-3-1 病机转化示意图

四、辨证论治

(一)治则治法

实则清利，虚则补益，是治疗淋证的基本原则。实证治予清热利湿通淋，根据六淋不同，佐以凉血止血、通淋排石、分清泄浊、行气疏导等法。虚证以脾虚为主者，治宜健脾益气；以肾虚为主者，治宜补虚益肾；虚实夹杂者，宜分清标本虚实，先标后本或标本兼顾。

(二)分证论治

首先要准确辨别淋证的类别。由于每种淋证的病机特点和临床表现各异，其演变规律和治法也不尽相同，所以辨别不同淋证是本病辨证的要领。其次要详辨虚实。淋证初起或在急性发作阶段，以膀胱湿热、砂石结聚、气滞不利为主，多属实证；淋证反复发作，日久耗伤脾肾、气阴则多转为虚证，以脾虚、肾虚、气阴两虚为主；若虚证复感外邪呈急性发作，或实证日久湿热未尽，正气已伤，致正虚邪恋，则可表现为虚实夹杂之证。此外，各种类淋证之间可以相互转化，也可以同时并存，临证应注意区别标本缓急。如劳淋复感外邪，转为热淋，则劳淋正虚是本，热淋邪实为标；石淋并发热淋时，则新病热淋为标，旧病石淋为本，根据急则治标，缓则治本的原则，当以治热淋为急务，待湿热渐清，转以扶正或治石淋为主。淋证的分证论治详见表6-3-2。

表6-3-2　淋证分证论治简表

证候	治法	推荐方	常用加减
热淋	清热利湿通淋	八正散	发热者，加金银花、连翘、蒲公英、苦参、白花蛇舌草；伴血尿者，加生地榆、茜草、白茅根；伴寒热往来，口苦、呕恶者，合小柴胡汤
石淋	清热利湿排石通淋	石韦散	腰腹绞痛者，加白芍、甘草；伴血尿者，加小蓟、生地、藕节；兼有发热者，加蒲公英、黄柏、大黄
气淋（实证）	利气疏导	沉香散	小腹胀满疼痛，气滞较重者，加青皮、乌药、川楝子；气滞血瘀者，加红花、益母草、川牛膝
气淋（虚证）	补中益气	补中益气汤	腰膝酸软，肾气亏虚者，加杜仲、狗脊、菟丝子；小便涩痛，小腹胀满，苔腻者，加车前草、土茯苓、滑石
血淋（实证）	清热通淋凉血止血	小蓟饮子	发热口苦，舌苔黄腻者，加金银花、金钱草、败酱草、苦参；血多色黯，有瘀血征象者，加三七粉、琥珀粉、川牛膝
血淋（虚证）	滋阴清热凉血止血	知柏地黄丸	腰膝酸软，口干乏力者，加旱莲草、女贞子、龟甲、白茅根；阴虚湿热未尽，尿痛明显者，加土茯苓、蒲公英、苦参、石韦
膏淋（实证）	清热利湿分清泄浊	程氏萆薢分清饮	小腹胀痛，尿涩不畅者，加药、青皮、川楝子；小便夹血，加小蓟、蒲黄、白茅根
膏淋（虚证）	补肾固摄	膏淋汤	偏于脾虚中气下陷者，配用补中益气汤；偏于肾虚，当分别阴阳，肾阴虚者配用左归丸，肾阳虚者配用右归丸；腰痛，舌紫黯或有瘀斑者，加丹参、穿山甲、王不留行、赤芍

续表

证候	治法	推荐方	常用加减
劳淋	补肾固涩	无比山药丸	脾虚气陷，下腹坠胀者，合用补中益气汤；肾阴亏虚者，去巴戟天，合用知柏地黄丸；肾阳虚者，加狗脊、肉桂、鹿角胶

（三）临证备要

首先要掌握复杂病证的辨证论治。同一患者常可发生数种淋证并存，甚或兼夹消渴、水肿、癃闭等证。辨证时，要掌握淋证共性及各种淋证的特征，同时通过病史、病因、病机分析，结合实验室检查，正确分辨各种淋证兼夹、转化，明确病位、虚实主次、标本缓急。

治疗用药时当博采古今有效方药。热淋的主要病理因素是湿热，在辨证治疗基础上可加入经现代药理研究证实有抗菌作用的中药，如黄柏、黄芩、蒲公英、金银花、败酱草、苦参、白花蛇舌草、土茯苓等。石淋的治疗，除了使用利水通淋、排石消坚的中药外，还可加入穿山甲、王不留行、石韦、鸡内金、桃仁等具有溶石药理作用的中药。此外，现代药理研究证实，大黄、川芎、川牛膝、金钱草、海金沙等可增强输尿管蠕动，促进结石排出。

遣方用药时还须注意避免使用一些具有肾毒性药物。近年研究表明，马兜铃、关木通、青木香、广防己、天仙藤、益母草等含有马兜铃酸成分，长期或大剂量使用可导致急、慢性肾衰竭，因此临床上应慎用或禁用。

（四）其他疗法

1. 中成药治疗

（1）三金片：清热解毒，利湿通淋，益肾。适用于下焦湿热所致的热淋、小便短赤，淋沥涩痛、尿急频数等症。

（2）热淋清颗粒：清热解毒，利尿通淋。适用于用于湿热蕴结，小便黄赤，淋沥涩痛之淋证。

（3）金钱草冲剂：清热祛湿，利尿通淋。适用于热淋，石淋。

2. 针灸

针刺：各类淋证均可以选用膀胱俞、中极、阴陵泉、行间、太溪诸穴。临床应用时，血淋可加血海、三阴交；膏淋加肾俞、关元、照海、梁门；少腹胀满疼痛加曲泉；石淋加委阳、然谷；劳淋去行间，加气海、关元、足三里。

灸法：气淋，脐中着盐，灸二壮。石淋小便不利者，可灸关元、气门、大敦等穴。劳淋可灸百会、气海、中极。

五、名医经验

1. 叶景华　尿路感染急性发作期以实证为主，治以清热解毒、利湿通淋；病渐缓解或慢性病变多为虚实夹杂，治疗须邪正兼顾。根据邪实正虚的不同情况，或偏重于扶正，或偏重于祛邪；辨证可分为实热型、阴虚湿热阻滞型、气虚湿邪羁留型3型，其中实热型主要见于急性发作期。实热型：尿频、尿急、尿痛，可兼有高热、腰痛、小腹痛、肉眼血尿；舌红、苔黄腻，脉弦数。治以清热解毒、利湿通淋。基本方：黄柏10g、金银花30g、白花蛇舌草30g、四季青30g、萹蓄草10g、土茯苓30g。大便秘结、口干、舌苔黄腻者、加生大黄（后下）10g、枳实10g、山栀10g；小腹胀、小便涩痛者、加川楝子10g、延胡索10g、乌药10g、瞿麦15g、车前草30g；邪热盛症状重者，予一见喜60g、生地榆30g，煎汤保留灌肠（每日1次）；血尿多者，加白茅根30g、小蓟30g、琥珀粉（分2次吞服）4g；白细胞多者，加蒲公英30g、白头翁30g、鱼腥草30g、生地榆15g、凤尾草30g。阴虚湿热阻滞型：低热或无发热，尿频、尿急、尿痛不甚，口干；舌红、苔薄黄，脉细数。治以滋阴清化。基本方：黄柏10g、知母10g、生地黄30g、甘草4g、土茯苓30g、白花蛇舌草30g、凤尾草30g、天花粉30g。小腹胀痛者，加乌药10g、青皮5g。气虚湿邪羁留型：腰痛，乏力，小腹坠胀，小便频数尚爽利，纳呆；舌淡红、苔薄白，脉细。治以益气化湿。基本方：黄芪30g、党参15g、细柴胡6g、甘草4g、枳壳10g、白术10g、萆薢30g、鹿衔草30g、怀牛膝10g、乌药10g、茯苓15g。病久迁延不愈者，加活血化瘀之品，如赤芍药、桃仁、红花、制大黄、王不留行子等。

2. 沈家骥　湿热下注是淋证发生的主要原因，如病延日久，病证可由实转虚、虚实夹杂。故临床上以清热利湿通淋为主，用自拟加味五苓散：茯苓、猪苓、泽泻、白术、桂枝、桔梗、麻黄、柴胡、藿香、萆薢、瞿麦、黄柏、知母、甘草。茯苓利水渗湿，为治小便不利之要药，而猪苓、泽泻淡渗利水，与茯苓同用，共奏利湿通淋之效；白术能燥湿利水；桂枝入膀胱经，可助阳化气，以行水湿之邪；柴胡、藿香在本方中有化湿利通利小便的作用；桔梗能开宣肺气而通二便，麻黄则上开肺气，下输膀胱，为宣肺利尿之要药。

在淋证的治疗中，须根据临床所表现出的各种情况在基础方随症加减。湿热甚则加茵陈、黄连、薏苡仁、车前草等清热利湿；石淋则加鸡内金、金钱草、海金沙等加强排石消坚作用；气淋可加乌药、沉香等疏导利气，以解少腹胀痛；血淋则减桂枝量而加生地、牡丹皮、地榆以凉血止血；膏淋用原方利湿通淋、分清泄浊即可；劳淋则加巴戟、锁阳、杜仲、怀牛膝等补肾固涩药。以上各证，若伴见腰酸背痛者，可加续断、杜仲、怀牛膝、寄生补肝肾、强筋骨；病延日久，可酌加三棱、莪术活血化瘀，并予以培补脾肾之品，以防膀胱气化失司。此外，各种淋证可相互转化及并存，须辨清其虚实转归。

 知识拓展

尿路感染（UTI）可发生于所有人群，特别是常见于孕龄期的妇女。其临床表现异常广泛，从革兰阴性化脓菌引起的急性肾盂肾炎到无症状性细菌尿和所谓有症状的无菌尿。有意义的细菌尿是指尿中致病菌大于$10^5/ml$，有或无症状。无症状性细菌尿是指有意义的细菌尿但无症状，又称隐匿性细菌尿。

引起UTI的病原体可分为：细菌性病原体：肠杆菌属和粪肠杆菌是重要的致病菌，约占95%；真菌性病原体：多数真菌性UTI是由念珠菌属引起，多发生于留置导尿管且接受广谱抗生素治疗的患者，特别是有糖尿病或使用糖皮质激素患者；其他病原体：最引人注意的是沙眼衣原体、生殖支原体属某些病毒。

UTI的诊断不能单纯依靠临床症状和体征，而要依靠实验室检查。凡是有真性细菌尿者，均应诊断为UTI。真性细菌尿是指：膀胱穿刺尿定性培养有细菌生长；导尿细菌定量培养≥$10^5/ml$；二次清洁中段尿细菌定量培养≥$10^5/ml$，且为同一菌种，才能确定为真性细菌尿。必须注意，有明显尿频、排尿不适的妇女，尿中有较多的白细胞，如中段尿含菌

数 $\geq 10^5/\mathrm{ml}$，亦可诊为 UTI。

按解剖学部位，肾及输尿管部位的感染为上 UTI 感染；膀胱及尿道感染为下 UTI 感染，其定位直接方法包括：输尿管插管；膀胱冲洗法；尿液浓缩功能；尿酶的检测（尿乳酸脱氢酶（LDH）、尿 β-葡萄糖醛酸酶等）；C 反应蛋白的测定；细菌抗体的测定。

UTI 治疗目的是预防或治疗全身败血症、减轻症状、清除被隔离的感染灶及来自肠道及阴道菌群的尿路病原体，预防长期并发症。依据临床药理学原理，合理应用抗生素。浅表黏膜感染如膀胱炎，尿路抗生素易达到有效浓度，较易治愈。深部组织感染如肾脏、前列腺感染，主张用杀菌剂，效果较抑菌剂好，或两药联用，而不主张单个药物治疗。目前可用于治疗 UTI 抗生素包括：青霉素类（如氨苄西林、羟氨苄西林、哌拉西林）、甲氧苄氨嘧啶（TMP）、磺胺类（SMZ 或 SMZ/TMP）、头孢类、喹诺酮类、氨基糖苷类和碳青霉烯类、单环头孢抗生素（氨曲南）、万古霉素、四环素类等。革兰阴性杆菌特别是大肠杆菌仍然是住院复杂性 UTI 的主要致病菌，但肠球菌、克雷白杆菌、阴沟肠杆菌等细菌比例有所增加。这些细菌耐药性高，部分呈多重耐药。应尽量根据细菌药敏试验调整抗生素。

无菌性尿道综合征的对症治疗：目前主张根据患者尿流动力学变化特点采取相应治疗。

（1）高尿道压型：即尿道括约肌痉挛。可采用阴部神经阻滞术治疗及尿道松解术治疗。

（2）膀胱无力型：一般认为与交感神经功能亢进有关。可采用静滴 α-肾上腺能阻滞剂或行骶前神经丛切除术。

（3）膀胱颈梗阻型：器质型者为膀胱痉挛，以手术治疗为主，功能性者为膀胱颈 α-受体兴奋所致，酚苄明类药物有效。

（4）不稳定性膀胱型：病因为下尿路梗阻致逼尿肌增生及下 UTI。后者可试用普鲁苯辛和丙米嗪治疗。

 病案分析

患者，女，25 岁，就诊节气：小暑。因尿频、尿痛伴发热、腰痛 3 小时入院。患者发病前连续加班，较为疲劳。当天中午出现尿频、尿急、尿痛，伴有发热、腰痛、恶寒。入院时症见尿频、尿痛、腰痛、发热、恶寒，舌红，苔黄腻，脉滑数，大便 3 日未解。既往无传染性疾病及重大疾病史。专科检查：体温 38.9℃，神志清，双输尿管压痛点压痛，双肾区叩击痛阳性。尿常规检查：尿白细胞＋＋＋、红细胞＋＋。血常规：白细胞计数 $14.8 \times 10^9/\mathrm{L}$，中性粒细胞 92%。

中医诊断：淋证（热淋）

西医诊断：急性肾盂肾炎

中医治法：清热利湿通淋

方　　药：1. 三金片每天 4 次，每次 3 片，连用 7 天；

2. 中药处方：

| 瞿麦 15g | 萹蓄 15g | 车前子 15g | 滑石 15g |
| 甘草 10g | 草薢 15g | 金银花 15g | 蒲公英 15g |

黄柏10g　　　　大黄8g　　　　栀子10g　　　　灯心草1g

3剂，水煎服，每天1剂，分两次服

服药3天后，患者热退，尿频、尿痛、腰痛症状明显改善，大便每日1~2次，病情好转。

病案点评：

本案为青年女性，急性起病，以尿频、尿痛、发热、恶寒、腰痛为主要症状，属中医淋证范畴。从患者病史分析，乃因劳碌耗伤正气，湿热之邪侵入膀胱，致膀胱气化失司，故可见尿频、尿急、尿痛、腰痛诸症；湿热邪气弥漫三焦、困阻少阳枢机，故可见发热、恶寒；舌红苔黄腻，脉滑数均为湿热内蕴的征象。治疗当以清热利湿通淋为法，选八正散加减。淋证（热淋）急性期应嘱患者注意饮食起居的调摄，多饮水，勤排尿，保持下阴清洁，避免辛辣烟酒；可根据病情适当延长服药时间，以期祛邪务尽；对于高热不退，神昏，腰痛，恶心呕吐之重症患者，可根据清洁中段尿细菌培养结果，加用敏感抗生素治疗。急性下尿路感染疗程一般为3天，急性上尿路感染疗程为2周左右。

【参考文献】

1. 孙建明，叶景华. 叶景华治疗尿路感染经验［J］. 上海中医药杂志，2010，44（10）：3-6.
2. 倪凯. 沈家骥主任治疗淋证的经验［J］. 云南中医药杂志，2007，28（12）：1.
3. 郭新同，曲矿云. 尿路感染的诊治进展［J］. 现代诊断与治疗，2008，19（6）：382-383.

附　尿浊

尿浊是以小便混浊，白如泔浆，排尿时无尿道疼痛为特征的疾患。多因湿热下注，或脾肾亏虚引起，病位在肾与膀胱，涉及脾脏。本病初起为湿热下注，清浊不分；病久乃脾肾亏虚，固摄失职，属虚证或虚中夹实。湿热与脾肾亏虚为本病病因病机的关键。

尿浊发病可见于各类人群。本病可结合尿常规、乳糜尿试验、肾功能、泌尿系B超、膀胱镜等可明确诊断。尿常规、乳糜尿试验是尿浊患者首选的实验室检查方法，必要时须进一步进行肾功能、泌尿系B超、膀胱镜等实验室检查，以明确尿浊的病因及诊断。

一、治则治法

实则清利，虚则补益，是治疗尿浊的基本原则。实证治予清热化湿，虚证予补益脾肾。

二、分证论治

本病因病机多因饮食肥甘，脾失健运，酿生湿热，或病后湿热余邪未清，蕴结下焦，清浊不分而成。若热盛灼伤血络，则尿浊夹血。如久延不愈，或屡经反复，则致脾肾两伤，脾虚中气下陷，肾虚失于固摄，精微脂液下流，病情更为缠绵（表6-3-3）。

表 6-3-3　尿浊分证论治简表

证候	治法	推荐方	常用加减
湿热内蕴	清热化湿	程氏分清萆薢饮	热重于湿者，加栀子、滑石；湿重于热者，加苍术、厚朴、半夏、陈皮
脾虚气陷	健脾益气升清固涩	苍术难名丹合补中益气汤	兼湿热者，加黄柏、萆薢；脾虚及肾者，肢冷便溏者，加附子、炮姜
肾元亏虚偏阴虚者	滋阴益肾	知柏地黄丸、二至丸	夹血尿者，加侧柏叶、地榆
肾元亏虚偏阳虚者	温肾固涩	鹿茸补涩丸	夹血尿者，加炮姜炭

三、临证备要

初病多为实证，以湿热为主，治宜清利湿热，但湿热者，导湿之中必兼理脾，即所谓脾土旺则能胜湿，脾气健运，则水湿亦自澄清。久病宜补宜脾肾。病久则脾肾虚弱，治宜补脾益肾，但补肾之中必兼利水。治疗本病，要注意清中寓补，补中寓通，做到清利而不伤阴，补益而不涩滞。湿热蕴结，以清热利湿法治疗，使热去湿除，患者可较快痊愈；若立法不当，误报涩补，则留热闭邪，使浊愈甚，病必加重；若湿热内蕴日久，耗气伤精，损伤脾阳，可致脾虚气陷证。脾虚气陷证，以健脾益气法治疗，则尿浊能得以祛除；若治疗不当，脾虚愈甚，无力运化水谷精微，五脏六腑均受其损，尿浊更难消失，久病及肾，可见肾气不足或肾阴亏虚证。尿浊患者一般不出现变证和危候，预后较好。但有的病情可迁延日久，及至几十年不愈。尿浊病人用药同时也要注意护理与调摄，要注意饮食调养，避免辛辣，少饮酒，勿过食油腻之品，避免劳欲过度，适当体育锻炼等。

第四节　癃　闭

培训目标

要求住院医师具备本病的诊断治疗能力；掌握中医辨证论治方法；熟悉病因病机以及不同病因所致病症的临床表现特点；了解病证结合的诊疗思路，以及各证型病情轻重的判断；能够与相关疾病进行鉴别，根据疾病类型制订治疗方案及判断预后。

问题导入

1. 对癃闭病人应该注意哪些方面的体格检查和辅助检查？
2. 癃闭哪些证候不宜使用利尿剂？
3. 对小腹胀急，小便点滴不下而情绪紧张者临床上有哪些方法可以助其排尿？

一、临床诊断

(一)疾病诊断

1. 起病急骤或逐渐加重,症状表现为小便不利,点滴不畅,甚或小便闭塞不通,点滴全无,尿道无涩痛,小腹胀满。

2. 多见于老年男性,或产后妇女及腹部手术后的患者,或患水肿、淋证、消渴等病日久不愈的病人。

3. 小腹胀满,小便欲解不出,触叩膀胱区明显胀满者,为尿潴留;小便量少或不通,无尿意和小腹胀满,触叩膀胱区无明显充盈征象,多属肾衰竭引起的少尿或无尿。

具备以上临床表现,即可诊断癃闭病,结合发病经过、伴随症状以及体检和有关检查,可以确定是肾、膀胱、尿道,还是前列腺等疾病引起的癃闭。

癃闭病证首先应通过体格检查与膀胱 B 超判断有否尿潴留。有尿潴留者,再作尿流动力学检查,以明确有否机械性尿路阻塞。有尿路阻塞者,再通过肛指检查、前列腺 B 超、尿道及膀胱造影 X 线摄片、前列腺癌特异性抗原等检查以明确尿路阻塞的病因,如前列腺肥大、前列腺癌、尿道结石、尿道外伤性狭窄等。无尿路阻塞的尿潴留者考虑脊髓炎、神经性尿闭,可相应作神经系统检查。对无尿潴留的癃闭者应考虑肾衰竭,可进一步查血肌酐、尿素氮、血常规、血钙、磷、B 超、X 线摄片查双肾大小,帮助鉴别急性或慢性肾衰竭。如属前者,还需查尿比重、尿渗透压、尿钠浓度、尿钠排泄分数、静脉肾盂造影等以鉴别肾前、肾性或肾后性急性肾衰。慢性肾衰者还应进一步检查以明确慢性肾衰的病因。

(二)病期诊断

1. 癃闭期　小便不利,点滴不畅,甚或小便闭塞不通,点滴全无之时。

2. 缓解期　小便已通,但原发疾病症状尚在。

二、病证鉴别

1. 癃闭需与淋证、关格相鉴别,见表6-4-1。

表6-4-1　癃闭与淋证、关格鉴别要点

	癃闭	淋证	关格
主症特点	小便不利,点滴不畅,甚或小便闭塞不通,点滴全无,尿道无涩痛,小腹胀满	小便频数短涩,排尿困难,滴沥刺痛,欲出未尽,尿量正常	小便量少或闭塞不通
伴随症状	可伴水肿、头晕、喘促	可伴尿中带血、小便浑浊、尿中有砂石、发热	呕吐、皮肤瘙痒、口中尿味、四肢抽搐、甚或昏迷
各证关系	感受外邪常可并发淋证	日久不愈,可发展成癃闭	由癃闭、淋证发展而来

2. 尿潴留和无尿的病机及诊查区别,见表6-4-2。

表 6-4-2　尿潴留和无尿的病机及诊查区别

	尿潴留	无尿
基本病机	尿路阻塞或尿闭	肺、脾、肝、肾、三焦、膀胱对水液的通调、转输、气化、开合不利
主症	小腹胀满，小便欲解不出	小便量少或不通，无尿意和小腹胀满
体检	触叩小腹部膀胱区明显胀满	触叩小腹部膀胱区无明显充盈征象
理化检查	尿流动力学检查、肛指检查、前列腺B超、尿道及膀胱造影X线摄片、前列腺癌特异性抗原等检查、神经系统检查	血肌酐、尿素氮、血常规、血钙、磷，B超、X线摄片查双肾大小，尿比重、尿渗透压、尿钠浓度、尿钠排泄分数、静脉肾盂造影等

三、病机转化

癃闭主症为小便不通畅，而小便的通畅，与体内水液代谢转输有关，亦即受三焦气化和肺、脾、肾、膀胱的通调、转输、蒸化的影响，肝的疏泄对三焦的运化和气化也有影响。若肺失肃降，不能通调水道；脾失转输，不能升清降浊；肾失蒸化，关门开合不利；膀胱湿热阻滞，气化不利；肝郁气滞，瘀血阻塞影响三焦的气化，均可导致癃闭的发生。因此，癃闭病位主要在肾与膀胱，涉及肺、脾、肝、三焦等多个脏腑，病性有虚有实。由膀胱湿热、肺热气壅、肝郁气滞、尿路阻塞导致者，多为实证；由脾气不升、肾元亏虚导致者，多为虚证。但若肝郁气滞，化火伤阴、湿热久恋，灼伤肾阴、肺热壅盛，损津耗液等，则因实致虚，或脾肾虚损日久，气虚无力运化致气滞血瘀，则因虚致实，也可出现虚实夹杂证。癃闭若没有得到及时有效的治疗，则可因病重正衰邪盛而产生变证。如尿闭不通，水气内停，上凌心肺则变生喘证、心悸；水液潴留体内，溢于肌肤则变生水肿；湿浊上犯于胃，则呕吐；脾肾衰败，气化不利，湿浊内壅则变生关格。见图 6-4-1 病机转化示意图。

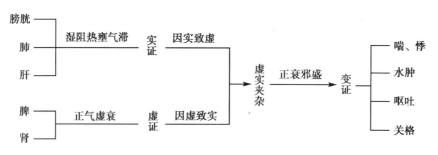

图 6-4-1　病机转化示意图

四、辨证论治

（一）治则治法

癃闭的治疗应根据"腑以通为用"的原则，着眼于通。但通之法，有直接、间接之分，更因证候的虚实而异。实证治宜清湿热、散瘀结、利气机而通水道；虚证治宜补脾肾、助气化、使气化得行，小便自通。同时，还要根据病因，审因论治。根据病变在肺、在脾、在肾的不同，进行辨证施治，不可滥用通利小便之品。此外，根据"上窍开则下窍自通"的理论，尚可应用开提肺气的治法，开上以通下，即所谓"提壶揭盖"之法治疗。若小腹胀急，小便点滴不下，内服药物缓不济急，应配合导尿或针灸、取嚏、探吐等法以急通小便。对于因病致使体位及排尿方式改变、害羞、紧张等心理原因引起的排尿困难，尿液潴留，可用流水诱导法：使病人听到流水的声音，诱发尿意，解出小便。

（二）分证论治

气化不利，尿路阻塞是癃闭病的主要病机，引致其发生的病因有虚有实。实证中，膀胱湿热以小便短赤灼热，小腹胀满为特征；肺热壅盛兼呼吸急促或咳嗽为特征；肝郁气滞以小便不通或通而不爽，胁腹胀满为特征；尿道阻塞以小便点滴而下，或尿如细线，甚则阻塞不通，兼小腹胀满疼痛为特征。虚证中，脾气不升以小腹坠胀兼气短，声低神疲，食欲不振为特征；肾阳衰惫以排出无力，兼畏寒怕冷，腰膝冷而酸软无力为特征。临床上亦可见到虚实夹杂的患者，常表现为实证中兼夹虚证表现，或本为虚证，因虚致实而产生癃闭实证。

癃闭的分证论治详见表6-4-3。

表6-4-3 癃闭分证论治简表

证候	治法	推荐方	常用加减
膀胱湿热	清利湿热 通利小便	八正散	兼心烦，口舌生疮糜烂，合导赤散；有阴虚者改用滋肾通关丸加生地、车前子、牛膝等；口中尿臭，神昏谵语，加黄连、大黄、丹参、车前子、白茅根等
肺热壅盛	清泄肺热 通利水道	清肺饮	心火旺盛加黄连、竹叶；大便不通加杏仁、大黄；兼表证加薄荷、桔梗
肝郁气滞	疏利气机 通利小便	沉香散	增强理气可合六磨汤加减；气郁化火加龙胆草、山栀、丹皮
浊瘀阻塞	行瘀散结 通利水道	代抵当丸	瘀血较重加红花、川牛膝；血虚加黄芪、丹参；尿路结石加金钱草、鸡内金、冬葵子、瞿麦、萹蓄
脾气不升	升清降浊 化气行水	补中益气汤合春泽汤	气阴两虚改用补阴益气煎；见肾虚者加济生肾气丸
肾阳衰惫	温补肾阳 化气利水	济生肾气丸	兼脾虚合补中益气汤或春泽汤；老人精血俱亏治宜香茸丸；有呕吐，烦躁，神昏者治宜《千金》温脾汤合吴茱萸汤

（三）临证备要

癃闭的治疗首先要抓住主症，辨证求因；其次要根据证候分清虚实；然后再权衡轻重缓急，急则治标，缓则治本。实证治宜清湿热、散瘀结、利气机而通水道；虚证治宜补脾肾、助气化而达到气化得行，小便自通的目的；对虚实夹杂者，应标本同治。切记不可滥用通利小便之品。

下病上治，欲降先升：当急性尿潴留，小便涓滴不下时，常可在原方基础上稍加开宣肺气、升提中气之桔梗、杏仁、紫菀、升麻、柴胡等，此为下病上治，提壶揭盖，升清降浊之法。

癃闭为临床最为急重的病症之一，小便不通，水毒蓄于内，可致肿胀、喘促、心悸、关格等危重变证，因此，必须急则治标，缓则治本。治标之法有二：对水蓄膀胱之证，可选用多种外治法来急通小便。目前临床常用的导尿法合针灸疗法，既简便又有效。还可用消毒棉签，向鼻中取嚏或喉中探吐；也有用皂角粉末0.3～0.6g，鼻吸取嚏的取嚏法和探吐法，还有外敷法，即用独头蒜一个，栀子3枚，盐少许，捣烂，摊纸贴脐部，也较为简单有效；对于心因性原因引起的排尿困难，流水诱导法亦可酌情选用；对膀胱无尿之危证，可用中药灌肠方［生大黄30g（后下）、生牡蛎30g（先下）、六月雪30g、丹参30g，浓煎约120ml］，高位保留灌肠，约2小时后用300～500ml清水清洁灌肠，每日一次，10日为一疗程。

在癃闭治疗过程中，常使用关木通、木防己、马兜铃、益母草等中药，近年来临床报道和药理研究表明，大剂量或长期使用这些药可产生明显肾毒性，导致急慢性肾衰竭、肾小管酸中毒、范可尼综合征等，严重者半年内发展为终末期肾衰竭。实验研究也显示这些中药对肾脏有多方面的损害。因此，应谨慎使用上述药物，可用其他药替代或避免长时间、大剂量使用，并在使用过程中密切监测肾功能。此外，对癃闭血钾高的患者，应慎用含钾高的中药，如牛膝、杏仁、桃仁等。

（四）常见变证的治疗

1. 关格　如疾病迁延日久，脾肾衰惫，气化不利，湿浊毒邪内蕴三焦，出现呕吐、皮肤瘙痒、口中尿味、四肢抽搐、甚或昏迷，则为关格，病性为本虚标实，治疗当攻补兼施，标本兼顾。可选温脾汤合吴茱萸汤加减（脾肾阳虚，湿浊内蕴者）；还可选杞菊地黄丸合羚羊钩藤汤加减（见肝肾阴虚，肝风内动者），大便秘结可加生大黄通腑降浊；若现肾气衰微，邪陷心包，则急用参附汤合苏合香丸，继用涤痰汤治之。

2. 喘促、心悸　如水气凌心射肺，证见喘促者，加用己椒苈黄丸合滋肾通关丸；皮肤瘙痒者，加用土茯苓、地肤子、白鲜皮燥湿止痒。

（五）其他疗法

1. 中成药治疗

（1）癃闭通胶囊：活血软坚，温阳利水。适用于血瘀凝聚、膀胱气化不利所致的癃闭。

（2）前列癃闭通胶囊：益气温阳，活血利水。适用于肾虚血瘀所致癃闭。

2. 外敷法　可用葱白500g，捣碎，入麝香少许拌匀，分2包，先置脐上1包，热熨约15分钟，再换1包，以冰水熨15分钟，交替使用，以通为度。

3. 针灸推拿　对肾气不足者以取足少阴经穴为主，辅以膀胱经背俞穴，针用补法或用灸。对湿热下注者以取足太阴经穴为主，针用泻法、不灸。对有外伤或手术病史者，以通调膀胱气机为主。对中风后癃闭患者用培元启闭针灸治疗。也可用隔姜灸，每次15分钟，每日2～3次。

五、名医经验

1. 张锡纯　治癃闭法活机圆，内服外用，不拘一格。归纳其治法主要有：①益气助阳法：用于阳分虚损，气弱不能宣通，致小便不利。方用宣阳汤，药如野台参、威灵仙、麦冬、地肤子等。②滋阴增液法：用于阴分虚损，血亏不能濡润，致小便不利。方用济阴汤，药如熟地黄、生龟板、生杭白芍、地肤子等。③滋阴化阳法：用于阴虚不能化阳，小便不利。方用单味白茅根汤可取效。④温阳化气法：用于下焦受寒，膀胱气化失司，小便不利。方用温通汤、加味苓桂术甘汤，药如椒目、小茴香、威灵仙、于术、桂枝、茯苓、甘草、干姜、人参、附子等。⑤清热利湿法：用于下焦蕴蓄实热，膀胱胀肿，溺管闭塞，小便不利。方用寒通汤，药如滑石、生杭白芍、知母、黄柏等。⑥升清降浊法：用于气虚下陷，产后小便不利。方用升麻黄芪汤，药用生黄芪、当归、升麻、柴胡等。⑦理气利水法：用于气机不畅，水湿内淫，小便不利。方用鸡至汤、鸡至茅根汤，药用鸡内金、于术、生杭白芍、柴胡、陈皮、生姜、白茅根等。⑧食疗法：书中载一妇人年四十许，得水肿证，百药不效，偶食绿豆稀饭，觉腹中松畅，遂连服数次，小便大利而愈的病案。张氏认为绿豆滋阴退热，利小便，凡阴虚有热，致小便不利者，服之皆效。⑨外治法：癃闭之疾，内服不济时，采用外治法，急通小便，常可收效。观《医学衷中参西录》中治癃闭小便不利所载外治法主要有以下几种：闻药方：用明雄黄、蟾酥、麝香，共研细，闻之，小便即通；外敷方：用蝼蛄后截和麝香捣，纳脐缚定，即通；热熨法：用葱白、千米醋炒至极热，熨脐上。治小便因寒不通，或因气滞不通者。

2. 张炳秀　小便之通与不通，全在气之化与不化，有因中气下陷而气虚不化者，补中益气，升举而化之。在临床上常用补中益气汤治疗癃闭，旨在补中益气升阳，使清阳之气上升，则浊阴之气得降，因而小便通利。方药：黄芪30g、桔梗10g、当归10g、党参10g、炙甘草10g、升麻10g、柴胡10g、陈皮10g、生熟川军各10g、炒枳实10g、炒白术20g、川桂枝10g、车前草10g。

知识拓展

癃闭是多种疾病过程中所出现的症状，在西医学中，类似于各种原因引起的尿潴留及无尿症，常见于神经性尿闭、膀胱括约肌痉挛、尿道结石、尿路肿瘤、尿道损伤、尿道狭窄、前列腺增生症、脊髓炎等病过程中，也可见于肾功能不全引起的少尿、无尿症。因此该病所涉及学科、病种、脏器广泛，可到相对应的疾病中去了解其发展的最新动向和理论。

病案分析

叶某某，男，75岁，退休工人。患者1周前因小便困难（点滴而出），在某医院用加固导尿管导尿，因导尿后出血不止，自行拔除导尿管，致小便不通。既往反复咳喘20余年，就诊时患者小腹胀痛，小便点滴而出，大便已3天未解，不思饮食，下肢肿，咳喘痰鸣，端坐不得卧，舌质红绛、无苔，脉弦数。

中医诊断：癃闭（肺阴亏损，痰热内盛证）

西医诊断：前列腺增生

中医治法：养阴清肺，利尿通腑

方　　药：清肺饮加减

北沙参12g	麦冬10g	杏仁10g	黄芩10g
紫菀30g	炙桑皮10g	车前子12g^(包煎)	生麦芽30g
焦山栀6g	木通5g	生军6g^(后下)	百合15g

4剂，水煎服，每日一剂，分两次服

药后大便通，小便渐能排出，咳喘较平，痰鸣减轻，且能安卧。上方去生军，加石斛12g、知母10g、葶苈子12g，继服5剂后，小便渐通畅，下肢肿退，后以养阴清肺化痰，继续治疗10多天，咳喘渐平，癃闭未发。

病案点评：

患者高年，既往咳喘反复20余年而见舌光红绛，此为久病肺阴亏虚，虚火灼津为痰，津液不得敷布，肺气为痰热盛闭之候。肺为水之上源，肺热壅盛，肃降失司，水道不得通调；同时，肺与大肠相表里，肺阴亏虚则大肠燥结，肺失清肃则通调失职，上不宣则下闭，以致二便不通。腑气不通则肺气上逆，故咳喘痰鸣不得安卧。因腑气不通与肺失宣降互为因果，致病势加重。辨治在肺，用加减清肺饮治之，治病求本，标本兼治而取效。

【参考文献】

1. 田德禄. 中医内科学［M］. 北京：人民卫生出版社，2002.
2. 周仲英. 中医内科学［M］. 北京：中国中医药出版社，2007.
3. 徐明. 浅析张锡纯治疗癃闭的特色［J］. 中医研究，2008，21（11）：F0003-F0004.
4. 王欢欢，唐伟，张文东，等. 张炳秀应用补中益气汤治疗癃闭案［J］. 中医药临床杂志，2012，24（8）：708-709.
5. 魏晓萍. 加减清肺饮治癃闭验案2则［J］. 江西中医药，2001，32（3）：20.

第五节　关　格

 培训目标

要求住院医师掌握本病诊断及鉴别诊断；掌握中医分证论治方法、病证结合的诊疗思路；能够根据本病病机重点，明辨病情标本缓急，制订分期治疗与调护方案。

问题导入

1. 关格当如何辨别标本缓急虚实？
2. 关格的核心病机如何认识？常见标实证有哪些？
3. 关格晚期可以出现哪些危及生命的并发症？

一、临床诊断

1. 临床以小便不通与恶心呕吐并见，或伴有大便不通为典型表现。

2. 关格晚期，肾元虚衰，可表现为多脏同病。肾病及肝，症见手足抽搐，甚则痉厥；肾病及心，症见胸闷气短，心悸怔忡，心胸憋闷，甚至发生喘脱之变。脾胃升降失司，可见厌食、纳呆、恶心、呕吐，大便不通，腹满、或腹泻；浊毒外溢肌肤，症见皮肤瘙痒，甚或有霜样析出；浊毒上熏，症见口中秽臭，或有尿味，舌苔厚腻；湿浊毒邪上蒙清窍，症见昏睡或神识不清。

3. 具有水肿、淋证、癃闭等肾系疾病和消渴病等慢性疾病病史。

尿常规、血常规、血生化（肌酐、尿素氮、尿酸、电解质、二氧化碳结合力）、肾小球滤过率以及内生肌酐清除率的测定、肾脏B超、CT等检查项目有助于本病的诊断和鉴别诊断。

二、病证鉴别

关格须与癃闭相鉴别，见表6-5-1。

表6-5-1　关格与癃闭鉴别要点

	关格	癃闭
病因	水肿、淋证、癃闭、消渴病等，迁延日久	年老体弱、久病内伤，或尿路阻塞
中心病位	肾	膀胱
病机要点	肾元虚衰为本，湿浊毒邪内蕴为标	肝脾肾功能失调，或尿路阻塞，膀胱气化不利
呕恶与小便不通	小便不通和呕吐恶心并见	小便不通，一般无恶心呕吐
其他症状	面色苍白，或晦滞，倦怠乏力，腰脊酸痛，或伴水肿尿少，食欲不振，恶心	小腹胀满，排尿困难，小便点滴而出，甚则闭塞不通

三、病机转化

关格总为本虚标实之证，肾元虚衰是其本，湿浊毒邪内聚是其标。本虚以肾虚为本，但可兼及他脏，常是肾与脾胃、肝、心、肺五脏同病。肾元虚衰是基础，或见阴虚，或见阳虚，晚期更可表现为气血阴阳俱虚。标实，湿浊毒邪为主，或为寒湿，或为湿热，也常表现为寒热错杂。而且，临床所见关格患者除了可表现为湿浊为病，还常表现为痰湿证、气滞证、血瘀证、水湿证等标实证。另外，湿浊毒邪留恋不去，浊毒伤血、动血，或湿浊蒙蔽清窍，或湿热邪毒，惹动肝风，或心肾阳衰、水饮上凌心肺，或元气虚衰、阳脱神亡，更可发生动风、动血、停饮、伤神之变。见图6-5-1。

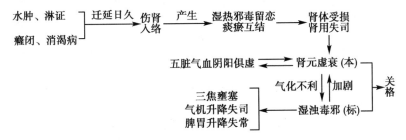

图6-5-1　关格病机转化示意图

四、辨 证 论 治

（一）治则治法

关格的治疗应遵循《证治准绳·关格》提出的"治主当缓，治客当急"的原则。所谓主，是指关格之本，即肾元虚衰，也就是治本应长期调理，缓缓补之。所谓客，是指关格之标，即湿浊邪毒，用药宜急，不可姑息。临床上应根据具体情况，认真处理治本与治标的关系。同时，根据关格病的病机演变规律和证候特点，还应强调扶肾培元、和胃调中、益气养血、降浊解毒治法。应根据患者体质状况、虚实寒热证候，具体采取相应的治疗措施：肾阴虚损者，滋肾培元；肾阳虚衰者，温肾培元；阴阳俱虚者，阴阳同补。对于泄浊解毒治法，寒湿者，温化寒湿，湿热者清化湿热，寒温错杂者，辛开苦降，寒温同用。兼气滞者行气化滞，兼血瘀者活血化瘀，兼痰湿者化痰除湿，兼水湿者利水渗湿。存在动风、动血、停饮、伤神变证者，则应该针对性选用熄风止痉、凉血止血、通阳化饮、醒神开窍诸法。

（二）分证论治

关格的证候特点是本虚标实，肾元虚衰、湿浊邪毒内留是病机关键。临床上本虚证常见气阴虚损证、阳气虚衰证、阴阳俱虚证，标实证常见湿浊证、痰湿证、水湿证、气滞证、血瘀证。关格患者常常表现为一种本虚证兼有一个或数个标实证并见。治疗关键在于处理好本虚证和标实证的关系。一般说来，关格早期，应重视培补肾元，治疗本虚证，兼治标实证；关格中晚期，应重视泄浊解毒，更重视治疗标实证。

关格的分证论治详见表6-5-2及表6-5-3。

表6-5-2 关格本虚证分证论治简表

证候	治法	推荐方	常用加减
气阴虚损	滋肾培元 益气养阴	六味地黄丸 合生脉散	头晕头痛、烦躁易怒，合用镇肝熄风汤；肢体麻木或抽筋，合用芍药甘草汤加龙骨、牡蛎、薏苡仁；皮肤瘙痒，合用消风散或加地肤子、苦参
阳气虚衰	温肾培元 益气温阳	真武汤合 香砂六君子汤	气短乏力、头晕心悸，加当归补血汤；神疲乏力、食少便溏，改用附子理中汤加味；心悸、胸闷、气短，合用参附龙牡汤加山茱萸、丹参、红花
阴阳俱虚	补肾培元 滋阴温阳	金匮肾气丸或 参芪地黄汤	男子阳痿、腰膝酸软加五子衍宗丸、右归丸；女子烘热汗出、下肢冷凉加二仙汤；头晕目眩、气喘欲脱，可用参附龙牡汤合生脉散加山茱萸

表6-5-3 关格标实证分证论治简表

证候	治法	推荐方	常用加减
湿浊	化湿泄浊	大黄甘草汤	心胸烦闷、大便闭结，配合升降散；畏寒肢冷、呕吐清涎，配合用吴茱萸汤、大黄附子汤；心下痞满、呕吐、腹满冷痛，可用黄连汤、半夏泻心汤

续表

证候	治法	推荐方	常用加减
痰湿	化痰除湿	二陈汤	脘腹痞闷、呕吐痰涎，配合香苏散；心下痞、嗳气不止，配合旋覆代赭汤；头晕心悸、痰黏色黄，配合黄连温胆汤；心胸烦闷或痛，配合小陷胸汤
水湿	利水渗湿	五苓散合五皮饮	水肿、少尿突出，或有胸水、腹水，可用导水茯苓汤
气滞	解郁理气	四逆散合六磨汤	心胸憋闷或痛、睡眠不安，配合半夏厚朴汤；口苦咽干、目眩、心烦喜呕，配合小柴胡汤
血瘀	活血化瘀	下瘀血汤	胸胁胀满疼痛或刺痛，配合血府逐瘀汤；乏力体倦、肢体麻痛，可用补阳还五汤

（三）临证备要

关格是以小便不通与恶心呕吐并见，或伴有大便不通为典型表现的病证，多见于水肿、淋证、癃闭等肾系病证的晚期。乃由肾元虚衰，湿浊邪毒内蕴所致。临证往往表现为本虚标实，气血阴阳俱受其累，多脏腑受伤，气滞、痰饮、血瘀、水湿并存，晚期还可见动风、动血、停饮、伤神等变证。本虚肾元虚衰，有阳虚、阴虚、阴阳俱虚之别；标实湿浊邪毒内蕴，有湿热和寒湿、寒热错杂之异。

关格的治疗，应当分清标本、缓急、主次、先后，以选方用药。因肾元虚衰是其本，所以当时刻以扶肾培元为要务；因中晚期气血受伤病机普遍存在，所以当重视益气养血治法；因湿浊邪毒内蕴，始终贯穿在整个病程中，而且容易伤脾胃，更损肾元，耗伤气血，损伤五脏，阻滞气机升降，所以当时刻注意和胃降浊、祛邪解毒，即所谓"治客当急"。化浊毒即所以保肾元，护胃气即所以保肾元。

（四）常见变证的治疗

1. 动风痉厥　临床表现为头晕、头痛、视物模糊、躁扰不宁，甚至神昏谵语，惊厥抽搐者，治当平肝潜阳熄风，方可用羚羊钩藤汤加减，必要时甚至可用安宫牛黄丸、紫雪散等，或酌情选用清开灵、醒脑静注射液静脉点滴。

2. 动血血证　临床表现为呕血、便血、鼻衄，或皮肤紫斑者，治当凉血止血解毒，方可用大黄黄连泻心汤、犀角地黄汤（犀角可用水牛角或升麻代替）加三七粉（冲服）、仙鹤草等。

3. 支饮喘脱　临床表现为胸闷喘促，咳逆倚息不得卧，背寒，咳吐清涎，颜面肢体浮肿者，治当通阳化饮、泻肺行水，方可用苓桂术甘汤合葶苈大枣泻肺汤加车前子、桑白皮等。

4. 窍闭神昏　湿浊邪毒伤神，蒙蔽清窍，临床表现为神识淡漠、躁扰不宁，或见嗜睡，神昏谵语者，治当化湿泄浊、醒神开窍，方可用菖蒲郁金汤加远志、草果等，或送服至宝丹，或用醒脑静注射液静脉点滴。

（五）其他疗法

1. 中成药治疗

（1）海昆肾喜胶囊：化浊排毒。用于慢性肾衰竭（代偿期、失代偿期和尿毒症早期）湿浊证。

（2）金水宝胶囊：补益肺肾、秘精益气。适用于关格肺肾两虚，精气不足证。

（3）百令胶囊：补肺肾，益精气。用于关格肺肾两虚证。

（4）尿毒清颗粒：通腑降浊，健脾利湿，活血化瘀。用于慢性肾衰竭，氮质血症期和尿毒症期脾虚湿浊证和脾虚血瘀证。

2. 中药灌肠　晚期肾衰灌肠方，一般可选用清热泄下、活血解毒、收敛固涩之剂。可用生大黄 15～30g、丹参 15～30g、蒲公英 15～30g、煅牡蛎 30g 等。腹满畏寒者，可酌加温中散寒之剂，可用大黄附子汤加味，可用上方加炮附子 9～12g，肉桂 9～12g。

五、名医经验

1. 邹云翔　强调维护肾气、调理脾胃，指出呕哕不能食者，由肾气衰败、内毒蕴胃所致，治宜健脾益肾，和胃降逆；内毒蕴肠，气虚下陷，致大便溏泄不已，治当健脾升阳，补肾暖土。并强调治肾不泥于肾，当从整体出发辨证论治。若气血阴阳虚损症状明显，阴阳互根、气血相关、脏腑理论则应根据补益气血、调摄阴阳，诸脏并治等法；若面色黧黑灰滞，唇舌瘀紫，或女性经闭，则可活血化瘀、和血通脉；若有出血则当用健脾统血、补气摄血、滋阴清热、温经摄血、补肾固涩等法；出血量多虚脱衰竭者，可用回阳救逆法。

2. 吕仁和　坚持综合调治，扶正祛邪，主张以饮食调理、纠正水电酸碱平衡紊乱、抗感染、降压等为基础进行辨证论治，中西医结合治疗。针对其主证：气血阴虚，浊毒内停证：治以益气养血，滋阴降浊法，药以六味地黄丸、八珍汤、调胃承气汤加减。气血阳虚，浊毒内停证：治以益气益血，助阳降浊为法。药用济生肾气丸、八珍汤、温脾汤加减。气血阴阳俱虚，浊毒内停证：调补阴阳气血，降浊利水为其治法，方用右归丸、人参养荣汤、调胃承气汤加减。针对其兼夹证：肝郁气滞：以疏肝理气为法，方用丹栀逍遥丸、四逆散加减。血脉瘀阻：以活血通脉为其治法，可用丹参三七片或桂枝茯苓丸加减治疗。湿热内蕴：治以健脾和胃，清热利湿，药用四妙散或平胃散合茵陈五苓散加减。痰湿不化：以补中益气、健脾化湿为法，药用补中益气丸、苓桂术甘汤加减治疗。外感热毒：以清热解毒，宣肺解表为主，方用银翘散加减；若因疮疖脓疡不愈引起发热者，可以麻黄连翘赤小豆汤合五味消毒饮加减治疗。胃肠结滞：本证常由湿热不化转致，故治以和解清热，缓泻结滞法，方用大柴胡汤加减，肾衰见有大便干结难解者亦可选用本方。浊毒伤血：解毒活血，凉血止血，以水牛角合三七粉加减治疗。水凌心肺：补气养心，泻肺利水，药用生脉散合葶苈大枣泻肺汤加减。肝风内动：平肝熄风，清热泄浊，可用天麻钩藤饮加减治疗；抽搐明显者，可加羚羊角粉、大黄等。毒犯心包：清热开窍，化浊解毒，以西洋参煎汤，化服至宝丹。

💻 **知识拓展**

我国慢性肾功能不全（CRF）分期方法根据 1992 年黄山会议纪要可分为四期：①肾功能代偿期：肌酐清除率（Ccr）在 50～80ml/min，血肌酐（Scr）在 133～177μmol/L，一般无临床症状，大致相当于慢性肾脏病（CKD）2 期；②肾功能失代偿期（氮质血症期）：Ccr 在 20～50ml/min，Scr 在 186～442μmol/L，无明显不适，可有乏力食欲减退，轻度贫血及夜尿增多等症，大致相当于 CKD3 期；③肾衰竭期：Ccr 在 10～20ml/min，Scr 在

451～707μmol/L，临床有中等度贫血及恶心、呕吐等消化道症状，可有轻度代谢性酸中毒及轻度钙磷代谢异常，大致相当于 CKD4 期；④尿毒症期：Ccr 小于 10ml/min，Scr 大于 707μmol/L，临床见重度贫血、代谢酸中毒、电解质紊乱及多系统并发症，大致相当于 CKD5 期。

　　CRF 病因主要有原发性与继发性肾小球肾炎、肾小管间质病变、肾血管病变、遗传性肾病等。其治疗主要包括营养治疗基础上坚持病因治疗，避免或消除 CRF 急剧恶化的危险因素，预防和治疗并发症，积极控制血压、血糖，控制蛋白尿。晚期肾衰竭患者，合并有急性心衰、恶性高血压、急性感染、严重贫血、肾性脑病、电解质紊乱、代谢性酸中毒的患者，均应采取相应急救处理措施。晚期肾衰竭患者，血肌酐高于 442μmol/L、肾小球滤过率低于 15ml/min 者，或尿少、水肿合并胸水、腹水，诱发急性心衰、肾衰，或高血钾内科治疗无效者，则应考虑透析疗法包括腹膜透析和血液透析。有条件者，还可接受肾移植和胰肾联合移植手术。

 病案分析

　　张某，男，45 岁，工人。患者有慢性肾炎 14 年，近一个月来，乏力体倦加重，腰膝酸软，双下肢浮肿，食欲减退，偶有恶心，血尿常规化验：血红蛋白 89g/L，尿蛋白＋＋，血肌酐化验 356μmol/L。某医院诊为"慢性肾衰竭氮质血症期"。为求中医治疗，遂来门诊求诊。刻下症见：面色萎黄，乏力体倦，腰膝酸软，食少纳呆，时有恶心，畏寒，双下肢轻度浮肿，大便偏干，夜尿频多，舌淡黯，舌苔白腻，脉沉细。

中医诊断：关格　慢关格（阳气虚衰，寒湿内蕴证）

西医诊断：慢性肾衰竭氮质血症期

中医治法：温阳散寒，益气养血，化湿降浊

方　　药：当归补血汤、香砂六君子汤、升降散加减

生黄芪 30g	当归 12g	川芎 12g	丹参 25g
木香 6g	砂仁 6g 后下	陈皮 9g	姜半夏 12g
党参 12g	白术 12g	茯苓 15g	猪苓 15g
赤白芍 各 25g	蝉衣 12g	僵蚕 12g	姜黄 12g
熟大黄 9g	土茯苓 30g	肉桂 6g	

7 剂，水煎服，每日 1 剂，分两次服

病案点评：

　　本案患者慢性肾炎病史 14 年，肾风日久，热毒耗伤气血，气虚不能行血，血虚不能荣脉，故瘀血内生，肾络痹阻，肾脏气化失司，浊毒内蕴，故近一个月来出现乏力体倦加重，食少纳呆，恶心，双下肢浮肿，夜尿频多，符合"关格"的发病特点及证候特征，故诊断为"关格"。因慢性起病，病程迁延，故属于中医"慢关格"范畴。病情迁延，肾元虚衰，阳虚生寒，故可见畏寒，夜尿频多，腰膝酸软等症。肾元虚损，气化无能，火不生土，水湿不化，湿浊邪毒内蕴，阻滞脾胃升降，故可见双下肢浮肿，食少纳呆，时有恶心，大便不通。肾元虚衰基础上，肾不藏精，精不生髓，髓不生血，加以浊毒内留，损伤气血，气血亏虚，则面色萎黄，乏力体倦。舌淡黯，舌苔白腻，脉沉细

皆为阳气虚衰、湿浊内蕴之象。病位以肾为中心，脾胃、三焦多脏腑受累；核心病机是肾元虚衰、湿浊邪毒内生；辨证为本虚标实，本虚是肾元虚衰，脾肾阳虚，气血不足，标实为湿浊内停，更有血瘀、水停。目前病情尚稳定，失治误治，湿浊邪毒内聚，可有动风、动血之变。所以治疗应该标本同治、邪正两顾，以顾护肾元为中心，和胃泄浊，以后天养先天，祛邪扶正。

【参考文献】

1. 王钢，邹燕勤. 邹云翔教授治疗尿毒症临床经验［C］. 第十七次全国中医肾病学术交流会议资汇编. 2005：64-66.
2. 赵进喜，肖永华. 吕仁和临床经验集［M］. 北京：人民军医出版社，2009：259-263.
3. 陈灏珠，林果为，王吉耀. 实用内科学［M］. 北京：人民卫生出版社，2013：2098-2112.

第六节　阳　痿

 培训目标

要求具有对阳痿进行诊断及鉴别诊断的能力。掌握肾肝两脏在阳痿病机形成和转化中的作用。掌握阳痿各证型的辨证论治特点。

问题导入

1. 阳痿主脏在肾，为什么又与肝、心、脾有关？
2. 阳痿从肝肾论治有何临床指导意义？

一、临床诊断

1. 成年男子性交时，阴茎痿而不举，或举而不坚，或坚而不久，无法进行正常性生活者，但须除外阴茎发育不全引起的性交不能。

2. 常有性欲下降，神疲乏力，腰酸膝软，畏寒肢冷，夜寐不安，精神苦闷，胆怯多疑，或小便不畅，滴沥不尽等症。

3. 常有房劳过度，手淫频繁，久病体弱，情志失调等病史。

常规检查尿常规、精液常规、前列腺液、血脂、血糖、睾酮、促性腺激素等。阳痿有精神性与器质性之别，夜间阴茎勃起试验有助于两者的鉴别。多普勒超声、阴茎动脉测压有助于本病的诊断。

二、病证鉴别

与早泄鉴别，见表6-6-1。

表 6-6-1　阳痿与早泄鉴别要点

	阳痿	早泄
主症	阴茎不能勃起，或举而不坚，或坚而不久，不能进行正常性生活	阴茎能勃起，但因过早射精，射精后阴茎痿软
基本病机	脏腑受损，阴阳失调，气血不畅或经络阻滞，宗筋失养	肾失封藏，精关不固
转化	二者可并存	日久不愈，可导致阳痿

三、病机转化

阳痿基本病机为肝、肾、心、脾受损，气血阴阳亏虚；或肝郁湿阻，经络失畅导致宗筋不用。肝主筋，足厥阴肝经绕阴器而行；肾藏精，主生殖，开窍于二阴；脾之经筋皆聚于阴器。宗筋作强有赖于肝、肾、脾精血之濡养。心乃君主之官，情欲萌动，阳事之举，必赖心火之先动。肾虚精亏，真阳衰微，则宗筋无以作强。肝失疏泄，气机阻滞，血不达宗筋，则宗筋不聚。脾失运化，气血生化乏源，宗筋失养。忧虑伤心，心血暗耗，则心难行君主之令，从而阴茎痿软而不举。故阳痿之病位在宗筋，病变脏腑主要在于肝、肾、心、脾。

病理性质有虚实之分，且多虚实相兼。肝郁不舒，湿热下注属实，多责之于肝；命门火衰，心脾两虚，惊恐伤肾属虚，多与心脾肾有关。若久病不愈，常可因实致虚。如湿热下注，湿阻阳气，可致脾肾阳虚之证；湿热灼伤阴精，或肝郁化火伤及肝肾，而成肝肾阴虚之证。此外，虚损之脏腑因功能失调，各种病理产物产生，可因虚致实。如脾虚痰湿内生，或久病入络夹瘀，可致脾虚夹湿夹痰、肾虚夹痰夹瘀之证。此外，心脾肾虚损之阳痿，常因欲求不遂，抑郁不欢，久之大多兼夹肝郁不舒之实证，以至病情更加错综复杂。见图 6-6-1。

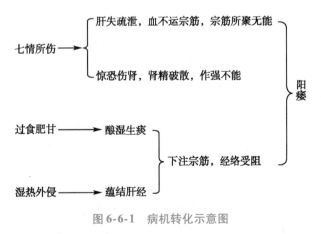

图 6-6-1　病机转化示意图

四、辨证论治

（一）治则治法

阳痿的治疗宜审证求因。实证者，肝郁宜疏泄，湿热宜清利，血瘀宜活血；虚证者，惊恐伤肾当益肾宁神，心脾两虚当健脾养心，命门火衰当温肾填精，阴精亏虚当滋阴养筋。

（二）分证论治

阳痿有虚有实，亦有虚实夹杂，临证首先当辨虚实。虚者其治在心脾肾，注意祛邪，命门火衰，心脾两虚，恐惧伤肾，均宜补益，依其夹痰夹湿夹瘀之不同，佐以化痰、祛湿、活血、通络，补虚泻实。实者其治在肝，当分辨肝郁、湿热、痰瘀之不同。依其肝经自病，邪客肝脉和他脏相病之不同，木郁者宜达之，湿热者宜清利，痰瘀者宜通化。阳痿的分证论治详见表6-6-2。

表6-6-2　阳痿分证论治简表

证候	治法	推荐方	常用加减
心脾亏虚	健脾养心 益气起痿	归脾汤	痰浊壅阻，加白僵蚕、地龙、半夏；夜寐不酣，加夜交藤、柏子仁、合欢皮
命门火衰	补肾填精 壮阳起痿	赞育丹	遗精早泄，加金樱子、益智仁
肝郁气滞	疏肝解郁 行气起痿	柴胡疏肝散	肝郁脾虚，可选逍遥散；瘀血重，加川芎、丹参、赤芍
湿热下注	清肝泻热 利湿通阳	龙胆泻肝汤	阴部瘙痒，加地肤子、苦参、蛇床子
惊恐伤肾	益肾补肝 壮胆宁神	启阳娱心丹	惊惕不安，加龙齿、磁石
阴精亏损	滋阴填精 润养宗筋	二地鳖甲煎	虚热重，加知母、黄柏；眩晕耳鸣，加菊花、钩藤

（三）临证备要

由于"因郁致痿"，"因痿致郁"二者相互影响，往往形成恶性循环。治疗中须重视肝郁在阳痿发病中的重要性。解郁在阳痿治疗中的重要性是阳痿临证中的重要环节之一。临床用药不应过于温补，宜清补，平调阴阳。因肾为水火之脏，水为肾之体，火为肾之用，所以用药应水中补火或补中有清，寓清于补，乃可使火水得其养。具体而言，在温肾药的使用上应选用温而不燥，或燥性较小的血肉有情之品，如巴戟肉、肉苁蓉、菟丝子、鹿角胶，并加用黄精、熟地等从阴引阳。此外，入肝肾之经，引经药的使用，如牛膝等，以及在阳痿治疗中有一定疗效的药物，如蜈蚣、细辛、灵芝的适当选用，有利于提高疗效。

（四）其他疗法

1. 心理疗法　情志内伤在阳痿发病及发展过程中都有不同程度存在。心理暗示疗法对恐惧伤肾，肝郁不舒的阳痿，往往有奇效；同时对其他证型的阳痿亦有一定疗效。

2. 针灸法　针刺大多选取任脉、脾经、肾经腧穴和膀胱经背俞穴。其他尚有气功、按摩、中药外洗剂等方法，治疗阳痿亦有一定疗效。

五、名医经验

任继学　阳痿病之于肾，调之于肝。本病病因复杂，责之脏腑，五脏皆可致阳痿。

五脏之中以肝肾二脏为最。因肾主前，为作强之官。肾气亢盛，才能调节和控制性事活动，使阳事适时坚硬勃举。肾气盛则阳事勃举有力，性事活动正常，反之则性事活动失常。但肾的这种功能活动，与肝的关系最为密切，因肝肾同居下焦，具有肝肾同源，精血互化关系，且肝主筋，前阴为宗筋之所聚，肝脏通过主疏泄、升发条达及调节血量的功能以调节阴茎的勃起。病机的关键是肝气之郁涩滞，血脉运行不利，阳气难以布达，宗筋难以舒展，则病发阳痿。治疗以疏肝解郁，理气化瘀，方用清代名医王清任的癫狂梦醒汤加减。

 知识拓展

1. 勃起功能障碍（Erectile Dysfunction，ED）的临床诊断 临床上应仔细询问病史，了解患者性生活、心理情况状态、ED危险因素、既往病史等，利用勃起功能评估（IIEF5）初步评估勃起功能。检查重点是男性生殖器官；发现与ED有关的神经、心血管、内分泌及生殖系统疾病。初次就诊的患者，应行血尿常规、肝肾功能、血糖及血脂检查。进一步检查可选择睾酮等激素检查。有创检查可选择：夜间阴茎勃起和硬度检测（NPT）、阴茎海绵体注射血管活性药物诱导勃起试验（ICI）、彩色多普勒双功能超声（CDDU）、选择性海绵体动脉造影、阴茎海绵体静脉造影、神经肌电图、海绵体活检等。

2. 勃起功能障碍的治疗 ED的治疗应本着有效、安全、便捷的原则，使性生活在自然状态下进行而不受干扰。主要包括：一般治疗：尽可能去除引起ED的因素。戒烟、戒酒、戒除药物依赖，改变不良生活方式，减少危险因素。树立信心，争取伴侣的理解和配合。一线治疗：口服药物治疗，即PDE5抑制剂（西地那非、伐地那非、他达拉非）二线治疗：海绵体内注射血管活性药物、尿道内给药、真空负压缩窄装置等局部治疗。三线治疗：外科手术治疗，阴茎假体植入术。

3. 勃起功能障碍与心血管风险的分级与处理 心血管疾病是与ED相关的主要躯体疾病。ED与心血管疾病有着共同的危险因素，如缺少运动、肥胖、吸烟、高脂血症和代谢综合征等。由于性活动是一种兴奋性的体力活动，因此，应认真评估患者整体心血管功能状况，根据心血管功能状况将ED患者分为低危、中危及高危因素患者，再进行相应的处理。小于3个危险因素（年龄、高血压、糖尿病、肥胖、吸烟及血脂异常）；已控制的高血压、轻度/稳定心绞痛、成功的冠脉重建术后、无合并症的心梗6~8周后且运动试验（－）、轻度心脏瓣膜病、心衰（心功能NYHA I级）为低危因素患者。治疗建议原发病治疗、ED一线疗法、定期随访。具备以下条件之一为中危因素患者：超过3个危险因素、中度/稳定性心绞痛、心肌梗死后2~6周、心衰（心功能NYHA II级）、其他动脉粥样硬化疾病（如脑血管意外、外周血管疾病）。治疗建议：①进行特殊的心血管检查（如运动试验、超声心动图）；②根据心血管检查结果，在分为低危或高危患者后作相应的治疗。高危因素患者指：不稳定性心绞痛、未控制的高血压、心衰（心功能NYHA III/IV级）、2周内的心梗（脑血管意外）、严重心律失常、肥厚性或其他心肌病、中度心瓣膜疾病者。治疗建议首先进行心血管疾病治疗，心脏功能稳定后经专家评估方能考虑性功能的治疗。

病案分析

患者，男，39 岁。患者阴茎勃起硬度不够 3 月余。5 年前患前列腺炎，经治疗后，炎症得以控制。3 年前出现早泄，每次房事不到 1min，伴有失眠。近 3 个多月来出现阴茎勃起硬度不够，不能成功插入阴道。晨勃正常，诱发勃起（－）。前列腺液常规及性激素水平均正常。服用万艾可及补肾中成药，疗效不佳。故来求治。刻下：举而不坚，无法房事，夜眠困难，神情焦虑，小便黄，大便不成形，1～2 次/日，纳可，舌偏黯、苔薄白，脉弦。

中医诊断：阳痿（肝郁血瘀证）

西医诊断：勃起功能障碍

中医治法：疏肝解郁，活血化瘀，通络兴阳，兼以安神

方　　药：血府逐瘀汤加味

柴胡 12g	枳壳 10g	桔梗 10g	川牛膝 10g
桃仁 10g	红花 10g	当归 15g	川芎 20g
赤白芍（各）15g	干地黄 10g	紫石英 30g	珍珠母 30g
炙甘草 6g			

21 剂，水煎服，每日 1 剂，分两次服。

复诊：阴茎勃起功能改善，可以成功插入，每周性生活 1 次，每次 2～3min。但性欲要求低下，舌偏黯。予上方加仙灵脾 10g、仙茅 10g、锁阳 20g、肉苁蓉 20g、香白芷 15g。经治疗可以成功性生活，每周 1 次，每次 10min 左右。性欲要求亦可。

病案点评：

肝主筋，前阴乃宗筋所聚，故《辨证录》曰："肝气旺而宗筋伸。"《素问·上古天真论》曰："肝气衰，筋不能动。"肝藏血，宗筋受血而能起勃。可见前阴的伸缩与肝的功能活动密切相关，主要是肝主疏泄、肝藏血的功能。肝主疏泄，可调节情志。情志舒畅、肝气条达，肝才能通过藏血和疏泄的功能调节宗筋的血量。若疏泄失调，气机紊乱不畅，则血脉结而不行，宗筋失充，形成阳痿。本案乃肝郁血瘀之阳痿。肝气郁结，气滞血瘀，宗筋失养，故"血不充则茎不举"；肝郁血瘀，心血失养，心不主神，故神情焦虑，夜眠不能；木郁克土，脾运受累，则大便难以成形；舌偏黯、脉弦乃肝郁血瘀之征。治拟疏肝解郁，活血化瘀，通络兴阳，兼以安神。血府逐瘀汤出自王清任《医林改错》，方中桃仁、红花、当归、川芎、赤芍活血化瘀；牛膝祛瘀、通血脉，并引血下行；柴胡疏肝解郁、升达清阳；枳壳、桔梗开胸引气；生地黄凉血清热，配当归养血润燥，使瘀去而不伤阴；甘草缓急，通百脉以调和诸药。另加紫石英、珍珠母镇静安神；诸药共奏疏肝解郁安神、活血通络兴阳之功。肝气得疏，肝血得调，故宗筋得血充而能举。复诊由于出现性欲低下，故加仙灵脾、仙茅、锁阳、肉苁蓉之属，补肾兴阳。

【参考文献】

1. 高尚社. 国医大师任继学教授治疗阳痿验案赏析 [J]. 中国中医药现代远程教育，2011，9（22）：3-5.

2. 耿强，郭军，王嘉，等. 欧洲泌尿外科学会勃起功能障碍诊疗指南（2011 年版）简介 [J]. 中国男科学杂志，2012，26（2）：57-60.

3. 谢作钢. 王琦治疗男性性功能障碍验案 3 则 [J]. 江苏中医药，2014，46（1）：40-51.

第七节　遗　精

培训目标

　　要求住院医师具备遗精的诊断和鉴别诊断能力；掌握遗精中医分证论治方法，能够根据其证候演变规律制订治疗方案；了解该病预后，并指导患者日常调护。

问题导入

　　1. 如何区分生理性遗精与病理性遗精？
　　2. 遗精应与哪些病证相鉴别？
　　3. 遗精如何辨证论治？

一、临床诊断

　　1. 男子梦中遗精，每周超过 2 次，甚则每晚遗精数次；或无梦而遗精，甚至清醒时，不因性活动而精液遗泄者。前者有梦而遗者，称梦遗；后者无梦或清醒而遗者，称滑精。
　　2. 神经精神症状　精神不振，倦怠乏力，头晕，心悸，失眠多梦，记忆力减退等。
　　3. 性功能障碍　阳痿、早泄、性欲低下或亢进、生殖器感觉异常。
　　4. 其他症状　腰膝酸软，心烦，口干口苦，少腹挛急，尿频数，小腹、会阴、阴茎疼痛不适，但射精时无疼痛感。
　　5. 本病常有恣情纵欲，劳心太过，久嗜醇酒厚味等病史。
　　青壮年男子由于肾精充足而发生精液自溢，频度在每月 1～3 次，不伴全身不适症状者，为生理性遗精，又称溢精，与病理性遗精有别，不属病态。
　　遗精的诊断可结合血常规、尿常规、前列腺液常规、前列腺/精囊彩超、精液分析等检查，有助于前列腺炎、精囊炎的鉴别诊断。

二、病证鉴别

　　遗精需与早泄、精浊相鉴别，见表 6-7-1。

表 6-7-1　遗精与早泄、精浊鉴别要点

	遗精	早泄	精浊
基本病机	肾失封藏，精关不固	肾失封藏，精关不固	肾虚为本，湿热瘀血为标
主症	不因性生活而频繁遗精，每周 2 次以上，甚则每晚数次，多伴有全身不适症状	阴茎插入阴道前或插入阴道后不足 1 分钟即射精，"未交即泄，或乍交即泄"	尿道口经常流出米泔样或糊状物，淋沥不断，茎中作痒作痛

三、病 机 转 化

遗精的基本病理变化总属肾失封藏，精关不固。其病位在肾，与心、肝、脾三脏密切相关。肾为封藏之本，受五脏六腑之精而藏之。精之藏制虽在肾，但精之主宰则在心，心为君主之官，主神明，性欲之萌动，精液之蓄泄，无不听命于心，神安则精固。若劳心太过，欲念无穷，以致君火摇于上，心失主宰，则精自遗。肝肾内寄相火，其系上属于心。若君火妄动，相火随而应之，势必影响肾之封藏。故君火旺或心肝肾阴虚火旺皆可扰动精室而成遗泄。脾主运化，为气血生化之源，若久嗜醇酒厚味，脾胃湿热内生，下扰精室则迫精外泄；抑或劳倦、思虑伤脾，脾气下陷，气不摄精而成遗精。

遗精的病理性质有虚实之别，因君相火旺，湿热下注，扰动精室而遗者多属实；而肾脏亏损，封藏失职而遗者多属虚。初起多因于火旺、湿热，以实证为主；久病则相火、湿热灼伤肾阴，而致肾阴亏虚，甚或阴损及阳而成阴阳两虚，命门火衰等各种虚证。而且在病理演变过程中往往出现阴虚、湿热、痰火等虚实夹杂之证。见图 6-7-1。

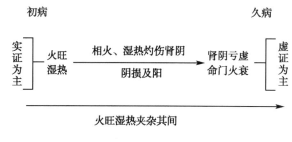

图 6-7-1　病机转化示意图

四、辨 证 论 治

（一）治则治法

实证以清泄为主，分别予以清热利湿、清心安神、清泄相火等法；虚者补之，予以补肾固精、益气摄精等法。虚实夹杂者，治疗当清补兼施；久病夹瘀者，应佐以祛瘀通精。常用治法是"上则清心安神；中则调其脾胃，升举阳气；下则益肾固精"。

（二）分证论治

遗精之辨证，首当辨虚实：初病多虚实参见，久病多虚；体壮多实，体弱多虚。其次明脏腑：劳心过度、欲念无穷所致多为心病；体虚多病、滑泄不固者多病在脾肾；湿热者多病在肝脾。肾虚为主者，亦当别其阴阳。遗精临床常见君相火旺证，以少寐多梦，梦中遗精，心中烦热，小便短赤为主症；湿热下注证，以遗精频作，有灼热感，口苦或渴，小便赤热浑浊为主症；劳伤心脾证，以劳则遗精，心悸怔忡，面色萎黄，食少便溏为主症；肾气不固证，以梦遗频作，甚则滑精，腰膝酸软，头晕耳鸣为主症。

遗精的分证论治详见表 6-7-2。

表 6-7-2　遗精分证论治简表

证候	治法	推荐方	常用加减
君相火旺	清泻君相	黄连清心饮合三才封髓丹	久遗伤肾、阴虚火旺者，合大补阴丸；心肾不交，火灼心阴，合天王补心丹
湿热下注	清热利湿	程氏萆薢分清饮	阴囊湿痒，小便短赤，口苦胁痛，用龙胆泻肝汤；排尿不爽，少腹会阴胀痛，加益母草、败酱草、牛膝
劳伤心脾	调补心脾益气摄精	秘精丸	中气下陷明显，可用补中益气汤加减；心脾血虚显著，可用归脾汤加减
肾气不固	补肾固精	金锁固精丸	阳痿早泄，阴部湿冷，加鹿角霜、肉桂、淫羊藿或合用右归丸；五心烦热，盗汗，舌红少苔，加熟地、龟板或合用左归丸

（三）临证备要

阴虚内热，君相火动，心肾不交及湿热下注之遗精为临床多见，治疗以育阴潜阳，清泄君相，清热利湿为主，但养阴不可过于滋腻呆胃，以免助生湿热，清热不宜过于苦泄，以免伤阴损脾，可于清泄之中酌用养阴之品。还应注意帮助患者正确认识遗精的本质，指导其调摄心神，排除妄念。

肾虚不固者，需从阴中求阳，以求阴平阳秘，慎防刚燥劫阴。温肾之品往往可助增情欲，促生精液，需斟酌运用。

久遗不愈者，常常虚实夹杂，多有脾肾不足或气阴两虚，兼有湿热蕴结，瘀阻精窍等。临证时应标本兼顾，补虚泻实，注意补虚不助邪，泻实不伤正，可在健脾补肾，养阴清热，育阴潜阳基础上结合清热利湿，祛瘀化痰，养心安神等。

总之当脉证互参，辨明虚实，分清主次，随证施治，切不可滥施补涩，犯实实之戒。

（四）常见变证的治疗

1. 早泄　遗精之证，初起大多轻浅，调理得当，多可痊愈；若讳疾忌医，久病不治或治之不当，日久精关不固，可致早泄之证。如早泄兼虚烦难眠，耳鸣腰酸，潮热盗汗，五心烦热，口干咽燥，舌红苔少，脉细数者，可用大补阴丸合二至丸滋阴降火，益肾填精；若见情志抑郁，胸闷，善太息，胁肋、少腹、会阴或睾丸胀满疼痛，舌黯苔白，脉弦者，可与柴胡疏肝散，疏肝解郁，活血止痛。

2. 阳痿　遗精日久，下元亏虚，渐至阳事不举，或举而不坚，精薄精冷，精神衰惫，畏寒肢冷，腰膝酸软，夜尿清长，舌淡胖，苔薄白，脉沉细者，可与赞育丹以温肾壮阳起痿。

（五）其他疗法

1. 中成药治疗

（1）金锁固精丸：固肾涩精。用于遗精肾精不固证。

（2）龙胆泻肝丸：清肝胆，利湿热。用于遗精肝胆湿热下注证。

（3）天王补心丹：滋阴清热，养血安神。用于遗精阴虚血少，神志不安证。

（4）知柏地黄丸：滋阴清热。用于遗精阴虚火旺证。

2. 针灸治疗　针灸治疗遗精有较好疗效，可起到交通心肾、固精止遗的作用。针刺应补泻得宜，或补肾固精、或清泻君相之火、或清利湿热，总之勿犯虚虚实实之戒。

五、名医经验

1. 徐福松　遗精治疗首重调摄心神。心与肾上下相交，阴阳相济，相互协调，使之保持相对平衡，这就是所谓"心肾相交"、"水火既济"。若肾水不足，不能上济心阴，则心阳独亢，而见有梦而遗、心悸失眠等"心肾不交"之证。又心主神明，人的精神意识、思维活动莫不由心主宰，当然也包括人的生殖功能在内。如性功能、性行为往往由心而定，即喻嘉言所谓"心为情欲之府"，张景岳亦谓"精之藏制虽在肾，而精之主宰则在心"。盖心为君火，肾为相火，心火一动，相火随之亦动，即所谓动乎中，必摇其精，故人有所感必先动心，心火动则欲火动，方有阴茎勃起、男女交媾之行为，临床所见之心火引动相火之梦交、遗精、见色流精，即属此类。遗精之后，亦有心态较差，心神不宁，心悸不寐，心烦意乱，胸闷健忘，心脉不畅等一系列心经病证。所以本病治疗首先应调摄心神，排除妄念，然后再辨证论治。制心神之方有沈尊生黄连清心饮、陈修园封髓丹、王荆公妙香散等，均乃大法中之稳法也。心火既平，则息事宁神；水火既济，则精静遗止矣。

2. 周仲瑛　引火归原治疗遗精。遗精之病变脏腑主要在心肾，病机与肾阴亏虚不能上济心火，心肾不交，心火易动，进一步引发相火有关，正如丹溪所谓："非君不能动其相，非相不能泄其精。"故治疗遗精应遵循一清泄，二固涩的原则，而引火归原法就是这两种治则的一种变化、演绎方式。

3. 卢太坤　精室脉络瘀阻是遗精的重要病机。广义的精室（内生殖器）在脉络联系上与肝肾关系密切，当精神过度刺激，抑郁不舒则气血逆乱，肝失条达，血运失和。肝之疏泄失常影响肾之开阖，精关失调，精道不畅或不固；若外邪侵袭，以湿热为甚，黏滞下注，则血脉不畅，精瘀其室，均可发生遗精。因此，活血化瘀是瘀阻遗精的主要治法。化瘀调精之法能使精室脉络得以通畅，又能促进肝肾心脾机能得以恢复，这是解决遗精病理状态的有效途径之一。

 知识拓展

西医学对病理性遗精的确切机制目前尚不十分明确。射精的神经调控是一个极其复杂的过程，迄今仍未完全阐明。通过动物实验发现：射精具备 3 个神经调控层次：脊髓上中枢，脊髓射精启动中心及射精相关的交感、副交感及躯体运动控制中心。射精的效应器官是附睾、输精管、射精管、前列腺、精囊及阴茎。外周感受器（阴茎、前列腺、精囊等）将感觉信号上传，然后脊髓上中枢给脊髓射精启动中心一个兴奋性（多巴胺介导）或抑制性（5-羟色胺介导）的下行信号，随后脊髓射精启动中心通过协调躯体运动神经及自主神经给效应器发出指令，产生射精相关反应，最后下位效应器官将射精后的相关信息再逐渐上传上位中枢，产生抑制作用，射精过程完成。射精调控的脊髓上神经核包含丘脑、终纹、杏仁核、视前核。射精过程由多种递质参与：如 DA、5-羟色胺、NE、ACh 等。可以把射精总结为：一个反射（刺激－反应），两个过程（泌精、射精），三个中心（脊髓上中心：丘脑、下丘脑、中脑、脑桥等；脊髓射精启动中心；射精效应器官运动中心），四种神经（交感神经；副交感神经；躯体感觉神经：如阴茎背神经；躯体运动神经：如阴部神经），多种递质（DA、5-羟色胺、NE、Ach、催产素、阿片类等）参与的生理过程。一般认为病理性遗精与以下因素有关：

1. 精神心理因素

(1) 精神过度集中于性趣上，而且对性刺激过于敏感，使大脑皮层持续存在兴奋灶，因而容易诱发遗精。

(2) 沉迷于色情书籍、图片、影视等，可使大脑皮层持续受强烈的性刺激而过度兴奋，终致中枢功能紊乱，触发遗精。

(3) 自慰过度及性交过度，使大脑皮层对性的兴奋性过度增强，而抑制减弱；同时也使前列腺持续充血，脊髓射精中枢过度兴奋，容易激惹。

2. 器质性因素 生殖器炎症刺激，如包皮过长、包皮龟头炎、前列腺炎、精囊炎等炎症刺激，可传导至射精中枢，诱发射精。

3. 其他因素 如被褥过于温暖沉重，或内裤过紧，刺激和压迫外生殖器；或膀胱过度充盈，均可通过神经传导使射精中枢异常兴奋而诱发遗精。剧烈运动和过度的脑力劳动后，身体困顿虚弱，睡眠深沉，皮质下中枢活动加强，也容易诱发遗精。

 病案分析

患者，29岁，因"反复遗精3年"就诊。患者3年来反复梦中遗精，曾在多家医院诊治，诊断为"慢性前列腺炎"，经服"多西环素"、"黄连素"等西药以及中药（如人参、鹿茸、金锁固精丸等温补及固涩之剂）均未获良效。刻诊：梦而遗泄，每周2~3次，甚则每夜数次，兼见失眠多梦，腰酸乏力，头晕眼花，面红，口干口苦而黏腻，渴喜冷饮，阴囊潮湿，溲黄热，大便干结，舌红苔白腻微黄，脉弦数。专科检查：前列腺直肠指检示前列腺质韧，压痛。辅助检查：前列腺液常规：卵磷脂小体（少许），白细胞（3+）。

中医诊断：遗精（湿热下注证）

西医诊断：慢性前列腺炎

中医治法：清热利湿，摄精止遗

方　　药：

龙胆草10g	炒栀子10g	黄芩10g	柴胡10g
生地黄15g	车前子15g	泽泻10g	当归10g
木通6g	生甘草6g	生龙骨30g	生牡蛎30g
黄柏10g	砂仁10g(后下)		

7剂，水煎服，每日1剂，分两次服

病案点评：

"肾者主蛰，封藏之本，精之处也"。精之所以安其处，全赖肾气充足，封藏才能不失其职。故世人多谓遗精责之于肾不固摄。然肝主疏泄，与藏精密切相关；又肝为肾之子，肝木有火，则肾水自沸，相火自旺，内扰精室，阴精失控，故遗而滑也。本案中患者遗精频作，兼见面红，口干口苦而黏腻，渴喜冷饮，阴囊潮湿，溲黄，大便干结，舌红苔黄腻，脉弦数，故断为肝经湿热下注肾中，扰动精室所致遗精。正如朱丹溪所强调"精滑专主湿热"。肝有湿热，动其下元相火，火动乎中，必摇其精。以龙胆泻肝汤泻肝经之湿热，配封髓丹清下焦之相火，生龙骨、生牡蛎安神固精。湿热既化，相火得平，则遗泄自止。

【参考文献】

1. 徐福松. 实用男科学［M］. 北京：中国中医药出版社，2009.
2. 周仲瑛. 中医内科学［M］. 北京：中国中医药出版社，2007.
3. 张伯礼，薛博瑜. 中医内科学［M］. 第2版. 北京：人民卫生出版社，2012.
4. 秦国政. 中医男科学［M］. 北京：中国中医药出版社，2012.
5. 卢太坤，金冠羽，欧阳洪根. 遗精贵在于通诠释［J］. 中医药学刊，2004，12（22）：2198-2200.
6. 白文俊，于志勇. 射精与射精功能障碍［J］. 中国临床医生，2012，40（9）：16-18.

附　早泄

早泄是男性性功能障碍中最为常见的一种类型，发病率约为20%～30%。关于其定义，至今尚未达成一个共识。国际性学会（ISSM）从循证医学的角度上指出，早泄的定义应包括以下三点：①射精总是或者几乎总是发生在阴茎插入阴道1分钟以内；②不能在阴茎全部或几乎全部进入阴道后延迟射精；③消极的个人精神心理因素，比如苦恼、忧虑、挫折感和（或）逃避性活动等。早泄的诊断常常结合早泄诊断工具、阿拉伯早泄指数及中国早泄问卷调查表等问卷进行综合评估。早泄基本病机为肾失封藏，精关不固。病位在肾，并与心、肝、脾相关。

一、治则治法

虚证以补益脾肾为主，或滋阴降火，或温肾化气，或补益心脾，佐以固涩；实证宜清热利湿，清心降火，慎用固涩，切忌苦寒太过，以防伤及中阳，邪恋难化。同时注重心理辅导，给予恰当的性生活指导，争取性伴侣理解和配合，适当应用行为疗法。

二、分证论治

早泄临床常见肝经湿热证、阴虚火旺证、心脾两虚证、肾气不固证等。
早泄的分证论治详见表6-7-3。

表6-7-3　早泄分证论治简表

证候	治法	推荐方	常用加减
肝经湿热	清肝泻火利湿化浊	龙胆泻肝汤	尿浊者加薏苡仁、萆薢、败酱草
阴虚火旺	滋阴降火补肾涩精	知柏地黄丸	心烦失眠者加金樱子、龙骨、牡蛎、鸡内金
心脾两虚	健脾养心安神摄精	归脾汤	脾虚明显者加莲子、山药、芡实、桑螵蛸
肾气不固	温阳化气补肾固精	金匮肾气丸	肾虚明显者加五味子、金樱子、芡实、桑螵蛸

三、临证备要

射精快慢，个体差异很大，与性经验、性生活频度、心理状况、性伴侣关系有密切关系。缺少性经验、久别重逢或禁欲时间过长，心里紧张均可导致射精提前。对于此类患者，可适当增加性生活频度，并给予必要的性知识指导。

治疗早泄当以平中见效，勿滥用固涩，多用酸甘化阴。临床上单纯虚证早泄少见，实证或虚实夹杂者多见。有虚候者，若补肾以平补为主，滋水不宜过于滋腻，补阳不宜过于温燥，于平补之中，或加健脾益气，或加滋肝柔肝，或加养心益心，交通心肾。有实证者，当辨其标本缓急，治标以消利为主，惟甘淡一法，最为得当。若利湿则宜淡渗，若消火则宜甘寒，于甘淡清利之中，或兼清肝利胆，或兼清肾坚阴，或兼清心导赤。

年轻者以阴虚内热或湿热下注为多见，治宜清利湿热或滋阴降火为主，中老年患者多兼有脾肾气虚，治宜兼顾补益脾肾。同时注意养心安神，交通心肾，结合行为指导。

【参考文献】

1. 王晓峰，朱积川，邓春华. 中国男科疾病诊断治疗指南（2013 年版）［M］. 北京：人民卫生出版社，2013.

第七章

气血津液病证

第一节 概 论

气血津液病证是指在外感或内伤等病因的影响下，引起气、血、津、液的运行失常，输布失度，生成不足，亏损过度，从而导致的一类病证。本章着重讨论病机与气、血、津、液密切关联的病证，气机郁滞引起的郁证，血溢脉外引起的血证，水液停聚引起的痰饮，热伤气阴、阴津亏耗引起的消渴，气滞痰凝血瘀壅结引起的瘿病，津液外泄过度引起的自汗、盗汗，气血阴阳亏虚或气血水湿郁遏引起的内伤发热，气机逆乱，气血阴阳不相顺接引起的厥证，气血阴阳亏损，日久不复引起的虚劳，气虚痰湿偏盛引起的肥胖，以及正虚邪结，气、血、痰、湿、毒蕴结引起的癌病等。

本系统病证相当于多种病因所致神经官能症、糖尿病、甲状腺疾病、肥胖病，肿瘤，呼吸系统疾病（如慢性支气管炎、支气管哮喘、渗出性胸膜炎等），循环系统疾病（如心包炎、心衰等），消化系统疾病（如肠梗阻、胃扩张等），多种急慢性疾病所引起的出血，多个系统的慢性消耗性和功能衰退性疾病等。

一、四诊枢要

通过望、闻、问、切四诊，气血津液疾病的临床辨证当分别虚实，正虚者宜补，邪实者当攻。治疗疾病，重在调整气血，平衡阴阳。正如王清任所强调"治病之要诀，在明白气血"。机体的变化无不涉及气血津液；气血津液的病变又往往反映脏腑功能的失调，故临床辨证应以气、血、阴、阳为纲。

本系统疾病中大多有气虚表现：面色㿠白或萎黄，气虚懒言，语声低微，头昏神疲，肢体无力，舌苔淡白，脉细软弱。其次血虚主要表现为面色淡黄或淡白无华，唇、舌、指甲色淡，头晕目花，肌肤枯糙，舌质淡红苔少，脉细。阴虚主要表现为面颧红赤，唇红，潮热，手足心热，盗汗，口干，舌质光红少津，脉细数无力。津液精血都属于阴的范畴，但血虚或阴虚区别在于：血虚主要表现血脉不充，失于濡养的症状，如面色不华，唇舌色淡，脉细弱等；阴虚则多表现阴虚内热的症状，如五心烦热，颧红，口干咽燥，舌红少津，脉细数等。阳虚往往是由气虚进一步发展而成。

实证主要包括气病之气滞、气逆，血病之血热、血寒、血瘀，气血合病之气滞血瘀，痰饮病之痰阻于肺、痰蒙心窍、痰阻经络、饮停胃肠、饮留胸膈、饮留四肢等。

二、检查要点

西医学抓住了中医"证"这一疾病过程的客观存在，用现代科学手段分析各"证"的病理生理改变，建立了反映病证特点的一些客观指标。如各种虚证表现出细胞免疫功能下降（包括外周血单个核细胞的分离、E-花环形成试验、淋巴细胞转化试验），"血瘀证"表现为血管异常、血液流变学异常、微循环障碍、血小板聚集性增高、血黏度增高、病理性肿块等。

本系统的病证中，郁证可结合抑郁量表、焦虑量表测定反映病情程度；血常规、凝血功能等为血证的基础检查，根据各种血证的不同情况进行相关检查。痰饮病证结合 X 线、内镜、胃肠动力学检查、痰培养、胸水及培养、胸腹水生化等明确诊断；消渴病根据具有"三多一少"特征性临床症状，结合血糖、糖化血红蛋白、葡萄糖耐量试验、C-肽及胰岛素释放试验等明确诊断；因自主神经功能紊乱出现的自汗盗汗，结合检查血沉、抗"O"、T_3、T_4、基础代谢等协助诊断。瘿病主要检查甲状腺功能及 B 超明确诊断和鉴别诊断。内伤发热，尤其是慢性发热时，需进行血沉、三大常规及有关血清免疫学检查进一步协助诊断。根据计算体重指数可反映身体肥胖程度，腰围或腰臀比反映脂肪分布。癌病诊断常用检查方法是影像学检查，如 X 线、CT、各种造影、超声等，细胞学检查可明确诊断。

三、辨治思路

机体的变化无不涉及气血津液，气血津液的病变又往往反映脏腑功能的失调。认识和分析气血津液的病因、病机、病证，就能深入地探讨脏腑的病理变化，对指导临床实践有重要意义。

气的病变很多，临床辨证当分虚实。虚证为气虚、气陷、气脱；实证为气滞、气逆。虚者治以补气、升提、固脱；实者治以理气、降逆。血的病证一般可概括为血虚、血热、血寒、血瘀、血溢五种。除血虚外，血热、血寒、血瘀属实，血溢有虚有实。虚者当补血养血，实者当凉血、散寒、化瘀。

气血合病的辨证，应分清虚实。虚证有气血亏虚，气不摄血，气随血脱；实证有气滞血瘀等。《素问·调经论》云："百病之生，皆有虚实。"故气血病的辨证，也应从虚实着眼，同时还应辨其发病脏腑。如同一气虚，属肺气虚者，当补肺益气；属于脾气虚者，当补中益气；属于肾气虚者，当温肾纳气。同一血虚，属于心脾血虚者，当用补益心脾；属于肝血不足者，治当养血柔肝；属于精血亏损者，当养血益精。只有把辨证落实到具体的脏腑，才能使治疗丝丝入扣。血虚虽以补血为法，但气为血帅，两者互为资生，故失血较多当采用补气以生血的方法。血瘀者，以活血化瘀为治疗大法，但须配合行气药，使"气行则血行"。一般活血化瘀药，随用量大小而功用不同。如桃仁、红花小量则养血和血，大量则破血化瘀。临床应根据不同的血瘀类型，分别采取行气化瘀、通络化瘀、温阳化瘀、凉血化瘀、益气化瘀、养血化瘀等法。若为孕妇，虽有瘀证，亦应忌用破血逐瘀类药。

内生的湿、痰、饮三邪是"一源三歧"，同属阴邪，其发生多与肺、脾、肾三脏功能失调，水津不归正化有关。临证之际，应分清标本虚实。标实为主者，亟宜祛湿、化痰、蠲饮；本虚为主者，需用理肺、健脾、温肾等法进行治疗。

痰的病证以本虚标实为多见。辨证应掌握脏腑虚实，标本缓急。急则先治其痰，以化痰、祛痰为基本大法。根据痰的部位和性质，采用不同法则：热痰宜清之，寒痰宜温之，燥痰宜润之，湿痰宜燥之，风痰宜散之，郁痰宜开之，顽痰宜软之。缓则求其本，治在肺、脾、肾。饮证的辨证，总属阳虚阴盛、本虚标实。并应根据饮停部位、症状特点，分别虚实主次。治疗原则以温化为主，需分别标本缓急、表里虚实的不同，采取相应措施。在表者宜温散发汗，在里者宜温化利水；正虚者宜补，邪实者当攻。虚实夹杂者，当消补兼施；寒热错杂者，又当温凉并用。

第二节　郁　证

培训目标

要求医师掌握本病的病因病机、中医分证论治方法；掌握综合医院门诊郁证患者的发病特点，明确郁证西医学主要范畴及其诊断。

问题导入

1. 如何针对郁证"六郁"进行辨证治疗？
2. 如何对郁证患者进行"怡情易性"治疗？

一、临床诊断

1. 以抑郁不畅，精神不宁，胸胁胀满，或易怒善哭，或失眠多梦，或咽中如有异物吞之不下、咯之不出等为主症。

2. 有忧愁、多虑、悲伤、郁怒等情志内伤的病史，且郁证病情的反复常与情志因素密切相关。

3. 多发于青中年女性。

采用汉密顿抑郁量表（Hamilton depression scale，HAMD）、汉密顿焦虑量表（Hamilton anxiety scale，HAMA）等有助于郁证的诊断及鉴别诊断；甲状腺功能，脑电图检查以排除甲状腺及癫痫疾病。表现以咽部阻塞感、吞咽异常为主者，需做咽部检查，消化道 X 线或内镜检查以排除器质性疾病。

二、病证鉴别

郁证需与虚火喉痹、噎膈相鉴别，见表7-2-1。

三、病机转化

郁证的病位主要在肝，涉及心、脾、肾。病性有虚实之分。病机主要为气机郁滞，脏腑功能失调。郁证初起以气滞为主，气郁日久，则可引起血瘀、化火、痰结、食滞、湿停等病机变化，病机属实；日久则易由实转虚，随其影响的脏腑及损伤气血阴阳的不同，而形成肝、心、脾、肾亏虚的不同病变，见图7-2-1。

表7-2-1 郁证与虚火喉痹、噎膈鉴别要点

	郁证	虚火喉痹	噎膈
起病特点	缓慢起病	急性起病	缓慢起病
病因	梅核气属郁证类型之一。常因情志抑郁而起病	感冒、嗜食辛辣食物	外感六淫、内伤七情、饮食失调及久病正虚
病机	肝气郁滞 痰气郁结	虚火上炎 熏灼咽喉	气滞、痰阻、血瘀互结，阻于食道，食管狭窄
主症	自觉咽中异物感，咽之不下，咯之不出，但无咽痛及吞咽困难	咽部有异物感	吞咽困难
兼症	症状轻重与情绪波动有关	咽干、灼热、咽痒，症状与情绪无明显关系，过度辛劳或感受外邪则易加剧	吞咽困难的程度日渐加重，梗塞感觉主要在胸骨后部而不在咽部
咽部红	无	黯红	无
性别	女性居多	男性居多	男性居多
年龄	青中年居多	青中年居多	老年居多

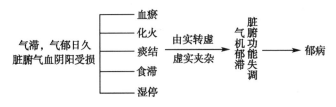

图7-2-1 病机转化示意图

四、辨 证 论 治

（一）治则治法

理气解郁、怡情易性是治疗郁证的基本原则。实证应理气开郁，并根据是否兼有火郁、血瘀、湿滞、食积、痰结等而分别采用或兼用降火、化瘀、化湿、消食、祛痰等法；虚证则根据辨证情况而补之，或养心安神，或补益心脾，或滋补肝肾；虚实夹杂者，则补虚泻实，根据虚实的偏重而虚实兼顾。

（二）分证论治

郁证如见情绪不宁，善太息，胁肋胀痛，脉弦，为肝气郁结证；见急躁易怒，口苦，目赤，大便秘结，舌质红，苔黄，脉弦数，为气郁化火证；见咽中不适，如有异物梗阻，咽之不下，咯之不出，苔白腻，脉弦滑，为痰气郁结证；见心神不宁，多疑易惊，喜悲善哭，时时欠伸，为心神失养证；见心悸胆怯，多思善疑，失眠健忘，头晕，纳差神疲，面色无华，少气懒言，舌质淡，舌苔薄白，脉细弱，为心脾两虚证；见虚烦少寐，惊悸多

梦，头晕耳鸣，健忘，腰酸酸软，五心烦热，男子遗精，女子月经不调，舌质红，少苔或无苔，脉弦细，为心肾阴虚证。

郁证的分证论治详见表7-2-2。

表7-2-2　郁证分证论治简表

证候	治法	推荐方	常用加减
肝气郁结	疏肝解郁理气畅中	柴胡疏肝散	腹胀腹泻，则加苍术、茯苓、厚朴、乌药；瘀血重加当归、丹参、郁金、桃仁、红花；食滞腹胀者，加神曲、鸡内金、麦芽
气郁化火	疏肝解郁清肝泻火	丹栀逍遥散	口苦便秘者，加龙胆草、大黄；胁肋疼痛、口苦、嘈杂吞酸、嗳气呕吐者可加黄连、吴茱萸
痰气郁结	行气开郁化痰散结	半夏厚朴汤	若痰郁化热见苔黄而腻，可去生姜，加浙贝母、黄芩、瓜蒌仁
心神失养	甘润缓急养心安神	甘麦大枣汤	可加柏子仁、酸枣仁、茯神、合欢花、夜交藤
心脾两虚	健脾养心补益气血	归脾汤	若心胸郁闷，情志不舒，加郁金、佛手、合欢花
心肾阴虚	滋养心肾	天王补心丹	心肾不交，心烦失眠、多梦遗精加黄连、肉桂

（三）临证备要

郁证是临床常见病之一，症状复杂多样，起病隐匿，临床中对本病的漏诊、误诊率较高，因此要强调辨证与辨病相结合，排除有关器质性疾病后方能确定郁证的诊断。

郁证病程较长，用药不宜峻猛。在实证治疗中，应注意理气而不耗气，活血而不破血，清热而不败胃，祛痰而不伤正，燥湿而不伤阴，消食而不伤脾。虚证治疗，应注意补益心脾而不过燥，滋养肝肾而不过腻。

郁证可由不寐、心悸、眩晕等病日久不愈转化而来。在治疗时，如果单纯依靠药物治疗，往往事倍功半，因此要重视精神治疗的作用，使病人"怡情易性"。要结合患者病史，解除致病因素，采取支持鼓励、耐心疏导的方法，使病人正确认识和对待自己的疾病，增强治愈疾病的信心，保持心情舒畅等精神治疗，则会事半功倍。

（四）其他疗法

1. 中成药治疗

（1）逍遥丸：疏肝健脾，养血调经。用于郁证肝郁脾虚证。

（2）丹栀逍遥丸：疏肝解郁，清热调经。用于郁证气郁化火证。

（3）解郁安神颗粒：疏肝解郁，安神定志。适用于郁证肝气郁结证。

（4）疏肝解郁胶囊：疏肝解郁，健脾安神。适用于轻、中度郁证肝郁脾虚证。

2. 针灸推拿

（1）针灸：针灸疗法起到理气解郁、养心安神作用。肝气郁结、气郁化火者，只针不灸，泻法；心肾阴虚者，只针不灸，平补平泻；心脾两虚者，针灸并用，补法。

（2）推拿：郁证主要是由于情志不舒、气机郁滞而引起。推拿疗法可以起到疏通气机的作用。基本治法分为背部操作、胁腹部操作。常用滚法、一指禅法、按揉法、摩法等。

可以根据不同证候进行辨证取穴。

五、名 医 经 验

1. 高辉远　针对郁证，高辉远总结出行气解郁、养心安神之治疗大法，以越鞠甘麦大枣合剂治疗本病。在临床应用过程中，高辉远观其脉症，随证加减。如心阳不振、气虚血瘀引起的心胸闷痛，与桂枝甘草汤合用；心中空虚、悸动不安、出虚汗多，加珍珠母、牡蛎等；合并心脏神经官能症与安神定志丸合用；心肝失调、虚烦不得眠与酸枣仁汤合用；痰郁偏重、咳吐白色黏痰、兼梦多眠差，与温胆汤或二陈汤合用。心阳不足、心失所养、心烦、坐卧不宁，加合欢皮、淡豆豉；肝阳上亢、眩晕、头目不清，加白蒺藜、菊花、白薇等；头痛重，加天麻、元胡；兼妇女月经不调，与四物汤合用。高辉远一再强调指出，治疗郁症，首先辨证要准，立法得当，选方要精，用药要轻。如果病情发生了变化，临床用药不要限于一方一法，观其脉证，知犯何逆，随症治之。

2. 赵绍琴　提出郁证治疗十一法。

（1）肝气郁结，胸胁满闷，口淡无味，舌苔白腻，脉象弦劲。用疏调气机，以畅胸阳方法；

（2）病久深入血分，胁痛日久，痛有定处，舌红口干，脉象沉涩。应用活血通络方法；

（3）痰湿郁阻不化，胸脘痞满，咳嗽痰多，痰白而粘，周身酸沉，舌苔白腻，两脉濡滑略沉。根据治湿当畅气机，化痰必须平胃的原则，理气机以开其郁，化痰湿而畅胸阳；

（4）火邪蕴郁不化，头晕心烦梦多，甚则目赤口疮，小便赤热，大便干结。宣、清、下三法同用；

（5）湿郁则肺气不宣，三焦不得通畅，胸满闷而脘腹作胀，胃纳不甘，腰背酸楚，一身乏力，苔白腻，脉濡缓。治法芳香宣化，苦温燥湿，少佐淡渗；

（6）情志不遂，饮食积滞不除，中脘闷满且胀，舌苔厚腻，脉象弦滑。用疏调气机，佐以消导方法；

（7）恼怒之后，胸胁刺痛，脘闷嗳气，胃纳不甘。用疏肝解郁方法；

（8）肝郁日久，邪已化热，口苦胁胀，中脘堵满，溲黄便干，脉象弦滑略数。用清泄肝热，理气缓痛方法；

（9）肝气郁结，气郁化火，两目红赤，心烦口苦，大便干结，舌红口干，脉象弦滑而数。用清泄肝胆火热，兼以通便法；

（10）肝郁日久，阴分受灼，肝阳上亢，头痛较重，面赤心烦，舌红起刺，脉弦极而力弱。用泄肝热，潜亢阳法；

（11）久病体弱，阴血大亏，胁肋时痛，按之则舒，心烦多梦，甚则四肢抽搐。用滋养肝肾方法。

 知识拓展

郁证主要相当于西医的抑郁障碍或焦虑障碍范畴。抑郁障碍以显著而持久的心境低落为主要临床特征，且心境低落与其处境不相称，临床表现可以从闷闷不乐到悲痛欲绝，甚至发生木僵；部分病例有明显的焦虑和运动性激越；严重者可出现幻觉、妄想等精神病性症状。多数病例有反复发作的倾向，每次发作大多数可以缓解，部分可有残留症状或转为慢性。抑郁障碍主要包括：抑郁发作、恶劣心境、心因性抑郁症、脑或躯体疾病患者伴发抑郁、精神活性物质或非成瘾物质所致精神障碍伴发抑郁、精神病后抑郁等。

焦虑障碍是以广泛和持续性焦虑或反复发作的惊恐不安为主要特征，常伴有自主神经功能紊乱、肌肉紧张与运动性不安。以上表现并非由于实际的威胁所致，且其紧张惊恐的程度与现实情况很不相称。临床分为广泛性焦虑障碍与惊恐障碍。广泛性焦虑以缓慢起病，以经常或持续存在的焦虑为主要特征，具有精神焦虑、躯体障碍、觉醒度提高三方面表现。惊恐障碍的特点是发作不可预测性及突发性；反应程度强烈，病人常体会到濒临灾难性结局的害怕和恐惧；常起病急骤，终止也迅速；发作时始终意识清晰，发作后仍心有余悸，产生预期性焦虑，担心下次再发。焦虑障碍常伴有社会功能受损或无法摆脱的精神痛苦。抑郁障碍或焦虑障碍的排除标准：排除器质性精神障碍、精神活性物质所致精神障碍、其他精神疾病。

内科抑郁焦虑患者特点：躯体症状多，临床中有多个躯体症状而实验检查未见异常，可能预示抑郁障碍。即具备躯体疾病的一些基本特点，然而所有检查结果难以解释患者的躯体症状与痛苦；仔细深入了解患者的病史与生活经历，往往可以发现一定的心理社会因素，即心理或情绪的痛苦被压抑，代之以躯体的症状与不适。

治疗考虑：心理测量量表评分显示存在抑郁并持续一定时间，对患者生活质量造成一定影响，可以药物治疗加心理治疗，或单用药物；用药的原则是单一用药，足够剂量，足够疗程。心理治疗常可以减少复发率、缩短病程。

抑郁障碍药物治疗：一般推荐首选选择性五羟色胺再摄取抑制剂，5-羟色胺、去甲肾上腺素再摄取抑制剂，如阿戈美拉汀，安非他酮、米氮平（1级证据）。

焦虑性抑郁症的治疗，推荐首选：西酞普兰、艾司西酞普兰、米氮平、吗洛贝胺、帕罗西汀、舍曲林、文拉法辛、阿戈马拉丁（1级证据）；度洛西汀（2级证据）。

对躯体疾病患者中使用抗抑郁药需关注安全性，避免抗抑郁药使用过程中发生与躯体疾病的潜在相互作用，如心脏病患者中慎用三环抗抑郁药，癫痫患者中慎用安非他酮。宜小剂量开始（甚至低于常规使用的起始量），缓慢加量，逐步递增至所需治疗量，并维持治疗。

病案分析

患者，女，49岁。因心情抑郁5个月前来就诊。就诊时间：春分后5天。患者于5个月前因情感问题开始出现心情抑郁，情绪低落，不欲与人交往，对事物不感兴趣，逐渐加重，伴有失眠，心烦，目赤，口苦咽干，纳呆，喜冷饮，小便黄、大便秘结。1个月前在某综合医院心理卫生科诊断为"抑郁状态"。就诊时症见舌黯红，苔黄干，脉弦数。既往史无明确记载。专科检查：HAMD（17项）分值：20分。头颅CT：未见明显异常。

中医诊断：郁证（肝郁化火证）

西医诊断：抑郁状态

中医治法：疏肝解郁，清肝泻火

方　　药：丹栀逍遥散加味

丹皮 15g	栀子 15g	柴胡 15g	当归 15g
白芍 20g	茯苓 15g	白术 15g	甘草 10g

| 生姜3g | 薄荷5g | 丹参20g | 龙胆草10g |
| 大黄5g | 生龙骨30g(先煎) | 芦根15g | 淡豆豉15g |

5剂，水煎服，每日1剂，分两次服

服药1周后，病情情绪低落、失眠、心烦、口苦咽干、便秘均好转。上方加减治疗1个月，诸症基本消失。

病案点评：

本病案为中年女性，由于情感因素出现心情抑郁，渐进加重，以情绪低落，不欲与人交往，对事物不感兴趣为主要症状，符合郁证诊断。由于情志所伤而致肝气郁滞，出现心情抑郁，情绪低落；"气有余便是火"，日久气郁化火，故出现口苦，热扰心神出现心烦，不寐，肝开窍于目，肝火上炎而出现目赤，肝郁乘脾出现纳呆，热邪伤津故喜冷饮，热移于小肠而出现小便黄，肝火犯胃出现便秘。治疗采用丹栀逍遥散化裁，疏肝解郁，清肝泻火，配以栀子豉汤以清宣郁热。

【参考文献】

1. 于友山. 高辉远经验研究［M］. 北京：中国中医药出版社，1994：100-102.
2. 赵绍琴. 赵绍琴临证400法［M］. 北京：人民卫生出版社，2006：119-124.
3. 中华医学会. 临床诊疗指南-精神病学分册［M］. 北京：人民卫生出版社，2006：60-64.
4. 中华医学会. 临床诊疗指南-精神病学分册［M］. 北京：人民卫生出版社，2006：74-76.

第三节 血 证

 培训目标

要求住院医师具备快速评估本病出血部位、出血量及救治能力；掌握不同出血部位中医分证论治方法；了解病证结合的诊疗思路；能够根据不同出血疾病和证候演变规律制订治疗方案，并指导患者进行包括中成药及中药内服、外用，物理及食疗等简单预防及治疗方法。

问题导入

1. 如何快速辨别出血部位及出血量？
2. 大量鼻衄、咳血、吐血、便血时中医如何应对？
3. 对于吐血、便血后之肠道离经之血能否应用活血化瘀之品？

一、临 床 诊 断

血证具有突然发生、不可预测、证候多变之特征，即表现血液上从口、鼻诸窍、下从二阴排出，或从肌肤而渗溢。出血是一个常见的重要主证（症），辨治的中心，对出血部位、原因及出血量的快速判断是本病诊治过程中重要一环。

1. 鼻衄　血自鼻腔外溢，排除外伤、倒经所致者。

2. 齿衄　血自齿龈或齿缝外溢，排除外伤所致者。

3. 咳血　血自肺，或气道而来，经咳嗽而出，血色鲜红，或夹泡沫，或痰血相兼，痰中带血丝，出血前常觉喉痒胸闷，随即一咯而出，多有慢性咳嗽、哮喘、肺痨等病史。

4. 吐血　血自胃或食道而来，血随呕吐而出，常伴有食物残渣等胃内容物，血色多为咖啡色或紫黯色，也可为鲜红色，或伴大便色黑如漆，发病急骤，吐血前多有恶心、胃脘不适，头晕等症。多有胃痛，胁痛、黄疸、积聚等病史。

5. 便血　大便色鲜红、黯红或紫黯，甚至黑如柏油样，次数增多，可发生在便前、便后或血便混杂，多有胃痛，胁痛、黄疸、积聚、泄泻、痢疾等病史。凡先血后便者为近血，病位在肛门及大肠。先便后血者，为远血，或大便色黑者，病位在胃及小肠。

6. 尿血　小便中混有血液或夹有血丝，但排尿时无疼痛。

7. 紫斑　肌肤出现青紫斑点，小如针尖，大者融合成片，压之不退色。紫斑好发于四肢，尤以下肢为甚，常反复发作。重者可伴有鼻衄、齿衄、尿血、便血及崩漏等，小儿及成人皆可患此病。

对每一位血证患者应常规检查红细胞、血红蛋白、白细胞计数及分类、血小板计数、凝血常规，并根据血证的不同情况进行相应的检查。

1. 咳血　实验室检查，如血沉、痰培养细菌、痰检查抗酸杆菌及脱落细胞、结核菌素试验等，胸部 X 线检查，支气管镜检或造影、胸部 CT、MRI 等，有助于进一步明确咳血的病因。

2. 吐血　纤维胃镜，上消化道钡餐造影、腹部 B 超、胃液分析等检查有助于明确吐血的病因。

3. 便血　大便常规检查，呕吐物及大便潜血试验，直肠乙状结肠镜、全消化道钡餐或胶囊内镜等检查等有助于明确便血的病因。

4. 尿血　小便常规，尿液细菌学检查，泌尿系超声及 X 线检查，膀胱、输尿管、肾盂内镜检查等助于明确尿血的病因。

5. 紫斑　血、尿常规，大便潜血试验，血小板计数，出凝血时间，血管收缩时间，凝血酶原时间，束臂试验，骨髓细胞学检查有助于明确出血的病因。

二、病证鉴别

1. 内科鼻衄需与外伤鼻衄、经行衄血（倒经）相鉴别，见表 7-3-1。

表 7-3-1　内科鼻衄与外伤鼻衄、经行衄血（倒经）鉴别要点

	内科鼻衄	外伤鼻衄	经行衄血
病因	局部炎症、鼻中隔偏曲、高血压、动脉硬化、肝脾疾病、血液疾病、风湿类疾病、维生素类缺乏等	外伤、挖鼻等	见于经行前期或经期出现
特点	局部原因引起者量少或中等，全身疾病量中等或多且不易止血	出血多在损伤侧，量少或中等，局部治疗后快速好转	与月经周期相关，量少或多，全身不适、烦躁、下腹部胀痛

2. 咳血需与吐血、口腔出血相鉴别，见表7-3-2。

表7-3-2 咳血与吐血、口腔出血鉴别要点

	咳血	吐血	口腔出血
病因	肺及气道炎症、结核，支气管扩张、肺部寄生虫病、肿瘤等	胃及食管病变，肝胆胰及胆道病变	口腔局部炎症、牙结石、肝脾疾病、血液系统疾病、外伤等
特点	出血量或多或少，常混有痰液，咳血之前多有咳嗽、胸闷、喉痒等症状，大量咳血后，可见痰中带血数天，大便一般不呈黑色	血色紫黯，常夹有食物残渣，吐血之前多有胃脘不适或胃痛、恶心等症状，吐血之后无痰中带血，大便多呈黑色	一般出血量少，多与唾液混杂，或见于刷牙及进食之时

3. 便血需与痢疾、痔疮出血相鉴别，见表7-3-3。

表7-3-3 便血与痢疾、痔疮出血鉴别要点

	便血	痢疾	痔疮出血
病因	消化道溃疡、感染、炎症性肠病、血管病变、肿瘤等	细菌及阿米巴感染等	痔疮、肛瘘、肛裂
特点	出血量或多或少，大便色鲜红、黯红或紫黯，甚至黑如柏油样，次数增多，一般无里急后重，无脓血相兼等症	脓血相兼，且有腹痛、里急后重，肛门灼热等症，可有发热、恶寒等全身症状	一般出血量少，便时或便后出血，鲜血为多，常伴有肛门异物感或疼痛

4. 尿血需与血淋、石淋相鉴别，见表7-3-4。

表7-3-4 尿血与血淋、石淋鉴别要点

	尿血	血淋	石淋
病因	泌尿系炎症、感染、结石、运动性、过敏、血液疾病、外伤、药物、肿瘤等	感染、肿瘤等	泌尿系结石
特点	尿血量或多或少，色鲜红、黯红或洗肉水样，可伴有尿急尿频等	尿血时滴沥刺痛或伴有尿急、尿频，可伴有发热恶寒、腰痛等	尿中时有砂石夹杂，小便涩滞不畅，时有小便中断，或伴腰腹绞痛等

5. 紫斑需与温病发斑、出疹相鉴别，见表7-3-5。

表 7-3-5　紫斑与温病发斑、出疹鉴别要点

	紫斑	温病发斑	出疹
病因	血液系统疾病、传染性疾、感染性疾病等	传染性疾病、感染性疾病的某一过程	小儿传染性、病毒性、细菌性、药物性、化学性等出疹性疾病
特点	肌肤出现青紫斑点，小如针尖，大者融合成片，隐于皮内，压之不退色，触之不碍手，反复发作或突然发生，传变较慢	发病急骤，常伴有高热烦躁、头痛如劈、昏狂谵语、四肢抽搐、鼻衄、齿衄、便血、尿血、舌质红绛等，病情险恶多变	疹子高出于皮肤，压之退色，摸之碍手，可有发热、恶寒，全身不适等

三、病机转化

血为阴精、循行脉中为其常道，诚如《景岳全书·血证》曰："血本阴精，不宜动也，而动则为病。血主荣气，不宜损也，而损则为病。盖动者多由于火，火盛则逼血妄行；损者多由于气，气伤则血无以存"。因而，引起血液妄行的原因无非火热熏灼、迫血妄行及气虚不摄、血溢脉外两类。火热亢盛所致者属于实证；由阴虚火旺及气虚不摄所致者，则属于虚证。虚实常发生转化，如为火盛气逆，迫血妄行，反复出血之后，则可见阴血亏损，虚火内生；或慢性出血，血去气伤，由实转虚；突然大量出血则可见气随血脱、甚至见亡阴亡阳之象；出血之后，离经之血，留积体内，蓄积而为瘀血，妨碍新血的生长及气血的正常运行，使出血反复难止，亦可见虚实夹杂之证，见图 7-3-1。

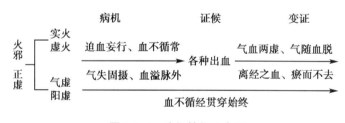

图 7-3-1　病机转化示意图

四、辨证论治

（一）治则治法

治疗血证，应针对各种血证的病因病机及损伤脏腑的不同，结合证候虚实及病情轻重而辨证论治。《景岳全书·血证》云："凡治血证，须知其要，而血动之由，唯火唯气耳。故察火但察其有火无火，察气者，但察其气虚气实，知此四者而得其所以，则治血之法无余义矣。"因此，后世对血证的治疗归纳为治火、治气、治血三个原则。治火，实火当清热泻火，虚火当滋阴降火。治气，实证当清气降气，虚证当补气益气。治血，主要是止血，应根据出血的原因及出血的量多少，分别采用凉血止血、收敛止血、祛瘀止血。

（二）分证论治

1. 鼻衄　鼻衄多由火热偏盛，迫血妄行所致，以肺热、胃热、肝火为常见，亦有阴

虚火旺所致。也可由正气亏虚，血失统摄引起。鼻衄可因鼻腔局部疾病及全身疾病而引起。内科范围的鼻衄主要见于炎症、血液病、动脉硬化、高血压、风湿类疾病等引起，鼻衄常见热邪犯肺、胃热炽盛、肝火上炎、气血亏虚之证。鼻衄分证论治详见表7-3-6。

表7-3-6 鼻衄分证论治简表

证候	治法	推荐方	常用加减
热邪犯肺	清肺泄热 凉血止血	桑菊饮	肺热盛加黄芩、桑白皮；咽喉疼痛加玄参、马勃、僵蚕；阴伤较甚，口、鼻、咽干燥者加天冬、麦冬、生地黄、天花粉
胃热炽盛	清胃泻火 凉血止血	玉女煎	热甚加山栀、丹皮、黄连；大便秘结加生大黄；阴伤较甚加天花粉、石斛、玉竹
肝火上炎	清肝泻火 凉血止血	龙胆泻肝汤	阴液亏耗，口鼻干燥加玄参、麦冬、女贞子、旱莲草；阴虚内热，手足心热加玄参、龟板、地骨皮、知母；大便闭结者加大黄
气血亏虚	补气摄血	归脾汤	气虚甚者加人参，气虚血脱者加附子、麦冬、五味子

2. 齿衄 齿衄出血又称为牙衄、牙宣。叶天士谓："齿为肾之余，龈为胃之络"，且阳明经脉入于齿龈，肾主骨，齿为骨之余，因而，齿衄主要与胃及肾病变有关，以胃肠实热火盛或肾经虚火多见，内科所见齿衄多由局部炎症、牙石、血液病、肝硬化、维生素缺乏等引起，齿衄常见胃火炽盛、阴虚火旺之证，齿衄分证论治详见表7-3-7。

表7-3-7 齿衄分证论治简表

证候	治法	推荐方	常用加减
胃火炽盛	清胃泻火 凉血止血	加味清胃散	烦热，口渴者加石膏、知母；便秘加大黄
阴虚火旺	滋阴降火 凉血止血	知柏地黄汤 合茜根散	出血多者加白茅根、仙鹤草、藕节；虚火较甚加地骨皮、白薇、银柴胡、胡黄连

3. 咳血 咳血主要由燥热犯肺、木火刑金、阴虚肺热等热邪迫血妄行、肺络损伤引起，内科范围咳血常见于肺及气道炎症、结核，支气管扩张、肺部寄生虫病、肿瘤等，咳血常见燥热犯肺、肝火犯肺、阴虚肺热之证，咳血分证论治详见表7-3-8。

表7-3-8 咳血分证论治简表

证候	治法	推荐方	常用加减
燥热犯肺	清热润肺 宁络止血	桑杏汤	兼见发热，咳嗽、咽痛等症加银花、连翘、牛蒡子；津伤较甚，加麦冬、玄参、天冬、天花粉等；痰热蕴肺，肺络受损，加桑白皮、黄芩、知母、山栀等
肝火犯肺	清肝泻火 凉血止血	黛蛤散合泻白散	肝火较甚，头晕目赤，心烦易怒者加龙胆草、丹皮、栀子；咳血量较多，纯血鲜红加三七粉或白及粉冲服
阴虚肺热	滋阴润肺 宁络止血	百合固金汤	反复及咳血量多者加阿胶，三七；潮热，颧红者加青蒿、鳖甲、地骨皮、白薇等；盗汗加糯稻根、浮小麦、五味子、牡蛎等

4. 吐血　吐血多由实热火邪迫血妄行，或气虚不能固摄所致，引起吐血的原因主要见于消化性溃疡出血及肝硬化所致的食管、胃底静脉曲张破裂，亦可见于食管炎，急、慢性胃炎，胃黏膜脱垂症等及全身性疾病（如血液病，尿毒症，应激性溃疡）引起，吐血常见胃热壅盛、肝火犯胃、气虚血溢之证，吐血分证论治详见表7-3-9。

表7-3-9　吐血分证论治简表

证候	治法	推荐方	常用加减
胃热壅盛	清胃泻火凉血止血	泻心汤合十灰散	胃气上逆而见恶心呕吐者加代赭石、竹茹、旋覆花；热伤胃阴而表现口渴、舌红而干加麦冬、沙参、石斛、天花粉
肝火犯胃	清肝泻火凉血止血	龙胆泻肝汤	血热妄行，吐血量加水牛角、大黄粉或三七粉冲服；瘀血阻络，胃脘刺痛加失笑散或十灰散
气虚血溢	益气摄血	归脾汤	若气损及阳，脾胃虚寒，症见肤冷、畏寒、便溏者，治宜温经摄血，可改用柏叶汤

5. 便血　便血多由胃肠湿热，迫血妄行，或脾胃虚寒、气虚不能摄血所致，便血主要见于胃肠道炎症、溃疡、肿瘤、息肉、憩室炎等。便血常见肠道湿热、气虚不摄、脾胃虚寒之证，便血分证论治详见表7-3-10。

表7-3-10　便血分证论治简表

证候	治法	推荐方	常用加减
肠道湿热	清化湿热凉血止血	地榆散合槐角丸	若便血日久，湿热未尽而营阴已亏可酌情选用清脏汤或脏连丸
气虚不摄	益气摄血	归脾汤	中气下陷，神疲气短，肛坠加柴胡、升麻、枳壳、葛根
脾胃虚寒	健脾温中养血止血	黄土汤	阳虚较甚，畏寒肢冷者加鹿角霜、炮姜、艾叶、红参等

6. 尿血　尿血多由下焦湿热，或阴虚内热迫血妄行，或者脾肾不固，血液下注，中医所谓之尿血多指肉眼血尿，但现在"镜下血尿"尤多，故也包括在尿血之中，尿血常见于泌尿系炎症、感染、结石、运动性、过敏、血液疾病、外伤、药物、肿瘤等，临证以下焦湿热、阴虚火旺、脾不统血、肾气不固证多见，尿血分证论治详见表7-3-11。

表7-3-11　尿血分证论治简表

证候	治法	推荐方	常用加减
下焦湿热	清热利湿凉血止血	小蓟饮子	热盛而心烦口渴者加黄芩、天花粉；尿血较甚者加槐花、白茅根、仙鹤草；尿中夹有血块者加桃仁、红花、牛膝
阴虚火旺	滋阴降火凉血止血	知柏地黄丸	颧红潮热者加地骨皮、白薇、银柴胡、胡黄连；盗汗者加五味子、煅龙骨、煅牡蛎等
脾不统血	补中健脾益气摄血	归脾汤	气虚下陷而且少腹坠胀者加升麻、柴胡、葛根
肾气不固	补益肾气固摄止血	无比山药丸	尿血较重者加牡蛎、金樱子、补骨脂；腰脊酸痛，畏寒神怯者加鹿角片、狗脊

7. 紫斑　紫斑多由火热迫血妄行，或气血不能固摄所致，多种外感及内伤的原因都会引起紫斑，内科常见紫斑多见于原发性血小板减少性紫癜及过敏性紫癜、血液系统疾病、感染性疾病等，紫斑常见血热妄行、阴虚火旺、气不摄血证，紫斑分证论治详见表7-3-12。

表7-3-12　紫斑分证论治简表

证候	治法	推荐方	常用加减
血热妄行	清热解毒 凉血止血	清营汤加减	热毒炽盛，发热，出血广泛者加生石膏、龙胆草、紫草，冲服紫雪丹；热壅胃肠，气机郁滞，症见腹痛、便血者加白芍、甘草、地榆、槐花；邪热阻滞经络，兼见关节肿痛者加秦艽、木瓜、桑枝等
阴虚火旺	滋阴降火 宁络止血	茜根散加减	阴虚较甚者加玄参、龟板、女贞子；潮热加地骨皮、白薇、秦艽；肾阴亏虚而火热不甚改用六味地黄丸加茜草根、大蓟、槐花、紫草
气不摄血	补气摄血	归脾汤加减	兼肾气不足而见腰膝酸软者加山茱萸、菟丝子、续断、杜仲

（三）临证备要

血证出血部位及出血量及原因多种，但无论何种出血，中医均可采用单味或复方中药散剂内服及外用，如吐血用生大黄粉或云南白药3g冲服，每日3~4次；咳血用白及粉或云南白药3g；鼻出血还可以用云南白药外敷压迫；吐血及便血可以用灶心黄土30~60g煎水冲服，亦可用十灰散每次3~10g冲服，亦可以冲服三七粉，每次2g，或地榆炭10g煎服；对于突发大出血导致的脱证可以采用红参10~20g煎水急服或参附汤煎水急服以固摄正气，亦可静脉注射生脉注射液或参麦注射液20~30ml以回阳救逆。

久病之后之血证，或离经之血，常常导致瘀血，此瘀血不去，新血不生，亦常是出血不易停止之因，因此，此类兼夹之瘀血，当在应用止血药物的同时注意应用化瘀之品；不论急慢性之出血，常有气血两虚之证，因而，血止之后当以补气生血为主。

（四）其他疗法

1. 中成药

（1）归脾丸：益气健脾，养血安神。适用于气虚不摄之咳血、吐血、便血、紫斑。

（2）人参归脾丸：益气补血，健脾养心。适用。

（3）龙胆泻肝丸：清肝胆，利湿热。适用于肝火旺盛之鼻衄、吐血。

（4）知柏地黄丸：滋阴清热。适用于阴虚火旺之鼻衄、咳血、尿血、紫斑等。

（5）槐角丸：清肠疏风，凉血止血。适用于肠道湿热的便血等。

2. 单验方　云南白药，三七粉，青黛粉，或塞鼻散（百草霜、龙骨、枯矾各等分）局部外敷，或棉签混药压迫，对鼻衄有止血作用；云南白药，大黄粉，白及粉，花蕊石散，地榆散等口服，用于吐血及便血等。

3. 食疗方　仙鹤草茶，百合粥，藕丝羹，车前茅根汤，三七炖瘦肉，旱莲糯稻大枣汤等，对于慢性出血偏于虚证者，有一定的辅助治疗作用。

五、名 医 经 验

1. 唐容川　《血证论》总结出血证治疗四法：止血、消瘀、宁血、补血，唐氏认为："血之原委，不暇究治，惟以止血为第一要法"，因"血证气盛火旺者，十居八、九"，故"唯泻火一法，除暴安良"，并首推大黄，"其妙全在大黄降气即以降血"；对于离经之血应合以消瘀，"经隧之中，既有瘀血踞住，则新血不能安行无恙，终必妄走而吐溢矣"，因此，治疗上重视化瘀之法，如气血虚而血瘀者，圣愈汤加味；寒凝血滞者，宗仲景柏叶汤或合四物汤以柔药调之，或合泻心汤反佐之；第三法即宁血法，其认为"吐既止，瘀既消，或数日间，或数十日间，其血复潮动而吐者，乃血不安其经常故也，必用宁之之法，使血得安乃愈"，同时，认为"血之所以不安者，皆由气之不安故也，宁气即是宁血"。并首推和法，认为和法为"血证第一良法"，推崇小柴胡汤达表和里，通水津，撤邪火，升清降浊，左宜右有，加减得法，则尽其妙；"邪之所凑，其正必虚，去血既多，阴无有不虚者矣，阴者阳之守，阴虚则阳无所附，久且阳随而亡，故又以补虚为收功之法"，因此，补虚为第四大法，然补虚之法，当在补血的同时，分别阴阳、辨别脏腑，而后补之。

2. 周仲瑛　出血是重要的主症，凡出血量多难止者，当收敛固涩止血治标为主，收敛固涩一般有炭剂、酸收、固涩、胶粘等四类药物，如炭类止血药常用方药：十灰散加减，并根据病性选择，香附炭（妇科）；血瘀蒲黄炭、茜根炭；气陷用升药炒荆芥炭；血热用凉血的槐花炭、大黄炭；血寒用温经的炮姜炭；血虚用养血的当归炭；阴虚用滋阴的生地黄炭；湿热用苍术炭、黄柏炭。酸收止血药常用方药：倍矾散（五倍子、白矾）加味。固涩止血药常用方药：震灵丹加减。胶粘止血药常用方药：独圣散、白及枇杷丸加减。除收涩固涩剂外，还可采用凉血止血、祛瘀止血、养血止血法等，如凉血止血法常用犀角地黄汤加减；祛瘀止血法方药失笑散、花蕊石散加味；养血止血法常用四物汤加减；对于血证之因，尤当重视治火、治气，清热泻火法常用方药三黄泻心汤、黄连解毒汤加减；滋阴降火法常用方药六味阿胶饮、茜根散加减；治气则要分气热、气逆及气虚、气脱之别，清气常用方药白虎汤；降气常用方药泻白散黛蛤散加味；补气摄血常用方药归脾汤、补中益气汤加减；温气常用方药柏叶汤加减。

 知识拓展

本证包含范围很广，特选择特发性血小板减少性紫癜及上消化道出血分述之。

1. 特发性血小板减少性紫癜　IWG 建议将特发性血小板减少性紫癜（ITP）重新定义为免疫性血小板减少性紫癜（ITP），或者直接定义为免疫性血小板减少症（ITP）。将 ITP 分为原发性 ITP 和继发性 ITP。ITP 分期：初诊 ITP，确诊 3 个月内的 ITP；持续性 ITP，确诊 3 个月至 12 个月的 ITP；慢性 ITP，病程超过 12 个月的 ITP；另外，提出重型 ITP 的概念，即病人发病时有需要立即处理的出血症状或病程中新的出血症状必须应用提升血小板的药物治疗，包括增加原有药物剂量。难治性 ITP 是脾切除后仍然表现为重型 ITP 的病人。

IWG 建议原发性 ITP 诊断标准从原来的低于 $150 \times 10^9/L$ 修改为低于 $100 \times 10^9/L$，同时仍强调血小板减少没有其他原因可以解释。

详细的病史、体检、血常规和外周血涂片是诊断 ITP 重要的关键点。具有典型临床表现的儿童和青少年 ITP 没有必要进行骨髓检查（1B）。没有足够的证据推荐或建议常规检查血小板抗体、抗磷脂抗体和抗核抗体，也不建议以血小板生成素，自动分析仪测定的血小板参数作为疑诊儿童和青少年 ITP 的参考检查。

ITP 的治疗目的是使血小板计数达到充分止血的水平，而不需追求血小板计数达到"正常"。这个策略适用于儿童 ITP，也适用于成人 ITP。

儿童 ITP 需要药物治疗时，采用单剂 IVIG 0.8～1.0g/kg 或短疗程皮质激素作为一线治疗（1B）。需要快速升高血小板数的情况下选用 IVIG（1B）。儿童或青春期 ITP 患者，应用 IVIG、抗 D 或常规剂量皮质激素后还在发生大出血，可应用大剂量 DEX（2C）。儿童或青春期慢性 ITP 患者，大剂量 DEX 也可以作为脾切除的替代治疗方法，或脾切除效果不明显时应用（2C）。

2. 上消化道出血

（1）根据年龄、基础疾病、出血量、生命体征和血红蛋白变化情况估计病情严重程度。

（2）建立快速静脉通道，补充血容量。

（3）对有活动性出血或出血量较大的患者，必要时应置入胃管。

（4）输血指征：①收缩压 <90mmHg，或较基础收缩压降低 ≥30mmHg，或心率 >120次/分。②血红蛋白 <70g/L，高龄、有基础心脑血管疾病者输血指征可适当放宽。

（5）抑酸药物：①质子泵抑制剂（PPI）是最重要的治疗药物，有利于止血和预防出血。②H2 受体拮抗剂（H2RA）仅用于出血量不大、病情稳定的患者。

（6）生长抑素和垂体后叶素：必要时选用。

（7）必要时可以选用止血药。

（8）内镜检查：①系上消化道出血病因的关键检查，须争取在出血后 24～48 小时内进行。②应积极稳定循环和神志状况，为内镜治疗创造条件，检查过程中酌情监测心电、血压和血氧饱和度。

病案分析

患者，女，17 岁，就诊节气：惊蛰。先年 11 月两下肢出现出血性红点，瘀斑，头晕，鼻衄，经潮量多，先后住院两次共 70 多天，骨穿 4 次，印象：骨髓增生减低，粒系、红系均明显减低，巨核细胞未见。诊断为：再障重型。使用环孢菌素，先后输血数十次。刻下：偶有头晕，时有鼻衄，下肢时见出血性紫斑，月经经常不净，最多达 60 天，大便尚调，手心有热感，面容增胖，下肢肿胀发硬，皮肤粗糙长毛。舌苔薄腻，脉细数。

中医诊断：血证 鼻衄 紫斑（肝肾阴虚，络热血瘀证）

西医诊断：再生障碍性贫血重型

中医治法：滋阴清热，凉血化瘀

方　　药：犀角地黄汤合二至丸化裁

炙鳖甲 15g (先煎)	大生地 15g	山萸肉 10g	丹皮 10g
炒阿胶珠 10g	地锦草 15g	旱莲草 15g	生地榆 15g
炙女贞子 10g	肿节风 20g	红景天 12g	仙鹤草 15g
鸡血藤 15g	羊蹄根 12g	白薇 15g	太子参 12g

14 剂，水煎服，每日 1 剂，分两次服

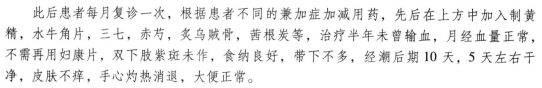

此后患者每月复诊一次，根据患者不同的兼加症加减用药，先后在上方中加入制黄精，水牛角片，三七，赤芍，炙乌贼骨，茜根炭等，治疗半年未曾输血，月经血量正常，不需再用妇康片，双下肢紫斑未作，食纳良好，带下不多，经潮后期 10 天，5 天左右干净，皮肤不痒，手心灼热消退，大便正常。

病案点评：

本再障患者，以较严重的贫血、出血及感染为特征，属中医学"血证"、"虚劳"范畴，热毒深藏骨髓，内伏营血者，则病程短，病情重，往往伴有严重出血和高热，此患者又因使用激素及细胞毒性等而表现阴虚血热，故治疗着眼于"阴虚瘀热"，以犀角地黄汤为主方加减化裁，复合二至丸、大补阴丸、四乌贼骨一蘆茹丸等。水牛角、生地黄、牡丹皮、赤芍清热凉血散瘀。化瘀不忘止血，配伍仙鹤草、鸡血藤、炙女贞子养血止血；茜根炭、炙乌贼骨收涩止血；地锦草、黑山栀、紫珠草、大蓟、生地榆、羊蹄根凉血止血。女贞子、旱莲草、炒阿胶珠、炙龟板、制黄精，补益精血治其本。药证合拍，很好地控制了出血、贫血、感染三大临床病症。

【参考文献】

1. 清·唐宗海. 血证论 [M]. 北京：人民卫生出版社，2005：23-105.

2. 周仲瑛. 血证论治 [J]. 南京中医药大学学报，1996，12（4）：6-8.

3. 卢新天. 美国血液学会免疫性血小板减少症基于证据的实践指南（儿童）[J]. 中国小儿血液与肿瘤杂志，2011，16（5）：232-236.

4. 中华内科杂志编委会，中华消化杂志编委会，中华内镜杂志编委会. 急性非静脉曲张性上消化道出血诊治指南（草案）[J]. 中华消化内镜杂志，2009，26（9）：449-452.

5. 中华医学会消化病学分会，中华医学会肝病学分会，中华医学会内镜学分会. 肝硬化门静脉高压食管胃静脉曲张出血的防治共识（2008，杭州）[J]. 内科理论与实践，2009，4（2）：152-158.

6. 贾晓玮，李英英，郭立中. 周仲瑛教授治疗"血证"验案 2 则 [J]. 辽宁中医药大学学报，2011，13（12）：55-56.

第四节　痰　　饮

 培训目标

要求住院医师明确广义及狭义痰饮的内涵，掌握痰饮形成的病因病机、及中西医结合的诊治思路，掌握痰饮的鉴别诊断及辨病知识，掌握各证型痰饮的辨证要点及治疗原则，并能够针对不同病机灵活进行辨证立法处方。

问题导入

1. 西医哪些疾病可以按痰饮、悬饮、溢饮、支饮辨治？

2. 为何痰饮的治疗以"温化"为原则？如何根据表里虚实确立具体治法？

一、临床诊断

1. 主要应根据四饮不同的临床特征确定诊断。

（1）痰饮——心下满闷，呕吐清水痰涎，胃肠沥沥有声，属饮停胃肠。

（2）悬饮——胸胁饱满，咳唾引痛，喘促不能平卧，或有肺痨病史，属饮流胁下。

（3）溢饮——身体疼痛而沉重，甚则肢体浮肿，当汗出而不汗出，或伴咳喘，属饮溢肢体。

（4）支饮——咳逆倚息，短气不得平卧，其形如肿，属饮邪支撑胸肺。

2. 多有感受寒湿、或嗜食生冷，或冒雨涉水等经历。

3. 多有反复发作的病史。

此外，进行必要的检查可以明确西医诊断。痰饮病应结合病人的临床表现选择进行如下检查：血、尿常规、胸部或腹部 X 线摄片、痰培养、超声检查、肺功能检查、血气分析、心电图、内镜等，以明确慢性支气管炎、支气管哮喘、渗出性胸膜炎、心力衰竭、慢性胃炎、胃肠功能紊乱及不完全性肠梗阻等疾病诊断。

二、病证鉴别

1. 痰饮需与痰证相鉴别，见表 7-4-1。

表 7-4-1　痰饮与痰证鉴别要点

	痰饮	痰证
病位	胃肠	不局限在肠胃
临床表现	心下满闷，呕吐清水痰涎，胃肠沥沥有声	以相应疾病的特有表现为主，痰证常作为阶段性病情出现

2. 悬饮需与胸痹相鉴别，见表 7-4-2。

表 7-4-2　悬饮与胸痹鉴别要点

	悬饮	胸痹
相同点	两者均有胸痛	
疼痛部位	胸胁部	胸膺部或心前区，且可引及左侧肩背或左臂内侧
疼痛性质及时间	胀痛，持续不解，多伴咳唾引痛，转侧、呼吸时引痛或疼痛加重	闷痛，有压榨感，历时较短
诱因	时邪外袭	劳累、饱餐、受寒、情绪激动后突然发作
缓解方式	休息后不缓解	休息或用药后得以缓解
伴随症状	有咳嗽、咯痰等肺系证候	无肺系证候

3. 溢饮需与风水证相鉴别，见表 7-4-3。

4. 支饮需与肺胀、喘证、哮病相鉴别，见表 7-4-4。

表7-4-3 溢饮与风水证鉴别要点

	溢饮	风水证（表虚证）
相同点	都有肢体类症状，并可伴有表证	
伴随症状	当汗出而不汗出，肢体痛重	眼睑及肢体浮肿，按之不起，尿少

表7-4-4 支饮与肺胀、喘证、哮病鉴别要点

	支饮	肺胀	喘证	哮病
相同点	均有咳逆上气，喘满，咳痰等症状			
区别	痰饮的一个类型，因饮邪支撑胸肺而致	肺系多种慢性疾患日久渐积而成	多种急慢性疾病的重要主症	呈反复发作的一个独立疾病
联系	如肺胀在急性发病阶段，可以表现支饮证候；喘证的肺寒、痰饮两证，又常具支饮特点；哮病又属于伏饮范围			

三、病机转化

痰饮病的主要病因有外感寒湿、饮食不当、劳欲所伤；病机关键是三焦气化失职，肺、脾、肾功能失调；病位涉及五脏，尤与肺脾肾关系密切；病性总属阳虚阴盛，本虚标实之证，病类分痰饮、悬饮、溢饮、支饮4类。其病机演变见图7-4-1。

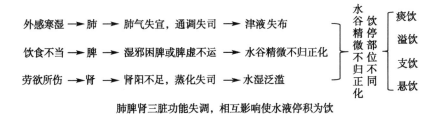

图7-4-1 病机演变示意图

四、辨证论治

（一）治则治法

痰饮的治疗总以温化为原则或以病因治疗为主，同时化痰蠲饮。气滞者，治以理气化痰；血滞血瘀者，当活血化瘀为主，痰瘀同治；阳气亏虚失于气化者，治以温阳化饮；脾虚失运而水饮内停者，补脾为主，治以燥湿健脾，淡渗利水；水饮壅盛者，应祛饮以治标；阳微气衰者，宜温阳以治本；在表者，当温散发汗；在里者，应温化利水；正虚者补之；邪实者攻之；如属邪实正虚，则当消补兼施；饮热相杂者，又当温清并用。

（二）分证论治

痰饮的辨证论治应首先根据病位分辨痰饮、悬饮、溢饮、支饮的不同进行辨治。见表7-4-5；其次要分辨虚实：痰饮为病，虚多实少，本虚标实。本虚为阳气不足，标实指水

饮留聚。因痰饮虽为阴邪，易于闭遏阳气，临床表现为阳虚阴盛之证候；而又有偏于阳虚，或偏于阴盛饮聚，或阳虚与阴盛俱显之不同，此与患者平素正气的强弱有关；再次要分辨寒热：痰饮为阴邪，寒证居多，但亦有郁久化热者。初起若有寒热见症，为夹表邪；饮积不化，气机升降受阻，常兼气滞。其分证论治见表7-4-6。

表7-4-5 痰饮、悬饮、溢饮、支饮的鉴别要点

	痰饮	悬饮	溢饮	支饮
饮停部位	胃肠	胸胁	四肢	肺脏
临床表现	脘痞、肠鸣、吐清涎	胸胁不适，咳时引胸胁疼痛	四肢肿胀重痛	咳逆倚息，短气不得卧

表7-4-6 痰饮分证论治简表

	证候	治法	推荐方	常用加减
痰饮	脾阳虚弱	温脾化饮	苓桂术甘汤合小半夏加茯苓汤	心下痞，加薤白、瓜蒌；泛吐清水，加吴茱萸；气短重者，加制附子
	饮留胃肠	攻下逐饮	甘遂半夏汤或己椒苈黄丸	心下坚满，加陈皮、厚朴；心下痛，加木香；利下腹满反复者，加干姜、黄芪、白术
	邪犯胸肺	和解宣利	柴枳半夏汤	咳逆气急，加白芥子、桑白皮；咳嗽痰难出，加浙贝母、鲜竹茹；胁痛甚，加郁金、桃仁、延胡索
	饮停胸胁	泻肺祛饮	椒目瓜蒌汤合十枣汤	痰浊偏盛，胸部满闷，加薤白、杏仁；如胸胁支满，体弱，食少，加桂枝、白术、甘草；咳嗽不减，加桔梗、琵琶叶
悬饮	络气不和	理气和络	香附旋覆花汤	痰气郁阻，胸闷苔腻，加瓜蒌、枳壳；久痛入络，痛势如刺，加桃仁、红花、乳香、没药；胁痛迁延经久不已，加通草、路路通、冬瓜皮
	阴虚内热	滋阴清热	沙参麦冬汤合泻白散	潮热显著，加鳖甲、功劳叶；咳嗽咳痰，加百部、贝母；胸胁闷痛，加瓜蒌皮、广郁金、丝瓜络
溢饮	表寒里饮	发表化饮	小青龙汤	表寒外束，内有郁热，伴发热，烦躁，加石膏；若表寒之象已不著，改用大青龙汤。水饮内聚见肢体浮肿明显，尿少，可配茯苓、猪苓、泽泻
支饮	寒饮伏肺	宣肺化饮	小青龙汤	咳逆喘急，胸痛烦闷，加甘遂、大戟；无寒热、身痛，动则喘甚，易汗，改用苓甘五味姜辛汤。饮多寒少，外无表证，喘咳痰稀，胸满气逆，用葶苈大泻肺汤加白芥子、莱菔子
	脾肾阳虚	温脾补肾，以化水饮	金匮肾气丸合苓桂术甘汤加减	痰涎壅盛，食少痰多，加半夏、陈皮；水湿偏盛，足肿，小便不利，四肢沉疼痛，加薏苡仁、猪苓、泽兰；久病多唇舌紫绀，加泽兰、川牛膝、益母草；脐下悸，吐涎沫，头目昏眩，是饮邪上逆，虚中夹实之候，用五苓散化气行水

（三）临证备要

痰饮所涉及临床病证广泛，表现复杂，应注意辨证与辨病相结合。辨证思路参考如下：首先根据饮停部位不同所产生的主症区分痰饮、悬饮、溢饮、支饮，其次辨清虚实主次。痰饮当辨清脾阳虚弱与饮留胃肠；悬饮当辨清邪犯胸肺、饮停胸胁、络气不和、阴虚内热；溢饮根据有无热象分为小青龙汤与大青龙汤证；支饮则分寒饮伏肺与脾肾阳虚证。最后结合必要的临床检查明确西医诊断。

治疗痰饮应掌握两个原则。一是须掌握饮为阴邪，"病痰饮者，当以温药和之"，不仅阳虚而饮邪不甚者应予温化，而且逐饮、利水、发汗之剂中均应佐以温药。二是应分清标本缓急、表里虚实的不同，在表宜温散发汗，在里宜温化利水，正虚宜补，邪实宜攻，如邪实正虚则攻补兼施，寒热夹杂又须温凉并用。若痰饮壅盛，可以先用攻下逐饮、理气分消等法以祛其邪，如用十枣汤或控涎丹峻下逐饮，剂量应从小量递增，一般连服 3~5 日，必要时停两三日再服，注意顾护胃气，中病即止。如药后呕吐、腹痛腹泻过剧，应减量或停服，继以扶脾固肾以治其本。若脾肾阳虚之痰饮，则以扶正为首务，略参化饮之品；痰饮停积，影响气机升降，久郁又可化热，故本病有夹气滞、夹热的不同，应注意辨明有无兼夹进行施治方可中的。

痰饮的转归，主要表现为脾病及肺、脾病及肾、肺病及肾。若肾虚开阖不利，痰饮也可凌心、射肺、犯脾。另一方面，痰饮多为慢性病，病程日久，常有寒热虚实之间的相互转化。而且饮积可以生痰，痰瘀互结，证情更加缠绵。故应注意对本病的早期治疗。

（四）常见变证的治疗

1. 饮郁化热证　支饮若出现饮郁化热，证见喘满胸闷，心下痞坚，烦渴，苔黄而腻，脉沉紧，用木防己汤加减以清热化饮

2. 表寒里热证　溢饮若属表寒外束，里饮化热，出现发热、烦躁，苔白兼黄则改用大青龙汤以发表清里；若水饮内聚而见肢体浮肿明显、尿少者，加茯苓、猪苓、泽泻利水消饮。

（五）其他疗法

1. 中成药治疗

（1）小青龙颗粒：解表化饮，止咳平喘。适用于溢饮—表寒里饮证或支饮—寒饮伏肺证。

（2）金匮肾气丸：温补肾阳，化气行水。适用于治疗支饮—脾肾阳虚证。

（3）小柴胡颗粒：解表散热，疏肝和胃。适用于悬饮—饮犯胸肺，邪郁少阳证。

2. 单方验方

（1）停痰宿饮，风气上攻，胸膈不利用香附、皂荚浸半夏各 30g，白矾末 15g，姜汁面糊丸梧子大，每服三四十丸，姜汁随时下。

（2）胸膈痰饮用白芥子 15g、白术 30g 为末，和捣为丸梧子大，每日汤服 50 丸。

（3）痰饮上气，不思饮食，小便不利，头目昏眩者，用吴茱萸焙干、白茯苓等分为末，炼蜜丸梧桐子大，每服 30 丸，开水下。

五、名医经验

李可　认为水饮停聚为患，不论表里内外各部，应从调燮三焦气化入手。视其表里，

虚实，寒热之不同，皆当先表后里，或以小青龙解表化饮，或以人参败毒散益气解表，先开肺闭，以通水道。中阳不运者，益气健脾化湿。下焦阳虚者，以桂附蒸动之。调整体以治局部，勿因局部而害整体，则不专治水而水病自愈。胸腔积液，病机为胸阳不足，浊阴窃踞阳位，阻塞气机。以《金匮要略》栝楼三方（栝楼薤白白酒汤，栝楼薤白半夏汤，枳实薤白桂枝汤）振胸阳，宽胸膈而化饮邪，丹参饮行气活血，气行则行，更合千金苇茎汤清肺化痰排饮（原方主治排脓而理痈，借用作排水，竟有殊效）取效甚速，一般48小时即可解危。夹表证者，加麻黄开肺气，下焦阳微者，加桂附温化之。若无实热之据，勿轻用苦寒解毒之剂，以免三焦气化冰结，则病反缠绵。

 知识拓展

痰饮病的诊断临床上应注意辨病与辨证相结合，首先通过询问病史、病因，结合主要临床特征进行必要的检查来明确痰饮、悬饮、溢饮、支饮证。其次可以结合临床表现选择进行胸部或腹部X线、肺功能检查、血气分析、血、尿常规、内镜检查等以明确西医诊断。一般渗出性胸膜炎或胸腔积液常按悬饮证辨治；慢性支气管炎、支气管哮喘或心力衰竭病程中出现咳逆倚息，短气不得平卧，其形如肿为主要表现者可以按支饮证辨治；慢性胃炎、胃肠功能紊乱或不全性肠梗阻表现为心下满闷，呕吐清水痰涎，胃肠沥沥有声者可按痰饮证辨治；肾炎水肿初期表现以四肢肿胀重痛，无汗为主者可按溢饮证辨治。最后再根据患者的临床表现及舌苔脉象进行辨证分型、立法处方治疗。

痰饮病情复杂，辨证治疗同时，配合良好的调护对疾病好转治愈有积极意义。首先要注意加强体质锻炼，提高抗病能力。凡有痰饮病史者，平时应避免风寒湿冷，注意保暖；居住地要保持干燥，避免湿邪之侵袭；饮食宜清淡，忌甘肥生冷之物；戒烟酒；注意劳逸适度，以防诱发。

本病早期及时治疗，多能控制病情，预后良好。但若饮邪内伏或久留体内，正气不复，则其病多缠绵难愈。重者可因阳气衰弱，饮邪独盛，导致亡阳暴脱。

 病案分析

王某，男，62岁，就诊节气：清明。主诉：胸胁引痛伴寒热往来2天。患者1周前因寒战、高热、左胸胀痛到胸科医院就诊。经胸部X线检查提示：左侧大量胸腔积液。经胸腔穿刺常规检验提示：胸水比重1.108，蛋白含量3%，细胞计数主要为淋巴细胞，结核菌素试验为阳性。诊断为结核性胸膜炎、左侧大量胸腔积液，给予抗结核治疗后体温下降，两天前出现胸胁引痛、咳唾加重，伴寒热往来，再次胸腔穿刺时未能抽到胸水，遂来我院寻求中药治疗。目前患者左胸胁引痛，咳嗽、转侧疼痛加重，咳嗽痰少，气促，伴见寒热往来，身热起伏，精神不振，语音低微，乏力，心下痞硬，食欲不振，形体消瘦，舌质红，苔薄黄，脉弦略数。复查胸部X线提示：左侧包裹性胸腔积液。

中医诊断：悬饮（饮犯胸肺，邪郁少阳证）

西医诊断：结核性胸膜炎、左侧包裹性胸腔积液

中医治法：和解少阳，扶正祛邪

方　　药：小柴胡汤加减

柴胡 20g	黄芩 15g	法半夏 10g	泡参 15g
大枣 10g	生姜 3 片	甘草 10g	白术 15g
茯苓 15g	泽泻 15g	车前子 15g$^{(布包)}$	葶苈子 15g$^{(布包)}$
大腹皮 15g			

5 剂，水煎服，每日 1 剂，分两次服

西医治法：抗结核药治疗

患者服药 5 剂后体温恢复正常，胸痛明显减轻。效不更方，连服 10 剂，精神明显好转，胸痛缓解，食欲大增，复查胸部 X 线提示左侧胸膜粘连增厚，已无胸水。遂建议患者注意休息，避免过劳。随访半年未见复发。

病案点评：

该患为中老年男性，以胸胁引痛、寒热往来，咳嗽转侧疼痛加重为主要表现，胸部 X 线提示：包裹性胸腔积液。诊断符合悬饮—饮犯胸肺、邪郁少阳证。考虑患者年老，1 周前患结核性胸膜炎时高热寒战，虽经抗结核治疗体温下降，但正气已有耗伤，故应扶正祛邪，用小柴胡汤加减治疗。柴胡质轻清透散，苦味最薄，具有升降两性，能疏达半表半里之气机，使半表之阴阳条达，半里之郁滞疏解；黄芩苦寒清泄，气味较重，能清热燥湿以除烦满。柴芩合用，一清一散，相须为用，能解少阳半表半里之邪；法夏、生姜辛温性升，解除半里阴邪之凝聚，运脾输津，调理胃气，消痞散结，能治心下痞硬，不欲饮食。黄芩与法夏合用，具有辛开苦降之妙，辅佐柴胡升降两性。人参、甘草益气和中，扶正祛邪；大枣、生姜益胃气，和营卫，实里以防邪入；泽泻、云苓、车前子、葶苈子、大腹皮利水渗湿，祛邪外出，令邪有出路。全方和解少阳，疏利三焦，条达上下，宣通内外，和畅气机，从而达到治疗作用。

【参考文献】

1. 国家中医药管理局. 国家基本药物临床应用指南（中成药）（2012 年版）［M］. 北京：人民卫生出版社，2012.

2. 方药中，邓铁涛，李克光. 实用中医内科学［M］. 上海：上海科学技术出版社，1985：473.

3. 姚乃礼，王思成，徐春波. 当代名老中医典型医案集-第 2 辑内科分册气血津液肢体经络疾病［M］. 北京：人民卫生出版社，2014：108.

第五节　消　渴

 培训目标

要求住院医师具备本病的疾病评估和三消辨证能力；掌握中医分证论治方法和治疗原则；了解病证结合的诊疗思路；能够根据疾病分期和证候演变规律制订治疗方案，并指导患者坚持长期的饮食和运动锻炼，定期监测血糖等指标，定期随访，以预防或减缓本病并发症的发生和发展。

问题导入

1. 如何对消渴病病期进行正确评估？
2. 消渴病日久出现哪些并发症，如何辨证施治？

一、临床诊断

（一）疾病诊断

1. 口渴多饮、多食易饥、尿频量多、形体消瘦或尿有甜味等具有特征性的临床症状，是诊断消渴的主要依据。

2. 有的患者"三多"症状不显著，但若于中年之后发病，且嗜食膏粱厚味、醇酒炙煿，病久并发眩晕、肺痨、胸痹心痛、中风、雀目、疮痈等病证者，应考虑消渴的可能性。

3. 本病的发生与禀赋不足密切相关，故消渴病的家族史可供诊断参考。

根据以上临床症状即可诊断消渴病，结合血液（血糖、OGTT）、尿液等相关理化检查可明确诊断。

静脉血浆血糖是疑似消渴病患者的首选检查方法。消渴病前期人群，或消渴病疑似人群（有家族史者，反复早产、死胎、巨婴、难产、流产的经产妇，或屡发疮疖痈疽者，或皮肤及外阴瘙痒者）及消渴病高危人群（肥胖、高血压、冠心病、血脂异常）均需进行葡萄糖耐量试验（OGTT），以明确诊断。糖化血红蛋白（HbA1C）、空腹血浆胰岛素与胰岛素释放试验、C-肽释放试验、尿糖、尿比重等有助于明确辨病诊断。病情较重时，尚需查血尿素氮、肌酐，以了解肾功能情况；查血酮，以了解有无酮症酸中毒；查二氧化碳结合力以及血钾、钠、钙、氯化物等，以了解酸碱平衡及电解质情况。

（二）病类诊断

1. **上消**　消渴病以肺燥为主，多饮症状较突出者。
2. **中消**　消渴病以胃热为主，多食症状较突出者。
3. **下消**　消渴病以肾虚为主，多尿症状较突出者。

（三）病期诊断

1. **消渴前期**　一般无临床症状，多在健康体检或因其他疾病检查时发现，口服葡萄糖耐量试验（OGTT）确诊为本病前期。不少患者常首先发现或兼有高血压、肥胖、血脂异常等。

2. **消渴期**　典型的消渴病具有多饮、多食、多尿及体重下降；约50%的患者无症状，80% DM 患者以皮肤或外阴瘙痒、皮肤化脓性感染、视物模糊等为首发症状。

3. **并发症期**　急性并发症或慢性并发症引起的脏器功能障碍等可出现相应的表现，如四肢麻木、视力障碍、便秘或大便时干时稀、心悸心慌、眩晕、水肿、男子性欲低下、阳痿等。

二、病证鉴别

消渴病需与瘿病相鉴别，见表7-5-1。

表 7-5-1 消渴与瘿病鉴别要点

	消渴	瘿病
基本病机	阴虚燥热	阴虚火旺证
主症特点	多饮、多食、多尿	多食易饥，颈前有瘿肿
兼症	乏力，消瘦，或尿有甜味	消瘦，烦热心悸，急躁易怒，眼突等
治则	清热润燥、养阴生津	滋阴降火

三、病机转化

消渴病的病因比较复杂，禀赋不足、饮食失节、情志失调、劳欲过度等原因均可导致消渴。消渴病的病位在肺、胃、肾，尤以肾为关键。三脏之中，虽有所偏重，但往往又相互影响。其病性属本虚标实，病机主要在于阴津亏损，燥热偏盛，而以阴虚为本，燥热为标，两者互为因果。消渴病日久，则易发生以下两种病变：一是阴损及阳，阴阳俱损；二是病久入络，血脉瘀滞。血瘀是消渴病的重要病机之一，往往贯穿消渴病的始终。消渴病常病及多个脏腑，病变影响广泛，未及时医治以及病情严重患者，常可并发多种病证，如肺痨，白内障，雀目，耳聋，疮疖痈疽，中风偏瘫，水肿等。见图 7-5-1。

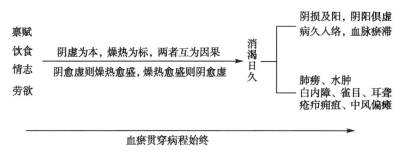

图 7-5-1 病机转化示意图

四、辨证论治

（一）治则治法

针对本病的基本病机，在治疗上当以清热润燥、养阴生津为基本治则。《医学心悟·三消》说："治上消者，宜润其肺，兼清其胃"；"治中消者，宜清其胃，兼滋其肾"；"治下消者，宜滋其肾，兼润其肺"。

本病常发生血脉瘀滞及阴损及阳的病变，以及易并发劳嗽、眼疾、痈疽等症，治疗应针对具体病情，及时合理地选用活血化瘀、清热解毒、滋补肾阴、温补肾阳等治法。

（二）分证论治

本病以多饮、多食、多尿及消瘦为临床特征，其中"三多"症状是作为上消、中消、下消临床分类的侧重症状，临床上往往同时存在，故治疗上有侧重润肺、养胃（脾）、益肾之别。如：上消以口渴多饮为特征，兼有口舌干燥，烦热多汗，舌边尖红，苔薄黄，脉洪数；中消以多食易饥为特征，兼有体瘦，口渴尿多，大便干燥，或能食与便溏并见等；

下消以尿频量多，混浊如膏为特征，兼有腰膝酸软，乏力等。消渴病上消主要为肺热津伤证，中消常分为胃热炽盛和气阴两虚证，下消常分为肾阴亏虚和阴阳两虚证。

消渴病的分证论治详见表7-5-2。

表7-5-2　消渴病分证论治简表

证候	治法	推荐方	常用加减
肺热津伤	清热润肺 生津止渴	消渴方	烦渴不止，尿频数，脉数乏力，选用玉泉丸或二冬汤
胃热炽盛	清胃泻火 养阴增液	玉女煎	大便秘结不行，可用增液承气汤
气阴两虚	益气健脾 生津止渴	七味白术散	口渴明显，加天花粉、生地；气短汗多，加五味子、山萸肉；食少腹胀，加砂仁、鸡内金
肾阴亏虚	滋阴固肾	六味地黄丸	五心烦热，盗汗，失眠，加知母、黄柏；尿量多而混浊，加益智仁、桑螵蛸；困倦，气短乏力，舌淡红，加党参、黄芪、黄精
阴阳两虚	滋阴温阳 补肾固涩	金匮肾气丸	阳痿，加巴戟天、淫羊藿、肉苁蓉；阳虚畏寒，加鹿茸

（三）临证备要

消渴病是现代社会中发病率甚高的一种疾病，尤以中老年病较多。早期发现、坚持长期治疗、生活规律、重视饮食控制的患者，其预后较好。儿童患本病者，大多病情严重。并发症是影响病情、损伤患者劳动力和危及患者生命的重要因素，应注意及早防各种并发症。控制食欲，对本病的治疗有极为重要的意义，少数患者经过严格而合理的食欲控制，即能收到良好的效果。瘀血是贯穿消渴病发病始终的重要病机，在治疗时当酌加活血化瘀的方药，以期提高疗效。

（四）常见变证的治疗

1. 白内障、雀目、耳聋　视物模糊，腰膝酸软，眩晕耳鸣，五心烦热，低热颧红，口干咽燥，多梦遗精，皮肤干燥，雀目，或蚊蝇飞舞，或失明，皮肤瘙痒，舌红少苔，脉细数，可用杞菊地黄丸或明目地黄丸加减以滋补肝肾，益精补血。

2. 疮毒痈疽　消渴病并发疮毒痈疽者，可选用五味消毒饮清热解毒，消散痈肿；在痈疽的恢复阶段，治疗上重视托毒生肌。

（五）其他疗法

1. 中成药治疗

（1）六味地黄丸：滋阴补肾。适用于用于肾阴亏损证。

（2）麦味地黄丸：滋肾养肺。适用于肺肾阴亏证。

（3）杞菊地黄丸：滋肾养肝。适用于肝肾阴亏证。

（4）金匮肾气丸：滋阴温阳。补肾固涩，适用于阴阳两虚证。

同时，要注意非消渴病药物的选用以治疗兼证，如肠热便秘者选复方芦荟胶囊或新清宁，阴虚肠燥者选麻仁润肠丸，失眠者选安神补心丸或天王补心丹，易感冒者选玉屏风颗粒，心烦易怒者选丹栀逍遥丸。另外，中西复方制剂：消渴丸，具有滋肾养阴、益气生津的作用，适用于气阴两虚而血糖升高的消渴患者。

2. 针灸、按摩　消渴患者进行针法治疗时要严格消毒，一般慎用灸法，以免引起烧灼伤。体针、耳针、耳穴贴压可以在消渴病的上、中、下消各个期应用，起到调和气血、通经活络的作用，达到调节血糖的疗效。消渴麻木、血痹、痛症患者亦可选用梅花针，取穴以脊柱两侧为主，病变在上肢加刺臂内、外侧、手掌、手背及指端点刺放血。病变在下肢加刺小腿内外侧、足背，以及足趾端点刺放血。手法：中度或重度刺激。肥胖或超重消渴患者可腹部按摩中脘、水分、气海等穴位。点穴减肥常取合谷、内关、足三里、三阴交。也可推拿面颈部、胸背部、臀部、四肢等部位以摩、揿、揉、按、捏、拿、合、分、轻拍等手法。

3. 药物外洗

（1）消渴麻木、血痹患者，可选用糖痛外洗方。共入搪瓷盆中，加水 5000ml 浸泡 100～200 分钟，文火煮沸后，再煮 30 分钟，离火后先熏手足，待药液温度降至 38～42℃ 时，再将手足入药液中浸泡 30 分钟。

（2）消渴并发脱疽、筋疽患者，可随证选用中药浸泡熏洗以清化湿毒，或清热解毒、活血化瘀法，或温通经脉法，药物煎汤温浸泡患足。

清化湿毒法，适用于脓水多而臭秽重、引流通畅者，药用土茯苓、马齿苋、苦参等煎汤，待温浸泡患足。

温通经脉法，适用于阳虚络阻者，药用桂枝、细辛、红花、苍术等煎汤，待温浸泡患足。

清热解毒、活血化瘀法，适用于局部红、肿、热、痛明显，热毒较甚者，药用大黄、毛冬青、枯矾等煎汤，待温浸泡患足。

中药浸泡熏洗时，应特别注意引流通畅和防止药液烫伤。

五、名医经验

1. 施今墨　治疗消渴病，除滋阴清热外，健脾补气法不可忽视。肾为先天之本，脾为后天之本，滋肾阴以下降安炎之火，补脾气以助运化之功，使水升火降，中焦健旺，气阴回复，糖代谢即可复常。故治疗消渴病有三消者，从脾、肺、肾入手，尤以脾肾为重点，予以毓阴清热、益气健脾为大法，选用增液汤合生脉散加减，随症治之，用药各斟其妙。药物组成：党参、麦冬、生地黄、五味子、黄芪、山药、苍术、玄参等。方中黄芪配山药、苍术配玄参，一阴一阳，一脾一肾，降血糖，除尿糖，确有效验。

2. 祝谌予　应用阴阳、脏腑、气血辨证思路，将消渴病分为气阴两虚、阴虚火旺、燥热入血、阴阳俱虚、瘀血阻络等五型进行辨证论治。其中气阴两伤、脉络瘀阻贯穿于疾病的始终，并予以降糖对药方作为基本方加减化裁，药物组成：生黄芪 30g、生地黄 30g、苍术 15g、玄参 30g、丹参 30g、葛根 10g。方中生黄芪配生地黄，取黄芪之补中益气、升阳、固膝理与生地黄之滋阴凉血、补肾固精的作用，防止饮食精微的漏泄，使尿糖转为阴性。苍术配玄参，取苍术之燥湿健脾敛精与玄参之滋阴降火的作用，补中寓消，滋而不腻，使燥热除，中焦健旺，气复阴回，糖代谢复常，则血糖自降。丹参配葛根，生津止渴，活血化瘀、祛瘀生新，提高降糖疗效。三组药对相配伍，益气养阴、活血化瘀，标本兼顾。

3. 李斯炽　人体司水之脏器，中医认为以脾肺肾为主，其在肺者称上消，在脾胃者称中消，在肾者称下消，此三脏功能失调，皆能导致消渴之证。消渴病主要症状为尿甜，尿量多，排尿次数亦多，口渴饮水多，吃食多，身体逐渐消瘦，肢体痿弱，精神恍惚。根据发病之新久，以辨别病势之轻重。如症象初起，病势不重者，治疗宜生津补水以降水撤热，常用方剂黄连丸、天花散、玉液汤。如病久不愈，症见眼目昏花，腰脚软弱，肌肤瘦削者，可用六味地黄丸或鹿茸丸以滋补强壮。如皮肤瘙痒或并发痈疽者，可常服六一汤。

 知识拓展

我国目前采用WHO（1999年）的糖尿病病因学分型体系。该分型体系和ADA的糖尿病分型体系相同，分型的基础根据病因学证据，即1型糖尿病、2型糖尿病、妊娠糖尿病和特殊类型的糖尿病四类。其中1型糖尿病、2型糖尿病和妊娠糖尿病是临床的常见类型。

心血管疾病是2型糖尿病的主要致残和致死原因。大量的循证医学证据显示包括生活方式干预、降血糖、降血压、调脂和抗血小板等综合治疗（标准治疗）是显著减少糖尿病大、小血管并发症和死亡发生风险的最有效措施。

2型糖尿病的一级预防是预防2型糖尿病的发生；二级预防是在已诊断的2型糖尿病患者中预防其并发症的发生；三级预防则是减少已发生并发症的进展、降低致残率和死亡率，改善患者的生存质量。一级预防策略：建议2型糖尿病高危人群（IGT、IFG）通过饮食控制和运动减少发生糖尿病风险，并定期随访，定期测血糖，密切关注心血管疾病危险因素，并给予适当治疗。二级预防策略：对新诊断和早期2型糖尿病患者采用严格控制血糖的策略来减少其并发症发生的风险。在没有明显糖尿病血管并发症但具有心血管疾病危险因素的2型糖尿病患者中采取降糖、降压、降脂（主要是降低LDL-C）和应用阿司匹林来预防心血管疾病和糖尿病微血管病变的发生。三级预防策略：在年龄较大、病程较长和已发生了心血管疾病的糖尿病患者中，要充分平衡血糖控制的利弊，应在个体化血糖控制的基础上采取降压、调脂（主要是降低LDL-C）和应用阿司匹林的措施来减少心血管疾病反复发生和死亡，并减少糖尿病微血管病变的发生的风险。

糖尿病控制与并发症试验（DCCT）、英国前瞻性糖尿病研究（UKPDS）等强化血糖控制的临床研究结果提示，处于糖尿病早期的患者中采用强化血糖控制可显著减少糖尿病微血管病变发生风险。UKPDS研究还显示，二甲双胍在肥胖和超重人群中的使用与大血管病变和死亡发生的风险显著下降相关。对DCCT、UKPDS中研究人群的长期随访结果显示早期强化血糖控制与长期随访中糖尿病微血管病变、心肌梗死和死亡发生的风险下降相关。

 病案分析

患者，男，57岁，就诊节气：春分。患者因多饮，多食，多尿6年余入院。患者于6年前无明显诱因出现口渴多饮，多食易饥，小便量多，夜尿尤甚，体重逐渐下降，腰膝酸软，一直未予以重视，亦未做相关检查与治疗。今因头晕头痛，遂由家人陪同到医院。入院时症见尿频量多，混浊如脂膏，腰膝酸软，乏力，头晕耳鸣，口干唇燥，皮肤干燥，多食易饥，睡眠欠佳，大便可，舌红苔少，脉细数。既往有高血压病史20年，未规律服药。专科检查：空腹血糖16.3mmol/L，尿糖（＋＋＋＋）。

中医诊断：消渴下消（肾阴亏虚证）

西医诊断：2 型糖尿病糖尿病肾病

中医治法：滋阴固肾

方　　药：六味地黄丸加减

生熟地黄各 30g	山茱萸 15g	茯苓 15g	泽泻 15g
五味子 10g	北沙参 20g	麦冬 20g	葛根 15g
当归 10g	黄连 5g	知母 15g	炙甘草 5g

15 剂，水煎服，每日 1 剂，分三次口服

经饮食与运动锻炼，服药半月后，患者尿频量多逐渐缓解，口渴感、饥饿感改善，嘱继续服用 2 月，并坚持饮食与运动，血糖控制尚可，病情趋于稳定。

病案点评：

本病案为中老年男性患者，慢性起病，以多饮，多食，多尿，体重进行性下降为主要症状，四诊合参，符合消渴病诊断，具有"三多一少"典型的临床特点。消渴之基本病机为阴津亏虚，燥热偏胜，阴津亏虚则虚火内生，上燔心肺则烦渴多饮，中灼脾胃则胃热消谷，多食易饥，肾失濡养，开阖固摄失权，则水谷精微直趋下泄，随小便而排出体外，则尿量频多。综上，患者尿频量多，夜尿尤甚，混浊如脂膏，伴有腰膝酸软，头晕耳鸣，结合舌脉，属消渴之下消肾阴亏虚证。治疗当以固本为主，既清热生津，又滋养肾阴，选六味地黄丸加减化裁，以奏滋阴固肾之功。消渴病之下消日久，应注意发生病变，随证治之。若烦渴，头痛，唇红舌干，呼吸深快，阴伤阳浮者，用生脉散加天门冬、鳖甲、龟板等育阴潜阳；如见神昏、肢厥、脉微细等阴竭阳亡危象者，可合参附龙牡汤益气敛阴，回阳救脱。

【参考文献】

1. 李方玲，牟新. 糖尿病临床常用中药指南 [M]. 北京：科学技术文献出版社，2010：324-325.
2. 单书健，陈子华. 古今名医临证金鉴-消渴卷 [M]. 北京：中国中医药出版社，2011：108-112.
3. 李方玲，牟新. 糖尿病临床常用中药指南 [M]. 北京：科学技术文献出版社，2010：321-323.
4. 胡荫奇，韩永刚. 名老中医治疗糖尿病经验 [M]. 北京：军事医学科学出版社，2006：7-12.
5. 中华医学会糖尿病学分会. 中国 2 型糖尿病防治指南 [M]. 北京：北京大学医学出版社，2011：9-11.
6. 闫镛. 糖痛外洗方治疗糖尿病周围神经病变 60 例 [J]. 河南大学学报（医学版），2005，02：57-58.

第六节　瘿　病

　培训目标

要求住院医师具备瘿病的疾病诊断及鉴别诊断能力；掌握本病中医分证论治方法和治疗原则；了解本病的病证结合的诊疗思路；能够根据本病的证候演变规律制订治疗方案，并指导患者适当休息，避免精神紧张等不良因素，定期监测甲状腺功能及抗体、甲状腺彩超等指标，定期随访，以预防病情加重。

问题导入

1. 瘿病的发病与气滞、痰凝、血瘀有何关系？
2. 临床上瘿病气郁痰阻、痰结血瘀、肝火旺盛、心肝阴虚四种证候各有何特点，怎么鉴别？
3. 试述瘿病的治疗原则。

一、临 床 诊 断

1. 瘿病以颈前喉结两旁结块肿大为临床特征，可随吞咽动作而上下移动。初起可如樱桃或指头大小，以后发展大者可如囊如袋，触之多柔软、光滑，一般生长缓慢，病程日久则质地较硬，或可扪及结节。

2. 女性多见，常有饮食不节，情志不舒的病史，或发病有一定的地区性。

3. 早期多无明显的伴随症状，发生阴虚火旺的病机转化时，可见低热、多汗、心悸、眼突、手抖、多食易饥、面赤、脉数等表现。若肿块在短期内迅速增大，质地坚硬，结节高低不平者，可能恶变，预后不佳。

根据病情可选择相关检查协助诊断。血清总三碘甲状腺原氨酸（TT3）、总甲状腺素（TT4）、血清游离三碘甲状腺原氨酸（FT3）、游离甲状腺素（FT4）、血清促甲状腺激素释放激素（TRH）兴奋试验、血清促甲状腺激素（TSH）释放试验、甲状腺抗体、甲状腺摄131碘率、甲状腺B超和甲状腺同位素扫描检查等，有助于进一步明确诊断及鉴别诊断。

二、病 证 鉴 别

瘿病应与瘰疬、消渴（中消）相鉴别，见表7-6-1，表7-6-2。

表7-6-1　瘿病与瘰疬鉴别要点

	瘿病	瘰疬
共同点	均可在颈项部出现肿块	
肿块具体部位	颈部正前方	颈项的两侧或颌下
肿块大小	一般较大	一般较小，每个约黄豆大小，个数多少不等

表7-6-2　瘿病与消渴（中消）鉴别要点

	瘿病	消渴（中消）
基本病机	阴虚火旺证	阴虚燥热
主症特点	多食易饥，颈前有瘿肿	多饮、多食、多尿
兼症	烦热心悸，急躁易怒，眼突等	乏力，消瘦，或尿有甜味
治则	滋阴降火	清热润燥、养阴生津

三、病 机 转 化

瘿病的病因主要是情志内伤、饮食及水土适宜，但也与体质因素密切相关。本病的病位主要在肝脾，与心有关。其病机关键是气滞、痰凝、血瘀壅结颈前。初期多为气机郁滞，津凝痰聚，痰气搏结颈前所致，日久引起血脉瘀阻，气、痰、瘀三者合而为患。瘿病的病理性质以实证居多，久病由实致虚，可见气虚、阴虚等虚候或虚实夹杂之候。在其病变过程中，常发生病机转化。如肝火旺盛及心肝阴虚的轻中度症患者，疗效较好，重症患者阴虚火旺的各种症状常随病程的延长而加重和增多，在出现烦躁不安、高热、脉疾等症状时，若不及时救治有可能出现昏迷，为病情危重的表现。瘿病日久，气郁化火，火郁伤阴，若因心阴亏虚，而致心神失养，常可以合并出现心悸证；若损伤脾气、脾阳，以致水湿失运，外溢肌肤，则可出现面目四肢浮肿之水肿证。见图 7-6-1。

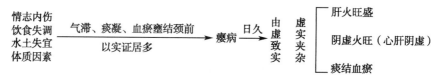

图 7-6-1 病机转化示意图

四、辨证论治

（一）治则治法

针对本病的基本病机，在治疗上以理气化痰，消瘿散结为基本治则。若瘿肿质地较硬，有结节者，配合活血化瘀；火郁伤阴而表现阴虚火旺者，以滋阴降火为主；热甚化毒者，则泻火解毒；日久耗伤正气，当以扶正，顾护气阴。

（二）分证论治

瘿病的辨证首先要辨明在气在血、火旺与阴伤的不同及病情的轻重。颈前肿块光滑，柔软，属气郁痰阻，病在气分；病久肿块质地较硬，甚则质地坚硬，表面高低不平，属痰结血瘀，病在血分。本病常表现为肝火旺盛及阴虚火旺证。如兼见烦热，易汗，性情急躁易怒，眼球突出，手指颤抖，面部烘热，口苦，舌红苔黄，脉数者，为火旺；如见心悸不宁，心烦少寐，易出汗，手指颤动，两目干涩，头晕目眩，倦态乏力，舌红，脉弦细数者，为阴虚。

瘿病的分证论治详见表 7-6-3。

表 7-6-3 瘿病分证论治简表

证候	治法	推荐方	常用加减
气郁痰阻	理气舒郁化痰消瘿	四海舒郁丸	胸闷、胸痛者，加柴胡、枳壳、香附、延胡索、川楝子；咽部不适，声音嘶哑者，加桔梗、牛蒡子、木蝴蝶、射干
痰结血瘀	理气活血化痰消瘿	海藻玉壶汤	结块较硬或有结节者，加黄药子、三棱、莪术、露蜂房、僵蚕、穿山甲；结块坚硬且不可移者，加土贝母、莪术、山慈菇、天葵子、半枝莲等
肝火旺盛	清肝泻火消瘿散结	栀子清肝汤合消瘰丸	手指颤抖，加石决明、钩藤、白蒺藜、天麻；多食易饥者，加生石膏、知母
心肝阴虚	滋阴降火宁心柔肝	天王补心丹或一贯煎	手指及舌体颤抖者，加钩藤、白蒺藜、鳖甲、白芍；耳鸣、腰膝酸软者，加龟板、桑寄生、牛膝、女贞子；消瘦乏力，妇女月经量少或经闭，男子阳痿者，加黄芪、太子参、山茱萸、熟地、枸杞子、制首乌

（三）临证备要

临证时甲状腺疾病无论有无甲状腺肿大，皆可参照本章辨证论治。许多消瘿散结的中药，如四海舒郁丸中的海带、海藻、海螵蛸、海蛤壳等的含碘量都较高，须注意若患者确系碘缺乏引起的单纯甲状腺肿大，此类药物可以大量使用，若属甲状腺功能亢进之症，则一般不主张使用。另外，黄药子具有消瘿散结，凉血降火之功效，治疗痰结血瘀证和肝火旺盛证时可配合应用。但黄药子有小毒，长期服用对肝脏损害较大，必须慎用，用量一般不超过10g。

治疗本病时应针对不同证候选择适当的疗程。瘿肿小、质软、病程短、治疗及时者，多可治愈。但瘿肿较大不易完全消散，治疗时间长，为了用药方便，可将药物改为丸剂、散剂使用。若肿块坚硬、移动性差、增长迅速，则须排除恶变可能。瘿病早期出现眼突者，属肝火痰气凝结，应治以化痰散结，清肝明目，药用夏枯草、生牡蛎、菊花、青葙子、蒲公英、石决明；后期出现眼突者，为脉络涩滞，瘀血内阻所致，应治以活血散瘀、益气养阴，药用丹参、赤芍、泽兰、生牡蛎、山慈菇、黄芪、枸杞子、谷精草等。

（四）常见变证的治疗

瘿病日久合并出现心悸，水肿等时，可参考有关章节辨证施治。

（五）其他疗法

1. 中成药治疗

（1）消瘿丸：散结消瘿。适用于痰火郁结所致的瘿瘤初起或单纯型地方性甲状腺肿。

（2）甲亢灵片：平肝潜阳，软坚散结。适用于瘿病之有阴虚阳亢症状者。

2. 针灸及耳穴　根据病情辨证施治选择针刺，实证针用泻法，虚证针用平补平泻法。也可选用中药膏剂穴位贴敷辅助治疗。耳穴压豆是我国的一种传统的中医治疗方法，是将王不留行籽按压耳部皮肤的相应穴位上，通过疼痛刺激，以达到治疗疾病、缓解症状的目的。操作方法：确定主辅穴位。以酒精棉球轻擦消毒，左手手指托持耳郭，右手用镊子夹取割好的方块胶布，中心粘上准备好的药豆，对准穴位紧贴压其上，并轻轻揉按1~2分钟。每次以贴压5~7穴为宜，每日按压3~5次，隔1~3天换1次，两组穴位交替贴压，两耳交替或同时贴用。5次为一疗程，两疗程后评定疗效。

五、名 医 经 验

1. 陈实功　人生瘿瘤之症，非阴阳正气结肿，乃五脏瘀血浊气痰滞所成。治疗上，初起无表里之症相兼，但结成形者，宜行散气血。已成无痛无痒，或软或硬，色白者，痰聚也，宜行痰顺气。已成色红，坚硬渐大，微痒微疼者，宜补肾气，活血散坚。形如茄蒂，瘤大下垂者，用药点其蒂，茄落生肌收敛。已破流脓不止，瘤仍不消，宜健脾胃为主，佐以化坚。已溃出血不常，瘤口开放者，宜养血凉血，佐以清肝。溃后瘤肿渐消，脾弱不能收敛者，补肾气，兼助脾胃。

2. 陈如泉　善于采用中西医结合治疗甲状腺相关疾病，尤其注重中草药的选用，其喜用果实种子类药。临床见颈前肿大，辨证属痰气瘀阻而无结节者，常用三子养亲汤加穿山龙、橘叶等药物，若见甲状腺囊肿者，又加用瞿麦及薏苡仁。症见颈前肿大，辨证属痰血瘀阻伴有结节者，常选用急性子、桃仁等活血药，并配合鬼箭羽、郁金、猫爪草及浙贝母等，酌加土鳖虫、水蛭或蜣螂虫等虫类药搜剔络脉。症见视物不清、重影及畏光流泪，除用刺蒺藜、茺蔚子、青葙子、决明子、车前子等疏肝祛风退翳，又常根据病情加减用药，目珠明显突出者，用水蛭、浙贝母、泽泻等；眼突日久难治者，重用黄芪或少量使用制马钱子；并涉及眼睑，如上睑退缩者，用钩藤、僵蚕；上睑下垂者，选黄芪、葛根；眼睑浮肿者，择防风、蝉蜕而用。甲亢属气阴两虚者，常见双眼干涩、眼胀、乏力及自汗、盗汗等，常以女贞子、枸杞子、桑椹子、五味子养肝滋肾明目此类药，配合大剂量黄芪、二至丸及八珍汤加减而用。甲减属脾肾阳虚者，常见怕冷、形体肥胖或大便秘结，常同时使用巴戟天、淫羊藿、续断及黄芪等，见大便难者，肉苁蓉、生首乌、桑椹子亦可用之。亚甲炎患者常以发热及颈部剧痛拒按为苦，用小柴胡汤加减，除加用连翘、龙葵子、栀子、牛蒡子、川楝子等子实药清热解毒止痛外，还可加用玄胡、土贝母、蚤休及郁金等。

3. 张达旭　认为甲状腺功能亢进症，是由于甲状腺素分泌过多引起的一种综合征。临床以高代谢症群，神经和血管兴奋性增强，不同程度的甲状腺肿大及突眼等为特征。认为本病当属中医学的"瘿病"、"怔忡"病范畴，辨证分肝经实火、气郁痰结、心肝阴虚、心肾阴虚四型，治则与选方如下：肝经实火型，治以清肝泻火，予龙胆泻肝汤化裁加减；气郁痰结型，治以疏肝解郁、化痰消瘿，予逍遥散化裁加减；心肾阴虚型：治以滋阴养精、补心益肾；心肝阴虚型：治以滋阴养血，补心柔肝，予天王补心丹化裁加减。

 知识拓展

西医学中以甲状腺肿大为主要临床表现的疾病可参照本节辨证论治，如单纯性甲状腺肿、甲状腺功能亢进症、甲状腺炎、甲状腺瘤、甲状腺癌等。目前甲状腺功能亢进症的诱发与自身免疫、遗传和环境等因素密切关系，其中以自身免疫因素最为重要，但其发病机制尚未完全阐明。其临床表现包括甲状腺毒症、甲状腺肿、眼征（单纯性突眼、浸润性眼征）、甲状腺危象、甲状腺毒症性心脏病、淡漠型甲亢、T_3 型甲状腺毒症、亚临床甲亢、妊娠期甲状腺功能亢进症、胫前黏液性水肿以及 Graves 眼病。

目前针对甲状腺功能亢进症一般治疗有三种方法：抗甲状腺药物（ATD）、^{131}I 和甲状腺次全切除手术治疗。ATD 的作用是抑制甲状腺合成甲状腺激素，^{131}I 和手术治疗则是通过破坏甲状腺组织、减少甲状腺激素的产生来达到治疗目的。三种疗法各有利弊。抗甲状腺药物治疗可以保留甲状腺产生激素的功能，但是疗程长、治愈率低，复发率高；131 碘和甲状腺次全切除都是通过破坏甲状腺组织来减少甲状腺激素的合成和分泌，疗程短，治愈率高，复发率低，但甲减的发生率显著增高。

甲状腺危象也称为甲亢危象，表现为所有甲亢症状的急骤加重和恶化，多发生于较重甲亢未予治疗或治疗不充分的患者。常见诱因有感染、手术、创伤、精神刺激等。临床表现有：高热或过高热，大汗，心动过速（140 次/分以上），烦躁，焦虑不安，谵妄，恶心，呕吐，腹泻，严重患者可有心力衰竭，休克及昏迷。治疗：去除诱因。注意保证足够热量及液体补充，每日补充液体 3000～6000ml。高热者，积极降温。有心力衰竭者使用洋地黄及利尿剂。优先使用 PTU，因为该药可以阻断外周组织中 T_4 向具有生物活性的 T_3 转换。Graves 眼病（GO）也称为浸润性突眼、甲状腺相关性眼病（TAO）。近年来倾向于称为 Graves 眶病（Graves' orbitopathy，GO）。患者自诉眼内异物感、胀痛、畏光、流泪、复视、斜视、视力下降；检查见突眼（眼球凸出度超过正常值上限 4mm），眼睑肿胀，结膜充血水肿，眼球活动受限，严重者眼球固定，眼睑闭合不全、角膜外露而形成角膜溃痒、全眼炎，甚至失明。眶 CT 发现眼外肌肿胀增粗。Graves 眼病的治疗需要区分病情程度，轻度 GO 一般呈自限性，以局部和控制甲亢为主；中度和重度 GO 在上述治疗基础上强化治疗。

甲状腺肿一般不需要治疗。对甲状腺肿大明显者可以试用左甲状腺素（L-T_4），但是治疗效果不显著。给予 L-T_4 时应当从小剂量开始，以避免诱发和加重冠心病。对甲状腺肿大明显、有压迫症状者应采取手术治疗。

 病案分析

患者，女，27 岁，就诊节气：立秋。平时多思且性情急躁。两年前颈前正中出现一肿块，逐渐增大，质软无压痛，至某医院检查诊断为甲状腺瘤，需手术治疗。因有顾虑而来本院要求中药治疗。就诊时症见烦躁不安，心悸不宁，手指颤动，时有汗出，眼干、目眩，倦怠乏力，夜寐多梦，二便可，舌质红，苔白，脉弦细数。既往无特殊。专科检查：颈前正中触及约有鸽蛋大肿块，质软无压痛，边缘清楚。甲状腺彩超结果示：甲状腺右侧叶低回声结节。

中医诊断：瘿病（心肝阴虚证）

西医诊断：甲状腺肿大

中医治法：滋阴降火，宁心柔肝

方　　药：天王补心丹加减

生地黄 20g	玄参 10g	麦冬 10g	天冬 10g
人参 10g	茯苓 10g	五味子 10g	当归 10g
酸枣仁 10g	丹参 10g	柏子仁 10g	远志 10g
钩藤 20g(后下)	白芍 10g		

15 剂，水煎服，每日 1 剂，分三次口服。

经适当休息，舒畅心情，服药半月后，患者心悸、手颤、睡眠等逐渐改善，嘱继续服用 2 月，保持心情舒畅，避免忧思郁怒，长期随访，颈下结节已开始缩小，烦躁易怒、倦怠乏力等情况明显缓解，病情趋于好转。

病案点评：

本病案为青年女性患者，慢性起病，以颈下瘿肿、烦躁易怒、心悸、手颤为主要症状，四诊合参，符合瘿病诊断，具有颈前出现肿块的临床特征。瘿病之基本病机为气滞、痰凝、血瘀壅结颈前。患者平素多思且性情急躁，肝郁则气滞，脾伤则气结，气滞则津停，脾虚则酿生痰湿，痰气交阻，血行不畅，则气、血、痰壅结而成颈前肿块，气滞痰阻未及时治疗则气滞日甚故肿块渐大，病在气分故质软无压痛。患者患病 2 年，肝郁日久化火，火热内盛，热扰心神则心悸不宁，夜寐多梦。肝火伤阴，肝阴不足，则眼干目眩，肝阴血失于濡养则手指颤动，倦怠乏力。结合舌脉，属瘿病之心肝阴虚证。治疗当以固本为主，既滋阴降火，又养心安神，选择天王补心丹加减化裁，以奏滋阴降火，宁心柔肝之功。在病程中，嘱患者适当休息，保持心情舒畅，注意饮食调摄，同时要密切观察瘿肿的形态、大小、质地软硬及活动度等方面的变化，如瘿肿经治不消，增大变硬，应高度重视，防止恶变。

【参考文献】

1. 中华中医药学会. 中医内科常见病诊疗指南-中医病证部分［M］. 北京：中国中医药出版社，2008：124-125.
2. 单书健，陈子华. 古今名医临证金鉴-肿瘤卷［M］. 北京：中国中医药出版社，2011，88-91.
3. 董艳. 陈如泉运用子实类药治疗瘿病经验举隅［J］. 湖北中医杂志，2013，35（3）：23-24.
4. 陆再英，钟南山. 内科学［M］. 北京：人民卫生出版社，2008：712-715.
5. 中华医学会内分泌学分会. 中国甲状腺疾病诊治指南［M］. 北京：中国中医药出版社，2009.

第七节　汗　　证

培训目标

要求住院医师具备本病的诊断能力；掌握中医分证论治方法；了解病证结合的诊疗思路；能够根据自汗盗汗及证候制订治疗方案，灵活使用止汗药物。

问题导入

1. 人体正常的出汗与汗证如何区别？
2. 自汗和盗汗如何鉴别诊断和治疗？
3. 如何灵活运用止汗药物？

一、临床诊断

（一）疾病诊断

1. 不因外界气候、运动和饮食等生活环境因素的影响，头面、颈胸、四肢或全身出汗超出正常者，是诊断本病的主要依据。

2. 昼日汗出溱溱，动则益甚者为自汗；寐中汗出津津，醒后自止者为盗汗；战汗主要发生在外感病中，具有全身战栗而汗出的特点；脱汗主要见于危重病人，全身大汗淋漓，或汗出如油，并伴亡阴、亡阳等危重证；黄汗为汗出如柏汁，染衣着色。

3. 理化检查有助于原发病的诊断。

（二）病类诊断

不因外界环境影响，在头面、颈胸、或四肢、全身出汗者，昼日汗出溱溱，动则益甚为自汗，睡眠中汗出津津，醒后汗止为盗汗，除外其他疾病引起的自汗、盗汗。作为其他疾病过程中出现的自汗、盗汗，因疾病不同，各具有该疾病的症状及体征，且出汗大多不居于突出地位。有病后体虚、表虚受风、思虑烦劳过度、情志不舒、嗜食辛辣等易于引起自汗盗汗病因存在。

二、病证鉴别

1. 战汗与脱汗的鉴别诊断，见表7-7-1。

表7-7-1　战汗与脱汗鉴别要点

	战汗	脱汗
基本病机	邪正交争	气津外脱
主症	恶寒战栗，全身汗出	大汗淋漓，汗出如珠
兼症	发热口渴烦躁	声低息微，精神疲惫，四肢厥冷
脉象	汗出脉静	脉微欲绝

2. 自汗与盗汗的鉴别诊断，见表7-7-2。

表7-7-2　自汗与盗汗鉴别要点

	自汗	盗汗
基本病机	气虚不固，津液外泄	阴虚火旺，灼津外泄
主症	白昼时时汗出，动则益甚	睡梦中汗出，醒后即止
兼症	神疲乏力，面色少华	面色潮红，五心烦热
脉象	弱无力	细数

三、病 机 转 化

汗证的病机转化示意图，见图7-7-1。

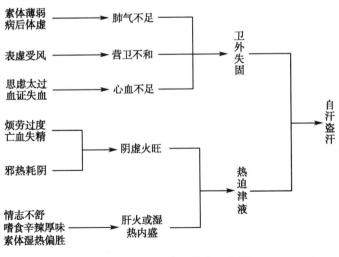

图 7-7-1　汗证病机转化示意图

四、辨 证 论 治

（一）治则治法

治疗原则虚证当根据证候的不同而治以益气、养阴、补血、调和营卫；实证当清肝泄热，化湿和营；虚实夹杂者，则根据虚实的主次而适当兼顾。此外，由于自汗、盗汗均以腠理不固、津液外泄为共同病变，故可酌加麻黄根、浮小麦、糯稻根、五味子、瘪桃干、牡蛎等固涩敛汗之品，以增强止汗的功能。

（二）分证论治

辨证要点应着重辨明阴阳虚实。一般来说，汗证以属虚者多。自汗多属气虚不固；盗汗多属阴虚内热。但因肝火、湿热等邪热郁蒸所致者，则属实证。病程久者或病变重者会出阴阳虚实错杂的情况。自汗久则可以伤阴，盗汗久则可以伤阳，出现气阴两虚或阴阳两虚之证。需要结合患者具体的病机特点而行论治，不可见证补虚，以防留寇。见表7-7-3。

表7-7-3　汗证分证论治简表

证候	治法	推荐方	常用加减
肺卫不固	益气固表	玉屏风散	汗出多者，加浮小麦、糯稻根、牡蛎； 气虚甚者，加党参、黄精；兼有阴盛者，加麦冬、五味子
营卫不和	调和营卫	桂枝汤	汗出多者，加龙骨、牡蛎； 兼气虚者，加黄芪；兼阳虚者，加附子
心血不足	补心养血	归脾汤	汗出多者，加五味子、牡蛎、浮小麦； 血虚甚者，加制首乌、枸杞子、熟地
阴虚火旺	滋阴降火	当归六黄汤	汗出多者，加牡蛎、浮小麦、糯稻根； 潮热甚者，加秦艽、银柴胡、白薇
邪热郁蒸	清肝泄热 化湿和营	龙胆泻肝汤	郁热较甚，小便短赤者，加茵陈

（三）临证备要

本病需辨汗气味，汗量大小，出汗部位。因引起出汗的原因不同，汗液的气味也不同。外感六淫邪气，如风邪袭表，或卫阳不足，肌表不固，汗出多无气味。气分实热壅盛，或久病阴虚火旺之人，汗出量多而有酸腐之气。痹证若风湿之邪久羁肌表化热，也可汗出色黄而带有特殊的臭气。阴水患者若出汗伴有"尿臊气"则是病情转危的险候。头汗多因上焦邪热或中焦湿热上蒸，逼津外泄；或病危虚阳浮越于上所致。半身汗可见于中风先兆、中风证、痿证、截瘫等病。多因患侧经络闭阻，气血运行不调所致。手足汗多因热邪郁于内或阴虚阳亢，逼津外出而达于四肢所致。

本病辨证与病程有关。如患者有汗，病程短，伴有发热恶风等症状，属太阳中风表虚证，是外感风邪所致。患者若大汗不已，伴是里热炽盛，若冷汗淋漓，或汗出如油，是久病重病正气大伤，阳气外脱，津液大泄，白天经常汗出不止，活动后尤甚，多见于气虚或阳虚证。睡则汗出，醒则汗止，属阴虚患者，先恶寒战栗，表情痛苦，辗转挣扎，继而汗出者，多见外感热病的过程中，邪正相争剧烈之时，是疾病发展的转折点。

除此之外，应着重辨明阴阳虚实。一般来说，汗证以属虚者多。自汗多属气虚不固；盗汗多属阴虚内热。但因肝火、湿热等邪热郁蒸所致者，则属实证。病程久者或病变重者会出阴阳虚实错杂的情况。自汗久则可以伤阴，盗汗久则可以伤阳，出现气阴两虚或阴阳两虚之证。

汗证的治疗，虚证当根据证候的不同而治以益气、养阴、补血、调和营卫；实证当清肝泄热，化湿和营；虚实夹杂者，则根据虚实的主次而适当兼顾。此外，由于自汗、盗汗均以腠理不固、津液外泄为共同病变，故可酌加麻黄根、浮小麦、糯稻根、五味子、瘪桃干、牡蛎等固涩敛汗之品，以增强止汗的功能。

（四）其他疗法

1. 中成药治疗

（1）玉屏风丸：益气固表。适用于表虚不固之自汗者。

（2）黄芪止汗冲剂：益气敛汗。适用于气虚证之自汗者。

（3）知柏地黄丸：滋阴清热。适用于阴虚证之潮热盗汗的治疗。

（4）虚汗停颗粒：益气养阴，固表敛汗。适用于气阴不足自汗、盗汗及小儿盗汗。

（5）参芪膏：补脾益肺。适用于脾肺气虚之自汗。

（6）大补阴丸：滋阴降火。适用于阴虚火旺之潮热盗汗。

2. 针灸

（1）肺卫不固：汗出恶风，稍劳尤甚，易于感冒，体倦乏力，面色少华，苔薄白，脉细弱。主穴：风池、风门、肺俞、曲池、外关、合谷。

（2）营卫不和：汗出恶风，周身酸楚，时寒时热，或表现半身、局部出汗，苔薄白，脉缓。主穴：风池、风门、肺俞、曲池、外关、合谷、后溪。

（3）阴虚火旺：夜寐盗汗，或有自汗，五心烦热，或兼午后潮热，两颧色红，口渴，舌红少苔，脉细数。主穴：心俞、膈俞、肾俞、命门、气海、关元、足三里、三阴交、阴郄、太冲。

（4）邪热郁蒸：蒸蒸汗出，汗易染衣，面赤烘热，烦躁口苦，小便色黄，苔薄黄，脉弦数。主穴：风池、大椎、曲池、外关、合谷、期门、章门、阳陵泉、足三里、太冲、三阴交。

3. 外治法

五倍子脐疗　将五倍子（或配伍其他药物）研末，每晚睡前取适量加温水调揉成软面状，填平脐孔用胶布固定，次晨拔除，连续敷贴1周左右。可以使脐部皮肤上的各种神经末梢进入活动状态，借以促进人体的神经、体液调节作用和免疫功能，改善各组织器官的功能活动，抑制汗腺非正常分泌从而达到敛汗止汗作用。

五、名医经验

1. 朱丹溪　仲景桂枝汤，治外感风邪自汗之圣药也。黄芪建中汤，治外感夹气虚自汗之剂也。东垣补中益气汤，治伤寒气虚自汗之妙剂也。甚者六脉浮软而虚，本方加附子以治阳虚，其效如鼓应桴。如左寸脉浮洪而自汗者，心火炎也，本方倍参，加麦门冬、五味子、黄连各五分。如左关脉浮弦而自汗者，夹风邪也，本方加桂枝、芍药各五分。若不阴虚，只有桂枝汤可用也。右关脉浮洪无力而自汗者，只宜本方倍参、而自愈。右尺脉洪数无力而自汗或盗汗者，相火夹君火之势而克伐肺金也，本方加黄连、黄芩、黄柏各五分，只用当归六黄汤。左尺脉浮洪无力而自汗者，水亏火盛也，本方加知母、黄柏各五分，熟地黄一钱，壮水之主，以制阳光也。凡内伤及一切虚损之证自汗不休者，总用补中益气汤，少加附子、麻黄根、浮小麦，其效捷如影响。但升麻柴胡俱用蜜水制炒，以杀其升发勇悍之性，又欲其引参、等药至肌表，故不可缺也，凡上所云，皆指内伤虚损自汗之证，故皆以补中益气汤为主治之药也。

2. 李七一　临床见自汗盗汗者，并非皆虚，有火热上攻蒸腾津液迫汗外出的，有痰湿内蕴，多由脾胃受损，运化失司，致湿邪内蕴，阻遏气机，致阳气不固，阴气不守，入夜外泄，而见夜寐盗汗。临床上亦以睡着汗出，醒来汗止为主症，或伴有全身困重、胸闷不舒、脘痞胀满、不思饮食、大便不畅、苔白厚腻、脉弦滑等水湿停留症状，即湿浊过多，人体排湿而汗的。此外亦有因瘀血致汗的，临床较为少见。治疗上不必强分自汗盗汗，而当找出患者的病理因素依据病机而行论治，治疗的方法可由营卫不和应用桂枝汤，气虚卫表不固应用玉屏风散，痰湿为患的可于苓桂术甘、二陈等化痰湿之品，瘀血致汗可予血府逐瘀汤。除此之外，临床上常见的汗证患者多有火热壅盛的表现。在辨证论治的基础上，常常使用当归六黄加知母石膏汤加减，或酌加佐白术、白芍药、山药，白扁豆，浮小麦健脾化湿之品，或佐以乌梅、麻黄根、煅龙牡等敛汗之品，临床用之往往效如桴鼓。当归六黄汤为盗汗之圣药。药物组成为当归、黄芪、黄柏、黄连、黄芩、生地黄、熟地黄，其作用在于益气养阴兼清火热，李教授应用该方时，往往只取其中黄连、黄芩、黄柏清热，并且加用知母坚阴，大剂量生石膏泻火，并根据需要应用地黄、黄芪、当归等品益气养阴。

 知识拓展

关于多汗症目前尚无统一的诊断标准。2004 年美国皮肤病协会 John Hornberger 组织了一个包括 20 多家单位专家组成的协作小组，制定了以下诊断参考标准：无明显诱因肉眼可见汗腺分泌亢进持续 6 个月以上并符合以下条件的两项者即可确诊：①双侧出汗部位对称；②一周至少发作一次；③发病年龄小于 25 岁；④有阳性家族史；⑤睡眠时无多汗；⑥影响日常的工作生活。如果伴有发热、夜汗、体重减轻应注意存在继发性多汗的可能。

西医学常用治疗多汗症的方法

1. 外用止汗剂　外用的止汗剂的好处是简单易用，常用的有效止汗剂成分多含 aluminium chloride（e. g. Drysol），但只适合轻微的多汗问题，而经多月使用后，止汗效果亦会减退。临床可用 0.5% 醋酸铝溶液，5% 明矾溶液或 5% 鞣酸溶液，每日 1 次浸泡，每次 15～20 分钟。2.3%～5% 福尔马林溶液，10% 鞣酸溶液，20% 氯化铅溶液局部涂搽掌跖部，每日 1～2 次。掌跖部用乌洛托品粉或足粉搓搽，每日 1 次。应防止局部过于干燥，脱屑及皲裂。

2. 自来水电解　利用微弱电压透过浸入自来水将双手或双脚通电，每星期进行数天，能有效地抑制汗水的分泌。止汗的原理相信是基于电流的作用，干扰汗腺的正常分泌。此方法的限制是比较繁复费时，而且需要重复施行，不是根治的方法。

3. 肉毒杆菌提取物注射　用肉毒杆菌提炼出来的神经阻隔剂，已证实能有效地医治面部痉挛及去除皱纹。肉毒杆菌的局部微量注射于手掌或腋下，能阻隔汗腺的神经的传递，抑制汗水的分泌，效果可维持 6 个月，需要时重复注射。

4. 汗腺切除　汗腺的切除手术适用于腋下多汗症，原理是透过腋下切口，将腋下皮层下的汗腺及顶泌腺切除，手术可在局部麻醉下进行，而并发症极少，成功率高于九成，但因手掌的结构复杂及重要，因此汗腺切除手术不能应用于手掌多汗症。

5. 抽脂法除汗腺　抽脂法是近年改良的腋下汗腺切除新方法，原理和以上 4 的一样，不过是以特别的抽脂管配合先进技术代替手术刀，将腋下的汗腺抽除。抽脂法的好处是能将本来约 2 寸长的伤口缩小至约 3mm 的小孔，令病人手术后的康复时间及瘢痕大大减少。

6. 交感神经切除　因汗腺是由胸内的交感神经所控制，所以切除相关的交感神经是根治多汗症的方法。现行先进的手术技术是利用内镜经胸部小孔切口进入胸腔内，切除胸部第二至第四/五交感神经节（thoracoscopic sympathectomy），此微创伤手术的出现已完全取代了旧有的胸部切开法，而病人的康复时间及手术的安全性亦大大改善。交感神经切除特别适用于同时有手掌及腋下多汗症的病人，成功率大于九成。但对于单是腋下多汗的病人，成功率只有约四成，所以此类患者较适宜接受比较简单的抽脂去除腋下汗腺方法。交感神经切除后对身体的健康没有大的影响，少数的病人可能会有数月过渡性容易面红及下肢增加汗水分泌的情况。

 病案分析

患者，女，37岁。出汗、失眠2年。出汗起于小产后风，小三阳。自、盗汗，汗后身凉伴恶风，手足心发热，全身关节肌肉酸痛，寐差，夜睡4小时，入睡尚可，醒后不易复眠，伴烦躁不安；脉浮滑数，舌偏红，舌下络脉显露，苔薄黄腻。甲状腺功能检查（－）。

中医诊断：汗证（阴虚火旺证）

西医诊断：多汗症

中医治法：滋阴清热，凉血化瘀

方　　药：当归六黄汤加减

知母 10g	炒黄柏 10g	黄芩 10g	生熟地各 10g
当归 10g	生炙黄芪各 10g	黄连 5g	熟枣仁 30g
制附片 10g	防风己各 10g	生石膏 30g(先煎)	怀牛膝 10g
青风藤 30g			

7剂，水煎服，每日1剂，分两次服

药后出汗、全身酸痛减轻，睡眠好转。

病案点评：

该患者为典型的阴虚火旺患者，先以当归六黄加知母石膏汤原方为主方治疗，二诊患者用药后浮火渐消，临床表现为阳气亏虚的表现，加大附子、黄芪用量，并加用桂枝等温阳固表之品，又恐地黄滋敛故去之，后在加用桂附的基础上将石膏增量至60g，患者汗出渐止，增服至21剂，汗证痊愈。

【参考文献】

1. 吴勉华. 中医内科学［M］. 北京：中国中医药出版社. 2012：39.
2. 赵辨. 临床皮肤病学［M］. 南京：江苏科学技术出版社. 2001：1364.
3. 明·虞抟. 医学正传［M］. 北京：中国医药科技出版社. 2011：180.

第八节　内伤发热

 培训目标

要求住院医师具有独立诊治内伤发热的能力，掌握内伤发热的病因病机及中西医结合的诊治思路，掌握与外感发热的鉴别及相关的辨病知识，掌握内伤发热各证型的辨证要点及治疗原则，并能够针对不同病机进行辨证立法处方。

1. 哪些疾病的发热可以按内伤发热辨治？
2. 内伤发热的患者复感外邪如何治疗？
3. 内伤发热属气虚兼湿热证、阴虚兼血瘀证如何治疗？

一、临 床 诊 断

1. 内伤发热起病缓慢，病程较长，多为低热，或自觉发热，而体温并不升高，表现为高热者较少。

2. 临床表现不恶寒，或虽有怯冷，但得衣被则温或兼见头晕、神疲、自汗、盗汗、脉弱等症。

3. 一般有气、血、阴、阳亏虚或气郁、血瘀、湿阻的病史，或有反复发热史。

具备以上 3 点即可诊断内伤发热。结合辅助检查可以明确西医诊断。

因内伤发热可涉及许多疾病，作必要的实验室检查，可进一步协助诊断。血、尿、粪常规检查，血沉测定，心电图以及胸部 X 线摄片应作为慢性发热时必须进行的检查。怀疑结缔组织疾病时，作链球菌溶血素"O"效价测定、血中狼疮细胞检查以及有关血清免疫学检查。怀疑肝脏疾病时，作肝功能检查。怀疑甲状腺疾病时，作甲功及基础代谢检查。有不明原因的严重贫血时，须作骨髓穿刺检查。

二、病 证 鉴 别

内伤发热与外感发热的鉴别见表 7-8-1。

表 7-8-1　内伤发热与外感发热的鉴别要点

	内伤发热	外感发热
病因	久病体虚、饮食劳倦、情志失调、外伤出血	感受外邪
起病	缓慢	较急
发热特点	低热或自觉发热，不恶寒，或虽有怯冷，但得衣被则温	热度大多较高，伴有恶寒，其恶寒得衣被而不减
伴见症状	头晕、神疲、自汗、盗汗、脉弱等	头身疼痛、鼻塞、流涕、咳嗽、脉浮
病机关键	脏腑功能失调，阴阳失衡所导致	感受外邪、正邪相争

三、病 机 转 化

内伤发热的病因主要为久病体虚、饮食劳倦、情志失调、外伤出血；病机关键是脏腑功能失调，气血阴阳亏虚；病位涉及五脏六腑；病性分虚、实两类。气郁化火、瘀血阻滞及痰湿郁热所致者属实；中气不足、血虚失养、阴精亏虚及阳气虚衰所致者属虚。本病可由一种或多种病因同时引起发热，如气郁血瘀、气阴两虚、气血两虚等；久病往往由实转虚，由轻转重，虚实兼夹而使病情复杂。见图 7-8-1。

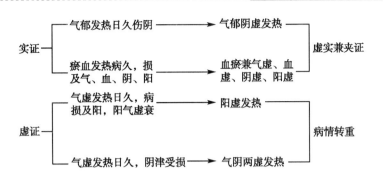

图7-8-1　病机转化示意图

四、辨证论治

（一）治则治法

以补虚泻实，调理阴阳为原则。属实者，治宜解郁、活血、除湿为主，适当配伍清热；属虚者，应益气、养血、滋阴、温阳，除阴虚发热可适当配伍清退虚热的药物外，其余应均以补为主；虚实夹杂者，宜兼顾之。

（二）分证论治

内伤发热的辨证论治应分辨虚实，实证应明辨气郁、痰湿、瘀血，辨证要点见表7-8-2；虚证应分清气、血、阴、阳亏虚，辨证要点见表7-8-3；内伤发热分证论治见表7-8-4。

表7-8-2　气郁、痰湿、血瘀发热的辨证要点

	实证		
	气郁	痰湿	血瘀
证机概要	气郁日久，化火生热	痰湿内蕴，壅遏化热	血行瘀滞，瘀热内生
发热特点	发热多为低热，热势常随情绪波动而起伏	低热，午后热甚，心内烦热	午后或夜晚发热，或自觉身体某些部位发热
兼见症状	精神抑郁，胁肋胀满，烦躁易怒，口干而苦，纳食减少	胸闷脘痞，不思饮食，渴不欲饮，呕恶，大便稀薄或黏滞不爽	口燥咽干不欲饮，肢体或躯干有固定痛处或肿块，面色萎黄或晦黯
舌脉	舌红，苔黄，脉弦数	舌苔白腻或黄腻，脉濡数	舌质青紫或有瘀点、瘀斑，脉弦或涩

表7-8-3　气虚、血虚、阴虚、阳虚发热的辨证要点

	虚证			
	气虚	血虚	阴虚	阳虚
证机概要	中气不足 阴火上乘	血虚失养 阴不配阳	阴虚阳盛 虚火内炽	肾阳亏虚 火不归元

续表

	虚证			
	气虚	血虚	阴虚	阳虚
发热特点	热势或低或高，常在劳累后发作或加剧	多为低热	午后潮热，或夜间发手足心热	发热而欲近衣，形寒 怯冷，四肢不温
兼见症状	倦怠乏力，气短懒言，自汗，易于感冒，食少便溏	头晕，身倦乏力，心悸，面白少华，唇甲色淡	烦躁，少寐多梦，盗汗，口干咽燥	少气懒言，头晕嗜卧，腰膝酸软，纳少便溏
舌脉	舌质淡，苔白薄，脉细弱	舌质淡，脉细弱	舌质红，或有裂纹，苔少甚至无苔，脉细数	舌淡胖，或有齿痕，苔白润，脉沉细无力

表 7-8-4　内伤发热分证论治简表

证候	治法	推荐方	常用加减
气郁发热	疏肝理气解郁泻热	丹栀逍遥散	气郁较甚，加郁金、香附、青皮；热象较甚，去白术，加龙胆草、黄芩；月经不调，可加泽兰、益母草
血瘀发热	活血化瘀	血府逐瘀汤	发热较甚者，加秦艽、白薇、丹皮；肢体肿痛者，加丹参、郁金、延胡索
痰湿郁热	燥湿化痰清热和中	黄连温胆汤	呕恶加竹茹、藿香、白蔻仁；胸闷、苔腻加郁金、佩兰；湿热阻滞少阳，加青蒿、黄芩
气虚发热	益气健脾甘温除热	补中益气汤	自汗较多者，加牡蛎、浮小麦、糯稻根；时冷时热，汗出恶风者，加桂枝、芍药；脾虚夹湿，加苍术、厚朴、藿香
血虚发热	益气养血	归脾汤	血虚较甚者，加熟地、枸杞子、制首乌；发热较甚者，加银柴胡、白薇；由慢性失血所致的血虚，若仍有少许出血者，可酌加三七粉、仙鹤草、茜草、棕榈炭；脾虚失健，纳差腹胀者，去黄芪、龙眼肉，加陈皮、神曲、谷麦芽
阴虚发热	滋阴清热	清骨散	盗汗较甚者，去青蒿，加牡蛎、浮小麦、糯稻根；阴虚较甚者，加玄参、生地、制首乌；失眠者，加酸枣仁、柏子仁、夜交藤；气虚加太子参、麦冬、五味子
阳虚发热	温补阳气引火归原	金匮肾气丸	短气甚者，加人参补益元气；阳虚较甚者加仙茅、仙灵脾；便溏腹泻者，加白术、炮干姜

（三）临证备要

临床对内伤发热的辨治应注意：不可一见发热即使用发散解表及苦寒泻火之剂，苦寒药不宜多用，否则不仅伤脾败胃，还可化燥伤阴，同时慢病尤要重视胃气为本，药量也宜轻，宁可再剂，勿用重剂，用之欲速不达，反伤中气。

久患内伤发热，有气分、血分之分，偏气分者，宜甘温除热，轻用补中益气汤，重用当归补血汤合甘麦大枣汤；有湿热者，宜升阳益胃汤。湿热发热，常表现为午后身热，加之湿邪郁遏，津气难以上供，可出现口舌干燥，很容易误认为阴虚，如用柔润阴药，则二

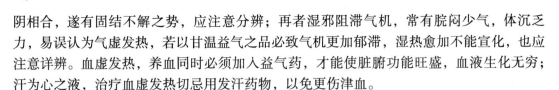

阴相合，遂有固结不解之势，应注意分辨；再者湿邪阻滞气机，常有脘闷少气，体沉乏力，易误认为气虚发热，若以甘温益气之品必致气机更加郁滞，湿热愈加不能宣化，也应注意详辨。血虚发热，养血同时必须加入益气药，才能使脏腑功能旺盛，血液生化无穷；汗为心之液，治疗血虚发热切忌用发汗药物，以免更伤津血。

急性大出血引发的发热，可致气随血脱、亡阴亡阳危证，可以用生脉注射液 20ml 加入 50% 葡萄糖中静点或用独参汤（红参或生晒参 10～30g）浓煎顿服。青蒿用量根据热势高低决定，成人可用 30～60g，后下或另煎，久煎有效成分会消失。

此外，内伤发热临床常以两三个证候组合为最多见，如气阴两虚证、气血两虚证、阴阳两虚证。虚实夹杂情况亦多常见。如气郁阴虚证、气郁兼血瘀证、阴虚夹湿热证、阴虚夹血瘀证、气虚夹湿热证、气虚夹血瘀证等。对证候兼夹者应分清主次，予以兼顾施治。如气郁兼阴虚证可用丹栀逍遥散合清骨散加减治疗。

（四）其他疗法

1. 中成药治疗

（1）知柏地黄丸：滋阴降火。适用于阴虚发热。

（2）血府逐瘀胶囊：活血祛瘀，行气止痛。适用于瘀血发热或气滞血瘀发热。

（3）补中益气丸：补中益气。适用于气虚发热。

（4）龙胆泻肝胶囊：清肝胆、利湿热。适用于气郁发热、肝胆湿热所致发热。

（5）右归胶囊：温补肾阳。适用于阳虚发热。

2. 针灸

（1）点刺放血法：以大椎穴为中心，上下左右各 0.2～0.3 寸处三棱针点刺，加拔火罐放血或曲泽、委中穴点刺放血。适用于瘀血发热。

（2）灸气海、关元、百会、神阙、足三里等穴，可用于治疗气虚发热。

（3）刺足厥阴肝经穴（期门、行间、三阴交等），用于治疗气郁发热。

五、名医经验

1. 刘渡舟　"气郁发热"临床常见，其辨证眼目有二：一是胸胁满闷，心烦不寐，此为少阳枢机不利，气郁不疏之象；二是舌边尖红，脉弦。低热不退又为肝胆之郁热不得宣畅之所致。治疗这种发热，既不能滋阴壮水以制阳光，也不能苦寒直折以泻壮火，唯宗《内经》"火郁发之"，"木郁达之"之旨，以疏达发散郁火为法，投小柴胡汤治疗。本方为治气郁发热之代表方剂，因久病之后，发热不止，必伤阴血，故加当归、白芍以养血滋阴，兼柔肝气。

2. 马智　现今社会，由于学习、工作、生活压力，或长期思虑过度，抑郁恼怒，易于引起气郁发热；或由于经常过食肥甘厚味，或偏食过度，损伤脾胃，脾失健运，痰湿内生，郁而化热；经常长时间坐在电脑前作业，日久导致身体出现阴虚阳盛，阴不制阳，阳气外浮而发热。马智在临床善用竹叶石膏汤治疗内伤发热，尤善治疗手术、结核、肺炎、胸膜炎等疾病病后低热不退、气阴两伤之类者，并认为此方可用于任何余热未清而气阴两伤之证，疗效显著。

对内伤发热分 6 型辨治。①肝胃郁热型：治以疏肝解郁，清肝泻热，方药：丹栀解郁汤加减。②血瘀发热型：治以活血化瘀，行气清热，方药：丹栀解郁汤合血府逐瘀汤加减。③痰湿郁热型：治以化痰燥湿，清热和中，方药：黄连温胆汤加减。④阴虚发热型：

治以滋阴清热，潜阳泻火。方药：一贯煎加减。⑤气虚发热型：治以益气健脾，甘温除热。方药：补中益气汤合竹叶石膏汤加减。⑥血虚发热型：治以健脾养心，益气补血。方药：气血双补汤加减（黄芪 50g、太子参 25g、白术 15g、当归 15g、茯苓 20g、炙甘草 15g、阿胶 15g）。此外，对阴虚兼阳亢者，加天麻、钩藤、菊花以平肝潜阳；湿邪蒙窍而头脑昏沉者，加藿香、佩兰以化湿利浊；血虚甚者，加当归、熟地、阿胶以补血健脾。

知识拓展

内伤发热分功能性发热与器质性病变所致发热，明确西医诊断，对判断预后、指导治疗至为重要。因此，对内伤发热的患者应进行必要的实验室检查。一般功能性发热的病人，各项检查结果往往无异常变化，预后较好；但器质性病变引起的发热预后较差。引起内伤发热的器质性病变主要有肿瘤、血液病、结核病、甲亢、结缔组织疾病等，因此，应结合病人的临床表现选择性进行 X 线摄片、血沉、血清抗"O"、狼疮细胞检查、甲功及基础代谢率测定、肿瘤标志物检测、血、尿、便常规等检查以明确西医诊断。

此外，内伤发热多有正气不足，病程较长、病情复杂的特点，辨证治疗同时，配合良好的调护对疾病好转治愈有积极意义。适当休息，避免过劳，保持心情舒畅，饮食宜清淡、易于消化、富有营养。针对不同病因和病人体质，采用相应的食物疗法也有助于病情恢复。阴虚发热，可予冰糖银耳羹或用黑木耳、红枣、冰糖适量加入粳米中熬粥早晚服；脾胃气虚者，可用人参、山药、薏米、红枣适量加入粳米中熬粥。

病案分析

患者，男，58 岁，就诊节气：谷雨。主因"发热 4 个月"来诊。患者 4 个月以来无明显诱因出现发热，体温 38～40℃，曾到多家医院就诊，经系统检查后，无任何阳性体征，诊断为"无名热"，给予对症支持等治疗，未见明显好转，遂来我院就诊。时症见：发热，神疲乏力，情绪低落，自汗，少气懒言，口渴，心烦易怒，夜寐差，干呕欲吐，形体虚弱，舌干红、苔燥，脉细数。

中医诊断：内伤发热（气阴两虚证）

西医诊断：无名热中医治法：清热生津，益气和胃

方　　药：竹叶石膏汤加减

| 太子参 15g | 粳米 15g | 半夏 15g | 麦冬 25g |
| 石膏 50g | 竹叶 25g | 炙甘草 15g | |

7 剂，水煎服，每日 1 剂，分三次服；嘱其忌食辛辣油腻之品

二诊：患者药后体温下降到 37.8℃，最高达 38.5℃，汗出较前减少，口渴、疲乏症状有所减轻，精神好转，二便尚可，舌红，苔薄干，脉细数，效不更方，再服 7 剂。医嘱同前。

三诊：患者药后，体温下降到 37℃ 以下，汗出减少，口不渴，疲倦减轻，精神大好，二便正常，舌红，苔薄白，脉细，继服上方 7 剂巩固疗效。

病案点评：

本案患者为中年男性，发热 4 个月，究其病因不明，系统检查无异常所见，属于功能

性发热。根据其发热病程较长，临床伴见神疲乏力，自汗，少气懒言，口渴，心烦等症，病来无恶寒、头身疼痛、流涕等外感表证，符合内伤发热诊断，结合舌干红、苔燥，脉细数，辨证符合气阴两虚之证。治以清热生津，益气和胃。方用竹叶石膏汤加减。方中重用石膏 50g 以清热止渴、竹叶清热生津，利尿除烦、太子参益气生津、麦冬养阴生津、半夏降逆止呕、粳米养胃和中、甘草调和诸药。诸药配伍，共奏清热生津，益气和胃之功。本方清热与益气生津并用，清而不寒，补而不滞，使热祛烦除，气津两复，胃气和降，诸症得解。二诊症状好转，效不更方，继服上方，三诊病情大好，继服原方以巩固疗效。

【参考文献】

1. 方药中，邓铁涛，李克光，等．实用中医内科学 [M]．上海：上海科学技术出版社，1985：516.
2. 国家基本药物临床应用指南和处方集编委会．国家基本药物临床应用指南 2012 版（中成药）[M]．北京：人民卫生出版社，2013.
3. 吕景山．针灸临床实用讲座 [J]．山西中医，1990，6（2）：27.
4. 陈明，刘燕华，李方．全国名老中医医案医话医论精选—刘渡舟验案精选 [M]．北京：学苑出版社，1996：11.
5. 姚乃礼，王思成，徐春波．当代名老中医典型医案集—第二辑内科分册 [M]．北京：人民卫生出版社，2014：178.

第九节　厥　　证

 培训目标

要求住院医师具备本病的急诊评估与救治能力；掌握中医分型论治。

问题导入

1. 厥证发生时，如何与眩晕、中风、痫证及昏迷进行鉴别？
2. 厥证如何辨虚实、分气血？

一、临 床 诊 断

1. 临床表现为突然昏倒，不省人事，或伴四肢厥冷。发病之前，常有先兆症状，如头晕、视物模糊、面色苍白、出汗等，而后突然发生昏仆，不知人事，呈一时性，移时苏醒，醒后感头晕、疲乏、口干，但无失语、瘫痪等后遗症。

2. 应了解既往有无类似病症发生。发病前可有明显的情志变动、精神刺激的因素，或有大失血病史，或有暴饮暴食史，或有素体痰盛宿疾。注意询问发作时的体位、持续时间以及发厥前后之表现。

3. 血压、血常规、血糖、脑电图、脑干诱发电位、心电图、颅脑 CT、MRI 等检查有助于诊断。

二、病证鉴别

1. 厥证需与眩晕、中风、痫证及昏迷相鉴别，见表7-9-1。

表7-9-1　厥证与眩晕、中风、痫证、昏迷鉴别要点

	厥证	眩晕	中风	痫证	昏迷
主症特点	突然昏仆，不省人事	头晕目眩，视物旋转不定，甚则不能站立	突然昏仆，不省人事，口舌歪斜，言謇，偏身麻木	阵发性神志异常，仆地时常口中做猪羊叫声，四肢频抽，口吐白沫	危重证候，发生缓慢，有一个昏迷前的临床过程，先轻后重，由烦躁、嗜睡、谵语渐次发展
神识昏蒙	短暂	无	常有	短暂，移动时可自行苏醒	有，时间长，恢复难
伴随症状	面色苍白，四肢逆冷	耳鸣，恶心欲呕等	半身不遂，口舌歪斜	轻度头晕，乏力等	发热、呼吸缓慢、瞳神异常等

2. 厥证需辨虚证与实证，见表7-9-2。

表7-9-2　厥证虚证、实证辨别要点

	虚证	实证
病机	气虚不足，或出血亡津，气随血脱	气盛有余，或夹痰夹食，气血逆乱
主症	眩晕，昏厥，面色苍白，声低息微，口开手撒，或汗出肢冷	突然昏仆，面红气粗，声高息促，口噤握拳，或夹痰涎壅盛，或身热谵妄
舌象	舌胖或淡，苔薄白	舌红苔黄腻
脉象	脉细弱无力	脉洪大有力

3. 厥证需辨气厥实证与血厥实证，见表7-9-3。

表7-9-3　气厥实证、血厥实证辨别要点

	气厥实证	血厥实证
病机	肝气升发太过所致，体质壮实之人，肝气上逆，由惊恐、暴怒而发	肝阳上亢，阳气暴张，血随气升，气血并走于上
主症	突然昏仆，呼吸气粗，口噤握拳，头晕头痛	突然昏仆，牙关紧闭，四肢厥冷，面赤唇紫，或鼻衄
舌象	舌红苔黄	舌质黯红
脉象	脉沉而弦	脉弦有力

三、病机转化

厥证的病机主要是气机突然逆乱，升降乖戾，气血阴阳不相顺接。厥证可分气、血、痰、暑、食、蛔厥，具体见病机图7-9-1。

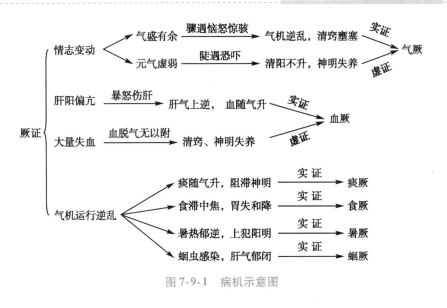

图 7-9-1 病机示意图

四、辨证论治

(一)治则治法

厥证乃危急之候,当及时救治为要,醒神回厥是主要的治疗原则,但具体治疗其虚、实证时又有所不同。

实证:开窍、化痰、辟秽而醒神。本法系急救治标之法,苏醒后应按病情辨证治疗。

虚证:益气、回阳、救逆而醒神。对于失血过急过多者,还应配合止血、输血,以挽其危。由于气血亏虚,故不可妄用辛香开窍之品。

(二)分证论治

厥证分气、血、痰、暑、食、蛔厥六种,其中,辨气厥、血厥时当分虚、实。气厥实证因暴怒气逆,突然昏倒,不知人事,呼吸气粗,口噤拳握为特征;虚证发作时眩晕昏厥,面色苍白,呼吸微弱,汗出肢冷为特征;血厥实证多因急躁恼怒而发,突然昏倒,不知人事,牙关紧闭,面赤唇紫为特征;虚证多因失血过多而发,突然昏厥,面色苍白,口唇无华,目陷口张,呼吸微弱为特征;痰厥者素有咳喘宿痰,喉有痰声,或呕吐涎沫,呼吸气粗,舌苔白腻,脉沉滑为特征;暑厥多发于暑热夏季,面红身热,突然昏仆,甚至谵妄,眩晕头痛,舌红干,脉洪数为特征;食厥多暴饮暴食,食后突然昏厥,气息窒塞,脘腹胀满,舌苔厚腻,脉滑实为特征;蛔厥因饮食不洁,感染蛔虫,右腹或脘部突然剧痛,扪之有块为特征。

厥证的分证论治详见表 7-9-4。

表 7-9-4 厥证分证论治简表

证候	治法	推荐方	常用加减
气厥 (实证)	开窍醒神 理气解郁	通关散、五磨饮子加减	头晕头痛,面赤燥热,加钩藤、石决明;兼有痰热,加胆南星
气厥 (虚证)	开窍醒神 补气温阳	生脉饮、参附汤、四味回阳饮	心悸不宁,加远志、柏子仁、酸枣仁;食纳不振,加白术、山药、陈皮

证候	治法	推荐方	常用加减
血厥（实证）	平肝潜阳 理气活血	清开灵注射液、通瘀煎	急躁暴怒，加菊花、牡丹皮；兼阴虚不足，加生地黄、枸杞
血厥（虚证）	补养气血	独参汤灌服，人参养营汤	口干少津，加麦冬、玉竹、沙参；心悸少寐，加阿胶、龙眼肉
痰厥	行气豁痰	导痰汤加减	口干便秘，加黄芩、栀子、竹茹、瓜蒌仁
暑厥	清暑益气 开窍醒神	清开灵注射液、白虎加人参汤加减	抽搐，加僵蚕、全蝎；口干欲饮，加石斛、玉竹
食厥	消食和中	神术散、保和丸加减	腹胀，大便不通，加生大黄、枳实、厚朴；呃逆，加代赭石、旋覆花
蛔厥	安蛔驱虫	乌梅丸加减	蛔安厥醒，继以驱蛔，加使君子、苦楝根皮

（三）临证备要

厥证是内科常见危急之证。由于厥证常易并发脱证，故有时也厥脱并称，并主张厥脱合并论治为宜。西医学中各种原因所致之晕厥、虚脱等，属此证范围。

中医加强了对本证的研究与探索，治疗本证的药物剂型，已从传统的口服丸散片汤剂型发展为多剂型，尤其是注射剂型；给药方法也从单一口服发展为多途径的给药；治法从单一治法发展为多法联用，更有"菌毒并治"、"攻补并举"、中西医结合的抢救方法。如清开灵注射液、参附注射液、生脉注射液等，可根据临床酌情使用。

血厥之实证重者可发展为中风病，故临床时应注意其变化，不可大意。

（四）常见变证的治疗

暑厥高热　暑厥多发生于暑热夏季，多高热、大汗、面色潮红，舌红，脉洪大，急性期服白虎汤，继用白虎加人参汤，后期多因生石膏苦寒败胃，气阴两伤，可酌情予以沙参麦冬汤或益胃煎加减，同时可予以淡竹叶、荷梗、西瓜翠衣清解暑热。

（五）其他疗法

1. 中成药治疗

（1）清开灵注射液：清热解毒，化痰通络，醒神开窍。适用于厥证血厥实证、暑厥证。

（2）参附注射液：回阳救逆，益气固脱。适用于厥证气厥与血厥之虚证。

（3）参麦注射液：益气固脱，养阴生津。适用于厥证气厥与血厥之虚证。

2. 外治法　凡属气厥、血厥、痰厥之实证者，均可用生半夏末或皂荚末，取少许吹入鼻中，使之喷嚏不已；或以石菖蒲末吹鼻中，桂末纳舌下，均有通窍醒神之效。

3. 针灸疗法

（1）毫针治疗：取穴百会、人中、少商、内关、足三里。

（2）灸法治疗：取穴百会、合谷、后溪、三阴交。气厥者，加膻中、心俞、中脘。痰厥者，加丰隆、阴陵泉、行间、风池。

（3）电针治疗：取穴人中、合谷、后溪、内关、神门、通里、足三里、太冲、涌泉。

五、名医经验

1. **颜亦鲁** 厥证属内科常见危急重证，由气血逆乱而致。临证辨治时需注意：重视各类厥证的个性与共性。厥证总因气机逆乱、升降乖戾而引起，情志不遂多为诱因，且各类厥证亦有内在联系，常相兼而发。如暑厥与热厥则因暑为阳邪，暑必夹热而常同时致病。启上与导下并重。启上药如菖蒲等。石菖蒲为芳香开窍之品，其辛香流散，气薄芬芳，辟秽恶而利清阳，化湿浊而开心窍，且其清香馨远，入心透脑，为开窍之要药，尤以鲜品入药为良；导下多用消食导滞、通腑泻下之品，使邪有出路，从下窍而走，常用药有神曲、炒麦芽运脾和胃助消化，生大黄清热通腑以祛邪。注重善后，固本清源。厥证未发时，仍应根据其发病原因及个人体质的不同，服用健脾化痰、益气生津、理气和中等剂，以调养善后，达到固本清源的目的，防止复发。

2. **王旭东** 针灸治疗厥证病，疗效迅捷。将厥证简化为虚实二证，以执简驭繁。实证多因情绪郁怒，肝气上逆，气机逆乱，神魂失守，蒙蔽清窍所致，症见气壅急粗，牙关紧闭，四肢厥冷，脉多沉实或沉伏；虚证或为中气下陷，气血不足，清阳不展，或血虚不能上承，气随血脱至气机升降失常，神明失于濡养，症见气息微弱，张口自汗，肤冷肢凉，脉沉微细。取水沟及内关醒脑开窍、醒神宁心，共为主穴。大陵为心包经原穴，泻之可行气醒神，合谷、行间、太冲均为行气要穴，配中冲穴放血，共奏行气通络、苏神启闭之效。心包募膻中，心募巨阙豁痰开窍，加哑门、上廉泉、通里穴增强言语功能，加下关增强开阖功能，共奏豁痰开窍、苏神启闭之效。

 知识拓展

晕厥是一种症状，为短暂的、自限性的意识丧失。可分为：

1. **神经介导性晕厥** 包括：血管迷走神经性晕厥、颈动脉窦性晕厥、情境性晕厥：咳嗽、打喷嚏，胃肠道刺激（吞咽、排便、腹痛），排尿（排尿后）等；

2. **直立性低血压** 包括：自主神经调节失常综合征、药物（和酒精）诱发的直立性晕厥、血容量不足（出血、腹泻）等；

3. **心律失常性晕厥** 包括：窦房结功能障碍（包括慢快综合征）、房室传导系统疾病、阵发性室上性和室性心动过速、遗传性心律失常（如长 QT 综合征、Brugada 综合征等）；

4. **器质性心脏病或心肺疾病** 包括：梗阻性心脏瓣膜病、急性心肌梗死/缺血、肥厚型梗阻性心肌病、心房黏液瘤、主动脉夹层、心包疾病/心脏压塞、肺栓塞/肺动脉高压等；

5. **脑血管性晕厥** 如血管窃血综合征等。

晕厥患者的初步评估包括：仔细询问病史，体格检查（包括立卧位血压测量）和标准ECG。需要强调三个重要问题：是否是晕厥造成的意识丧失；是否存在心脏病；病史中有无重要的有助于诊断的临床特征。

基于初步评估的诊断：

1. **典型血管迷走神经性晕厥** 有促发事件如恐惧、剧烈疼痛、悲痛、吹奏乐器或长时间站立导致典型的前驱症状。

2. **情境性晕厥** 在排尿、排便、咳嗽或吞咽期间或紧跟其后发生的晕厥。

3. 直立性低血压晕厥　证实直立性低血压与晕厥或先兆晕厥有关。

4. 心肌缺血　无论发生机制如何，晕厥伴有急性缺血的 ECG 证据，则诊断为心肌缺血相关性晕厥。

5. 当存在下列情况时，根据 ECG 可以诊断心律失常相关性晕厥：

（1）<40 次/分的窦性心动过缓或反复出现的窦房阻滞或 >3 秒的窦性停搏。

（2）Ⅱ度 2 型或Ⅲ度房室阻滞。

（3）交替性的左右束支阻滞。

（4）快速阵发性室上性心动过速或室性心动过速。

（5）起搏器出现故障时发生心脏停搏。

初步评估后倾向性诊断需要进一步检查证实，如超声心动图，心脏负荷试验，心电监测和电生理检查；神经介导方面的检查包括倾斜试验和颈动脉按摩。

 病案分析

王某，男，17 岁，就诊节气：大暑。因高热，神志模糊 40 分钟入院。患者在户外活动后自觉发热，继之出现神志模糊，头晕头痛，恶心呕吐，呕吐物为胃内容物，伴面红肌热，汗出，遂由家人送至医院。入院时症见患者意识模糊，对答不切题，面色潮红，偶有胡言乱语，头痛明显，舌红，苔黄，脉洪大。既往体健。体格检查：T 39.1℃，HR 117 次/分，R 22 次/分，BP 126/74mmHg。呼吸急促，心肺腹部查体未见明显异常。专科检查：神志模糊，偶烦躁不安，头痛明显，四肢肌力正常，肌张力不高，生理反射征存在，病理征未引出。心电图：窦性心动过速，头颅 CT：未见明显异常，血常规、肝肾功未见明显异常。

中医诊断：厥证（暑厥）

西医诊断：重症中暑

中医治法：清暑益气，开窍醒神

方　　药：

1. 中成药　清开灵注射液、醒脑静注射液；

2. 中药处方　白虎加人参汤加减

知母 18g	石膏 40g	粳米 12g	人参 9g
黄连 9g	金银花 12g	连翘 10g	淡竹叶 15g
玄参 20g	防风 12g	天花粉 30g	炙甘草 5g

1 剂，水煎服，分三次鼻饲。

3. 针灸治疗　取督脉经穴为主。针刺用开窍、泄热、祛暑之法。

取穴：水沟、百会、十宣、曲泽、委中、内关、合谷、行间。

服药后 2 小时，患者神志逐渐转清，病情趋于稳定。

病案点评：

本病案为青年酷暑夏日户外活动时感受暑热之邪，暑热阳邪，则见发热，继之暑热犯心，蒙蔽清窍，则见神志模糊，胡言乱语；热郁气逆，上犯巅顶，则见头晕头痛；气热蒸迫，热邪内闭，而见面色潮红。舌红，苔黄，脉洪大为实热之征。治则宜清暑益气，开窍醒神。热入气分，选白虎加人参汤加减。热淫于内，以苦寒发之，故以知母苦寒为君；热则伤气，必以甘寒为助，故以石膏为臣。胃气不和，上之为逆，恶心呕吐，而粳米甘平，取其益气养胃之功。银花、连翘、黄连、竹叶心清热解毒，并透热于外；邪热伤阴耗气，故用麦冬、玄参、天花粉养阴生津，人参益气，同时配合针灸治疗，总奏清暑益气，开窍醒神之效。

【参考文献】

1. 孙春霞，颜乾麟. 颜亦鲁治疗厥证的经验［J］. 上海中医药杂志，2007，41（12）：8-9.
2. 王旭东. 针刺治疗厥证验案二则［J］. 上海针灸杂志，2006，25（11）：19.
3. 刘文玲，向晋涛，胡大一. 晕厥的诊断与治疗指南（2009年版）详解［J］. 中国心脏起搏与心电生理杂志，2010，24（1）：4-11.

第十节　虚　劳

培训目标

　　要求住院医师具备评估本病证候轻重程度及救治能力；掌握五脏虚候中医分证论治方法；了解病证结合的诊疗思路；能够根据虚劳证候演变规律制订治疗方案，并指导患者正确选择中成药，进行包括食疗等简单预防保健及治疗方法。

问题导入

　　1. 如何区别肺痨与虚劳？
　　2. 如何理解肺脾肾三脏在虚劳治疗中的地位？

一、临 床 诊 断

　　虚劳涉及的内容非常广泛，凡先天禀赋不足，后天失养，或病久体虚，积劳久伤，久虚不复所致的以脏腑气血阴阳虚损为主要表现的病证，均属虚劳范畴，对虚劳的的诊断始终要体现"精气夺则虚"，并区分气血阴阳之不同，注意"至虚有盛候"及"大实有羸状"等虚实夹杂之证。

　　1. 临证多见形神衰败，身体羸瘦，大肉尽脱，食少厌食，心悸气短，自汗盗汗，面容憔悴等或五心烦热，或畏寒肢冷，脉虚无力等症。

　　2. 具有引起虚劳的致病因素及较长的病史。

　　虚劳涉及的病种多，包含多种慢性消耗性（器质性）及功能性疾病，必须结合病人的具体情况，有针对性地检查，以掌握病情。如气虚为主的重点检查血常规，免疫功能，内分泌功能等；血虚为主的重点行血常规，骨髓形态学及细胞学检查；阴虚为主的重点检查结核、风湿系列及免疫学指标；阳虚为主的重点检查肾上腺皮质功能，甲状腺功能，垂体功能等。

二、病 证 鉴 别

　　1. 虚劳需与肺痨相鉴别，见表7-10-1。

表 7-10-1　虚劳与肺痨的鉴别要点

	虚劳	肺痨
病因病机	虚劳则由多种原因所导致，久虚不复，病程较长，无传染性，以五脏气、血、阴、阳亏虚为其基本病机	肺痨系正气不足而被痨虫侵袭所致，主要病位在肺，具有传染性，以阴虚火旺为其病理特点
证候特点	五脏气、血、阴、阳亏损为主，并可表现为气血两亏、阴阳两虚、虚实夹杂等	咳嗽，咯痰，咯血，潮热、盗汗、消瘦

2. 虚劳需与其他病证中之虚证相鉴别，见表 7-10-2。

表 7-10-2　虚劳与其他病证中虚证鉴别要点

	虚劳	他病中之虚证
证候特点	虚劳的各种证候，均以出现一系列精气亏虚的症状为特征，涉及多脏甚至整体	其他病证的虚证则各以其病证的主要症状为突出表现
病程及程度	病程长，病势缠绵，虚弱程度较重，常累及多个脏腑	病程可长可短，病变脏腑较为单一，虚弱程度较轻

三、病机转化

虚劳之因，或为先天禀赋不足，或因病致虚，久虚不复成劳，但其病理性质皆为"精气不足"，具体表现主要为气、血、阴、阳的亏虚，病损脏腑以五脏为主。由于气、血、阴、阳相关，五脏生克制化，气血同源，阴阳互根，因此，在病变过程中一脏受病，累及他脏；气虚既可以导致血虚，日久也可累及阳气，导致阳虚；血虚者，日久阴也不足；阳损日久，累于阴；阴虚日久，累及于阳，以致病势日渐发展，而病情趋于复杂。虚劳病变涉及五脏，尤以脾肾为主。因脾为后天之本，气血生化之源，肾为先天之本，五脏之根，五脏之虚，病久必及脾肾，然五脏各有阴阳气血，生理和病理方面，亦各有其特殊性，因此，五脏阴阳气血的损伤，也各有不同的重点。一般来说，气虚以肺、脾为主，但常可影响心、肾；血虚以心、肝为主，并与脾之化源不足密切相关；阴虚以肾、肝、肺为主，涉及心、胃；阳虚以脾、肾为主，重者每易影响到心，同时，虚劳病久，亦往往呈现虚实夹杂或表里夹杂、上下夹杂等之证，虚劳之病机转化见图 7-10-1。

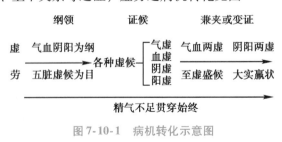

图 7-10-1　病机转化示意图

四、辨 证 论 治

（一）治则治法

虚劳治疗当以补益为基本原则。并根据气血阴阳亏损病理属性的不同分别采取益气、养血、滋阴、温阳等治法，在具体用药时尤其要重视补益脾肾，使先后天之本不败，则各脏虚损容易恢复；对于虚中夹实，或兼感外邪则应补中有泻，扶正祛邪；对于因虚致病或因病致虚则应扶助正气治其本，或先治其因后治其虚。

（二）分证论治

1. 气虚　气虚多由先天禀赋不足，或后天失养，或劳伤过度而耗损，或久病不复，或肺脾肾等脏腑功能减退，气的生化不足等所致，常见神疲乏力、少气懒言、语声低微、头晕耳鸣、动则汗出、面色苍白、舌淡苔白、脉细弱。内科范围所见虚劳之气虚与西医学的慢性疲劳综合征等亚健康状态相类似，气虚常见肺气虚、心气虚、脾气虚、肾气虚之证，气虚分证论治详见表7-10-3。

表7-10-3　气虚分证论治简表

证候	治法	推荐方	常用加减
肺气虚	补益肺气	补肺汤	自汗多者加牡蛎、麻黄根；气阴两虚兼潮热、盗汗者加鳖甲、地骨皮、知母；气血两虚者加当归、阿胶
心气虚	益气养心	七福饮	自汗者加黄芪、五味子、防风；纳呆者加藿香、砂仁、茯苓
脾气虚	健脾益气	加味四君子汤	胃脘胀满，嗳气呕吐者加陈皮、半夏、竹茹、生姜；纳呆者加神曲、麦芽、山楂、鸡内金；兼脾阳虚加肉桂、炮姜、吴萸、蜀椒；若中气下陷加柴胡、升麻，葛根
肾气虚	益气补肾	大补元煎	神疲乏力甚者加黄芪、白术；尿频及小便失禁者加菟丝子、金樱子、益智仁；大便溏薄者加肉豆蔻、补骨脂；兼阳虚加附子、肉桂

2. 血虚　血虚多由失血过多，或久病阴血虚耗，或脾胃功能失常，水谷精微不能化生血液，或气虚不能化生血液等所致，血虚常见面色萎黄、眩晕、心悸、气短、乏力、失眠、眼睑、口唇、指甲色淡无华、脉虚细等，中医临证所见血虚证与西医学的各种贫血有一定的联系，但不完全相等，血虚常见心血虚、肝血虚之证，血虚分证论治详见表7-10-4。

表7-10-4　血虚分证论治简表

证候	治法	推荐方	常用加减
心血虚	养血宁心安神定志	养心汤	失眠、多梦加合欢花、夜交藤、朱砂；心悸不宁者加龙骨、牡蛎；心脾血虚者用归脾汤
肝血虚	补血养肝	四物汤	血虚甚者加制首乌、枸杞子、鸡血藤；胁痛加丝瓜络、郁金、香附；目失所养，视物模糊加楮实子、枸杞子、决明子

3. 阴虚　阴虚多由热病耗伤或杂病日久伤耗阴液，或因五志过极、房事不节、过服温燥之品等使阴液暗耗而成，同时由于阴不制阳，阳热之气相对偏旺而生内热，阴虚常见低热、手足心热、午后潮热、盗汗、口燥咽干、心烦失眠、头晕耳鸣、舌红少苔，脉细数等，临证阴虚所见之证往往与西医学的结核病，风湿性疾病，更年期综合征、萎缩性胃炎

等相关，阴虚常见肺阴虚、心阴虚、脾胃阴虚、肝阴虚、肾阴虚之证，阴虚分证论治详见表 7-10-5。

表 7-10-5　阴虚分证论治简表

证候	治法	推荐方	常用加减
肺阴虚	养阴润肺	沙参麦冬汤	咳嗽者加杏仁、百部、款冬花；咯血加白及、仙鹤草、小蓟；潮热加地骨皮、银柴胡、鳖甲；盗汗加五味子、乌梅、浮小麦
心阴虚	滋阴清热养心安神	天王补心丹	口舌生疮加黄连、木通、淡竹叶；潮热加地骨皮、银柴胡；盗汗加牡蛎、浮小麦
脾胃阴虚	养阴和胃	益胃汤	口干唇燥，津亏较甚者加石斛、花粉；不思饮食甚者加麦芽、扁豆、山药；呃逆加刀豆、柿蒂、竹茹；大便干结加白芍、制首乌、蜂蜜
肝阴虚	滋阴补肝	补肝汤	风阳内盛者加石决明、菊花、钩藤、天麻；目干涩畏光，或视物不明者加枸杞子、女贞子、草决明；肝火亢盛者加龙胆草、丹皮、栀子
肾阴虚	滋补肾阴	左归丸	遗精加牡蛎、金樱子、芡实、莲须；阴虚火旺者去鹿角胶、山茱萸，加知母、黄柏、地骨皮；阴虚及阳者加附子、肉桂

4. 阳虚　阳虚常由先天不足，或因为久病导致体虚，或者是寒邪损伤阳气，或气虚阴虚日久转化而来，临证见面色白、手足不温、怕冷、易出汗、大便稀、小便清长、口唇色淡、口淡无味、食欲不振、舌质淡、苔白而润、脉虚弱等，临证阳虚之证与西医学的席汉氏综合征，肾上腺皮质功能低下，甲状腺功能低下等相关，阳虚常见心阳虚、脾阳虚、肾阳虚之证，阳虚分证论治详见表 7-10-6。

表 7-10-6　阳虚分证论治简表

证候	治法	推荐方	常用加减
心阳虚	益气温阳	保元汤	心胸疼痛者加郁金、川芎、丹参、三七；形寒肢冷，为阳虚较甚加附子、巴戟、仙茅、仙灵脾、鹿茸
脾阳虚	温中健脾	附子理中汤	腹中冷痛较甚加高良姜、丁香、吴茱萸、蜀椒；腹胀及呕逆者加砂仁、半夏、陈皮；腹泻较甚加肉豆蔻、补骨脂、炒苡仁
肾阳虚	温补肾阳	右归丸	遗精加金樱子、桑螵蛸、莲须；脾虚以致下利清谷者去熟地、当归，加党参、白术、苡仁；五更泄者合四神丸；阳虚水泛加茯苓、泽泻、车前子，或合五苓散；肾不纳气而见喘促短气，动则更甚者加补骨脂、五味子、蛤蚧

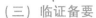

（三）临证备要

虚劳是多种慢性虚损性疾病的总称，涉及的西医学疾病范围广泛，既有功能性疾患，亦有器质性疾患，因此，详细的检查及诊断对判断疾病的预后，有非常大的帮助，亦能进行针对性的治疗以提高疗效。

对于虚劳的辨证，总体原则是以气血阴阳为纲，五脏虚候为目，但由于气血互生，阴阳互根，五脏生克制化，因此，兼夹证候复杂多变，因此，治疗时必须综合考虑，如补血时必须以补气为先，此即《脾胃论》所言"血不自生，须得生阳气之药，血自旺矣。"，如当归补血汤中之黄芪配伍；另外，对于补阴补阳，要善于阴中求阳及阳中求阴，即张景岳所言"善补阳者，必于阴中求阳，则阳得阴助而生化无穷；善补阴者必阳中求阴，则阴得阳升而源泉不竭"，临证所用补阴之左归丸，补阳之右归丸是其思想之代表，但不论何种虚证，何种治法，其治疗皆应以肺脾肾三脏为根本，三脏之中尤其要重视脾肾二脏，使先后天之本得以巩固，气血生化有源，阴阳滋生有根。

对于虚劳，在药物治疗的同时，必须发挥食物的滋养及补益作用，这亦是《黄帝内经》治病思想的体现，即"药以去之，食以随之"，"谷肉果菜，食养尽之"，但具体选用食物时，必须使食物的偏性与病情相合，如此，才能"气味合而服之，以补精益气"。

（四）其他疗法

1. 中成药

（1）气虚：补中益气丸，贞芪扶正颗粒。

（2）气阴两虚：生脉饮，生脉颗粒。

（3）气血两虚：八珍丸。

（4）血虚：归脾丸，维血宁合剂，健脾生血颗粒，阿胶补血膏，当归养血膏。

（5）阳虚：壮腰健肾丸，龟龄集，参茸鞭丸，金匮肾气丸，附子理中丸，右归丸，鹿角胶颗粒。

（6）阴虚：左归丸，六味地黄丸，知柏地黄丸，天王补心丹等。

2. 单验方

（1）西洋参粉：冲服，可用于气阴两虚之虚劳；

（2）胎盘粉：冲服，可用于气血双亏及肾虚之虚劳；

（3）阿胶：烊化服用，可用于血虚证虚劳；

（4）鹿茸粉：以温开水或黄酒冲服，治疗阳虚证虚劳。

3. 针灸　针刺或艾灸，能扶助正气，促进气血阴阳恢复，但阴虚证慎用艾灸。

4. 食疗方　黑芝麻糊，百合粥，莲子大枣红豆粥，龙眼大枣粥等，对于虚劳有一定的辅助治疗作用。

五、名医经验

1. 汪绮石　《理虚元鉴》认为虚劳与肺脾肾三脏关系密切，提出"治虚之道，肺脾肾也。肺为五脏之天，脾为百骸之母，肾为性命之根。"因肺为华盖，主一身之气，布散津液。脾为后天之本，气血生化之源泉。肾为先天之本，水火之脏，一身之本，故药物选择上体现了补脾建中、养肺滋肾的用药原则，但在具体用药上汪氏三脏之中尤重脾肺二脏，指出"阳虚统于脾，阴虚统于肺"之说。认为："阳虚之证，虽有夺精、夺火、夺气之不一，而以中气不守为最险，故阳虚之治虽有填精、益气、补火之个别，而以急救中气为最先……夫气之重于精与火也如此，而脾气又为诸火之源，安得不以脾为统哉！"因而，提出："专补命火者，用药不离肉桂和附子，不如补脾以健其中。"肺为五脏之天，孰有大乎天者哉？"阴虚劳证虽有五劳七伤之异名，而要之以肺为极则"，治疗上则提出："是以专补肾水者，不离知母和黄柏，不如补肺以滋其源。"同时提出治疗虚劳三禁，即一禁燥烈，二禁伐气，三禁苦寒。

2. 朱良春　席汉氏综合征属中医的"虚劳"、"血枯"、"经闭"等范畴，其治疗当以补虚为主，如叶天士所云："产后血去过多，下焦冲任空虚……当用温养"，朱丹溪亦说："产后有病，先顾气血。"《景岳全书》亦云："产后气血俱去，诚多虚证，然有虚者，有不虚者，有全实者。凡此三者，但随证随人辨其虚实，此治疗常法。"然而，临证所见出气血双虚外，亦常见阴阳两虚或偏阴偏阳之不同，因而，对于阴阳两虚之证，往往仿张景岳"阴中求阳"，"阳中求阴"之理组方，用药上又取张锡纯用生硫黄治一切阳分衰惫之法，结合多年的临床经验，用自拟"培补肾阳汤"加硫黄治疗席汉氏综合征命门火衰型，以"培补肾阳汤"合《千金》"生脉散"治气血亏损型，拟"六味地黄丸"加鹿茸治肝肾阴虚型，均收到理想疗效。

 知识拓展

本证包含范围非常广泛，特选择再生障碍性贫血叙述之。

再生障碍性贫血（AA，简称再障），是一种骨髓造血功能衰竭症，主要表现为全血细胞减少合并骨髓细胞显著减少，是罕见的血液病。70%～80%被认为是原发性疾病，少数病例是由药物或感染引起的骨髓衰竭/再生障碍性贫血。大约有15%～20%的患者表现为遗传发病，有家族性发病和（或）伴随其他遗传性疾病史。主要临床表现为贫血、出血及感染，一般没有淋巴结及肝脾肿大。

根据病因不同，再障可分为先天性和获得性，后者又可根据是否存在明确诱因，进一步分为原发性和继发性。获得性再障占绝大多数，常无明确病因可查，为原发性。关于发病机制，近年来试验研究显示 T 淋巴细胞介导的造血干细胞免疫损伤是再障发生的病理基础。

再障缺乏特异性临床和实验室检查表现，从某种意义而言，再障的诊断标准事实上可理解为所有已知的其他骨髓造血衰竭的排除标准。粒细胞减少与再生障碍性贫血国际研究组（1987年）提出诊断再生障碍性贫血须符合以下 3 点中至少 2 点：①血红蛋白 $<100g/L$；②血小板 $<50×10^9/L$；③中性粒细胞 $<1.5×10^9/L$。若患者虽外周血二系或三系血细胞减少，而减少程度达不到上述标准，则不应诊断为再障，但需密切监测血细胞计数变化。诊断再障后应进一步确定其临床型别，目前国际上普遍沿用 Camitta（1976）分型标准，将再障分型为重型（SAA）和非重型（NSAA），并于 1988 年增加极重型再障（VSAA）诊断标准。1987 年第四届全国再障会议制订了我国的再障诊断标准，并沿用至今。与国际再障诊断分型标准比较，我国标准除强调血象和骨髓检查外，还将临床表现纳入再生障碍性贫血分型标准，将其分型为急性再生障碍性贫血和慢性再生障碍性贫血。国内分型与 Camitta 分型有较高的一致性，后者强调的是造血衰竭的严重程度，前者除造血衰竭严重程度外，还强调了这种衰竭发展的快慢。从全面认识疾病的角度看，国内分型有其独特优势。

对于初诊的再障患者，应该迅速组织再障方面的专家讨论并制订一套适合患者的诊治方案。支持疗法：外周血小板计数低于 $10 \times 10^9/L$ 时，输注血小板（出现发热，血小板 < $20 \times 10^9/L$ 时也输注）；除要接收骨髓移植的患者外，没有证据支持必须输注辐照的血液制品，对接受免疫抑制治疗的患者推荐输注辐照的血液制品；对于出现危及患者生命的粒细胞缺乏症可以考虑输注辐照的中性粒细胞；再障患者不推荐使用 EPO，对于静脉应用抗生素及抗真菌药物无效的全身感染患者可以考虑短期应用 G-CSF，如果 1 周后没有出现中性粒细胞的升高则应停止应用；对于中性粒细胞低于 $0.2 \times 10^9/L$ 的患者，应该预防性应用抗生素及抗真菌药物，在应用广谱抗生素的情况下患者出现持续性发热则应加入两性霉素 B；当血清铁蛋白高于 $1000\mu g/L$ 时，则考虑应用铁剂。确定性治疗：给予免疫抑制剂治疗或是骨髓移植之前，应当先处理感染及出血，虽然在严重感染情况下做骨髓移植可能更有利于中性粒细胞的恢复；对于新诊断的再障患者不应该使用造血生长因子，如 EPO 或 G-CSF 来治疗再障；泼尼松龙不应用于再障患者的治疗，因为其对疾病无效反而会加重细菌和真菌感染；对于年龄小于 40 岁又有同胞供者的初发重型和极重型再障患者，首选异基因骨髓移植治疗，推荐从骨髓中提取造血干细胞；免疫抑制剂适用于：①输血依赖的非重型再障；②年龄大于 40 岁的重型和极重型再障；③没有合适配型供者的年轻重型和极重型再障，标准的免疫抑制剂治疗是 ATG 联合环孢素，ATG 仅用于住院病人，环孢素在达到最大血液学效应后，应最少维持 12 个月以降低复发危险，关于应用 ATG 及环孢素后是否应用造血生长因子（如 G-CSF）等尚缺乏相应的临床试验结果支持。对于年龄小于 50 岁（或是 50~60 岁之间具有良好体质的患者），以及 ATG 或是环孢素治疗失败的能够找到全相合供者的再障患者可以考虑行无关供者的异基因骨髓移植。妊娠期间再障的复发率很高（大约40%），妊娠期间支持治疗是再障患者主要的治疗方法，应该维持血小板在 $20 \times 10^9/L$ 以上，妊娠期间应用环孢素治疗是安全的。

 病案分析

患者，女，14 岁，就诊节气大雪。患者半年前体检时发现患有 β 地中海贫血，HbA 24.8%。血象检查示：Hb 98g/L。曾在当地医院服用中药，治疗效果欠佳，而来我院。诊见：唇色苍白，时有头晕、心悸，月经量少、色淡，舌淡白，脉细弱。

中医诊断：虚劳　血虚（气血两虚，肾虚精亏证）

西医诊断：β 地中海贫血

中医治法：益气养血，补肾培元

方　　药：

1. 八珍汤化裁

党参9g	白术9g	茯苓9g	枸杞子9g
补骨脂9g	黄芪12g	当归12g	川芎3g
炙甘草3g	巴戟天6g	肉桂粉0.5g$^{(冲服)}$	

水煎服，每日 1 剂，分两次服

2. 中药丸药　鹿茸1.8g，高丽参30g，白术45g，黄芪60g，干姜、锁阳、巴戟天各18g，当归头30g，川芎、鸡内金各24g，炙甘草12g。高丽参、鹿茸另研末，其他药均为细末。以紫河车一具，10 碗水煎浓汁约半碗，调上药末，烘干再研细末，放高丽参及鹿茸末研匀，炼蜜为小丸。服法：早晚各服3g，开水送服。

治疗约100天后，复查血常规示：Hb 118g/L，唇色红润，头晕、心悸症状消失，舌淡红，脉濡。随访半年疗效稳。

病案点评：

地中海贫血是由于血红蛋白、珠蛋白肽链合成受抑制所致的溶血性贫血。产生原因是由于血红蛋白基因的遗传缺陷。本病以地中海周边国家尤为多见，在我国以华南地区及西南地区发病率较高。西医目前尚无特效药物治疗，显著贫血的重型患者可输血，必要时作脾切除。本病属中医学虚劳、血虚范畴，非寻常益气补血之品所能奏效。中医学理论认为精血同源，故于益气养血的基础上，以鹿茸峻补肾之精血，高丽参补气健脾，固本培元，加肉桂以温肾，枸杞子、补骨脂、巴戟天、锁阳、紫河车补肾益精生血，考虑到本病病有宿根，难图速效，故汤剂、丸剂并用，守方有恒，终获全功。

【参考文献】

1. 明·汪绮石. 理虚元鉴 [M]. 北京：人民卫生出版社，2005：5-25.
2. 邱志济，朱建平，马濉卿. 朱良春融各家之长治疗席汉氏综合征用药特色选析 [J]. 辽宁中医杂志，2002，11（29）：11.
3. Fukuda K，Straus S，Hickie I，et al. The Chronic fatigue syndrome：a comprehensive approach to its definition and study [J]. Ann Intern Med，1994，121：953-959.
4. Avellaneda Fernández A，Pérez Martín A，Izquierdo Martínez M，et al. Chronic fatigue syndrome：aetiology，diagnosis and treatment [J]. BMC Psychiatry，2009，9（Suppl 1）：S1.
5. J R，Mitchell E，Tidy E，et al. Cognitive behaviour therapy for chronic fatigue syndrome in adults [J]. Cochrane Database Syst Rev，2008：CD001027.
6. 冯崇廉. 邓铁涛教授临证验案2则 [J]. 新中医，2003，35（4）：15.

第十一节　肥　胖　症

培训目标

要求住院医师具备本病的评估与诊断与治疗能力；掌握中医分证论治方法；了解病证结合的诊疗思路；能够根据疾病证候制订治疗方案。

问题导入

肥胖症中医如何辨证论治？

一、临床诊断

是由于多种原因导致体内膏脂堆积过多，体重异常增加，身体肥胖，并多伴有头晕乏力，神疲懒言，少动气短等症状的一类病证。

（一）疾病症状

1. 有饮食过多，恣食肥甘厚味等不良饮食习惯，或缺乏运动，或有肥胖家族史。

2. 体重明显超过标准体重，或有身体沉重、头晕乏力、行动迟缓，甚或动则喘促等症状，甚至出现阵发性睡眠性呼吸暂停或睡眠性窒息。

3. 排除水肿等器质性病变。测定腹部脂肪、垂体功能、甲状腺功能、肾上腺皮质激素、性腺激素等有助于明确本病诊断。

（二）病类诊断

1. 单纯性　不伴有明显神经或内分泌系统功能变化，临床上最为常见。

2. 继发性　伴有明显神经或内分泌系统功能变化。

继发性肥胖症，如库欣综合征、甲状腺功能减退症、下丘脑性肥胖、多囊卵巢综合征等，有原发病的临床表现和实验室检查特点。药物引起的有服用抗精神病药、糖皮质激素等病史对肥胖症的并发症及伴随病也须进行相应检查，如糖尿病或糖耐量异常、血脂异常、高血压、冠心病、痛风、胆石症、睡眠中呼吸暂停以及代谢综合征等应予以诊断以便给予相应治疗。

（三）诊断分级

体重超出标准体重20%以上；或体重指数男性BMI≥27，女性BMI≥25；腰围/臀围比值（WHR）男性≥0.95，女性≥0.85。

轻度肥胖：体重超过理想体重的20%；

中度肥胖：体重超过理想体重的30%；

重度肥胖：体重超过理想体重的50%。

二、病 证 鉴 别

肥胖与水肿　水肿严重时，体重亦增加，也可出现肥胖的伴随症状，但水肿以颜面及四肢浮肿为主，严重者可见腹部胀满，全身皆肿，与本病症状有别。水肿经治疗病理性水湿排出体外后，体重可迅速减轻，降至正常，肥胖患者体重减轻则相对较缓。见表7-11-1。

表7-11-1 肥胖与水肿鉴别要点

	肥胖症	水肿
主症	形体肥胖，身体重着	全身或肢体、颜面、眼睑浮肿
兼症	脘痞胸满，头晕目眩，动则喘促	脘腹痞闷、身体困重
体征	身体肥胖，按之无凹陷	肢体肌肤浮肿，按之凹陷
基本病机	气虚阳虚，痰湿瘀滞	风邪、水湿、疮毒、瘀血合而为病
病性	本虚标实	有虚有实，后期多虚实夹杂

三、病 机 转 化

病机总属阳气虚衰、痰湿偏盛。则运化转输无力，水谷精微失于输布，化为膏脂和水湿，留滞体内而致肥胖；肾阳虚衰，则血液鼓动无力，水液失于蒸腾气化，致血行迟缓，水湿内停，而成肥胖。

病位主要在脾，与肾关系密切，亦与心肺的功能失调及肝失疏泄有关。

本病多属本虚标实之候。本虚多为脾肾气虚，或兼心肺气虚；标实为痰湿膏脂内停，或兼水湿、血瘀、气滞等，临床常有偏于本虚及标实之不同。前人有"肥人多痰"、"肥人多湿"、"肥人多气虚"之说，即是针对其不同病机而言。本病病变过程中常发生病机转化，一是虚实之间的转化，如食欲亢进，过食肥甘，湿浊积聚体内，化为膏脂，湿浊化热，胃热滞脾，形成肥胖，但长期饮食不节，可损伤脾胃，致脾虚不运，甚至脾病及肾，导致脾肾两虚，从而由实证转为虚证；而脾虚日久，运化失常，湿浊内生，或土壅木郁，肝失疏泄，气滞血瘀，或脾病及肾，肾阳虚衰，不能化气行水，可致水湿内停，泛溢于肌肤，阻滞于经络，使肥胖加重，从而由虚证转为实证或虚实夹杂之证。二是各种病理产物之间也可发生相互转化，主要表现为痰湿内停日久，阻滞气血运行，可致气滞或血瘀。而气滞、痰湿、瘀血日久，常可化热，而成郁热、痰热、湿热、瘀热。三是肥胖病变日久，常变生他病。《内经》中已经认识到肥胖与消瘅等病证有关，极度肥胖者，常易合并消渴、头痛、眩晕、胸痹、中风、胆胀、痹证等。

四、辨证论治

（一）治则治法

1. 辨标本虚实　本病有实证，有虚证，也可表现为标实本虚之候。本虚要辨明气虚，还是阳虚。标实要辨明痰湿、水湿及瘀血之不同。

2. 辨明脏腑病位　肥胖病有在脾、在肾、在心肺的不同，临证时需加详辨。肥胖病变与脾关系最为密切，临床症见身体重着，神疲乏力，腹大胀满，头沉胸闷，或有恶心，痰多者，病变主要在脾。病久累及于肾，症见腰膝酸软疼痛，动则气喘，嗜睡，形寒肢冷，下肢浮肿，夜尿频多。病在心肺者，则见心悸气短，少气懒言，神疲自汗等。

（二）分证论治

针对肥胖本虚标实的特点，治疗当以补虚泻实为原则。补虚常用健脾益气；脾病及肾，结合益气补肾。泻实常用祛湿化痰，结合行气、利水、消导、通腑、化瘀等法，以祛除体内病理性痰浊、水湿、瘀血、膏脂等。其中祛湿化痰法是治疗本病的最常用方法，贯穿于本病治疗过程的始终。

1. 胃热滞脾证　多食，消谷善饥，形体肥胖，脘腹胀满，面色红润，心烦头昏，口干口苦，胃脘灼痛，嘈杂，得食则缓。舌红苔黄腻，脉弦滑。证机概要：胃热脾湿，精微不化，膏脂瘀积。

2. 痰湿内盛证　形盛体胖，身体重着，肢体困倦，胸膈痞满，痰涎壅盛，头晕目眩，口干而不欲饮，嗜食肥甘醇酒，神疲嗜卧。苔白腻或白滑，脉滑。证机概要：痰湿内盛，困遏脾运，阻滞气机。

3. 脾虚不运证　肥胖臃肿，神疲乏力，身体困重，胸闷脘胀，四肢轻度浮肿，晨轻暮重，劳累后明显，饮食如常或偏少，既往多有暴饮暴食史，小便不利，便溏或便秘。舌淡胖，边有齿印，苔薄白或白腻，脉濡细。证机概要：脾胃虚弱，运化无权，水湿内停。

4. 脾肾阳虚证　形体肥胖，颜面虚浮，神疲嗜卧，气短乏力，腹胀便溏，自汗气喘，动则更甚，畏寒肢冷，下肢浮肿，尿昼少夜频。舌淡胖，苔薄白，脉沉细。证机概要：脾肾阳虚，气化不行，水饮内停。

表 7-11-2　肥胖分证论治简表

证候	治法	推荐方	常用加减
胃热滞脾	清胃泻火佐以消导	小承气汤合保和丸	肝胃郁热，症见胸胁苦满，烦躁易怒，口苦舌燥，腹胀纳呆，月经不调，可加平胃散；肝火致便秘者，加更衣丸；湿热郁于肝胆，可用龙胆泻肝汤。风火积滞壅积肠胃，表里俱实者，可用防风通圣散
痰湿内盛	燥湿化痰理气消痞	导痰汤	湿邪偏盛者，可加苍术、薏苡仁、赤小豆、防己、车前子；痰湿化热，症见心烦少寐，纳少便秘，舌红苔黄，脉滑数，可酌加竹茹、浙贝母、黄芩、黄连、瓜蒌仁等，并以胆南星易制南星；痰湿郁久，壅阻气机，以致痰瘀交阻，伴见舌黯或有瘀斑者，可酌加当归、赤芍、川芎、桃仁、红花、丹参、泽兰等
脾虚不运	健脾益气渗利水湿	参苓白术散合防己黄芪汤	脾虚水停，肢体肿胀明显者，加大腹皮、桑白皮、木瓜，或加入五皮饮；腹胀便溏者，加厚朴、陈皮、广木香以理气消胀；腹中畏寒者，加肉桂、干姜等以温中散寒
脾肾阳虚	温补脾肾利水化饮	真武汤合苓桂术甘汤	气虚明显，伴见气短，自汗者，加党参、黄芪；水湿内停明显，症见尿少浮肿，加五苓散，或泽泻、猪苓、大腹皮；若见畏寒肢冷者，加补骨脂、仙茅、仙灵脾、益智仁，并重用肉桂、附子以温肾祛寒

（三）临证备要

肥胖常可兼血瘀，尤其是痰湿体质者，痰湿阻滞气机，气滞则血瘀，血行不畅，瘀血内停，形成气滞血瘀证。症见形体丰满，面色紫红或黯红，胸闷胁胀，心烦易怒，夜寐不安或夜不能寐，大便秘结，舌黯红或有瘀点瘀斑，或舌下脉络怒张，苔薄白或薄黄，脉沉细或涩。治以活血祛瘀，行气散结，方用血府逐瘀汤合失笑散加减。气滞明显者，见胸闷，脘腹胀满，加郁金、厚朴、陈皮、莱菔子；兼肝胆郁热内结，见心烦易怒，口干口苦，目黄，胁痛，便秘，加大黄、龙胆草、栀子、黄芩；湿热明显，兼见纳呆脘痞，舌黯红苔黄腻，加金钱草、泽泻、茵陈、栀子、虎杖等。本证也可选用桃核承气汤、桂枝茯苓丸等。

肥胖之属于痰湿、气滞、血瘀者常可化热，进而伤阴，病至后期可表现为阴虚阳亢证者，症见体胖，情绪急躁，易怒，食欲旺盛，头晕胸闷，大便干结，舌质红，苔少，脉弦细数，治以镇肝息风汤加减。

研究表明，具有减肥作用的中药有何首乌、荷叶、茶叶、菟丝子、枸杞子、玉竹、地黄、山楂、莱菔子、栀子、防己、泽泻、赤小豆、薏苡仁、猪苓、茯苓、陈皮、半夏、大腹皮、白术、牵牛子、黄芪、柴胡、菊花、茵陈、大黄、芦荟、女贞子、旱莲草、苍术、灵芝、夏枯草、三棱、丹参、魔芋、决明子、番泻叶、冬瓜皮、车前子、芒硝、麻仁、昆布、海藻、螺旋藻等，临证时在辨证论治的基础上，可酌情选用。

饮食控制，加强体育锻炼，是治疗和预防肥胖的有效措施，应注意坚持。但饮食节制不宜过度，以免因摄入过少对身体造成不良损害。同时，治疗肥胖，亦不可过用泻药，以免损伤脾胃，带来不良后果。

（四）常见变证的治疗

肥胖是以体重异常增加，身肥体胖，并多伴有头晕乏力、神疲懒言、少动气短等症状的一类病证。多由年老体弱、过食肥甘、缺乏运动、先天禀赋等原因导致，其病机总属脾肾气虚、痰湿偏盛。肥胖的病位主要在脾与肌肉，与肾气虚关系密切，亦与心肺的功能失调有关。肥胖多为本虚标实之候，虚实之间、各种病理产物之间常发生相互转化，病久还可变生消渴、头痛、眩晕、胸痹、中风、胆胀、痹证等疾病，因此必须积极治疗。临证时要辨明标本虚实、脏腑病位，以补虚泻实为原则，治本用补益脾肾，治标常用祛湿化痰，结合行气、利水、消导、通腑、化瘀等法。在药物治疗的同时，积极进行饮食调摄及体育锻炼，以提高疗效。

（五）其他疗法

1. 中成药治疗

（1）山楂丸：消积化滞。用于食积、肉积，停滞不化，痞满腹胀，饮食减少。

（2）六味安消胶囊：和胃健脾，导滞消积，行血止痛。用于胃痛胀满，消化不良，便秘，痛经。

（3）振源胶囊：益气通脉，宁心安神，生津止渴。用于胸痹、心悸、不寐，消渴气虚证。

2. 针灸

治法：祛湿化痰，通经活络。

主穴：曲池、天枢、阴陵泉、丰隆、太冲。

配穴：腹部肥胖者，加归来、下脘、中极；便秘者，加支沟、天枢。

操作：毫针泻法。针后按摩，嘱患者适当控制饮食。

方义：取曲池、天枢以疏导阳明经气，通调肠胃。阴陵泉、丰隆清热利湿，化痰消脂。太冲疏肝而调理气机。

3. 耳针法　选胃、内分泌、三焦、脾。毫针刺，或用王不留行籽贴压，每次餐前30分钟压耳穴3~5分钟，有灼热感为宜。

五、名医经验

王琦　认为肥胖与痰湿体质最为密切，察肥胖临证之规律，将肥胖分为气虚肥胖、痰湿肥胖和血瘀肥胖三型。气虚肥胖者常见肤白肌松，稍活动即气喘吁吁，容易感冒，疲乏，困倦，嗜睡，舌苔白腻等表现。治疗上气虚肥胖，减肥用"加"法。其中健脾益气是关键。通过健脾益气，增强脾的运化功能，使痰湿得化，水谷精微得以输布，代谢障碍恢复正常，从而达到治疗气虚肥胖的根本目的。临床常重用黄芪以补气，白术、制苍术健脾燥湿，茯苓、泽泻、薏苡仁等健脾利湿。痰湿肥胖者常见腹部肥满松软，面部皮肤油脂较多，多汗且黏，胸闷，痰多，口黏腻或甜，喜食肥甘，舌苔腻，脉滑等。治疗上认为应祛"邪"逐层分消，"治痰者，必当温脾强肾以治痰之本"，痰壅在肺者，多用紫苏子、莱菔子、白芥子等降气化痰；痰结在胸者，多用半夏、薤白、瓜蒌等温化寒痰；痰凝在脾者，多用白术、茯苓、苍术健脾祛痰；且兼用强肾之法，用制何首乌补肾益精，肉桂补命门心包之火，开胃化痰，健脾祛湿，"使根本渐充，则痰将不治而自去矣"。血瘀肥胖者常兼见皮肤色素沉着、身体某部位疼痛等表现。治疗上则采用活血降脂消瘀之法，常用姜黄、生蒲黄、山楂、熟大黄、当归、苏木等药。

 知识拓展

肥胖症是一组异质性疾病，病因未明，被认为是包括遗传和环境因素在内的多种因素相互作用的结果。脂肪的积聚总是由于摄入的能量超过消耗的能量，即无论多食或消耗减少，或两者兼有，均可引起肥胖，但这一能量平衡紊乱的原因尚未阐明，肥胖者这些因素与正常人的微小差别在统计学上未能显示，但长期持续下去则可能使脂肪逐渐积聚而形成肥胖症。

肥胖症有家族聚集倾向，但遗传基础未明，也不能排除共同饮食、活动习惯的影响。某些人类肥胖症以遗传因素在发病上占主要地位，如一些经典的遗传综合征，Laurence-Moon-Biedl 综合征和 Prader-Willi 综合征等，均有肥胖。近来又发现了数种单基因突变引起的人类肥胖症，分别是瘦素基因（OB）、瘦素受体基因、阿片-促黑素细胞皮质素原（POMC）基因、激素原转换酶-1（PC-1）基因、黑皮素受体4（MC4R）基因和过氧化物酶体增殖物激活受体γ（PPAR-γ）基因突变肥胖症。但上述类型肥胖症极为罕见，绝大多数人类肥胖症是复杂的多基因系统与环境因素综合作用的结果。

环境因素中主要是饮食和体力活动。坐位生活方式、体育运动少、体力活动不足使能量消耗减少；饮食习惯不良，如进食多、喜甜食或油腻食物使摄入能量增多。饮食构成也有一定影响，在超生理所需热量的等热卡食物中，脂肪比糖类更易引起脂肪积聚。文化因素则通过饮食习惯和生活方式而影响肥胖症的发生。此外，胎儿期母体营养不良、蛋白质缺乏，或出生时低体重婴儿，在成年期饮食结构发生变化时，也容易发生肥胖症。

遗传和环境因素如何引起脂肪积聚尚未明确，较为普遍接受的是"节俭基因假说"（Neel，1962）。节俭基因指参与"节俭"的各个基因的基因型组合，它使人类在食物短缺的情况下能有效利用食物能源而生存下来，但在食物供应极为丰富的社会环境下却引起（腹型）肥胖和胰岛素抵抗。潜在的节俭基因（腹型肥胖易感基因）包括 β_3-肾上腺素能受体基因、激素敏感性脂酶基因、PPARγ 基因、PC-1 基因、胰岛素受体底物-1（IRS-1）基因、糖原合成酶基因等，这些基因异常的相对影响未明。

【参考文献】

1. 周仲瑛. 中医内科学［M］. 北京：中国中医药出版社，2007.
2. 董建华. 中国现代名中医医案精华·李振华医案［M］. 北京：北京出版社，1990.
3. 董建华. 中国现代名中医医案精华·周筱斋医案［M］. 北京：北京出版社，1990.
4. 石学敏. 针灸学［M］. 北京：中国中医药出版社，2004.
5. 路再英，钟南山. 全国高等学校教材·内科学（第7版）［M］. 北京：人民卫生出版社，2008.
6. 杨玲玲，倪诚，李英帅，等. 王琦治疗肥胖经验［J］. 中医杂志，2013，54（21）：1811-1813.

第十二节 癌 病

 培训目标

要求住院医师具备癌病的疾病评估能力，具备各种癌病的辨证能力；掌握中医分证论治方法和治疗原则；了解病证结合的诊疗思路；能够根据不同部位的癌病进行疾病分期和证候演变规律并制订治疗方案，并指导患者配合治疗，对治疗充满信心，调畅情志，定期随访，提高疗效或减毒增效的作用，能改善症状，以提高生活质量，延长生存期。

问题导入

1. 癌病的病因病机是什么?
2. 癌病的主要诊断依据包括哪些?
3. 叙述癌病如何辨证论治?

一、临 床 诊 断

（一）疾病诊断

1. 癌病可见肿块逐渐增大、表面高低不平、质地坚硬、内部脏器受压迫或梗阻、溃疡、出血等。

2. 癌病大多起病缓慢，病程较长。

3. 本病常有家族病史，可有吸烟、饮酒及接触致癌物质史。

根据以上临床症状，详细询问病史，全面体检，结合实验室细胞学、病理组织学以及影像学等相关检查可明确诊断。

实验室检查有细胞学检查，如细胞脱落学检查、黏膜细胞、细针穿刺涂片或超声导向穿刺涂片，病理组织学检查，内镜检查，影像学检查，化验检查，免疫学检查等，影像学检查是诊断肿瘤常用的检查方法，包括 X 线、各种造影、超声波、CT、MRI 等。其中 CT、MRI 探查肿瘤的部位、大小及浸润情况，是目前诊断脑瘤的主要手段；痰脱落细胞学检查是早期诊断肺癌的简单而有效方法，纤维支气管镜检查，可确定病变性质及做病理检查，是确诊肺癌的重要方法；肝区 B 超、CT、MRI、肝穿刺、血清学检查（如甲胎球蛋白等）有助明确诊断肝癌；直肠指诊、全结肠镜检查、钡灌肠 X 线检、血清癌胚及肠癌相关抗原测定、CT 等检查以明确诊断大肠癌；尿脱落细胞学检查对诊断早期肾癌、膀胱癌有一定价值，B 超、CT、MRI 探查肿瘤的部位、大小及浸润情况，膀胱镜检查也是确诊膀胱癌的重要方法。

（二）病类诊断

1. 脑瘤　病位在脑，以头痛、呕吐、视力下降、感觉障碍、运动障碍、人格障碍等为主要临床表现。

2. 肺癌　病位在肺，以顽固性咳嗽、咯血、胸痛、发热、气急，消瘦乏力为主要临床表现。

3. 肝癌　病位在肝脏，以右胁疼痛、肝脏进行性肿大、质地坚硬、腹胀大、消瘦乏力为临床特征。

4. 大肠癌　病位在肠，以排便习惯及粪便性状改变，腹痛，肛门坠痛，里急后重，甚至腹内结块，消瘦为主要临床表现。

5. 肾癌及膀胱　病位在肾与膀胱，肾癌以血尿、腰痛、肿块、消瘦乏力为主要表现；膀胱癌以血尿、尿频、尿急、尿痛排尿困难、发热消瘦、恶病质为主要表现。

（三）病期诊断

癌病是局部病变，但却是全身性疾病的局部表现。癌病初期因为正气不虚，常无明显的全身症状，随着时间的迁延，后期可出现明显的全身症状，可伴有贫血、低热、消瘦、乏力等。

二、病证鉴别

癌病需与虚劳、积聚相鉴别，见表7-12-1。

表 7-12-1 癌病与虚劳、积聚鉴别要点

	癌病	虚劳	积聚
基本病机	正气内虚，气滞、血瘀、痰结、湿聚、热毒等相互纠结，日久积滞而成	脏腑气血阴阳亏虚	气机阻滞、瘀血内结
主症特点	局部肿块固定不移，凹凸不平，疼痛，发热，溃疡，出血等	五脏虚证	腹内结块，或痛或胀，其中聚证聚散无常
治则	扶正祛邪，攻补兼施	补益	积证：初期消散，中期消补兼施，后期养正除积 聚证：行气散结

三、病机转化

癌病是发生于五脏六腑、四肢百骸的一类恶性疾病。不同的癌病其病变部位不同。由于肝主疏泄，条达气机，脾胃气血生化之源，肾主髓，藏元阴元阳，故癌病的发生发展，与肝、脾、肾的关系密切相关。癌病的病机关键主要是由于正气内虚，感受邪毒，情志怫郁，饮食损伤，宿有旧疾等因素，使脏腑功能失调，气血津液运行失常，产生气滞、血瘀、痰凝、湿浊、热毒等病理变化，蕴结于脏腑组织，相互搏结，日久积渐而成有形之肿块。癌病病理属性总属本虚标实，多是因虚得病，因虚而致实，是一种全身属虚，局部属实的疾病。初期邪盛而正虚不显，以实证为主，中晚期本虚标实，病变错综复杂，病势日益深重。不同的癌病其病机上也各有特点。见图7-12-1。

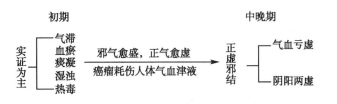

图 7-12-1 病机转化示意图

四、辨证论治

（一）治则治法

癌病属于正虚邪实，邪盛正衰的一类疾病，治疗的基本原则是扶正祛邪，攻补兼施。

结合病史病程、四诊及实验室检查等临床资料综合分析，辨证施治，做到"治实当顾虚，补虚勿忘实"。初期邪盛正虚不明显，当先攻之；中期宜攻补兼施；晚期正气大伤，不耐攻伐，当以补为主，扶正培本以抗邪气。扶正之法主要根据正虚侧重的不同，结合主要病变脏腑分别采用补气、补血、补阴、补阳的治法；祛邪主要针对病变采用理气、除湿、化痰散结、活血化瘀、清热解毒等法，并应适当配伍抗肿瘤作用的中药。

（二）分证论治

不同的癌病其病变部位不同，当分而治之。临床上首先应辨各种癌病的脏腑病位，辨清病邪性质，分清痰结、湿聚、气滞、血瘀、热毒的不同，以及有否兼夹；辨标本虚实，分清虚实标本的主次；辨脏腑阴阳，分清受病脏腑气血阴阳失调的不同；辨病程的阶段，明确患者处于早中晚期的不同，以选择适当的治法和估计预后。

癌病的分证论治详见表7-12-2、表7-12-3、表7-12-4、表7-12-5、表7-12-6。

表7-12-2　脑瘤分证论治简表

证候	治法	推荐方	常用加减
痰瘀阻窍	息风化痰祛瘀通窍	通窍活血汤	呕吐者，加竹茹、姜半夏；失眠者，加酸枣仁、夜交藤
风毒上扰	平肝潜阳清热解毒	天麻钩藤饮合黄连解毒汤	阳亢风动之势较著者，加代赭石、生龙骨、生牡蛎；大便干燥者，加番泻叶、火麻仁
阴虚风动	滋阴潜阳息风	大定风珠	虚热之象著者，加青蒿、白薇；大便秘结者，加火麻仁、郁李仁

表7-12-3　肺癌分证论治简表

证候	治法	推荐方	常用加减
瘀阻肺络	行气活血散瘀消结	血府逐瘀汤	胸痛明显者，加香附、延胡索、郁金；反复咯血，血黯红者，去桃仁、红花，加蒲黄、三七、藕节、仙鹤草、茜草根；口干舌燥者，加沙参、天花粉、生地、玄参、知母
痰湿蕴肺	健脾燥湿行气祛痰	二陈汤合栝楼薤白半夏汤	痰黄稠黏难吐者，加海蛤壳、鱼腥草、金荞麦根、黄芩、栀子；神疲纳呆者，加党参、白术、鸡内金
阴虚毒热	养阴清热解毒散结	沙参麦冬汤合五味消毒饮	咯血不止，加白及、仙鹤草、茜草根、三七；低热盗汗，加地骨皮、白薇、五味子；大便干结，加全瓜蒌、火麻仁
气阴两虚	益气养阴	生脉散合百合固金汤	气虚明显者，加生黄芪、太子参、白术；咳痰不利，痰少而黏者，加贝母、百部、杏仁

表7-12-4　肝癌分证论治简表

证候	治法	推荐方	常用加减
肝气郁结	疏肝健脾活血化瘀	柴胡疏肝散	疼痛明显者，加郁金、延胡索；已出现胁下肿块者，加莪术、桃仁、半夏、浙贝母；纳呆食少者，加党参、白术、薏苡仁、神曲
气滞血瘀	行气活血化瘀消积	复元活血汤	腹胀大，皮色苍黄，脉络暴露者，加甘遂、大戟、芫花

续表

证候	治法	推荐方	常用加减
湿热聚毒	清热利胆 泻火解毒	茵陈蒿汤	疼痛明显者，加柴胡、香附、延胡索
肝阴亏虚	养血柔肝 凉血解毒	一贯煎	出血者，加仙鹤草、白茅根、牡丹皮；黄疸者，合茵陈蒿汤

表 7-12-5　大肠癌分证论治简表

证候	治法	推荐方	常用加减
湿热郁毒	清热利湿 化瘀解毒	槐角丸	腹痛较甚者，加香附、郁金；大便脓血黏液，泻下臭秽，加白头翁、败酱草、马齿苋
瘀毒内阻	活血化瘀 清热解毒	膈下逐瘀汤	热毒甚者，加黄连、黄柏、败酱草
脾肾双亏	温阳益精	大补元煎	下利清谷，腰酸膝冷突出，可合四神丸
肝肾阴虚	滋肾养肝	知柏地黄丸	便秘者，加火麻仁、郁李仁；大便带血，加三七、茜草、仙鹤草；遗精，加芡实、金樱子；月经不调者，加香附、当归

表 7-12-6　肾癌、膀胱癌分证论治简表

证候	治法	推荐方	常用加减
湿热蕴毒	清热利湿 解毒通淋	八正散或龙胆泻肝汤	尿血者，加小蓟、白茅根、仙鹤草；腰痛甚者，加郁金、三七
瘀血内阻	活血化瘀 理气散结	桃红四物汤	血尿较甚，酌减桃仁、红花，加三七、花蕊石；发热者，加丹皮、丹参
脾肾两虚	健脾益肾 软坚散结	大补元煎	尿血者，加仙鹤草、血余炭
阴虚内热	滋阴清热 化瘀止痛	知柏地黄丸	心悸失眠者，加酸枣仁、柏子仁、五味子；遗精，加芡实、金樱子；月经不调者，加香附、当归

（三）临证备要

癌病是多种恶性肿瘤的总称，以脏腑组织发生异常增生为其基本特征。临证是要明确癌病治疗中的攻补关系，可根据病情采用先攻后补，或先补后攻，或攻补兼施等方法。同时，应把顾护胃气的指导思想贯穿于治疗的始终，以期调理脾胃，滋养气血生化之源，扶助正气。中医药配合手术、化疗、放疗治疗癌症，有减毒增效的作用，中药可补气生血，使免疫功能尽快恢复，预防和控制由于手术所致的对癌细胞的刺激增殖作用。常以健脾益气，滋阴养血为治法，代表方如参苓白术散、八珍汤、十全大补汤、六味地黄丸等。

（四）常见变证的治疗

癌病是多种恶性肿瘤的总称，发生于五脏六腑、四肢百骸，病变错综复杂，病势日益深重，常合并多系统的病证，临床上治疗当四诊合参，随证治之，参考有关章节辨证施治。

（五）其他疗法

1. 中成药治疗

（1）消癌平片：清热解毒、止咳平喘、散结止痛。适用于肺癌、大肠癌等多种恶性肿瘤。

（2）百令胶囊：补肺气，益精气。用于癌病患者之肺肾两虚引起的咳嗽、气喘、腰背酸痛等症。

（3）养正消积胶囊：健脾益肾、化瘀解毒。适用于不宜手术的脾肾两虚、瘀毒内阻型原发性肝癌辅助治疗。

另外，根据患者病情辨证选择静脉滴注中药注射液，如艾迪注射液、复方苦参注射液、消癌平注射液、康莱特注射液、榄香烯乳注射液等。

2. 针灸、外治法　根据病情及临床实际情况可选择应用体针、头针、电针、耳针、灸法、穴位埋线等针灸治疗，选择贴敷疗法、中药泡洗、中药熏药治疗等外治法。

3. 其他疗法　根据病情需要选择，如足浴法治疗肢体麻木，耳穴埋豆法治疗恶心呕吐等，也可根据患者病情酌情选用适当的中医诊疗设备以提高疗效，如射频肿瘤治疗仪等。

五、名医经验

1. 郭子光　治疗癌病以张从正"攻邪已病"学说为上策，攻去一分癌邪，则保住一分正气，故攻逐癌邪当贯穿整个治疗过程的始终。以攻邪为主治疗多种癌病，其中多是已没有手术条件或拒绝手术、放疗、化疗的癌病患者，常能取得较好效果。总结出以下经验：用药平正，忌剧破猛攻，克伐生气。攻癌邪遣方用药以性味平和为止，达到抗拒癌邪而不伤正气，清除癌毒而无虞溃散，"轻可去实也"。疏通气机，畅通管道，逐邪外出。经验证明，凡是癌邪侵袭的脏腑器官由管道通于外界，使癌邪有出路者，中医治疗只要掌握疏通气机，通畅管道，将癌邪不断地逐出体外，从而使癌块局限、缩小，甚至消失，可以收到较好的疗效。保护脾胃健运。首先禁用大毒峻猛之药，慎用大热大寒之品，少用滋补滞脾之剂，其次主要使用甘淡实脾、辛香开胃、芳香醒脾治法。对癌病患者而言，只有保护脾胃健运，气机升降有常能纳化水谷以生气血，才能补偿癌邪对正气的耗损，保持各种管道通畅，利于排邪外出，以达到治疗目的。

2. 钱伯文　在肿瘤的治疗中，常用益气养血、养阴生津、滋阴补肾、温肾助阳等补益法，根据兼证加减配伍应用，以助于营养全身和提高人体生理功能。实验证实，许多补养药中存在着多种游离状态或结合状态的单糖。糖是机体最重要的供能物质，多聚葡萄糖具有显著的抗癌活性，为应用补益药治疗癌症提供了依据。实验研究提示了补益药能提高机体的免疫功能、增强垂体-肾上腺皮质的功能，增强骨髓功能，有助于肿瘤机体紊乱的生理功能复常以及内环境失调的平衡，保持机体生存的物质基础，扶助正气，纠正和修复病理变化。故通过补益药的运用，不仅能使肿瘤治疗的各个措施顺利进行，而且可以提高机体的抗病能力，改善症状，延长生存期，提高临床疗效。

3. 周仲瑛　脑肿瘤多由素体禀赋不足，肝肾亏虚，痰浊瘀毒内生，痹阻脑络所致。肝肾亏虚，气阴不足为其本，风痰瘀毒为其标，因果交错，变生有形痼疾为其基本病机。故倡导标本兼顾，攻补通消并举，提出滋补肝肾、益气养阴治其本，化痰熄风、祛瘀解毒治其标的治疗法则。在治疗过程中，重视祛风化痰活血通瘀，习用僵蚕、水蛭、海藻、制南星之品，认为化痰祛瘀药均有一定的抑制肿瘤细胞生长作用，并能调节机体自身的免疫功能；还主张以毒攻毒，癌毒深藏，非攻不可，当以有毒之品克有毒之族。故在运用汤药之时常配马钱子散，取其性峻力猛、通络止痛、散结消肿之功，达以毒攻毒目的。马钱子毒性强烈，应遵"大毒治病，十去其六"，"无使过之，伤其正也"之旨，不可过量，一般用量为每日0.5～1g，装胶囊服，药后注意观察疗效和药后反应。

知识拓展

　　癌病是多种恶性肿瘤的总称，以脏腑组织发生异常增生为其基本特征。癌病是一种难治性疾病，目前已经认识到本病是一类全身性疾病的局部表现，任何单一手段的局部治疗，均难以彻底治愈。中医药治疗癌病以扶正祛邪为指导思想，中西医结合治疗可以取长补短，充分发挥各种治疗方法在癌病各阶段的作用，可起到提高疗效或减毒增效的作用，能改善症状，提高生存质量，延长生存期。

　　肺癌是目前最常见的恶性肿瘤之一，发病率高、恶性程度高，治疗手段繁多，复发率高。肺癌分为小细胞癌和非小细胞肺癌，约80%的病人在确诊时已失去手术机会，50%的病人在初诊时已发生转移。胸部增强CT能帮助确定肿瘤位置、肿瘤特点和累及的范围。运用胸部增强CT可明显缩小鉴别诊断的范围，而使部分患者可达到早期诊断。联合运用其他检查手段，如血清ProGRP31-98被证明对小细胞肺癌有高度特异性，与病理诊断准确率相当。熟悉小细胞肺癌在胸部增强CT上的表现特点可明显提高放射科医师对该肿瘤的诊断正确率，从而达到肿瘤的早诊断、早治疗，明显改善患者预后。目前临床治疗多采用放疗＋化疗的联合治疗方案，针对肺癌的治疗研究集中于分子靶向治疗。原发性肝癌目前首选治疗方法Shiite以肝切除术为代表的外科治疗，但肝细胞癌发病隐匿，临床上有不足30%患者就诊时可获得手术治疗机会，预后很差。非手术治疗是中晚期肝癌的重要治疗方式，近年来逐渐开展了一些新的非手术治疗方法，如经肝动脉血管介入治疗、分子靶向及化疗药物治疗、放射治疗、局部消融治疗等，为患者的治疗带来了更多选择，大大改善了患者的预后。

　　肾癌是较常见的恶性肿瘤，就诊时25%的患者已有远处转移，本病对放化疗不敏感，免疫治疗总有效率低。针对肿瘤干细胞进行靶向治疗是遏止肿瘤复发和转移的关键。不同的药物治疗靶点不同，联合用药及贯序疗法可能会提高抗肿瘤效果，但需注意药物不良反应、生活质量及经济负担。表观遗传学在干细胞发育及体细胞重编程中的重要作用提示其可能在肿瘤干细胞的发生发展中发挥作用。表观基因组包含DNA甲基化、组蛋白修饰、染色体重塑和非编码RNA调控的基因表达模式，在肾癌细胞中有多种表观基因组的异常改变。随着对肾细胞癌遗传研究的不断深入，发现DNA序列以外的调控机制异常在肿瘤的发生发展过程中起重要的作用，有利于早期诊断和早期治疗。

病案分析

　　患者，男，69岁，就诊节气：春分。因咳嗽，胸痛，纳差，乏力8月余入院。患者于8月前因咳嗽，胸痛，纳差，逐渐消瘦乏力，服用治咳嗽的中西药物无效，在当地医院做详细检查后诊断为肺癌（鳞癌）。因患者年事已高，本人及家属均不愿接受手术治疗，故到医院以化疗及中药为主进行治疗。症见咳嗽，吐少量黏痰，气短喘促，动则尤甚，胸痛，口干少饮，眠差，二便正常，舌质红，苔少，脉细数。既往无特殊。患者吸烟40余年，15～20支/日。专科检查：痰脱落细胞学检查结果为鳞状上皮细胞癌。

中医诊断：肺癌（气阴两虚证）

西医诊断：肺癌　鳞状上皮细胞癌

中医治法：益气养阴

方　　药：生脉散合百合固金汤加减

生黄芪 20g	党参 15g	麦冬 15g	玄参 15g
桔梗 15g	生地黄 15g	百合 15g	当归 10g
丹参 10g	延胡索 10g	矮茶风 10g	半枝莲 10g
薏苡仁 15g	建曲 10g	炙甘草 5g	

15剂，水煎服，两日1剂，分三次服

结合化疗，服药半月后，患者咳嗽、咯痰、胸痛等症状均有减轻，乏力有所改善，偶尔可至室外走动。嘱长期随访，以上方为基本方化裁加减，结合化疗，病情趋于稳定。

病案点评：

本病案为老年男性患者，有长期吸烟病史，慢性起病，以咳嗽，胸痛，纳差，乏力为主要症状，四诊合参，符合肺癌诊断。患者年事已高，且喜嗜烟数年，邪毒之气入侵人体，正气亏损不能抗邪，气机不畅，久则气滞血瘀，或气不布津，津凝为痰，故见咳嗽，咯少量黏痰，血瘀，痰浊互结，渐而成块，不通则痛，故见胸痛，气不布津，阴津亏虚，肺痿失用则口干少饮，纳差、气短喘促，乏力等。结合舌脉，属肺癌之气阴两虚证。治疗当以固本为主，既补益正气，又养阴润肺，选生脉散合百合固金汤加减化裁，以奏益气养阴之功。气虚症状明显者，加生黄芪、太子参、白术等益气补肺健脾；咯痰不利，痰少而黏者，加贝母、百部、杏仁利肺化痰。若肺肾同病，阴损及阳，出现以阳气虚衰为突出临床表现时，可选用右归丸温补肾阳。

【参考文献】

1. 刘杨. 中国现代百名中医临床家丛书—郭子光［M］. 北京：中国中医药出版社，2009：220-224.

2. 单书健，陈子华. 古今名医临证金鉴-肿瘤卷［M］. 北京：中国中医药出版社，2011，154-157.

3. 单书健，陈子华. 古今名医临证金鉴-肿瘤卷［M］. 北京：中国中医药出版社，2011，327-331.

4. 廖嘉煊，杨汉丰，肖应全，等. 非小细胞肺癌：流行病学、临床、病理、基因、影像学表现及治疗进展［J］. 中华临床医师杂志. 2013，7（19）：114-115.

5. 吴杨. 肺癌的治疗进展［J］. 医学美学美容. 2014，23（3）：461-462.

6. 李焱，程朋. 中晚期肝癌临床治疗进展［J］. 临床肝胆病杂志. 2014，30（3）：233-235.

7. 郑伏甫，李晓飞. 靶向药物治疗晚期肾癌进展［J］. 现代泌尿生殖肿瘤杂志. 2013，5（5）：311-314.

8. 宋雷，郭忠，杨世英. 肾癌干细胞与表观遗传学调控研究进展［J］. 中国肿瘤临床. 2013，40（23）：1477-1480.

第八章

肢体经络病证

第一节 概 论

肢体经络病证主要由于外感或内伤因素导致经络肢体机能失调，出现以经络失养或闭阻不通为内在病理基础，以肢体疼痛肿胀或功能障碍为外在症状表现的一类病证。肢体包括整个躯体，与经络相连，具有防御外邪、保护内在脏腑组织的作用。在生理上以通利为顺，在病理上因瘀滞或失养而为病。如痹证多因感受风寒湿热之邪，闭阻经络，气血运行不畅而发病；痉证多因外感风寒湿热之邪，闭阻经络或内伤肝肾之阴，阴虚血少，筋脉失养而发病；痿证多由外感内伤多种原因终致五脏受损，气血精津亏耗，肌肉筋脉失养为病；腰痛也因外感风寒湿热之邪，闭阻经络，或肾虚失养而为病。病位均在肢体经络筋脉，以经络受阻，筋脉失养为病理损害。由于经络内联五脏六腑，外络四肢百骸，所以肢体经络病证涉及范围较广，虽然症状表现在肢体筋骨，但病机常可涉及肝、脾、肾等多个脏腑。相对应的西医疾病也涉及多个系统，如免疫系统、骨骼系统、神经系统、泌尿系统、消化系统疾病等。

一、四诊枢要

在肢体经络病证的辨治过程中，望诊对于判断感邪之性质、脏腑阴阳气血盛衰和疾病预后十分重要。应注意观察肢体、关节、筋骨的症状，注重部位、肤色、肤温的变化等。肢体状态能够反映疾病的特点，如关节红肿热痛者，常见于感受湿热之邪的痹证；关节畸形挛缩者，常见于痹证日久，痰瘀阻络者；四肢肌肉萎缩，肢体软弱者，常见于痿证。项背强直、四肢抽搐者，见于痉证，多属急症，应尽快控制病情。有些疾病具备特殊的，具有诊断意义的症状体征，如类风湿关节炎可以看到手指向尺侧偏斜和呈"天鹅颈"样及"钮孔花"样畸形；强直性脊柱炎可见颈项及腰背强直，转向屈曲困难；痛风多可见夜晚发作的足大趾红肿疼痛以及痛风石；重症肌无力可见上眼睑下垂；脑炎、脑膜炎可见背项强直；骨质疏松可见腰背疼痛及周身关节痛，脊柱侧弯和驼背等。

问诊时应围绕是否有肢体关节疼痛、腰痛、乏力，肌肉萎缩等主诉进行系统询问，尤其注意对首发症状的询问，以了解病情缓解或加重因素。主诉往往决定了患者是何病证（如是痹证还是痉证），而证型还需注意询问伴随症状，不同的伴随症状决定了不同的证型。如项背强急、四肢抽搐，伴有恶寒、发热、脉浮等表证，属于外感致痉；而关节疼痛伴有恶寒、发热、脉浮等表证，则属于行痹。切诊除包括脉诊外，在肢体经络病证中尤应注意按诊的应用，如按肌肤、按手足，注意肤温等变化。

二、检查要点

肢体经络病证的临床诊断还须结合多个系统专科检查，包括神经系统、骨骼系统、消化系统、泌尿系统、免疫系统等。合理的辅助检查是寻求有价值诊断依据的关键。根据临床资料（病史、病程、专科检查、辅助检查资料），全面客观综合地分析才能对肢体经络的各疾病做出初步诊断。其中，痹证与腰痛主要表现为关节及腰部疼痛，可以是某些疾病的一个症状，故其涉及的疾病范围极为广泛。可根据疼痛相关的部位进行 X 光片、CT、核磁扫描对疾病进行诊断，明确骨与关节变化；痹证者还需检查抗"O"、血沉、C-反应蛋白、黏蛋白、血清免疫球蛋白、类风湿因子、HLAB-27、血清抗核抗体、血清蛋白电泳、血尿酸等明确引起关节疼痛相关疾病的诊断；腰痛者还应检查尿常规、肾功能、B超、CT 或肾盂造影等排除是否由肾脏疾病引起。

痉证和痿证的临床诊断还须结合神经肌肉系统专科检查，脑脊液、血培养、CT、MRI 等测定有助于明确中枢病变，肌电图、肝功能、血清酶学、血清电解质、肌活检可明确肌肉病变。

三、辨治思路

在肢体经络病证的辨证过程中，要按照中医特有的临证思维程序进行，即第一步通过四诊获得相关临床资料以确立是何病证，一般"主证"即代表是何病证，也往往就是主诉。如主证（主诉）是肢体关节疼痛代表了痹证；四肢抽搐，项背强直代表了痉证；肢体痿软无力，肌肉萎缩代表了痿证等。第二步确立证型（分型症状），如患者主诉是肢体关节疼痛，并还伴有关节红肿，得寒痛减，得温痛增，发热，口渴心烦，舌红苔黄腻，脉滑数等，则属痹证风湿热痹证；如患者主诉是肢体痿软无力，肌肉萎缩，并还伴有食少便溏腹胀、气短神疲、苔薄白、脉细等，则属痿证脾胃亏虚证；如患者主诉是腰痛，并还伴有痛有定处，痛处拒按，舌质紫黯，脉弦涩等，则属腰痛瘀血腰痛证。第三步确立治则（治疗原则），明确病证及证候，即可确立治则。如痹证风湿热痹证的治疗原则即为清热除湿，宣痹通络；痿证脾胃亏虚证的治疗原则是益气健脾，缓急止痉。第四步确立主方及处方用药，根据治则确定方药，如风湿热痹选择白虎加桂枝汤；痿证脾胃亏虚选用参苓白术散等。

肢体经络病证虽病位在肢体筋骨，但与脏腑关系密切，脏腑功能失调是内在的病理基础。常见的证候有邪犯经络与脏腑经络亏虚两大类，在脏腑亏虚的基础上又可形成标实之证，如络脉瘀阻，筋脉失养证等。邪犯经络者多因感受外邪，邪阻经络，致经脉痹阻不通，而出现肢体关节疼痛、肿胀、酸楚、麻木及痿软之症。经络亏虚多因脏腑功能失调，气血亏虚，致经脉失养，表现为肢体强急、抽搐，病久可见肌萎、痿软不用等症；血瘀阻络者多因久病入络，表现为肢体疼痛如刺，固定不移；经脉失养，表现为肢体麻木、挛急，久可致痿弱；血虚筋急者多见于老年人，年老肝肾日衰，筋脉失养，表现为肢体拘挛不柔。

在肢体经络病证的发生发展过程中，有外感实证为主，有内伤虚证为主，也有本虚标实的情况。一般病变在表、在肢体者，病较轻浅；病变在里、在脏腑者，病较深重。肢体

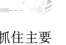

经络病证病程多较长，病情复杂多变，临床往往表里、虚实交织夹杂，治疗时要抓住主要的症状体征辨证论治，分清标本缓急，按照"急则治其标，缓则治其本"和"间者并行，甚者独行"的治疗原则进行治疗。具体来说肢体经络病证应以通经活络，缓急补虚为大法，邪实为主者，祛邪为主，但应注意中病即止，以防伤正。另外，肢体经络病证多易感受外邪致病，故要注意日常调摄，保暖避风寒，根据病情适当活动或采用外治法，达到防病治病及康复的目的。

第二节 痹 证

培养目标

掌握痹证中医治法治则及分证论治、痹证反复发作日久不愈的转归及痹证重者可内舍于脏。熟悉相应西医疾病的发病原因、临床表现及常规治疗；了解治疗目的在于控制病情，改善关节功能和预后。

问题导入

1. 痹证的辨证要点是什么？
2. 痹证治疗应用附子、乌头要注意哪些？
3. 痹证治疗应用虫类药要注意些什么？
4. 《医宗必读》对痹证的治疗是如何论述的？

一、临床诊断

1. 临床主要以肢体筋骨、关节、肌肉发生疼痛、酸楚、麻木、肿胀、沉重及游走窜痛等为临床特征。

2. 严重者可出现关节变形，臂腿枯细，膝踝肿大，两肘不能屈伸，活动受限，甚则生活不能自理。

具备以上临床表现，结合起病形式、伴随症状及诱因可诊断为痹证。根据疼痛相关的部位进行 X 光片、CT 以及核磁扫描，有助于对本病进行诊断，了解骨关节疾病的病变部位及损伤程度。实验室检查如：抗"O"、血沉、C-反应蛋白、黏蛋白、血清免疫球蛋白、类风湿因子、血清抗核抗体、血清蛋白电泳、血尿酸盐以及关节镜等检查有助于引起关节疼痛相关疾病的诊断。若患者出现患肢发凉、麻木、疼痛、间歇性跛行者，怀疑血栓闭塞性脉管炎，应予下肢动脉彩色多普勒超声。此外，心电图、血清酶学及心脏彩超等检查可提示痹证是否内舍于心。

二、病证鉴别

1. 痹证需与痿证相鉴别，见表8-2-1。

表 8-2-1　痹证与痿证鉴别要点

	痹证	痿证
起病特点	关节肿胀疼痛	肢体软弱无力及肌肉逐渐萎缩
基本病机	感受风寒湿热外邪，经络痹阻，气血运行受阻，脏腑功能失调	五脏精血亏虚，无以灌溉流注，经脉失养
症状	肢体筋骨、关节、肌肉疼痛，无肢体痿弱及肌肉萎缩。少数患者因疼痛或关节僵硬不能活动，日久废而不用可致肌肉萎缩	肢体痿弱及肌肉萎缩，甚至严重至手不能持物，足不能任地。无肢体筋骨、关节、肌肉疼痛

2. 风寒湿痹与热痹相鉴别，见表 8-2-2。

表 8-2-2　风寒湿痹与热痹的鉴别

	风寒湿痹	热痹
病因	感受风寒湿邪	风寒湿邪从阳化热或感受湿热之邪
关节红肿	无	有
兼证	关节肌肉疼痛，遇寒加重，遇热痛减	关节肌肉疼痛，遇凉较舒

三、病机转化

痹证病机根本为邪气痹阻经脉，即风寒湿热痰瘀等邪气滞留于肢体筋脉、关节、肌肉，经脉，气血痹阻不通，不通则痛。素体阳气阴精不足为内因，风寒湿热之邪入侵为外因。初起多为实证，正气未虚，邪气未盛，以风湿痹阻、寒湿凝滞多见，如积极治疗，可使病情大获痊愈。若病情迁延不愈，痹证日久，耗气伤血，损及肝肾致正虚邪恋，本虚标实。病邪深入，由经络肌腠而渐至于血脉、筋脉、脉络、甚则损及内脏，出现相应的脏腑病变，其中以心痹较多见。此时，则病情缠绵难愈，预后较差。也可因痰浊瘀血交阻经络、关节，使疾病迁延难愈，或因气血耗伤，肝肾亏损而致正虚邪恋，虚实夹杂，而成顽疾。

痹证日久，耗伤气血，可逐渐演变为虚劳；内损于心，心脉闭阻，胸闷心悸，喘急难于平卧而为心悸、喘证；内损于肺，肺失濡养，痰瘀交阻，则胸闷气急，咳吐涎沫而为肺痿。肺失肃降，气不化水，则咳嗽频作，胸痛，少痰，气急，可转为咳喘，悬饮等证。见图 8-2-1。

四、辨证论治

（一）治则治法

祛邪活络，缓急止痛是痹证的治疗原则。具体治疗方法包括祛风，散寒，除湿，清热，舒经通络。本病初期邪盛正亦盛，故以逐邪为主，并根据风寒湿热的偏盛辨证施治，风者散之，寒者温之，湿者祛之，热者清之，瘀者通之。久病、晚期正虚邪恋，病邪缠绵，肝肾受损，气血耗伤，故宜益气养血，补养肝肾，强筋健骨，顾护正气。顽痹痰瘀胶结应祛瘀化痰。《医宗必读》对痹证治疗原则有很好的概括，主张行痹应参以补血，痛痹参以补火，着痹参以补脾补气之剂。

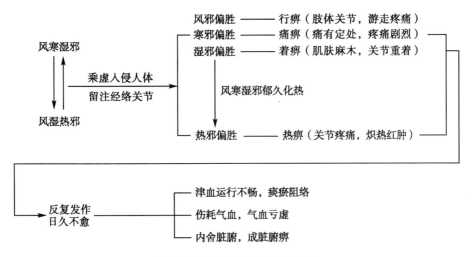

图 8-2-1　痹证病机转化示意图

（二）分证论治

根据痹证感邪特点及临床特征，可分为行痹、痛痹、着痹、风湿热痹、痰瘀痹阻、气血亏虚、肝肾亏虚七个证型。各型痹证都有肢体关节疼痛的症状，只是疼痛的性质有所不同。行痹肢体关节游走疼痛，兼见恶寒发热，苔薄白，脉浮等风寒表证；痛痹肢体关节痛有定处，疼痛剧烈，遇寒痛增，得温痛减，兼见畏寒，舌苔薄白，脉弦紧等寒象；着痹肢体关节重着肿胀而痛，兼见手足沉重，肌肤麻木不仁等湿证；风湿热痹肢体关节焮红灼热肿痛，得冷稍舒，兼见口渴、溲黄便秘，舌质红，苔黄燥，脉滑数等热象；痰瘀痹阻者肌肉关节刺痛，固定不移，甚则强直畸形，兼见肌肤紫黯、瘀斑，舌质紫黯苔腻，脉细涩等痰瘀交阻证；气血亏虚痹关节疼痛时轻时重，兼见神疲乏力，食少便溏，舌淡苔薄，脉细无力等气血亏虚证；肝肾亏虚者痹关节肿大僵硬、变形，甚至肌肉萎缩，筋脉拘急，兼见腰膝酸软、盗汗，舌质红，脉细数等肝肾亏虚证。痹证治法、方药及其加减见表8-2-3。

表 8-2-3　痹证分证论治简表

证候	治法	推荐方	方药加减及其他常用方
行痹	祛风通络 散寒除湿	防风汤	酸痛以上肢为主者，可选用羌活、桂枝、白芷、威灵仙、川芎；以下肢关节为主者，选加独活、川牛膝、木瓜、萆薢
痛痹	温经散寒 祛风除湿	乌头汤	疼痛剧烈可加附子、细辛、桂枝、干姜温经散寒止痛
着痹	除湿通络 祛风散寒	薏苡仁汤	若恶寒发热、身烦痛为风湿在表，可去川乌、当归加白芷、藿香解表化湿
风湿热痹	清热除湿 宣痹通络	白虎加桂枝汤	若湿重于热者可重用苡仁、赤小豆、茯苓、木瓜；热重于湿者可加萆薢、知母、黄柏
痰瘀痹阻	化痰行瘀 蠲痹通络	桃红饮	瘀血凝滞较重者酌加虫类搜剔药如蜣螂、全蝎、露蜂房

续表

证候	治法	推荐方	方药加减及其他常用方
气血亏虚	调补气血 活血通络	黄芪桂枝五物汤	偏于气虚者，可重用黄芪；偏于血虚者加熟地、鸡血藤、川芎
肝肾亏虚	培补肝肾 活血通络	独活寄生汤	若肝肾偏于阴虚者，合用河车大造丸；偏于肾阳虚者，合用阳和汤

（三）临证备要

由于痹证的病变部位各异，根据病变部位及所属经络选用适当的引经药物能够充分发挥药物的疗效。如痹在上肢，可选用片姜黄，羌活，桂枝；痹在下肢，可选用独活、川牛膝，木瓜；若痹痛累及颈椎，可选用葛根，伸筋草，桂枝、羌活。

痹证多由风寒湿三气杂合而为之，初期治疗多以祛风、散寒、除湿为主，忌用攻下、收敛、酸寒及苦寒之品，但若感湿热之邪，或风寒湿邪郁久化热，则不能拘泥于此说。

在痹证的治疗过程中，对于风寒湿痹疼痛剧烈者，经常使用附子、乌头这些具有毒副作用的药物，应用时应慎重，剂量从小量开始，逐渐增量，不可久服，用时可文火久煎，或与甘草同煎以缓和毒性。服药后若有头晕、心悸、舌麻、脉迟结代等中毒症状时，应酌情减量或立即停药，予大剂量的防风、甘草、绿豆汤频饮，无效或危重者，按药物中毒急救处理。对于痹证久病入络，抽掣疼痛，肢体拘挛者，多用虫类药搜风止痛，通经达络，常用全蝎、蜈蚣、蜂房、白花蛇、乌梢蛇等虫类药物，这类药物作用较猛，也有一定毒性，故用量不可过大，不宜久服。

（四）其他疗法

1. 中成药治疗

（1）尪痹冲剂（片）：温补肝肾，祛湿通络。适用于久痹肝肾亏虚者。

（2）益肾蠲痹丸：益肾壮督，蠲痹通络。适用于肾阳不足、寒湿阻络者。

（3）骨碎补片：温补脾肾，活血通络。适用于肝肾亏虚、瘀血阻络者。

2. 针灸治疗　针灸治疗可在痹证的任何证型应用。如行痹者以祛风通络，散寒除湿为治疗原则，主穴可取风门、风池、膈俞、血海、肝俞，针用泻法；痛痹者以温经散寒，祛风除湿为治疗原则，主穴可取肾俞、关元、大椎、风门、合谷，针用泻法；着痹者以除湿通络，祛风散寒为治疗原则，主穴可取脾俞、膈俞、足三里、阴陵泉，针用泻法；热痹以清热除湿，宣痹通络为治疗原则，主穴可取大椎、曲池、合谷、外关，针用泻法。久病虚证之痹：主穴可取足三里、肾俞、太溪、命门、腰阳关、大椎、夹脊穴等，针用补法，加灸。

五、名医经验

陈湘君　类风湿关节炎临床活动期主要表现为两种证型：气虚寒湿型与气虚湿热型，而类风湿关节炎缓解期患者则又兼肝肾不足与痰瘀阻络等表现。就其病理性质而言，类风湿关节炎是一个全身属虚（气血亏虚、肝肾不足），局部属实（寒湿、湿热、痰瘀）的疾病，同时又是一个正虚为本、邪实为标的疾病。

在类风湿关节炎活动期首重益气温阳，同时内外合治。适应此法的病人往往以关节局部肿胀、僵硬、疼痛并作，尤以僵硬酸痛为主，皮色不红，关节不热或微热。治疗时多以乌头汤、防己黄芪汤等为基本方，选药多重用黄芪、太子参、生甘草、山药、白术、薏苡仁、制川乌、白芍、桂枝、骨碎补、巴戟天、补骨脂等。因为类风湿关节炎以周围关节病变为主，特别是以手足小关节多见，在内服之外，配合外洗外熏。常用的温阳散寒外洗方为生川乌、生草乌、生南星、红花、细辛、冰片、枯矾等。一般与内服方配合运用，每次10~15分钟，一日2~3次，1~2周为一个疗程。

如果患者素体阳盛或感受湿热为主，则病多热化，而呈现气虚湿热为主，日久可见湿热耗伤阴津而成气阴二虚之证。此时则需益气清络，兼顾养阴为主。此法适应的病人关节多红肿灼热、疼痛以灼痛、胀痛、重痛为主，僵硬不明显。治疗时陈教授多以桂枝芍药知母汤合三妙丸加减，药选生黄芪、生白术、生米仁、防风、防己、土茯苓、知母、黄柏、忍冬藤、泽兰、泽泻等。外用方则以清热利湿为主，方用透骨草、枯矾、冰片、生南星、生半夏等，用法同前。

扶正法在缓解期类风湿关节炎的治疗中尤其重要，而此时的扶正则以补肝肾、补气血为主。肝肾不足型多以六味地黄丸为主，加以血肉有情之品，如鳖甲、龟甲、鹿角片等，以滋补肝肾、温阳通络。气血不足型多以独活寄生汤合当归补血汤加减。痰瘀交阻型多以大剂活血化痰药为治，活血药如莪术、徐长卿、落得打、苏木、扦扦活等，化痰药如制南星、僵蚕、白芥子、露蜂房等。病在上肢者，用羌活、桂枝、桑枝、姜黄；病在下肢者用独活、防己、牛膝、宣木瓜等。寒湿甚者，加乌梢蛇、晚蚕沙。

 知识拓展

类风湿关节炎（RA），属于中医"痹证"范畴。该病是一种以侵蚀性关节炎为主要表现的全身性自身免疫病。临床表现为双手和腕关节等大小关节受累为主的对称性、持续性多关节炎。RA治疗的目的在于控制病情，改善关节功能和预后。应强调早期治疗、联合用药和个体化治疗的原则。治疗方法包括一般治疗、药物治疗和外科手术和其他治疗等。

1. 一般性治疗　强调患者教育及整体和规范治疗的理念。适当的休息、理疗、体疗、外用药、正确的关节活动和肌肉锻炼等对于缓解症状、改善关节功能具有重要作用。

2. 药物治疗

（1）非甾体抗炎药（NSAID）：是临床最常用的RA治疗药物，具有抗炎、止痛、退热及减轻关节肿胀的作用，但不能控制病情。如美洛昔康、尼美舒利、布洛芬、双氯芬酸钠、塞来昔布等。其主要不良反应包括胃肠道症状、肝和肾功能损害以及可能增加的心血管不良事件。避免同时服用2种或2种以上NSAIDs。

（2）改善病情抗风湿药（DMARD）：该类药物较NSAIDs发挥作用慢，大约需1~6个月，这些药物不具备明显的止痛和抗炎作用，但可延缓或控制病情的进展。如甲氨蝶呤每周7.5~20mg；来氟米特每日10~20mg；抗疟药：包括羟氯喹和氯喹两种，羟氯喹每日200~2400mg，氯喹250mg，每天1次；柳氮磺吡啶250~500mg开始，每日3次，之后渐增至750mg，每日3次；雷公藤多苷片30~60mg/d。

（3）糖皮质激素：能迅速改善关节肿痛和全身症状。针对关节病变，通常为小剂量激素（泼尼松≤7.5mg/d）。此外激素可用于以下几种情况：伴有血管炎等关节表现的重症RA；不能耐受NSAIDs的RA患者作为"桥梁"治疗；其他治疗方法效果不佳的RA患者；伴局部激素治疗指征（如关节腔内注射）。激素治疗RA的原则是小剂量、短疗程。使用激素必须同时应用DMARDs。在激素治疗过程中，应补充钙剂和维生素D。

（4）生物制剂：可治疗RA的生物制剂主要包括肿瘤坏死因子（TNF）-α拮抗剂、白细胞介素（IL）-1和IL-6拮抗剂、抗CD20单抗等。与传统DMARDs相比，生物制剂的主要特点是起效快、有抑制骨破坏的作用、患者总体耐受性好。

3. 外科手术治疗 RA 患者经过积极正规内科治疗，病情仍不能控制，为纠正畸形，改善生活质量可考虑手术治疗。但手术并不能根治 RA，故术后仍需药物治疗。常用的手术主要有滑膜切除术、人工关节置换术、关节融合术以及软组织修复术。

 病案分析

傅某，女，42 岁，就诊节气：惊蛰。患者四肢关节肿痛发 10 年，近 2 年加剧。10 年前在无明显诱因情况下，出现膝关节疼痛，无红肿及灼热，继后逐渐波及双膝，双踝，腕，足关节，局部出现肿痛，呈刺痛，痛有定处，活动不利，晨僵约 1.5 小时。关节周围肤色尤其是手指关节周围皮肤颜色变深变暗，肘部尺骨鹰嘴处可触及皮下结节，腰膝酸软，神疲乏力，面色少华，头晕，心悸，面色少华，肌肤甲错，口唇紫黯，睡眠尚可，胃纳一般，大便较干燥，两日一行。舌质紫黯，边有少许瘀斑。苔白腻，脉细弦滑。X 光照片：双腕关节多处呈小囊样改变；血沉 106mm/h；类风湿因子 1∶640 阳性。

中医诊断：痹证（痰瘀痹阻，肝肾亏损证）

西医诊断：类风湿关节炎

中医治法：活血祛瘀，化痰通络，佐以补益肝肾

方　药：

生黄芪 30g	生地 20g	制南星 15g	露蜂房 9g
桃仁 30g(打)	莪术 30g	鸡血藤 30g	川芎 15g
延胡索 30g	猪茯苓各 30g	米仁 30g	金雀根 30g
狗脊 30g	炮山甲 20g(先煎)		

水煎服，每日 1 剂，分两次服

服药 2 周后，关节肿痛逐减，活动度增加，时有肌肤麻木，仍有头晕，心悸。以上方药已初获疗效，加参三七 15g，海风藤 20g，并随证加减，共服 60 余剂后四肢关节肿痛基本消失，双手握力增加，精神好，唯早晨仍有关节酸楚感，胃纳可，二便调。血沉 17mm/h，类风湿因子 1∶80，阳性。

病案点评：

本病案为中年女性患者，有四肢关节肿痛，晨僵约 1.5 小时，皮下结节，双腕关节多处呈小囊样改变，类风湿因子 1∶640，阳性，符合类风湿关节炎诊断。患者关节肿胀刺痛，痛有定处，无红肿及灼热，关节周围肤色尤其是手指关节周围皮肤颜色变深变暗，可触及皮下结节，腰膝酸软，神疲乏力，面色少华，头晕，心悸，面色少华，肌肤甲错，口唇紫黯，舌质紫黯，边有少许瘀斑，故诊为痹证，痰瘀痹阻、肝肾亏损。治疗当以活血祛瘀，化痰通络，佐以补益肝肾。方中制南星、炮山甲、露蜂房、莪术、鸡血藤、川芎，活血化瘀、化痰通络，延胡索理气活血止痛，黄芪、猪苓、茯苓、米仁健脾以化痰湿，金雀根、狗脊补益肝肾，祛风除湿。方中莪术为化瘀血要药，有破瘀血之功，类风湿关节炎患者邪瘀交阻于关节、筋骨并深入经隧、骨骼，非一般活血药可治，故用莪术破血祛瘀。且莪术用量宜大。为防止莪术有动血之虞，故与黄芪合用，以监制其动血之弊端，如此，不但气血不受损伤，也能较迅速化去瘀血。

【参考文献】

1. 陈湘君. 中医内科学［M］. 上海：上海科学技术出版社，2004：345.
2. 王承德，胡荫奇，沈丕安. 实用中医风湿病学［M］. 北京：人民卫生出版社，2009：413.
3. 陈湘君工作室. 陈湘君学术经验撷英［M］. 上海：上海中医药大学出版社，2007：103.
4. 吴东海. 临床风湿病学［M］. 北京：人民卫生出版社，2008：1153.
5. 中华医学会风湿病学分会. 类风湿关节炎诊断及治疗指南［J］. 中华风湿病学杂志，2012，14（4）：265-270.

第三节　痉　　证

培训目标

　　要求住院医师具备痉证急救治疗和护理的能力；掌握中医治法治则及分证论治，并积极开展预防工作；了解相应西医疾病的发病原因、临床表现及常规治疗；能够根据疾病分期和证候演变规律制订治疗方案，并指导患者接受规范的康复训练。

问题导入

　　1. 痉证的临床诊断标准是什么？
　　2. 痉证与痫证、中风、颤证如何鉴别？
　　3. 痉证的治则治法是什么？
　　4. 痉证的分证论治包括哪些证型？

一、临床诊断

　　1. 临床主要以项背强急，四肢抽搐，甚至角弓反张为临床特征。亦可先表现为牙关紧闭，口噤不开，继而发痉。

　　2. 可伴有高热、头痛、头目昏眩，瞳神改变，恶心，呕吐痰涎，吐纳不匀，腹满便结，四肢麻木，神疲乏力等临床表现，部分危重病人可有神昏谵语等意识障碍。

　　3. 多突然发病，变化迅速，病情危重。

　　4. 发病前多有外感或内伤病史。外感致痉，起病较急，病程较短，多有恶寒、发热、脉浮等表证；内伤发痉起病较缓，病程较长，则多无恶寒发热之象。

　　具备以上临床表现，结合起病形式、伴随症状及诱因可诊断为痉证。临床应根据不同疾病进行相关的检查，如感染性疾病可进行血常规、细菌学检查，以明确感染性质。颅脑CT、MRI等影像学检查以及肝肾功能等检查，有助于神经系统疾病和一般内科疾病的鉴别诊断。颅脑影像学检查和脑脊液检查，有助于明确神经系统疾病的病变部位与病变性质。

二、病证鉴别

1. 痉证需与痫证、中风相鉴别,见表8-3-1。
2. 痉证需辨外感发痉与内伤发痉,见表8-3-2。

三、病机转化

痉证病位在筋脉,属肝所主,筋脉依赖肝血濡养、约束、联系和保护骨节肌肉。若阴血不足,肝失濡养,筋脉失养,则发为痉证。其病变尚与心、胃、肺、肾等脏腑相关。如胃热腑实,阴津耗伤;或肺热炽盛,蒸灼津液;或肾精不足,阴血亏虚,均与痉证发生有关。若热陷心包,神明逆乱,则发痉时可兼有神志障碍。

表8-3-1 痉证与痫证、中风的鉴别

	痉证	痫病	中风
起病特点	多突然起病	多突然起病	多突然起病
病因病机	感受外邪,邪壅经络,气血不运,或热盛动风;脏腑受损,阴亏血少,筋脉失养	多由先天遗传、七情失调、外感六淫、跌扑损伤引发,多由痰、火、瘀为内风触动,致气血逆乱,蒙蔽清窍而发病	由于正气亏虚,饮食、情志、劳倦内伤等引起气血逆乱,产生风、火、痰、瘀,导致脑脉痹阻或血溢脑脉之外
主症	四肢抽搐,项背强直,角弓反张	发作性神志异常,常突然发病,仆地时常口中做猪羊叫声,四肢抽搐,口吐涎沫,牙关紧闭	突然昏仆,不省人事,口舌歪斜,言謇,偏身麻木
兼证	发热、头痛等	轻度头晕、乏力等	头痛、眩晕、呕吐、两便失禁或不通等
病程	相对较长	片刻可自行缓解	长,多有后遗症

表8-3-2 外感发痉与内伤发痉鉴别要点

	外感发痉	内伤发痉
起病	多突然发病	多起病缓慢
病因	感受外邪	久病过劳
病机	邪壅经络,气血不运,阴血不得濡养筋脉或热盛动风,多属实证	脏腑受损,阴亏血少,筋脉失养,多属虚证
兼证	多有恶寒、发热,无汗或汗出等表证	多有头晕、神疲乏力等内伤之证
舌苔脉象	舌淡红,苔薄白或白腻;脉浮紧或浮数	舌红或红绛,苔黄少津;脉弦细或细数
病程	较短	较长
预后	预后良好	预后不良

痉证的基本病机为阴虚血少,筋脉失养。病理性质有虚实两端。外感因邪壅经络,气血不运,阴血不得濡养筋脉;或热盛动风,多属实证。内伤由亡血、过汗、误治失治,或久病

伤正，脏腑受损，阴亏血少，筋脉失养，多属虚证。虚实可有转化兼夹，如热盛伤津，阴虚火旺，痰瘀阻络，经脉失养，多为正虚邪实，虚实夹杂证。痉证多起病急，变化较快。

外感发痉，属邪实正盛，若能迅速驱散外邪，痉证得以控制，则预后良好。内伤发痉，多虚中夹实，治疗较为困难，应细察病机，审慎调治。若有见口张目瞪、昏昧无知，或见有戴眼反折、遗尿，或见有汗出如油如珠等，均属预后不良的征象，见图 8-3-1。

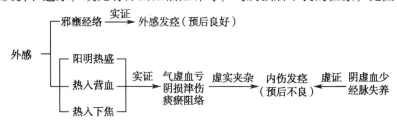

图 8-3-1 痉证病机转化示意图

四、辨证论治

（一）治则治法

痉证应根据标本虚实治之。外感风、寒、湿、热之邪而致痉者，以祛邪为主，予祛风、散寒、清热、祛湿；阴血亏虚而致痉者，缓则治其本，治以养血滋阴、舒筋止痉。因痉证在临床上阴伤血少者多见，所以治疗上滋养营阴是不可忽视的一环。

（二）分证论治

本证可分为外感发痉和内伤发痉两端。根据其临床特征，可分为邪壅经络、肝经热盛、阳明热盛、心营热盛、痰浊阻滞、阴血亏虚六个证型。各型痉证都有项背强直，四肢抽搐，甚至口噤、角弓反张的症状，只是轻重有所不同。邪壅经络型多有外感表证之象，如头痛，项背强直，恶寒发热，无汗或汗出，肢体酸重，舌苔薄白或白腻，脉浮紧等。肝经热盛型多伴有高热，口噤龂齿，手足躁动等症；阳明热盛型多伴有壮热汗出，腹满便结，口渴喜冷饮等症；心营热盛型多伴有高热烦躁，神昏谵语等症；痰浊阻滞型多伴有头痛昏蒙，神识呆滞，胸脘闷满，呕吐痰涎等症；阴血亏虚型多伴有四肢麻木头目昏眩，自汗，神疲气短，或低热等症。治法、方药及其加减见表 8-3-3。

表 8-3-3 痉证的分证论治

证候	治法	推荐方	常用加减
邪壅经络	祛风散寒燥湿和营	羌活胜湿汤	寒邪较甚，以葛根汤为主（刚痉）；风邪偏甚，以瓜蒌桂枝汤为主（柔痉）；湿热偏盛，以三仁汤为主；伴神昏谵语，躁动不安，可酌情选用安宫牛黄丸、至宝丹或紫雪丹
肝经热盛	清肝潜阳息风镇痉	羚角钩藤汤	热盛伤阴，时时发痉，可用大定风珠；神昏肢厥，可酌加紫雪丹
阳明热盛	清泄胃热增液止痉	白虎汤合增液承气汤	热邪伤津而无腑实者，用白虎加人参汤；湿热偏盛，用白虎汤加羚羊角、天麻、瓜蒌；昏迷可鼻饲安宫牛黄丸
心营热盛	清心透营开窍止痉	清营汤	酌情加用安宫牛黄丸、紫雪丹、至宝丹；热毒深重，可用清瘟败毒饮。还可配用清开灵注射液

续表

证候	治法	推荐方	常用加减
痰浊阻滞	豁痰开窍 息风止痉	导痰汤	痰浊上壅，蒙蔽清窍，突然昏厥抽搐，可急用安宫牛黄丸加竹沥、姜汁冲服；痰郁化热加清金化痰汤
阴血亏虚	滋阴养血 息风止痉	四物汤合大定风珠	抽搐不安，心烦失眠，加牡蛎散；阴虚多汗欲脱者，加生脉散；久病阴血不足，气滞血瘀者，加补阳还五汤

（三）临证备要

遣方用药时注意羚羊角用量不宜过大，一般 1～5g，内服煎汤，1～3g，宜单煎 2 小时以上；磨汁或研粉服，每次 0.3～0.6g，临床多用羚羊角粉冲服。钩藤煎服，3～12g，入煎剂宜后下。全蝎、蜈蚣均有毒，用量不宜过大，全蝎煎服 3～6g，研末吞服 0.6～1g，蜈蚣煎服 3～5g，研末吞服 0.6～1g。胆南星用量不宜过大，一般以 6g 为宜。运用清泄胃热法时应注意生石膏一般用量 15～60g，宜先煎；大黄、芒硝的用量，以大便通泻为度，不宜过量，防止耗伤正气，生大黄宜后下，一般用量在 10～15g，芒硝冲服或开水溶化后服，用量 6～10g。安宫牛黄丸常用量为每日 1 丸，温开水调匀后口服或鼻饲；紫雪丹每次 1.5～3g，每日 2 次，冷开水调下；局方至宝丹化服 1 丸，每日 2 次，脉弱体虚者，人参汤化服，痰涎壅盛者可用生姜汁化服。

痉证发病前往往有先兆表现，应密切观察，及时处理，辨明外感与内伤、虚证与实证，切勿滥用潜镇息风之品。痉证多属急症，病床要平整松软，并设床栏，发病时应尽量减少搬动病人，居室要安静，避免刺激，应有专人护理。急性发作时应注意保护病人舌体，保持平卧位，头侧一边，去除义齿，松解衣领，咬口器放置上下齿之间，以防咬伤舌头；并保持呼吸道通畅，防止窒息。对频繁肢体抽动者，要避免强行按压和捆绑，防止骨折。因高热而痉者，要给予降温。痉证常是危重病的一种表现，故应注意观察项背强急、四肢抽搐程度，神志变化，瞳仁大小、血压、心率、呼吸等生命体征的变化以便及时作出正确的判断和相应的处理。

（四）其他疗法

1. 中成药治疗

（1）安宫牛黄丸：清热解毒，镇痉开窍。适用于高热抽搐、神昏谵语者。

（2）清开灵注射液：清热解毒，化痰通络，醒神开窍。适用于心经热盛，高热神昏谵语者。

（3）生脉注射液：益气养阴，复脉固脱。适用于阴虚亏虚、多汗欲脱者。

2. 针灸治疗　针灸治疗可在痉证的任何证型应用。如热盛者以清热生津、熄风止痉为之治疗原则，以督脉、足厥阴肝经穴为主穴，针用泻法；热入营血者以清热凉血、镇痉宁神为治疗原则，以手厥阴心包经、足厥阴肝经穴为主穴，针用泻法；阴血亏虚者以益气养血、滋阴止痉为治疗原则，以手足阳明经和足三阴经及相应背俞穴为主穴，以针刺为主，加灸，针用平补平泻法。

3. 康复训练　对于部分有后遗症的痉证患者在积极进行药物治疗的同时，要重视营养支持，精神调摄，保持心情愉悦，并进行功能锻炼和康复训练（包括吞咽、语言、肢体锻炼及智能训练等），使其病情逐渐好转或者完全康复。

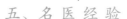

五、名医经验

涂晋文　流行性乙型脑炎（乙脑）的病机是以暑热毒邪侵入人体迅速内陷而致气营两燔为主，其具备暑热毒、常夹湿、喜内陷、易动风、伤气阴、亡阴阳等特点。乙脑属于温病的范畴，大多具有传染性、流行性、季节性和地域性的特点，因其传变符合卫气营血及三焦演变规律，故在临床上乙脑有独特的表现形式：卫分症状常不明显；气分阶段有偏热偏湿之分，且易化燥伤阴；营分阶段心神受损表现突出；血分阶段的特点在于耗血。乙脑的治疗原则是截断扭转，治疗法则是清热解毒。临床上，乙脑可分为四种证候进行分证论治：毒壅肺胃型（轻型），宜辛寒清气，方用白虎汤和银翘散加减；毒损脑络型（普通型），治宜清热解毒，凉营醒脑，方用清营汤加减；毒陷心包型（重型），宜清热凉血醒脑，方用清瘟败毒饮和止痉散加减；正虚邪恋型（恢复期），偏气虚津伤者宜清解余毒、益气生津，方用沙参麦冬汤和竹叶石膏汤加减；偏肝肾精亏者，宜清热育阴、除烦安神，方用黄连阿胶鸡子黄汤加减。并且，临床治疗流行性乙型脑炎过程中，应注意"五忌"原则，即忌发汗、忌温补燥热、忌利小便、忌饮食不当、忌湿腻壅补，此"五忌"对于中医药在防治乙脑中有重要的指导意义。

 知识拓展

流行性乙型脑炎（简称乙脑），属于中医"疫痉"范畴。

乙脑主要分布在亚洲远东和东南亚地区，多见于夏秋季，其主要的传染源是家畜，经蚊传播，多见于夏秋季，防蚊和灭蚊是控制本病的重要环节。临床上急起发病，常有高热、意识障碍、惊厥、强直性痉挛和脑膜刺激征等临床表现，重症患者病后往往留有后遗症。因此，早期发现并及时隔离和治疗病人是早期预防的重要措施，而进行预防接种是保护易感人群的重要措施。

乙脑的治疗原则是早期治疗及综合治疗，包括一般治疗、对症治疗和恢复期及后遗症期治疗。

（1）一般治疗。维持水、电解质、酸碱平衡，营养支持，昏迷者应鼻饲高热量流食。保持口腔清洁，昏迷者定时翻身、拍背及吸痰，以保持呼吸道通畅并防止肺部感染。密切观察患者血压、呼吸、体温、神智、瞳孔、肌张力等，发现异常及时处理。

（2）对症治疗。高热的处理：采用物理及药物积极降温，使体温维持在38℃左右。物理降温可用冰袋或冰枕，置于患者头枕部、腋下、腹股沟等大血管处，亦可用酒精擦浴。患儿或年老体弱者可用50%安乃静滴鼻，成人可用消炎痛栓剂塞入肛门内。如高热不退者可采用亚冬眠疗法积极降温，应注意保持呼吸道通畅。惊厥抽搐的防治：针对可能引起惊厥抽搐的原因，采取相应的治疗措施。高热：积极处理使体温维持在38℃左右。脑水肿及颅内压增高：可应用甘露醇、50%葡萄糖或呋塞米，并可运用肾上腺皮质激素如地塞米松减少血管通透性，纠正细胞内水肿。呼吸道有痰或者分泌物阻塞，应增强吸痰、吸氧，保持呼吸道通畅，必要时行气管切开。抽搐时，应用镇静解痉药，如地西泮、水合氯醛、巴比妥钠等。持续惊厥上述无效者，可用阿米妥钠，因其有中枢抑制作用，应慎用。亦可用压冬眠疗法。呼吸衰竭的治疗。一旦出现呼吸衰竭，早期可用呼吸兴奋剂，如山梗菜碱，亦可用尼可刹米、利他林或回苏灵等药物交替使用，必要时行气管切开。

（3）恢复期及后遗症期治疗：加强营养支持，保持心情愉悦，并进行功能锻炼（包括吞咽、语言及肢体锻炼等），可进行针灸、推拿、高压氧等治疗。

病案分析

患者，男，18岁，发病节气：大暑。来自乙脑流行区。2天前出现头部持续胀痛，发热，恶寒，咽痛，自行服用抗感冒药症状不减，体温最高升至40.5℃。入院前4小时出现嗜睡意识障碍，频发全身痉挛，四肢抽搐、呕吐呈喷射状，抽搐停止后谵妄乱语。查体：T 39.1℃，P 112次/分，BP 105/68mmHg，R 112次/分，不能对答，颈项强直，全身阵发性痉挛，腱反射亢进。克氏征（+），左侧巴宾斯基征（+）。舌红绛，苔黄燥少津，脉洪数。

中医诊断：痉证（心营热盛证）

西医诊断：流行性乙型脑炎

中医治法：清心透营，开窍止痉

方 药：

1. 清开灵注射液60ml，加5%葡萄糖注射液250ml静脉点滴，每日2次，连用3天；

2. 中药处方：

水牛角30g^(先煎)	金银花5g	连翘6g	竹叶心3g
玄参9g	麦门冬9g	生地15g	丹参6g
黄连5g	钩藤12g^(后下)	地龙6g	全蝎6g
羚羊角粉0.6g^(冲服)	甘草6g		

3剂，水煎服，每日1剂，分两次鼻饲

服药3天后，患者神志转清，四肢抽搐、痉挛较前好转，病情趋于稳定。

病案点评：

本病案男性患者，有外感病史，急性起病，渐进加重，以四肢抽搐、颈项强直、神昏谵语为主要症状，符合痉证诊断。发病时患者有发热、恶寒、咽痛等外感病史，无神识昏蒙，属外感致痉。自行服用感冒药，虽经治疗，外感病邪未能祛除，邪实正盛，邪热迅速内陷，演变为热盛动风之象。热入心营，故可见高热、神昏、谵语，舌红绛，苔黄燥少津，脉洪数，选用清营汤。患者高热神昏、痉挛频发，故加用羚羊角粉平肝熄风、清热解毒，地龙、全蝎息风镇痉。同时，应密切观察患者神志变化，如发现神思恍惚，当及时醒神开窍，防止病情恶化。

【参考文献】

1. 董梦久，刘志勇，牟艳杰. 涂晋文教授谈流行性乙型脑炎病机传变特点［J］. 中华中医药杂志，2012，27（9）：2280-2283.

2. 牟艳杰，周小莉，董梦久，等. 涂晋文教授辨治流行性乙型脑炎的学术经验［J］. 中华中医药杂志，2012，27（3）：639-641.

3. 陈俊，李瑞，涂晋文. 辨证论治流行性乙型脑炎33例临床观察［J］. 山东中医杂志，2014，33（2）：103-105.

4. 刘志勇，周小莉，牟艳杰. 涂晋文教授关于流行性乙型脑炎治疗"五忌"的观点［J］. 中国中医急症，2012，21（3）：371-385.

第四节　痿　　证

培训目标

　　住院医师应掌握本病的诊断及紧急救治知识；掌握中医分证论治方法，能够依据脏腑传变规律制订治疗方案；掌握并指导患者进行规范的康复治疗；熟悉有助于本病诊断及鉴别诊断的辅助检查。

问题导入

1. 痿证患者迅速出现呼吸困难、面色青紫时该如何紧急救治？
2. "治痿独取阳明"在痿证治疗中有何指导价值？
3. 痿证治疗中为何慎用风药？

一、临床诊断

　　1. 病人发病前或有感冒、腹泻病史，或发于温热病中，或继跌仆损伤之后，或有神经毒性药物接触史、家族遗传史。

　　2. 多以下肢或上肢，双侧或单侧出现筋脉弛缓不收，软弱无力，活动不利，甚至瘫痪。

　　3. 部分病人伴有肌肉萎缩、肢体麻木、疼痛、或拘急痉挛，或睑废，视歧，声嘶低暗，抬头无力等症状，甚则出现尿便障碍、呼吸困难、吞饮呛咳等。

　　具备以上临床表现，结合病史、起病形式即可诊断痿证。

　　痿证可见于西医神经系统多种疾病，如急性炎症性脱髓鞘性多发性神经病、重症肌无力、运动神经元病、脊髓疾病、进行性肌营养不良症等。脑脊液检查、肌电图、新斯的明试验、肌酶、肌肉活检、血清乙酰胆碱受体抗体检测及磁共振检查等有助于上述疾病的诊断及鉴别诊断。

二、病证鉴别

　　痿证需与偏枯相鉴别，见表8-4-1。

表8-4-1　痿证与偏枯鉴别要点

	痿证	偏枯
肢体活动情况	多为双侧肢体同时不用，尤以双下肢不用多见	一侧上下肢同时不用
肌肉萎缩情况	部分病初即有肌肉萎缩	久则患肢肌肉枯瘦
伴随症状	可伴睑废、视歧、声嘶低暗，甚至呼吸、吞咽困难	常伴言语謇涩，口眼歪斜，突然昏仆

三、病机转化

痿证病变部位在筋脉肌肉，与肺、脾（胃）、肝、肾关系密切；基本病机为津液、气血、精髓亏虚，不能濡养肌肉筋脉。病理性质以热证、虚证为多，也可见虚实夹杂。早期以温热、湿热、瘀血实邪为主者多属实证，热邪为患，每易伤津，或瘀血日久，新血不生，而致血虚不荣，从而病性由实转虚。本病诸脏之间常常传变，如肺热叶焦，金不生水，可致肾阴受损；肾水下亏，水不制火，则火灼肺津，又可加重肺热津伤；脾虚而水湿不运，郁而化热，湿热既可上熏肺叶，又可下注伤及肝肾；肝肾阴虚，虚火内炽，灼伤津液，可致津亏血瘀，病程缠绵。阴亏日久，可出现阴损及阳而致阴阳两虚之候，日久伤及五脏，五脏俱损，出现舌体瘫软，发音嘶哑，呼吸及吞咽困难，为肺脾肾之气将绝之候，病情凶险。见图8-4-1。

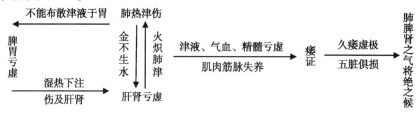

图 8-4-1　病机转化示意图

四、辨 证 论 治

（一）治则治法

痿证的治疗，总以扶正补虚为主。肺热津伤者，宜清热润燥；脾胃虚弱者，宜益气健脾；肝肾亏虚者，宜滋养肝肾。虚实夹杂者，又当兼顾祛邪和络。湿热浸淫者，宜清热利湿；瘀阻脉络者，宜活血行瘀。若起病急骤，发展迅速，出现呼吸困难、面色青紫者，应立即给予吸氧、吸痰等急救处理，病情不见好转，继续恶化者，宜尽早行呼吸机辅助呼吸，必要时行气管切开术，以免危及生命。

（二）分证论治

本病一般分为肺热津伤、湿热浸淫、脾胃虚弱、肝肾亏损、气虚血瘀五类证候。肺热津伤证发病急，起病发热，热中或热退后突然出现肢体痿软无力；湿热浸淫证发病较缓，逐渐出现肢体困重，痿软无力，扪及微热或胸脘痞闷；脾胃虚弱证及肝肾亏损证均起病缓慢，前者肢体无力症状活动后加重，兼见纳呆便溏，神疲肢倦；后者兼见腰膝酸软、眩晕耳鸣、遗精或遗尿，妇女月经不调等症；凡产后恶露客于腰胯或外伤跌仆以致肢体痿软以及痿证病久入络，多见气虚血瘀之证，临床以肢体痿弱，麻木不仁，肌肤甲错，或伴肌肉瘦削，舌质黯淡或有瘀点瘀斑，脉细涩为其特征。痿证的分证论治，详见表8-4-2。

（三）临证备要

所谓"治痿独取阳明"，主要是指采用补益后天或清化阳明湿热的方法治疗痿证。《医宗必读·痿》："足阳明者胃也，主纳水谷化精微，以资表里，故为五脏六腑之海而下润宗筋，宗筋者，前阴所聚之筋也，为诸筋之会，凡腰脊溪谷之筋皆属于此，故主束骨而利机关也。"因此，治痿独取阳明，使脾胃功能健旺，则饮食得增，气血津液充足，脏腑功能旺盛，筋脉得以濡养，有利于痿证恢复。对于"治痿独取阳明"，临床可以从以下三方面来理解：一是不论选方用药，针灸取穴，都应重视补益脾胃。二是"独取阳明"尚包括清胃火、祛湿热，以调理脾胃。三是针灸取阳明经之意。应重视阳明，但治疗痿证绝不可拘泥此法，临床还应辨证治疗。

表 8-4-2　痿证分证论治简表

证候	治法	推荐方	常用加减
肺热津伤	清热润燥养阴生津	清燥救肺汤	高热汗出，重用生石膏，加银花、连翘；咳呛少痰，咽喉干燥，加桑白皮、天花粉
湿热浸淫	清热利湿通利经脉	加味二妙散	身热肢重，加忍冬藤、连翘；肌肉顽痹不仁，加丹参、鸡血藤
脾胃虚弱	补中益气健脾养胃	参苓白术散合补中益气汤	气血虚甚者，重用黄芪、党参、当归；胸脘痞闷，加厚朴、陈皮
肝肾亏损	补益肝肾滋阴清热	壮骨丸（旧称虎潜丸）	遗精遗尿，加金樱子、桑螵蛸、覆盆子；腰脊酸软，加续断、补骨脂、狗脊
气虚血瘀	益气养营活血行瘀	圣愈汤合补阳还五汤	手足麻木，舌苔厚腻，加橘络、木瓜；下肢痿软无力，加杜仲、锁阳、桑寄生

痿证多虚，或虚实错杂，实证、寒证较少。临证又有夹湿、夹热、夹痰、夹瘀者，治疗时还当配合利湿、清热、化痰、祛瘀等法。在用药禁忌方面，《丹溪心法》指出："痿证断不可作风治而用风药。"《景岳全书》亦指出："痿证最忌发表，亦恐伤阴。"故痿证不可妄用风药，因治风之剂，皆发散之品，若误用之，阴血愈燥，常酿成坏病。此外，用苦寒、燥湿、辛温等药物时亦需注意祛邪勿伤正，时时注意护阴。

重视调畅气血。痿证日久，坐卧少动，加之病久入络，气血津液运行不畅，留滞而成瘀者，在治疗时，应重视运用养血活血通脉之品，可酌情给予鸡血藤、地龙、蜈蚣、全蝎等药，即如清代医家吴师机所言："气血流通即是补"。此外，若因情欲太过而成痿者，必以调理气机为法，盖气化正常，气机畅顺，百脉皆通，其病可愈。

（四）常见变证的治疗

1. 咳嗽　如咳嗽胸痛，痰黄或带血，高热烦渴，舌红苔黄腻，脉滑数者，宜选用麻杏石甘汤加减，以清热解毒，宣肺化痰；如咳嗽痰多，痰黏腻色白，因痰而嗽，痰出咳缓，脘痞腹胀者，可予二陈汤合三子养亲汤加减，以燥湿化痰，理气止咳。

2. 喘脱　痿证日久，肺脾肾精气虚败，出现喘逆剧甚，张口抬肩，鼻扇气促，端坐不能平卧，面青唇紫，汗出肢冷，脉浮大无根，或见歇止，应急用参附汤送服黑锡丹，配合蛤蚧粉以扶阳固脱，镇摄肾气。同时吸氧、吸痰，必要时行呼吸机辅助呼吸或行气管切开术。

（五）其他疗法

1. 中成药治疗

（1）参苓白术散：补气健脾，和胃渗湿。适用于痿证脾胃虚弱证。

（2）六味地黄丸：滋阴补肾。适用于痿证肾阴亏虚证。

（3）三妙丸：燥湿清热。适用于痿证湿热浸淫证。

（4）大黄䗪虫丸：活血破瘀、通经。适用于痿证脉络瘀阻证。

2. 针灸推拿

（1）针灸：针灸治疗以调治气血，补益后天为主，临证取穴以手阳明大肠经和足阳明胃经腧穴为主，如肩髃、曲池、手三里、合谷、髀关、阴市、足三里、解溪等，再根据痿证其病因及所犯脏腑之不同，配伍相应经脉的穴位。

（2）推拿：以手足三阳经、手足太阴经及相应的病变部位为重点进行推拿，手法要刚柔并济，由轻而重，作用力随患者逐渐适应而加大，硬瘫治疗手法较软瘫要轻。软瘫治疗时还应揉按背部督脉、夹脊及膀胱经。

3. 康复训练　卧床期间，加强护理，进行早期康复，给予良好的肢位摆放、关节被动活动、肌力训练等，防止肢体挛缩、畸形。对构音障碍及吞咽困难的患者，应针对性地进行言语训练及吞咽功能训练。

五、名医经验

1. 王伯先　“痿躄”一证，虽经有“肺热叶焦”和“湿热致痿”之说，然临床肝肾阴血不足者不少见，尤其是年高患者。河间创地黄饮子为补肾治痿的有效方剂。此证关键在于尺脉较弱，按之无力，肾虚之状明显。肾主骨生髓，脑为髓海，以补肾健脑之法为主治疗痿躄可获良效。此法要点在于：补肾滋阴若仅用草木之剂，药薄力单，难以速效，当以“精不足者补之以味”为训，取血肉有情之品，填补精髓；督脉属肾络脑交巅，为维系肾、脑、脊髓之经脉，如兼有督脉空虚之证，应以温通督脉；巅顶之疾要以巅顶之药除之，鹿角、羚羊角皆生于巅顶，为除巅顶之疾良药，病寒者选鹿角，病热者选羚羊角；用活血药，不仅为化瘀通络之用，因脑部细胞贮存甚富，以活血药开发潜在能力，则生生不绝矣。

2. 黄宗勋　“治痿独取阳明”系指补益后天为治疗原则，只有后天化源不竭，才能奉养全身。肺之津液来源于脾胃，津液足则肺气有所布散。肝藏血，主筋，筋的屈伸功能必须得后天水谷精微之濡养。肾藏精，主骨生髓，亦需赖脾胃之生化，才能使肾气旺盛，精盛髓足，骨骼得以充养，则筋强骨壮。脾主肌肉四肢，脾与胃相表里，为后天之本，人体之阴阳、气血、营卫的化生，无不以此为资源。痿证始于肺，而其治从于胃。肺胃二者，经络相通，冲脉为经脉之海，隶属肝肾，循胃经上行，可以渗灌肌腠，与阳明复合于宗筋，阳明经总会宗筋，再复合于气街，故有总管诸经的作用。此外，阳明又连于带脉，带脉主约束纵行诸筋，督脉主调节、蓄溢诸经之气血，带、督二脉又皆禀气于阳明。故治痿应以“治痿独取阳明”为宗旨，以调理脾胃为根本大法，同时佐以补益肝肾，益气活血之品。临证用药首重补气之品，多选用党参、黄芪、白术以补气，当归益气生血，佐以枸杞、菟丝子补益肝肾，破故纸补脾温肾，鸡血藤补血行血，舒筋活络，以奏健脾益肾养肝，大补气血之功。

 知识拓展

西医神经系统多种疾病均可出现痿证的临床表现，根据瘫痪的病因，可分为神经源性、神经肌肉接头性及肌源性等类型。

急性炎症性脱髓鞘性多发性神经病是一种自身免疫介导的周围神经病。急性或亚急性起病，病前1~3周常有呼吸道、消化道感染史或疫苗接种史。首发症状多为肢体对称性迟缓性瘫痪，多从下肢开始，逐渐累及躯干肌、脑神经，同时出现手套袜套样感觉障碍，四肢腱反射常减低。多在数日至 2 周达到高峰，严重病例可发生呼吸肌麻痹，脑脊液检查常有蛋白与细胞分离以及肌电图改变等。

运动神经元病为一系列以上、下运动神经元改变为突出表现的慢性进行性神经系统变性疾病。通常感觉不受累。临床表现为上、下运动神经元损害的不同组合，它包含一组疾病，其中成人以肌萎缩侧索硬化最常见而成为本组疾病中的代表。本病的诊断依据为：中年后隐袭起病，缓慢进展；肢体上下运动神经元联合性损害，广泛性肌萎缩，肌束颤动，膝反射亢进和病理反射共存；上肢较下肢损害为早；一般无感觉障碍；肌电图出现广泛的神经元变性改变。

脊髓疾病是指因各种原因如感染、外伤、压迫、血管、代谢、遗传、中毒等所致的脊髓病变，常见疾病包括：急性脊髓炎、脊髓压迫症、脊髓血管病、脊髓蛛网膜炎等。临床表现根据具体病变受累部位的不同，表现出不同的症状和体征，主要包括运动障碍、感觉障碍、括约肌功能障碍及其他自主神经功能障碍。当病变累及前角运动神经元时，表现为骨骼肌弛缓性瘫痪（肌张力减低或消失，腱反射消失或消失，肌萎缩）；当病变累及脊髓锥体束时，表现为骨骼肌痉挛性瘫痪（肌张力增高，腱反射亢进，病理反射阳性，肌肉无或轻度废用性萎缩）。脊髓磁共振、脑脊液、肌电图、脊髓血管造影等检查具有诊断价值。

重症肌无力是由于神经肌肉接头突触后膜上乙酰胆碱受体受损的自身免疫性疾病。本病可见于任何年龄，女性 20～40 岁，男性 40～60 岁为发病高峰。隐袭起病，临床出现眼睑下垂，眼球活动障碍，苦笑面容或面具样脸，言语无力，声音低弱，构音欠清，发病后逐渐进展，可见咀嚼无力，吞咽困难，影响肋间肌和膈肌可出现气短、呼吸困难甚至呼吸停止。病情常呈晨轻暮重，休息好转，活动加重的特征性变化，疲劳试验及新斯的明试验阳性，肌电图有递减现象。

进行性肌营养不良是一组遗传性肌肉变性疾病。起病隐袭，并进行性加重，临床出现受累骨骼肌对称性萎缩、无力或假性肥大，无感觉障碍，电生理表现主要为肌源性损害，神经传导速度正常。肌肉病理改变主要为肌纤维的变性、坏死、萎缩和再生，肌膜核内移增多，萎缩的肌纤维间有大量的脂肪细胞和结缔组织增生。

 病案分析

王某某，女，30 岁。患者 3 年前出现双侧眼睑下垂，复视。于外院做眼肌疲劳试验、新斯的明试验均阳性，胸部 CT 检查发现胸腺瘤，诊断为重症肌无力，半月后行胸腺切除术，术后口服"泼尼松"及"溴吡斯的明"治疗，症状有所缓解，但病情时常波动。1 周前病情反复，出现双侧眼睑下垂，复视，症状晨轻暮重，同时伴肢体乏力，腹胀纳呆，面色无华，胸闷气短，舌淡边有齿印、苔薄白，脉细弱。专科查体：神志清楚，言语清晰，精神疲惫，双眼视力、视野粗侧正常，双侧上眼睑下垂，左眼裂 4mm，右眼裂 3mm，双侧瞳孔等大等圆，直径约 3mm，直接间接对光反射灵敏，双侧眼球向上、向内运动轻度受限，双侧鼻唇沟对称，伸舌居中。初查四肢肌力 V 级，反复运动后肌力 IV + 级，肌张力正常，腱反射正常，双侧 Hoffmann 征、Babinski 征未引出，脑膜刺激征阴性，四肢肌肉无萎缩。血常规、血生化、脑脊液及肌酶检查均正常，肌电图示：低频重复电刺激波幅递减。

中医诊断：痿证（脾胃虚弱证）

西医诊断：重症肌无力

中医治法：补中益气，健脾养胃

方　　药：参苓白术散合补中益气汤加减

生黄芪 30g	党参 30g	白术 15g	陈皮 12g
桂枝 15g	升麻 10g	白芍 15g	山药 30g
薏苡仁 30g	茯苓 12g	当归 12g	鸡血藤 30g

水煎服，每日 1 剂，分两次服

服上方 15 剂后，患者眼睑下垂、复视等症状有所改善，继服 15 剂，上述症状明显好转，复视消失，效不更方，继服 1 个月后，诸症消失，停用"泼尼松"及"溴吡斯的明"，复查血常规及血生化指标均正常，改为参苓白术丸巩固治疗以善后。

病案点评：

本病案为年轻女性患者，以睑废、视歧为首发症状，并伴有肢体乏力，符合痿证诊断。眼睑为肉轮，脾所主，胸闷气短乃中气不足所致，纳呆腹胀、面色无华，舌淡边有齿痕、苔薄白，脉细弱，均为脾胃虚弱的表现。脾主运化，胃主受纳腐熟水谷，脾胃为后天之本，生化之源，脾胃虚弱则气血亏虚，筋脉失养。故治疗当以补中益气，健脾养胃为主，选用参苓白术散合补中益气汤加减。患者服药半月后症状改善，2 月后症状消失。但本病病程较长，必须守方治疗，继续巩固，防止复发。

【参考文献】

1. 王家渊. 王伯先治痿躄〔J〕. 上海中医药杂志，1992，26（5）：24-25.
2. 黄宗勖. "治痿独取阳明"的临床运用体会〔J〕. 福建中医药，1989，20（2）：2-3.

第五节　腰　　痛

培训目标

掌握腰痛的中医治法治则及分证论治、腰痛病位在腰，与肾关系最为密切，肾虚是关键，外邪常因肾虚而客于腰。熟悉相应西医病症的发病原因、临床表现及常规治疗；能够根据疾病分型和证候演变规律制订治疗方案。了解本病证治疗目的在于控制或减轻炎症，缓解疼痛和僵硬，防止脊柱关节僵直畸形，提高患者生活质量。

问题导入

1. 腰痛如何辨别外感内伤？
2. 外感腰痛如何判别病邪性质？
3. 腰痛如何从气血来辨识？
4. 肾虚在腰痛中的作用如何？

一、临床诊断

1. 临床主要以腰部疼痛为主要临床表现。

2. 常有居处潮湿、汗出当风、冒雨着凉、跌扑挫闪、腰部用力不当或久病劳损等相关原因。

3. 急性腰痛，病程较短，腰痛明显，轻微活动即可引起一侧或两侧或脊旁疼痛加重，多痛无歇止，并常伴有不同程度的功能障碍。

4. 慢性腰痛，病程较长，反复难愈，以腰部隐痛或酸痛为多见，症状时轻时重。常因体位不当、劳累过度、天气变化等因素加重。

具备以上临床表现，结合起病形式及诱发因素。对于急性起病，疼痛较剧者，多考虑由脊椎病变引起。可通过 X 线，CT 或 MRI 的检查了解病变的性质、病变的部位及病变的程度。对于缓慢起病，表现为酸痛、坠痛者，除考虑由脊椎病变引起外，也应考虑由肾脏疾病引起，应检查尿常规、肾功能、B 超、CT 或肾盂造影等协助诊断，辨明病变缓急轻重。

二、病证鉴别

1. 腰痛需与腰软相鉴别，见表 8-5-1。

表 8-5-1　腰痛与腰软的鉴别要点

	腰痛	腰软
主症	一侧或两侧腰痛或脊旁疼痛	腰部软弱无力
发病年龄	成人	婴幼儿
兼症	根据病因不同有不同兼证	多伴发育迟缓
病性	有实有虚	虚证为主

2. 腰痛需与痹证相鉴别，见表 8-5-2。

表 8-5-2　腰痛与痹证的鉴别要点

	腰痛	痹证
主症特点	一侧或两侧腰痛或脊旁疼痛	筋骨、肌肉、关节疼痛或活动不利
兼症	根据病因不同有不同兼症	可伴有肢体酸痛
病性	有实有虚，以虚证为多	有虚证有实证

三、病机转化

腰痛病位在腰，与肾及足太阳、足少阴、任、督、带等经脉密切相关，腰为肾之府，为肾至精气所溉之域，故肾病可致腰痛。由于足少阴、足太阳、任、督、带等经脉均经过腰部，其中与足少阴肾经、足太阳膀胱经以及督、带脉关系尤为密切。病理性质虚实不同，但以虚为多，或见本虚标实。凡因寒湿、湿热、瘀血等痹阻腰部，经脉不利，气血运行不畅者属实，因肾之精气亏虚，腰府失养者属虚。实证迁延不愈，可由实转虚；虚证腰痛，易复感外邪，变为虚实夹杂证。寒湿久郁，可以化热。寒湿、湿热痹阻日久，可致气滞血瘀，见图8-5-1。

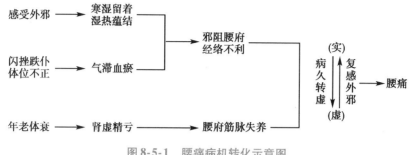

图 8-5-1　腰痛病机转化示意图

四、辨 证 论 治

（一）治则治法

腰痛其虚者以补肾壮腰为主，兼调养气血；实者祛邪活络为要，针对病因，施以活血化瘀、散寒除湿、清泻湿热等法。

久痛入络者，佐以通经活络之品，对于顽固性腰痛患者，配合使用虫类通经活络之品常可收到意想不到的疗效。

（二）分证论治

根据其临床特征，当从外感、内伤论治，外感腰痛分为寒湿腰痛、湿热腰痛之证，内伤腰痛分为瘀血腰痛、肾虚腰痛之证。寒湿腰痛腰部冷痛重着，每逢阴雨天或腰部感寒后加剧，得温则舒，兼见足寒肢冷，舌苔薄白，脉弦紧等寒湿证；湿热腰痛腰腿重滞胀痛，兼见口渴不欲饮，小便黄赤，舌红苔黄腻，脉濡数等湿热证；瘀血腰痛如刺，痛有定处，痛处拒按，兼见舌质紫黯，脉弦涩等血证；肾虚腰痛以腰酸疼痛为主，兼见面色㿠白，手足不温，舌淡脉沉细等肾阳虚证或面色潮红，手足心热，舌红少苔，脉弦细数等肾阴虚证。

腰痛治法、方药及其加减见表8-5-3。

表 8-5-3　腰痛的分证论治

证候	治法	推荐方	方药加减及其他常用方
寒湿腰痛	散寒行湿 温通经络	甘姜苓术汤	若寒重于湿者，可加用乌头汤；若兼感风寒，可合用人参败毒散；偏于气虚受寒而腰痛者，可合用黄芪建中汤
湿热腰痛	清热利湿 舒筋活络	四妙丸	若兼有风热外邪者，加柴胡、黄芩、防风、独活等；若湿热腰痛留恋不去，兼有肾亏者，可用七味苍柏散
瘀血腰痛	活血化瘀 行气止痛	身痛逐瘀汤	若兼肾虚，可加杜仲、川续断、桑寄生；腰痛引胁可加柴胡、郁金；瘀血明显，夜间腰痛加重者，可加虫类、藤络之品

续表

证候	治法	推荐方	方药加减及其他常用方
肾虚腰痛	补肾益精	右归丸、左归丸	若虚火甚者，可酌加大补阴丸；如腰痛日久不愈，无明显的阴阳偏虚者，可服用青娥丸；若虚劳腰痛，阴阳俱损，可选用杜仲丸

（三）临证备要

化瘀通络是重要治法，不论何种原因的腰痛，病久多虚多瘀，尤其是久痛入络者，临床在辨证论治基础上，常佐以通经活络之品，如桂枝、牛膝等温经通络，川芎、乳香等活血通络；羌活、独活等祛湿通络；鸡血藤、忍冬藤等藤类通络之品以及全蝎、地鳖虫等虫类通络之品。对于顽固性腰痛患者，配合使用虫类通经活络之品常可收到意想不到的疗效。

腰痛见于久病老弱者，多属阴阳两虚，精血不充，络脉失荣，而致腰痛绵绵，治疗当以温养气血，濡润助通，或在濡养的基础上，佐以温和通络之品，亦即叶桂所谓"柔剂阳药"，如杜仲、补骨脂、胡桃肉、狗脊、肉苁蓉等。慎温补太过，反伤肾阴。

腰痛须辨别在气在血。病在气分者，其痛多为胀痛，病势时作时止，痛无定处，聚散无常，走窜作痛，痛处可按，多昼重夜轻；病在血分者，其痛多为刺痛，痛势绵绵不绝，痛处固定，痛不可按，或可扪及条块状物，痛无休止，多昼轻夜重。

腰痛需辨清外感与内伤。外感腰痛是指感受风、寒、湿、热等外邪所致，一般外感腰痛多实证，表现为起病较急，病程较短，腰痛明显，以刺痛或钝痛为主，且痛无歇止，常伴有不同程度的功能障碍和相应的外感邪袭的症状。外感腰痛还须分清病邪的性质，如腰重痛，卧时不能转侧，行时重痛无力者，湿也；腰冷痛，得热则舒，四肢怠，足寒肢冷者，寒也；腰部热痛，身热汗出，小便热赤，舌苔黄腻者，湿热也。内伤腰痛多虚证或虚实夹杂，一般起病较缓，病程较长，甚则久延不愈，以腰酸痛为多见，或表现为腰部隐痛或沉重不适，症状时重时轻，并多伴有不同程度的脏腑虚损或痰瘀内阻的症状。

重视原发病的针对性治疗。腰痛的病因较多，外感、内伤、跌仆闪挫均常见，且与多种疾病相关，临床既要辨证施治，也要针对原发疾病，如泌尿系统的感染、结石可引起腰痛，肝胆系统疾病、妇科疾病也可累及腰部引起腰痛，治疗应首先考虑原发疾病的治疗，以免贻误病情。

（四）其他疗法

1. 中成药治疗

（1）独活寄生丸：养血舒筋，祛风散寒。适用于风寒湿痹，腰膝冷痛，屈伸不利的寒湿及肾虚腰痛。

（2）四妙丸：清热利湿。适用于湿热下注，筋骨疼痛的湿热腰痛。

（3）伤科七味片：祛瘀消肿，活血止痛。适用于腰痛痛有定处，痛处拒按的瘀血腰痛。

2. 针灸治疗

（1）寒热腰痛主穴：命门、大肠俞、阴陵泉、委中。

（2）湿热腰痛主穴：阴陵泉、三阴交、委中。

（3）瘀血腰痛主穴：命门、委中、膈俞、血海。

（4）肾虚腰痛主穴：肾俞、太溪、腰阳关、委中。肾阳虚：关元、气海；肾阴虚：绝骨、照海。

强直性脊柱炎导致腰痛，因病在脊柱，脊柱两侧为华佗夹脊穴，采用针灸夹脊穴能有效缓解强直性脊柱炎患者疼痛僵硬症状，改善患者的脊柱活动功能，延缓强直的发生。

此外，根据强直性脊柱炎的不同症状也可取大椎、身柱、脊中、命门、肾俞、阳关、环跳、委中、承山等穴。用捻转法进针，风湿寒邪偏盛者，用泻法；肝肾亏虚者用补法。每次选4~5个穴位，每日1次。

3. 温熨疗法　将肉桂、吴茱萸、花椒等捣匀，或单用食盐，将其炒热，以绢帕裹包熨痛处，用于寒湿及肾虚腰痛。

五、名医经验

王为兰　强直性脊柱炎病因病机可以"肾虚督滞"四个字来概括。肾虚一是先天禀赋不足，二是后天失养，肾虚包括肾阴虚和肾阳虚，因精血互化，阳气相生，所以肾虚也包括了气虚、血虚。督滞是指督脉阻滞，因正虚而生邪（也间有外来之邪），痰、湿、瘀、浊都自内生，痰湿阻于气机，瘀浊滞于血脉，督脉为之阻滞，于是形成本病。故治疗强直性脊柱炎概括说就是扶正祛邪，所谓扶正就是补肾。补肾之法，不仅能养精、生髓、壮骨，消除阴霾寒凝，也能养肝荣筋，因为乙癸同源。而具滋补肾阴、生精养髓之药，也能滋养肝阴、肝血，也能荣筋利爪，强健关节。所谓祛邪，在这里就是通督，包括化痰、利湿、逐瘀、蠲浊。扶正、祛邪二者相辅相成，正气充盛，则痰、湿、瘀、浊之邪自灭；邪气退却，则精、津、气、血自然充盈。以督脉阻滞言，益肾、生精、养髓以充盈督脉，乃正本之法，充而通之也；化痰利湿，逐瘀蠲浊以通利督脉，乃达标之法，通而通之也，异途同归，不可不知也。益肾通督法是治疗强直性脊柱炎基本法则，可称为"常"法，但并非执一法就可以"包治"，针对强直性脊柱炎的阶段性、特殊性，另有随机权变之法。

营卫失调，外邪易内侵，是强直性脊柱炎发病的诱因之一。故治疗时要注意扶正气，调和营卫，祛除外邪。桂枝汤中桂枝辛温，擅温经脉，温则散寒湿，通则利气血；芍药酸寒，生津液，润关节，解拘挛。桂枝、芍药是调和营卫之首选药。强直性脊柱炎各期均可随证应用。强直性脊柱炎急性发作期，主要是湿热之邪作祟。湿热之邪或自内生，或受外感，侵及筋骨经脉，使得脊柱活动不利，不通而痛。湿热之邪也常夹瘀兼痰，形成湿热、浊痰、败血，深及骨骱，胶结固涩，是邪气实也。由于强直性脊柱炎故有的特点，相对而言，要比其他实热性疾病要缠绵、滞腻。此阶段治疗，当以祛邪为主，清热解毒，佐以除湿、活血、蠲浊、化痰之品治其兼夹之邪。待热解毒清，邪势得挫，疼痛缓解，再以益肾通督之常法调治其本。

知识拓展

强直性脊柱炎（AS）是一种主要累及脊柱、骶髂关节、肌腱、韧带，以腰背僵硬或腰骶部疼痛为特征性临床表现的慢性炎症性疾病。AS治疗目的在于控制或减轻炎症，缓解疼痛和僵硬，防止脊柱和髋关节僵直畸形，提高患者生活质量。治疗方法包括一般治疗、药物治疗和手术治疗等。

1. 一般治疗　持续适度的体育锻炼，其重要性不亚于药物治疗。站立时应尽量保持挺胸、收腹和双眼平视前方姿势。坐位也应保持胸部直立。应睡硬板床，多取仰卧位。枕头要矮。减少或避免引起持续性疼痛的体力活动。定期测量身高，防止不易发现的早期脊柱弯曲。对疼痛或炎性关节或其他软组织选择必要的物理治疗。

2. 药物治疗

（1）非甾体抗炎药（NSAIDs）：这一类药物可迅速改善患者腰背部疼痛和发僵，无论早期或晚期 AS 患者的症状治疗都是首选。如美洛昔康、布洛芬、双氯芬酸、塞来昔布等。其主要不良反应包括胃肠道症状、肝和肾功能损害以及可能增加的心血管不良事件。避免同时服用 2 种或 2 种以上 NSAIDs。

（2）柳氮磺吡啶：本品可改善 AS 的关节疼痛、肿胀和发僵，并可降低血清 IgA 水平及其他实验室活动性指标，特别适用于改善 AS 患者的外周关节炎，并对本病并发的前色素膜炎有预防复发和减轻病变的作用。

（3）甲氨蝶呤：活动性 AS 患者经柳氮磺吡啶和非甾类抗炎药治疗无效时，可采用甲氨蝶呤。本品仅对外周关节炎、腰背痛和发僵及虹膜炎等表现，以及血沉和 C-反应蛋白水平有改善作用，而对中轴关节的放射线病变无改善证据。

（4）糖皮质激素：少数病例即使用大剂量抗炎药也不能控制症状时，可用泼尼松龙治疗。皮质类固醇骶髂关节及其他单关节（如膝关节）疼痛积液，可行长效皮质激素关节腔注射。重复注射应间隔 3～4 周，一般不超过 2～3 次/年。糖皮质激素口服治疗不能阻止本病的发展，还会因长期治疗带来不良反应。

（5）沙利度胺（thalidomide，反应停）：对 AS 临床症状和血沉及 C-反应蛋白均明显改善。本品的不良反应有嗜睡，血细胞下降，肝酶增高，镜下血尿及指端麻刺感等。

（6）生物制剂：可治疗 AS 的生物制剂主要包括肿瘤坏死因子（TNF）-α 拮抗剂、英夫利昔单抗和阿达木单抗。80% 的患者病情可获改善，如晨僵，脊背痛，肌腱末端炎，扩胸度，血沉和 C-反应蛋白等。本品主要不良反应为感染。

3. 外科治疗　髋关节受累引起的关节间隙狭窄，强直和畸形，是本病致残的主要原因，人工全髋关节置换术是最佳选择。置换术后绝大多数患者的关节痛得到控制，部分患者的功能恢复正常或接近正常，置入关节的寿命90% 达 10 年以上。

病案分析

王某，男，28 岁。两髋及腰骶部疼痛 2 年余。2 年前工作中下蹲时出现右髋关节疼痛，并逐渐累及左髋关节和腰骶部，经某医院检查类风湿因子阴性，HLA-B27 阳性。X 线片示：双骶髂关节间隙狭窄，股骨头骨质疏松。诊断为强直性脊柱炎，服甲氨蝶呤 10mg，每周 1 次；柳氮磺吡啶每次 0.5g（2 片），每天 3 次。近 1 年来症状加重，走路时感到两髋及腰部疼痛，1 周前因外出劳累淋雨，腰痛明显加重。诊见两髋及腰痛，转折不利，入夜腰背疼痛甚，晨起僵硬，畏寒肢冷，面色少华，胃纳尚可，二便调，舌淡胖，苔薄白腻，脉弦细。体检：双侧 4 字征阳性，指地试验阳性。实验室检查：RF（－），HLA-B27（＋）。X 线片示：双骶髂关节间隙模糊，股骨头骨质疏松。

中医诊断：腰痛（肾阳不足，督脉空虚，痰瘀阻络证）

西医诊断：强直性脊柱炎

中医治法：温肾壮督，佐以祛瘀化痰通络

方　　药：

黄芪 30g	淫羊藿 30g	莪术 30g	胆南星 30g
威灵仙 30g	延胡索 30g	僵蚕 30g	补骨脂 15g
骨碎补 15g	鹿角粉 6g^(冲服)	生地黄 20g	制川乌 9g^(先煎)
制草乌 9g^(先煎)	生麻黄 9g^(后下)	桂枝 9g	炙甘草 9g

14 剂，水煎服，每日 1 剂，分两次服

二诊：腰背及双髋痛稍好转，晨起僵硬减轻，四肢转温，舌淡胖、苔薄腻，脉沉细。守方加熟米仁 15g、焦神曲 12g。另以鳖甲胶、鹿角胶各 200g，阿胶 100g，放入黄酒浸 2 小时，蒸烊后冷却，放入冷柜中保存，每次服中药时，趁热加入膏滋一小勺（约 10ml）。上方加减服用 9 月，同时予以理疗及外敷，患者腰背及双髋痛基本缓解，唯夜间略有隐痛不适，晨起僵硬消失，可正常工作。

病案点评：

患者腰骶部疼痛日久，畏寒肢冷，面色少华，乃久病肝肾亏损，督脉空虚，风寒湿邪乘虚入侵，盘踞脊柱，久之寒凝血瘀，聚湿成痰，痰瘀交阻于脊柱经络，上下流窜，以成顽症。治疗本病首重益肾壮督。故用补骨脂、骨碎补、淫羊藿、鹿角粉、乌头、鹿角胶等温肾壮督，尤其是鹿角胶等血肉有情之品，其壮督补肾之力，非一般药物所能及，由此督脉得养，阳气充沛舒畅，既有利祛邪外出，防邪走窜入里，又可阻邪外入。再佐以莪术、胆南星、威灵仙、延胡索、僵蚕等祛瘀化痰通络，以驱除深入经隧骨骱之瘀血痰浊，故收捷效。

脊柱位置处在半表半里，强直性脊柱炎病在脊柱，故痰瘀之邪也盘踞在半表半里，治疗如仅用清除里邪之法则可引邪深入，独透表又里邪难除。故宜内清外透结合，在清里基础上外透，让邪有出路，从而达到清除盘踞在半表半里之邪实，故选用麻黄、桂枝等开通腠理，引邪外出。麻黄以生用为宜，一则发散以透邪，二则温表以散寒，患者每于药后汗出而筋骨松动，腰背舒爽。

【参考文献】

1. 王永炎. 中医内科学 ［M］. 上海：上海科学技术出版社，1997：343.

2. 中华医学会风湿病学分会. 强直性脊柱炎诊断及治疗指南 ［J］. 中华风湿病学杂志，2010，14（8）：557.

3. 王年松. 强直性脊柱炎 ［M］. 上海：上海交通大学出版社，2009：223.

4. 王为兰. 中医治疗强直性脊柱炎 ［M］. 北京：人民卫生出版社，1999：65-68.

5. 覃光辉，田雨，薛轶燕. 苏励教授治疗强直性脊柱炎经脸介绍 ［J］. 新中医，2005，37（6）：15.

方剂汇编

一画

一贯煎(《柳州医话》)：北沙参、麦冬、当归身、生地黄、枸杞子、川楝子

二画

二仙汤（验方）：淫羊藿、巴戟天、仙茅、当归、黄柏、知母

二冬汤(《医学心悟》)：天冬、麦冬、花粉、黄芩、知母、甘草、人参

二地鳖甲煎(《男科纲目》)：生熟地、沙苑子、茯苓、枸杞子、巴戟天、生鳖甲、龟板、丹皮参、白芷、杜仲、桑寄生

二至丸(《医方集解》)：女贞子、旱莲草

二阴煎(《景岳全书》)：生地黄、麦冬、酸枣仁、生甘草、玄参、茯苓、黄连、木通、灯心草（或竹叶）

二陈平胃散《太平惠民和剂局方》：半夏、苍术、川朴、陈皮、茯苓、甘草

二陈汤(《太平惠民和剂局方》)：半夏、橘红、茯苓、甘草、生姜、乌梅

丁香透膈散(《太平惠民和剂局方》)：人参、白术、炙甘草、丁香、木香、香附、砂仁、白豆蔻、神曲、麦芽

丁香散(《古今医统》)：丁香、柿蒂、高良姜、炙甘草

十灰散(《十药神书》)：大蓟、小蓟、侧柏叶、荷叶、茜草根、栀子、白茅根、大黄、牡丹皮、棕榈皮

十全大补汤(《太平惠民和剂局方》)：熟地黄、白芍、当归、川芎、人参、白术、茯苓、炙甘草、黄连、肉桂

十枣汤(《伤寒论》)：大戟、甘遂、芫花、大枣

七味白术散(《小儿药证直诀》)：人参、茯苓、炒白术、甘草、藿香叶、木香、葛根

七味都气丸(《医宗己任编》)：地黄、山萸肉、山药、茯苓、牡丹皮、泽泻、五味子

七福饮(《景岳全书》)：人参、熟地黄、当归、白术、炙甘草、枣仁、远志

人参败毒散(《太平惠民和剂局方》)：柴胡、甘草、桔梗、人参、川芎、茯苓、枳壳、前胡、羌活、独活

人参养营汤(《太平惠民和剂局方》)：人参、熟地黄、当归、白芍、白术、茯苓、炙甘草、黄芪、陈皮、五味子、肉桂、炒远志

八正散(《太平惠民和剂局方》)：木通、车前子、萹蓄、瞿麦、滑石、甘草梢、大黄、栀子、灯心草

八珍汤(《正体类要》)：人参、白术、茯苓、甘草、当归、白芍、川芎、熟地黄、生姜、大枣

三画

三才封髓丹(《卫生宝鉴》)：天冬、熟地黄、人参、黄柏、砂仁、甘草

三子养亲汤(《韩氏医通》)：紫苏子、白芥子、莱菔子

三甲散(《温疫论》)：醋鳖甲、醋龟甲、穿山甲、蝉蜕、僵蚕、煅牡蛎、䗪虫、白芍、当归、甘草

三仁汤(《温病条辨》)：杏仁、飞滑石、白通草、白蔻仁、竹叶、厚朴、生薏苡仁、半夏

三拗汤(《太平惠民和剂局方》)：麻黄、杏仁、甘草、生姜

三物备急丸(《金匮要略》)：大黄、干姜、巴豆

下瘀血汤(《金匮要略》)：大黄、桃仁、䗪虫

大补元煎(《景岳全书》)：人参、炒山药、熟地黄、杜仲、枸杞子、当归、山萸肉、炙甘草

大补阴丸(《丹溪心法》)：知母、黄柏、熟地、龟板、猪脊髓

大定风珠(《温病条辨》)：白芍、地黄、麦冬、生龟甲、火麻仁、牡蛎、鳖甲、阿胶、甘草、五味子、火麻仁、鸡子黄

大承气汤(《伤寒论》)：大黄、芒硝、枳实、厚朴

大柴胡汤(《伤寒论》)：柴胡、黄芩、半夏、枳实、白芍、大黄、生姜、大枣

大黄甘草汤(《金匮要略》)：大黄、甘草

大黄附子汤(《金匮要略》)：大黄、炮附子、细辛

大黄黄连泻心汤(《伤寒论》)：大黄、黄连

小半夏加茯苓汤(《金匮要略》)：半夏、生姜、茯苓

小半夏汤(《金匮要略》)：半夏、生姜

小青龙加石膏汤(《金匮要略》)：麻黄、桂枝、芍药、甘草、干姜、细辛、半夏、五味子、生石膏

小青龙汤(《伤寒论》)：麻黄、芍药、细辛、干姜、甘草、桂枝、五味子、半夏

小建中汤(《伤寒论》)：桂枝、芍药、甘草、生姜、大枣、饴糖

小承气汤《伤寒论》：大黄、厚朴、枳实

小柴胡汤(《伤寒论》)：柴胡、黄芩、半夏、人参、甘草、生姜、大枣

小陷胸汤(《伤寒论》)：黄连、半夏、瓜蒌

小蓟饮子(《济生方》)：生地黄、小蓟、滑石、通草、炒蒲黄、淡竹叶、藕节、当归、栀子、甘草

《千金》苇茎汤(《备急千金要方》)：苇茎、生薏苡仁、冬瓜子、桃仁

《千金》犀角散(《备急千金要方》)：犀角、黄连、升麻、山栀、茵陈

川芎茶调散(《太平惠民和剂局方》)：川芎、荆芥、防风、细辛、白芷、薄荷、羌活、甘草

己椒苈黄丸(《金匮要略》)：防己、椒目、葶苈子、大黄

四画

天王补心丹(《校注妇人良方》)：人参、玄参、丹参、茯苓、桔梗、远志、生地黄、当归、五味子、天冬、麦冬、柏子仁、酸枣仁、朱砂（为衣）

天麻钩藤饮(《杂病证治新义》)：天麻、钩藤、生石决明、川牛膝、桑寄生、杜仲、栀子、黄芩、益母草、朱茯神、夜交藤

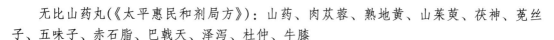

无比山药丸(《太平惠民和剂局方》)：山药、肉苁蓉、熟地黄、山茱萸、茯神、菟丝子、五味子、赤石脂、巴戟天、泽泻、杜仲、牛膝

木香顺气散(《证治准绳》)：木香、青皮、陈皮、甘草、枳壳、川厚朴、香附、苍术、砂仁、槟榔

五子衍宗丸(《证治准绳》)：枸杞子、菟丝子、覆盆子、五味子、车前子

五汁安中饮（验方）：韭汁、牛乳、生姜汁、梨汁、藕汁

五皮饮(《华氏中藏经》)：桑白皮、陈皮、生姜皮、大腹皮、茯苓皮

五苓散(《伤寒论》)：桂枝、白术、茯苓、猪苓、泽泻

五味消毒饮(《医宗金鉴》)：金银花、野菊花、蒲公英、紫花地丁、紫背天葵

五磨饮子(《医方集解》)：乌药、沉香、槟榔、枳实、木香

止嗽散(《医学心悟》)：桔梗、荆芥、紫菀、百部、白前、甘草、陈皮

少腹逐瘀汤(《医林改错》)：小茴香、干姜、延胡索、没药、当归、川芎、肉桂、赤芍、蒲黄、五灵脂

中满分消丸(《兰室秘藏》)：人参、白术、茯苓、炙甘草、猪苓、半夏、陈皮、干姜、姜黄、砂仁、泽泻、知母、黄芩、黄连、枳实、姜厚朴

升降散(《伤寒温疫条辨》)：蝉蜕、僵蚕、姜黄、大黄

化虫丸(《太平惠民和剂局方》)：鹤虱、苦楝根皮、槟榔、枯矾、铅粉

化积丸(《杂病源流犀烛》)：三棱、莪术、阿魏、海浮石、香附、雄黄、槟榔、苏木、瓦楞子、五灵脂

化痰通络汤(《临床中医内科学》)：茯苓、半夏、白术、天麻、胆南星、天竺黄、丹参、香附、大黄

月华丸(《医学心悟》)：天冬、麦冬、生地黄、熟地黄、山药、百部、沙参、川贝母、阿胶、茯苓、獭肝、三七、白菊花、桑叶

丹参饮《时方歌括》：丹参、檀香、砂仁

丹栀逍遥散(《内科摘要》)：牡丹皮、栀子、当归、芍药、茯苓、白术、柴胡、甘草、生姜、薄荷

乌头汤(《金匮要略》)：麻黄、芍药、黄芪、甘草、川乌

乌梅丸(《伤寒论》)：乌梅、黄连、黄柏、人参、当归、附子、桂枝、蜀椒、干姜、细辛

六一散(《伤寒标本心法类萃》)：滑石、甘草

六君子汤(《校注妇人良方》)：人参、炙甘草、茯苓、白术、陈皮、制半夏、生姜、大枣

六味地黄丸(《小儿药证直诀》)：熟地黄、山茱萸肉、干山药、泽泻、牡丹皮、茯苓

六磨汤(《证治准绳》)：沉香、木香、槟榔、乌药、枳实、大黄

五画

玉女煎(《景岳全书》)：石膏、熟地黄、麦冬、知母、牛膝

玉泉丸(《杂病源流犀烛》)：人参、黄芪、天花粉、葛根、麦冬、乌梅、甘草、茯苓

玉屏风散(《丹溪心法》)：黄芪、白术、防风

正气天香散(《保命歌括》)：乌药、香附、干姜、紫苏、陈皮

甘麦大枣汤(《金匮要略》)：小麦、甘草、大枣

甘草干姜汤(《金匮要略》)：甘草、干姜

甘姜苓术汤(《金匮要略》)：甘草、白术、干姜、茯苓

甘遂半夏汤(《金匮要略》)：甘遂、半夏、芍药、甘草

甘露消毒丹(《温热经纬》)：滑石、茵陈、黄芩、石菖蒲、川贝母、木通、藿香、射干、连翘、薄荷、白豆蔻

左归丸(《景岳全书》)：熟地黄、山药、山茱萸、枸杞子、菟丝子、鹿角胶、龟甲胶、川牛膝

左归饮(《景岳全书》)：熟地黄、山茱萸、枸杞子、山药、茯苓、甘草

左金丸(《丹溪心法》)：黄连、吴茱萸

右归丸(《景岳全书》)：熟地黄、山药、山茱萸、枸杞子、菟丝子、鹿角胶、杜仲、肉桂、当归、附子

右归饮(《景岳全书》)：熟地黄、山药、山茱萸、枸杞、甘草、杜仲、附子、肉桂

石韦散(《证治汇补》)：石韦、冬葵子、瞿麦、滑石、车前子

龙马自来丹(《医林改错》)：马钱子、地龙、香油

龙胆泻肝汤（丸）(《兰室秘藏》)：龙胆、泽泻、木通、车前子、当归、柴胡、生地黄（近代方中有黄芩、栀子）

平喘固本汤（南京中医学院附属医院验方）：党参、五味子、冬虫夏草、胡桃肉、沉香、灵磁石、坎脐、苏子、款冬花、法半夏、橘红

归脾汤(《济生方》)：人参、黄芪、白术、茯神、酸枣仁、龙眼肉、木香、炙甘草、当归、远志、生姜、大枣

四七汤(《太平惠民和剂局方》)：紫苏叶、半夏、厚朴、茯苓、生姜、大枣

四君子汤(《太平惠民和剂局方》)：人参、白术、茯苓、甘草

四妙丸(《成方便读》)苍术、黄柏、牛膝、薏苡仁

四苓散(《丹溪心法》)：茯苓、白术、猪苓、泽泻

四味回阳饮(《景岳全书》)：人参、制附子、炮姜、炙甘草

四物汤(《太平惠民和剂局方》)：当归、白芍药、川芎、熟地黄

四逆散(《伤寒论》)：柴胡、枳实、芍药、炙甘草

四神丸(《内科摘要》)：肉豆蔻、补骨脂、五味子、吴茱萸、生姜、大枣

四海舒郁丸(《疡医大全》)：海蛤粉、海带、海藻、海螵蛸、昆布、陈皮、青木香

生脉地黄汤(《医宗金鉴》)：人参、麦冬、五味子、地黄、山茱萸肉、山药、茯苓、丹皮、泽泻

生脉散(《备急千金要方》)：人参、麦冬、五味子

生铁落饮(《医学心悟》)：天冬、麦冬、贝母、胆南星、橘红、远志肉、菖蒲、连翘、茯苓、茯神、玄参、钩藤、丹参、辰砂、生铁落

失笑散《太平惠民和剂局方》：五灵脂、蒲黄

代抵当丸(《证治准绳》)：大黄、当归尾、生地、穿山甲、芒硝、桃仁、肉桂

白头翁汤《伤寒论》：白头翁、秦皮、黄连、黄柏

白虎加桂枝汤(《金匮要略》)：知母、石膏、甘草、粳米、桂枝

白虎汤(《伤寒论》)：知母、石膏、粳米、甘草

栝楼薤白白酒汤《金匮要略》瓜蒌、薤白、白酒、

栝楼薤白半夏汤《金匮要略》瓜蒌、薤白、半夏、白酒、

半夏白术天麻汤(《医学心悟》)：半夏、白术、天麻、陈皮、茯苓、甘草、生姜、大枣

半夏泻心汤(《伤寒论》)：半夏、干姜、黄芩、黄连、甘草、人参、大枣

半夏厚朴汤(《金匮要略》)：半夏、厚朴、紫苏叶、茯苓、生姜

半硫丸(《太平惠民和剂局方》)：半夏、硫黄

加味二妙散(《丹溪心法》)：黄柏、苍术、当归、牛膝、防己、萆薢、龟甲

加味不换金正气散（验方）：厚朴、苍术、陈皮、藿香、佩兰、草果、半夏、槟榔、菖蒲、甘草、荷叶

加味四君子汤(《三因极一病证方论》)：人参、茯苓、白术、甘草、黄芪、白扁豆

加味四物汤(《金匮翼》)：白芍、当归、生地、川芎、蔓荆子、菊花、黄芩、甘草

加味桔梗汤(《医学心悟》)：桔梗、甘草、贝母、橘红、金银花、薏苡仁、葶苈子、白及

加味清胃散(《张氏医通》)：生地黄、牡丹皮、当归、黄连、连翘、犀角、升麻、生甘草

加减泻白散(《卫生宝鉴》)：桑白皮、桔梗、地骨皮、炙甘草、知母、麦冬、黄芩、五味子

加减葳蕤汤(《通俗伤寒论》)：玉竹、葱白、桔梗、白薇、豆豉、薄荷、炙甘草、大枣

圣愈汤(《兰室秘藏》)：人参、黄芪、当归、白芍、熟地黄、川芎

六画

地榆散(《验方》)：地榆、茜根、黄芩、黄连、栀子、茯苓

芍药甘草汤(《伤寒论》)：芍药、甘草

芍药汤(《素问病机气宜保命集》)：芍药、当归、黄连、槟榔、木香、炙甘草、大黄、黄芩、肉桂

芎芷石膏汤(《医宗金鉴》)：川芎、白芷、石膏、菊花、藁本、羌活

百合固金汤(《医方集解》)：生地黄、熟地黄、麦冬、贝母、百合、当归、白芍、甘草、玄参、桔梗

至宝丹(《太平惠民和剂局方》)：犀角（用水牛角代）、玳瑁、琥珀、朱砂、雄黄、金箔、银箔、龙脑、麝香、牛黄、安息香

当归六黄汤(《兰室秘藏》)：当归、生地黄、熟地黄、黄连、黄芩、黄柏、黄芪

当归龙荟丸(《宣明论方》)：当归、龙胆、栀子、黄连、黄芩、黄柏、大黄、青黛、芦荟、木香、麝香

当归四逆汤《伤寒论》当归、桂枝、芍药、细辛、通草、大枣、甘草、

当归补血汤(《内外伤辨惑论》)：黄芪、当归

朱砂安神丸(《医学发明》)朱砂、黄连、炙甘草、生地黄、当归

竹叶石膏汤(《伤寒论》)：竹叶、石膏、麦冬、人参、半夏、粳米、甘草

华盖散(《太平惠民和剂局方》)：麻黄、紫苏、桑白皮、陈皮、杏仁、茯苓、甘草

血府逐瘀汤(《医林改错》)：当归、生地黄、桃仁、红花、枳壳、赤芍、柴胡、甘草、桔梗、川芎、牛膝

安宫牛黄丸(《湿热条辨》)：牛黄、郁金、犀角（用水牛角代）、黄连、朱砂、冰片、珍珠、栀子、雄黄、黄芩、麝香、金箔衣

安神定志丸(《医学心悟》)：人参、茯苓、茯神、石菖蒲、姜远志、龙齿

导水茯苓汤(《普济方》)：泽泻、赤茯苓、白术、麦冬、紫苏、木瓜、槟榔、陈皮、砂仁、木香、大腹皮、灯心草

导赤散(《小儿药证直诀》)：生地黄、木通、竹叶、甘草

导痰汤(《校注妇人良方》)：半夏、陈皮、茯苓、甘草、枳实、制南星、生姜

阳和汤(《外科全生集》)：熟地黄、麻黄、鹿角胶、白芥子、肉桂、生甘草、炮姜炭

防己黄芪汤(《金匮要略》)：防己、黄芪、白术、甘草、生姜、大枣

防风汤(《宣明论方》)：防风、当归、茯苓、杏仁、黄芩、秦艽、葛根、麻黄、肉桂、生姜、甘草、大枣

防风通圣散(《宣明论方》)：防风、川芎、当归、芍药、薄荷、大黄、芒硝、连翘、麻黄、石膏、桔梗、黄芩、白术、栀子、荆芥、滑石、甘草、生姜

如金解毒散(《景岳全书》)：桔梗、甘草、黄芩、黄连、黄柏、栀子

七画

麦门冬汤(《金匮要略》)：麦冬、人参、半夏、甘草、粳米、大枣

麦味地黄丸(《医级》)：熟地黄、山茱萸、干山药、泽泻、茯苓、牡丹皮、麦冬、五味子

苍术难名丹(《世医得效方》)：苍术、茴香、川楝子、川乌、破故纸、白茯苓、龙骨

苏子降气汤(《太平惠民和剂局方》)：紫苏子、陈皮、半夏、当归、前胡、厚朴、肉桂、甘草、生姜

苏合香丸(《太平惠民和剂局方》)：苏合香、冰片、麝香、安息香、青木香、香附、白檀香、丁香、沉香、荜茇、熏陆香、白术、诃子、朱砂、犀角（用水牛角代）

杜仲丸(《医学入门》)：杜仲、龟甲、黄柏、知母、枸杞子、五味子、当归、芍药、黄芪、补骨脂、猪脊髓

杏苏散(《温病条辨》)：紫苏叶、半夏、茯苓、前胡、杏仁、桔梗、枳壳、橘皮、甘草、大枣、生姜

还少丹(《医方集解》)：熟地黄、枸杞、山茱萸肉、肉苁蓉、远志、巴戟天、小茴香、杜仲、怀牛膝、楮实子、茯苓、山药、大枣、五味子、石菖蒲、人参

连朴饮《霍乱论》：厚朴、黄连、石菖蒲、半夏、芦根、栀子、豆豉

连理汤《张氏医通》：人参、白术、干姜、炙甘草、黄连、茯苓

吴茱萸汤(《伤寒论》)：吴茱萸、生姜、大枣、人参

何人饮《景岳全书》：何首乌、人参、当归、陈皮、生姜

身痛逐瘀汤(《医林改错》)：秦艽、川芎、桃仁、红花、甘草、羌活、没药、香附、五灵脂、牛膝、地龙、当归

龟鹿二仙膏(《医便》)：鹿角、龟甲、人参、枸杞子

羌活胜湿汤(《内外伤辨惑论》)：羌活、独活、藁本、防风、炙甘草、川芎、蔓荆子

沙参麦冬汤(《温病条辨》)：北沙参、麦冬、玉竹、桑叶、生甘草、天花粉、白扁豆

沙参清肺汤（验方）：北沙参、桔梗、生黄芪、太子参、合欢皮、白及、生甘草、薏苡仁、冬瓜子

沉香散(《金匮翼》)：沉香、石韦、滑石、当归、橘皮、白芍、冬葵子、甘草、王不留行

良附丸《良方集腋》：高良姜、香附

启阳娱心丹《辨证录》茯苓、人参、远志、茯神、菖蒲、甘草、橘红、砂仁、柴胡、菟丝子、白术、枣仁、当归、白芍、山药、神曲

启膈散(《医学心悟》)：沙参、丹参、茯苓、川贝母、郁金、砂仁壳、荷叶蒂、杵头糠

补天大造丸(《医学心悟》)：人参、白术、当归、黄芪、枣仁、远志、芍药、山药、茯苓、枸杞、熟地、紫河车、龟甲、鹿角

补中益气汤(《脾胃论》)：人参、黄芪、白术、甘草、当归、陈皮、升麻、柴胡

补气运脾汤(《医学统旨》)：人参、白术、茯苓、甘草、黄芪、陈皮、砂仁、半夏曲、生姜、大枣

补阳还五汤(《医林改错》)：黄芪、当归尾、赤芍、地龙、川芎、红花、桃仁

补阴益气煎(《景岳全书》)：人参、当归、山药、熟地、陈皮、炙甘草、升麻、柴胡

补肝汤(《医宗金鉴》)：当归、熟地黄、白芍、川芎、酸枣仁、木瓜、甘草

补肺汤(《永类钤方》)：人参、黄芪、熟地黄、五味子、紫菀、桑白皮

附子理中丸(《太平惠民和剂局方》)：人参、白术、炮姜、炮附子、炙甘草

附子理苓汤(《内经拾遗》)：附子、干姜、甘草、人参、白术、猪苓、茯苓、泽泻、官桂

纯阳正气丸(《中国药典》2010 年版)：藿香、姜半夏、木香、陈皮、丁香、肉桂、苍术、白术、茯苓、朱砂、硝石、硼砂、雄黄、煅金礞石、麝香、冰片

八画

青娥丸(《太平惠民和剂局方》)：补骨脂、杜仲、胡桃肉、大蒜

苓桂术甘汤(《金匮要略》)茯苓、桂枝、白术、甘草

转呆丹(《辨证录》)：人参、白芍、当归、半夏、柴胡、生枣仁、附子、菖蒲、神曲、茯神、天花粉、柏子仁

虎潜丸(《丹溪心法》)：龟板、黄柏、知母、熟地黄、白芍、锁阳、陈皮、虎骨、干姜

知柏地黄丸(《医宗金鉴》)：知母、黄柏、熟地黄、山茱萸、山药、茯苓、牡丹皮、泽泻

金水六君煎(《景岳全书》)：当归、茯苓、半夏、熟地黄、陈皮、炙甘草

金铃子散(《素问病机气宜保命集》)：金铃子、延胡索

《金匮》肾气丸(《金匮要略》)：桂枝、附子、干地黄、山萸肉、山药、茯苓、丹皮、泽泻

金锁固精丸(《医方集解》)：沙苑子、芡实、莲肉、莲须、龙骨、牡蛎

炙甘草汤(《伤寒论》)：炙甘草、生姜、桂枝、人参、干地黄、阿胶、麦冬、火麻仁、

大枣

河车大造丸(《扶寿精方》)：紫河车、熟地黄、天冬、麦冬、杜仲、牛膝、黄柏、龟甲

泻心汤(《金匮要略》)：大黄、黄连、黄芩

泻白散(《小儿药证直诀》)：桑白皮、地骨皮、粳米、生甘草

定志丸(《备急千金要方》)：人参、茯苓、石菖蒲、远志、甘草（一方有附录、白术、麦冬）

定喘汤(《摄生众妙方》)：白果、麻黄、桑白皮、款冬花、半夏、杏仁、紫苏子、黄芩、甘草

定痫丸(《医学心悟》)：天麻、川贝、法半夏、云苓、茯神、胆南星、石菖蒲、全蝎（去尾）、僵蚕、琥珀粉、灯心草、陈皮、远志、丹参、麦冬、朱砂粉、竹沥、姜汁

实脾饮(《济生方》)：附子、干姜、白术、甘草、厚朴、木香、草果、槟榔、木瓜、生姜、大枣、茯苓

参芪地黄汤(《沈氏尊生书》)：党参、黄芪、生地、怀山药、山萸肉、丹皮、泽泻、茯苓

参苏饮(《太平惠民和剂局方》)：人参、紫苏叶、葛根、前胡、法半夏、茯苓、甘草、桔梗、枳壳、木香、陈皮、生姜、大枣

参附龙牡汤（验方）：人参、附子、龙骨、牡蛎

参附汤(《妇人良方》)：人参、熟附子、生姜、大枣

参苓白术散(《太平惠民和剂局方》)：人参、茯苓、白术、桔梗、山药、甘草、白扁豆、莲子肉、砂仁、薏苡仁

参蛤散(《普济方》)：人参、蛤蚧

驻车丸(《中国药典》2010 年版)：黄连、阿胶、当归、炮姜

九画

春泽汤(《医方集解》)：白术、桂枝、猪苓、泽泻、茯苓、人参

荆防败毒散(《外科理例》)：荆芥、防风、羌活、独活、柴胡、前胡、川芎、枳壳、茯苓、桔梗、甘草

茜根散(《景岳全书》)：茜草根、黄芩、阿胶、侧柏叶、生地黄、炙甘草

茵陈五苓散(《金匮要略》)：茵陈蒿、桂枝、茯苓、白术、泽泻、猪苓

茵陈术附汤(《医学心悟》)：茵陈蒿、白术、附子、干姜、炙甘草、肉桂

茵陈蒿汤(《伤寒论》)：茵陈蒿、栀子、大黄

枳术丸(《脾胃论》)：枳实、白术

枳实导滞丸(《内外伤辨惑论》)：大黄、枳实、神曲、黄芩、黄连、泽泻、白术、茯苓

栀子清肝汤(《类证治裁》)：栀子、牡丹皮、柴胡、当归、白芍、茯苓、川芎、牛蒡子、甘草

星蒌承气汤(《临床中医内科学》)：胆南星、全瓜蒌、生大黄、芒硝

胃苓汤(《丹溪心法》)：苍术、厚朴、陈皮、甘草、白术、桂枝、猪苓、泽泻、生姜、大枣

香苏散(《太平惠民和剂局方》):香附、紫苏、甘草、陈皮

香附旋覆花汤(《温病条辨》):生香附、旋覆花、紫苏子霜、薏苡仁、半夏、茯苓、陈皮

香茸丸(《类证治裁》):鹿茸、生当归、麝香、生川乌、雄羊肾

香砂六君子汤(《时方歌括》):木香、砂仁、陈皮、半夏、党参、白术、茯苓、甘草

复元活血汤(《医学发明》):柴胡、瓜蒌根、当归、红花、甘草、穿山甲、大黄、桃仁

顺气导痰汤(验方):半夏、陈皮、茯苓、甘草、生姜、胆星、枳实、木香、香附

保元汤(《博爱心鉴》):人参、黄芪、甘草、肉桂、生姜

保和丸(《丹溪心法》):山楂、茯苓、半夏、神曲、莱菔子、陈皮、连翘

保真汤(《十药神书》):人参、黄芪、白术、赤茯苓、白茯苓、大枣、天冬、麦冬、生地黄、熟地黄、五味子、当归、赤白、白芍、莲子心、地骨皮、柴胡、陈皮、生姜、黄柏、知母、甘草、厚朴

追虫丸(《医学心悟》):大黄、木香、槟榔、芜荑、白雷丸、白术、陈皮、神曲、枳实

独参汤(《景岳全书》):人参

独活寄生汤(《备急千金要方》):独活、桑寄生、秦艽、防风、细辛、当归、芍药、川芎、干地黄、杜仲、牛膝、人参、茯苓、甘草、桂心

养心汤(《证治准绳》):黄芪、茯苓、茯神、当归、川芎、炙甘草、半夏曲、柏子仁、酸枣仁、远志、五味子、人参、肉桂

洗心汤(《辨证录》):人参、甘草、半夏、陈皮、石菖蒲、附子、茯神、酸枣仁、神曲

济川煎(《景岳全书》):当归、牛膝、肉苁蓉、泽泻、升麻、枳壳

《济生》肾气丸(《济生方》):熟地黄、山药、山萸肉、牡丹皮、茯苓、泽泻、炮附子、川牛膝、车前子、肉桂

神术散(《医学心悟》):苍术、陈皮、厚朴、甘草、藿香、砂仁

十画

秦艽鳖甲散(《卫生宝鉴》):秦艽、鳖甲、柴胡、当归、地骨皮、青蒿、知母、乌梅

真人养脏汤(《太平惠民和剂局方》):诃子、罂粟壳、肉豆蔻、白术、人参、木香、肉桂、当归、白芍、炙甘草

真武汤(《伤寒论》):炮附子、白术、茯苓、芍药、生姜

桂附理中汤(《证治宝鉴》):附子、肉桂、干姜、人参、白术、炙甘草

桂枝甘草龙骨牡蛎汤(《伤寒论》):桂枝、炙甘草、龙骨、牡蛎

桂枝汤(《伤寒论》):桂枝、芍药、生姜、大枣、甘草

桔梗白散(《外台秘要》):桔梗、巴豆、贝母

桔梗杏仁煎(《景岳全书》):桔梗、杏仁、甘草、金银花、贝母、枳壳、红藤、连翘、夏枯草、百合、麦冬、阿胶

桃仁红花煎(《素庵医案》)丹参、赤芍、桃仁、红花、香附、延胡索、青皮、当归、川芎、生地黄

桃红四物汤(《医宗金鉴》)：桃仁、红花、当归、白芍、熟地黄、川芎

桃红饮(《类证治裁》)：桃仁、红花、川芎、当归尾、威灵仙

桃花汤(《伤寒论》)：赤石脂、干姜、粳米、

柴胡桂枝干姜汤(《伤寒论》)：柴胡、桂枝、干姜、黄芩、瓜蒌根、牡蛎、炙甘草

柴胡疏肝散(《景岳全书》)：陈皮、柴胡、枳壳、芍药、炙甘草、香附、川芎

柴胡截疟饮《医宗金鉴》：柴胡、黄芩、人参、甘草、半夏、常山、乌梅、槟榔、桃仁、生姜、大枣

柴枳半夏汤(《医学入门》)：柴胡、黄芩、半夏、瓜蒌仁、枳壳、桔梗、杏仁、青皮、甘草

逍遥散(《太平惠民和剂局方》)：柴胡、当归、白芍、白术、茯苓、薄荷、煨姜、炙甘草

秘精丸(《医学心悟》)：白术、山药、茯苓、茯神、莲子肉、芡实、莲须、牡蛎、黄柏、车前子

射干麻黄汤(《金匮要略》)：射干、麻黄、半夏、款冬花、紫菀、五味子、细辛、生姜、大枣

益气聪明汤(《医方集解》)：黄芪、人参、升麻、葛根、蔓荆子、芍药、黄柏、炙甘草

益胃汤(《温病条辨》)：沙参、麦冬、生地黄、玉竹、冰糖

消风散(《外科正宗》)：当归、生地、防风、蝉蜕、知母、苦参、胡麻仁、荆芥、苍术、牛蒡子、石膏、甘草、木通

消渴方(《丹溪心法》)：黄连末、天花粉末、生地汁、藕汁、人乳汁、姜汁、蜂蜜

消瘰丸(《医学心语》)：玄参、牡蛎、浙贝母

海藻玉壶汤(《医宗金鉴》)：海藻、昆布、海带、半夏、陈皮、青皮、连翘、象贝母、当归、川芎、独活、甘草

涤痰汤(《济生方》)：制南星、制半夏、陈皮、枳实、茯苓、人参、石菖蒲、竹茹、甘草、生姜

润肠丸(《沈氏尊生书》)：当归、生地黄、火麻仁、桃仁、枳壳

调营饮(《证治准绳》)：莪术、川芎、当归、延胡索、赤芍、瞿麦、大黄、槟榔、陈皮、大腹皮、葶苈子、赤茯苓、桑白皮、细辛、肉桂、炙甘草、姜、枣、白芷

通关散(《奇效良方》)：白僵蚕、羌活、麝香

通幽汤(《兰室秘藏》)：炙甘草、红花、生地黄、熟地黄、升麻、桃仁、当归

通窍活血汤(《医林改错》)：赤芍、川芎、桃仁、红花、老葱、鲜姜、红枣、麝香、酒

通瘀煎(《景岳全书》)：当归尾、山楂、香附、红花、乌药、青皮、木香、泽泻

桑白皮汤(《景岳全书》)：桑白皮、半夏、紫苏子、杏仁、贝母、黄芩、黄连、栀子

桑杏汤(《温病条辨》)：桑叶、杏仁、沙参、浙贝母、豆豉、栀子、梨皮

桑菊饮(《温病条辨》)：桑叶、菊花、杏仁、连翘、薄荷、桔梗、甘草、芦根

十一画

理中丸(《伤寒论》)：人参、白术、干姜、甘草

黄土汤(《金匮要略》)：灶心黄土、甘草、干地黄、白术、炮附子、阿胶、黄芩

黄芪汤(《金匮翼》)：黄芪、陈皮、火麻仁、白蜜

黄芪赤风汤(《医林改错》)：黄芪、赤芍、防风

黄芪建中汤(《金匮要略》)：黄芪、桂枝、白芍、炙甘草、生姜、大枣、饴糖

黄芪桂枝五物汤(《金匮要略》) 黄芪、桂枝、芍药、生姜、大枣

黄连平胃散(《医宗金鉴》)：黄连、陈皮、厚朴、甘草、苍术

黄连汤(《伤寒论》)：黄连、甘草、干姜、桂枝、人参、半夏、大枣

黄连阿胶汤(《伤寒论》)：黄连、黄芩、芍药、阿胶、鸡子黄

黄连清心饮(《沈氏尊生书》)：黄连、生地黄、当归、甘草、酸枣仁、茯神、远志、人参、莲子肉

黄连温胆汤(《备急千金要方》) 半夏、陈皮、茯苓、甘草、竹茹、枳实、黄连、大枣

黄连解毒汤(《外治秘要》)：黄连、黄芩、黄柏、栀子

黄病绛矾丸(《丸散膏丹集成》)：绛矾、厚朴、白术、茯苓、枳壳、茅术、广皮

菖蒲郁金汤(《温病全书》)：石菖蒲、炒栀子、鲜竹叶、牡丹皮、郁金、连翘、灯心、木通、淡竹沥、紫金片

银翘散(《温病条辨》)：金银花、连翘、竹叶、荆芥穗、桔梗、牛蒡子、芦根、淡豆豉、薄荷、甘草

猪苓汤(《伤寒论》)：猪苓、茯苓、泽泻、滑石、阿胶

麻子仁丸(《伤寒论》)：麻子仁、芍药、枳实、大黄、厚朴、杏仁

麻杏石甘汤(《伤寒论》)：麻黄、杏仁、石膏、炙甘草

麻黄汤(《伤寒论》)：麻黄、桂枝、杏仁、甘草

麻黄连轺赤小豆汤(《伤寒论》)：麻黄、杏仁、生梓白皮、连轺、赤小豆、甘草、生姜、大枣

鹿茸补涩丸(《沈氏尊生书》)：人参、黄芪、菟丝子、桑螵蛸、莲子肉、茯苓、肉桂、山药、附子、鹿茸、桑白皮、龙骨、补骨脂、五味子

旋覆代赭汤(《伤寒论》)：旋覆花、代赭石、半夏、人参、甘草、生姜、大枣

羚羊角汤(《医醇剩义》)：羚羊角、龟甲、生地黄、牡丹皮、白芍、柴胡、薄荷、蝉衣、菊花、夏枯草、石决明

羚羊钩藤汤(《通俗伤寒论》)：羚羊角、桑叶、川贝母、鲜生地黄、钩藤、菊花、白芍、生甘草、淡竹茹、茯神

清心莲子饮(《太平惠民和剂局方》)：黄芪、人参、麦冬、地骨皮、黄芩、石莲肉、车前子、茯苓、炙甘草

清金化痰汤(《医学统旨》)：黄芩、栀子、桔梗、麦冬、桑白皮、贝母、知母、瓜蒌仁、橘红、茯苓、甘草

清肺饮(《证治汇补》)：茯苓、黄芩、桑白皮、麦冬、车前子、栀子、木通、泽泻

清骨散(《证治准绳》)：银柴胡、胡黄连、秦艽、鳖甲、地骨皮、青蒿、知母、甘草

清营汤(《温病条辨》)：犀角（水牛角代）、生地黄、玄参、竹叶心、麦冬、丹参、黄连、金银花、连翘

清瘟败毒饮(《疫疹一得》)：石膏、生地、犀角（水牛角代）、栀子、桔梗、黄芩、知母、赤芍、玄参、连翘、竹叶、甘草、丹皮

清瘴汤（验方）：青蒿、柴胡、茯苓、知母、陈皮、半夏、黄芩、黄连、枳实、常山、竹茹、益元散

清燥救肺汤（《医门法律》）：桑叶、石膏、杏仁、甘草、麦冬、人参、阿胶、炒胡麻仁、炙枇杷叶

十二画

越婢加术汤（《金匮要略》）：麻黄、白术、石膏、生姜、大枣、甘草

越婢加半夏汤（《金匮要略》）：麻黄、石膏、生姜、大枣、甘草、半夏、

越鞠丸（《丹溪心法》）：苍术、川芎、香附、神曲、栀子

葛根芩连汤（《伤寒论》）：葛根、黄芩、黄连、炙甘草

葱豉汤（《肘后备急方》）：葱白、豆豉

葶苈大枣泻肺汤（《金匮要略》）：葶苈子、大枣

椒目瓜蒌汤（《医醇賸义》）：椒目、瓜蒌果、桑皮、葶苈子、橘红、半夏、茯苓、苏子、蒺藜、生姜

紫雪丹（《太平惠民和剂局方》）：滑石、石膏、寒水石、磁石、羚羊角、青木香、犀角（水牛角）、沉香、丁香、升麻、玄参、甘草、朴硝、朱砂、麝香、黄金、硝石

黑锡丹（《太平惠民和剂局方》）：黑锡、硫黄、川楝子、胡芦巴、木香、炮附子、肉豆蔻、补骨脂、沉香、小茴香、阳起石、肉桂

程氏萆薢分清饮（《医学心悟》）：萆薢、车前子、茯苓、莲子心、石菖蒲、黄柏、丹参、白术

痛泻要方（《景岳全书》）：白术、白芍、防风、陈皮

温胆汤（《三因极一病证方论》）：半夏、陈皮、茯苓、甘草、枳实、竹茹、生姜、大枣

温脾汤（《备急千金要方》）：附子、干姜、人参、甘草、大黄

滋肾通关丸（《兰室秘藏》）：知母、黄柏、肉桂

犀角地黄汤（《备急千金要方》）：犀角（水牛角代）、生地黄、芍药、牡丹皮

疏凿饮子（《世医得效方》）：商陆、泽泻、赤小豆、椒目、木通、茯苓皮、大腹皮、槟榔、羌活、秦艽、生姜

十三画

新加香薷饮（《温病条辨》）：香薷、金银花、鲜扁豆花、厚朴、连翘

槐角丸（《丹溪心法》）：槐角、地榆、黄芩、当归、枳壳、防风

十四画

膈下逐瘀汤（《医林改错》）：五灵脂、当归、川芎、桃仁、丹皮、赤芍、乌药、元胡、甘草、香附、红花、枳壳

膏淋汤（《医学衷中参西录》）：山药、芡实、龙骨、牡蛎、生地黄、党参、白芍

酸枣仁汤（《金匮要略》）：知母、茯苓、川芎、甘草、酸枣仁

十五画以上

增液汤(《温病条辨》)：玄参、麦冬、生地黄

增液承气汤(《温病条辨》)：玄参、麦冬、细生地黄、大黄、芒硝

镇肝熄风汤(《医学衷中参西录》)：怀牛膝、生赭石、生龙骨、生牡蛎、生龟板、生杭芍、玄参、天冬、川楝子、生麦芽、茵陈、甘草

薏苡仁汤(《类证治裁》)：薏苡仁、川芎、当归、麻黄、桂枝、羌活、独活、防风、制川乌、苍术、甘草、生姜

橘皮竹茹汤(《金匮要略》)：橘皮、竹茹、大枣、生姜、甘草、人参

赞育丹(《景岳全书》)：熟地黄、白术、当归、枸杞子、杜仲、仙茅、巴戟天、山萸肉、淫羊藿、肉苁蓉、韭菜子、蛇床子、炮附子、肉桂

黛蛤散（验方）：青黛、海蛤壳

礞石滚痰丸(《玉机微义》引《养生主论》"滚痰丸")：煅青礞石、大黄、黄芩、沉香、朴硝

藿香正气散(《太平惠民和剂局方》)：藿香、紫苏、白术、陈皮、厚朴、白芷、桔梗、茯苓、大腹皮、半夏曲、甘草、大枣、生姜

鳖甲煎丸(《金匮要略》)：鳖甲、乌扇、黄芩、柴胡、鼠妇、干姜、大黄、芍药、桂枝、葶苈子、石韦、厚朴、牡丹皮、瞿麦、紫葳、半夏、人参、䗪虫、阿胶、蜂房、赤硝、蜣螂、桃仁